江苏省"十四五"重点学科资助项目（医学技术）

EXERCISE-BASED
CARDIAC REHABILITATION

心脏运动康复
（第2版）

从运动生理到临床实践
FROM EXERCISE PHYSIOLOGY TO CLINICAL PRACTICE

名 誉 主 编　杨新春　孟晓萍　范志清

主 编　王　磊

主 审　［德］Yuefei Liu　郭　兰　丁荣晶

U0380226

东南大学出版社
SOUTHEAST UNIVERSITY PRESS

图书在版编目(CIP)数据

心脏运动康复:从运动生理到临床实践 / 王磊主编.
—2版. — 南京 : 东南大学出版社,2022.1(2025.4重印)
ISBN 978 - 7 - 5641 - 9598 - 4

Ⅰ. ①心… Ⅱ. ①王… Ⅲ. ①心脏病—康复 Ⅳ.
①R541.09

中国版本图书馆 CIP 数据核字(2021)第 140817 号

责任编辑:陈潇潇 责任校对:张万莹 封面设计:毕 真 责任印制:周荣虎

心脏运动康复——从运动生理到临床实践(第 2 版)
Xinzang Yundong Kangfu——Cong Yundong Shengli Dao Linchuang Shijian(Di-er Ban)

主 编 王 磊
出版发行 东南大学出版社
社 址 南京四牌楼 2 号 邮编:210096 电话:025 - 83793330
网 址 http://www.seupress.com
电子邮件 press@seupress.com
经 销 全国各地新华书店
印 刷 广东虎彩云印刷有限公司
开 本 787 mm×1 092 mm 1/16
印 张 25
字 数 600 千字
版 次 2014 年 3 月第 1 版 2022 年 1 月第 2 版
印 次 2025 年 4 月第 3 次印刷
书 号 ISBN 978 - 7 - 5641 - 9598 - 4
定 价 108.00 元

编委会名单

主编简介 王磊

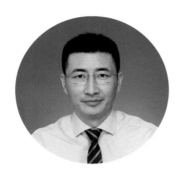

德国乌尔姆大学运动与康复医学博士、教授、硕士生导师。现任南京鼓楼医院康复科副主任,南京中医药大学康复医学系主任,国家一流专业建设点及江苏省品牌专业负责人,康复医学与理疗学硕士点负责人,江苏省康复医学示范教学中心主任,重点学科带头人。南京医科大学附属老年医院及附属江宁医院心脏康复科外聘专家。

中华医学会心血管病学分会心脏康复学组委员,中华医学会物理医学与康复分会心肺康复学组委员,中国医师协会康复医师分会心肺康复专业委员会秘书长,中国康复医学会心脏康复及呼吸康复专业委员会委员;江苏省康复医学会心血管病康复专业委员会副主任委员,江苏省运动医学专业委员会副主任委员,江苏省康复医学会康复教育专业委员会副主任委员。

主持国家自然科学基金面上项目及省部级课题,发表 SCI 文章 20 余篇,CSCD 核心期刊论文 40 余篇。执笔撰写《PCI 术后运动康复中国专家共识》《高龄稳定性冠心病患者运动康复中国专家共识》,参与多部心脏康复专家共识的撰写,出版心脏康复专著 4 本。

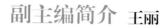

副主编简介 王丽

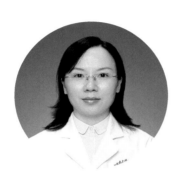

广西中医药大学附属瑞康医院心脏康复中心主任,副主任医师、副教授。广西中西医结合心脏康复专业委员会副主任委员、中国医药食品优化专委会常务理事、中国医师协会心身医学专科医师委员、广西中西医结合介入专业委员会常务委员、广西脑心同治委员会委员、广西中西医结合活血化瘀委员会委员。

参与及主持多项国家级、省级重大课题,公开发表论文十余篇。从事心内科临床、教学、科研工作十余年,国内心肺运动精英讲者,广西心脏康复工作先驱者、引领者,广西铁人三项俱乐部医疗总监。对各种心脏病和代谢性疾病的五大处方治疗造诣深厚,对马拉松运动员心脏评估与运动指导有丰富经验。目前已完成心肺测试 7 000 余例,指导 8 000 余例不同疾病患者运动康复,评估 300 余名马拉松及铁人三项运动员心肺耐力并指导运动训练。

副主编简介 **徐蓉**

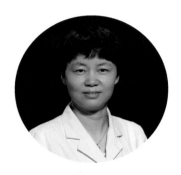

　　南京大学医学院附属鼓楼医院康复医学科主任、硕士生导师。毕业于日本东北大学康复医学专业、医学博士。

　　现任中国医师协会运动医师分会委员,中国康复医学会运动疗法专委会委员、科学普及专委会委员;中国医药教育协会肩肘运动医学康复分会常务委员;中日交流协会运动与康复医学分会副会长,江苏省医学会物理医学及康复医学分会委员,神经康复分会常委,江苏省卒中学会康复分会常务委员,南京市康复医学会康复医师分会副主任委员等省市学会任职。主持和参与多项省市、国自然、科技部重大项目等课题研究,发表 SCI 和核心期刊几十篇。

副主编简介 马欢

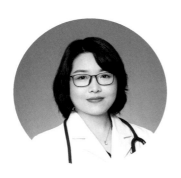

医学博士,广东省人民医院心脏康复科副主任、副主任医师,硕士研究生导师,美国哈佛大学访问学者。中国心脏联盟广东省联盟秘书长、广东省医学会行为与心身医学分会常委委员兼秘书、中国医师协会行为与心身医学分会委员。

从事心血管疾病的诊断和治疗 10 余年。擅长从运动、心理、营养、健康教育角度实现心血管疾病的预防和康复。长期从事心理应激诱发心肌缺血的基础和临床研究,相关科研成果已获得广东省科技进步一等奖。

以第一作者/通讯作者发表学术论文 20 余篇,其中 SCI 收录 15 余篇,累计影响因子超过 60 分。主持国家自然科学基金一项,广东省自然科学基金一项,广东省登峰计划——青苗项目一项,广东省中医药局面上项目两项,广东省医学科研基金一项。

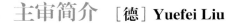

主审简介 ［德］Yuefei Liu

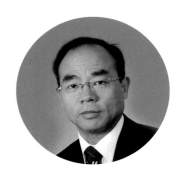

德国乌尔姆大学医学院心内科终身教授,博士生导师。德国乌尔姆大学附属医院运动与康复医学科心脏康复负责人,骨骼肌研究室主任。

现任德中康复协会顾问,德国运动与预防医学协会委员,美国科学进步协会委员,纽约科学院委员,兼任德国国家赛艇与击剑国家队队医。长期从事心内科临床及心脏康复工作,擅长各种心内科疾病的诊疗和康复。

主审简介　郭兰

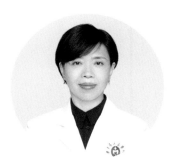

医学博士,主任医师,硕士生导师,广东省人民医院、广东省心血管病研究所心脏康复科主任。

中国康复医学会心血管病分会副主委,中国医师协会康复科医师分会常委,心脏康复专委会主委,中华医学会心血管分会心脏康复学组组员,中国医师协会心身医学分会常委,广东省医学会心身与行为医学分会前任主委,广东省康复医学会心血管分会副主委。从事心血管疾病的临床及心脏康复工作三十余年,为我国最早从事心脏康复工作的专家之一。

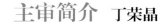

主审简介　丁荣晶

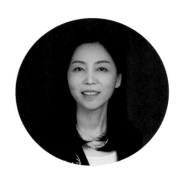

北京大学人民医院主任医师,硕士生导师,梅奥医学中心高级访问学者,美国心肺康复学会Fellow,获美国心肺康复学会心脏康复专业人员资格认证。

中华医学会心血管病学分会双心学组组长,中国康复学会心血管病学分会副主任委员,中国心脏联盟基础居家心肺预防与康复分会主任委员,CDQI国家标准化心脏康复中心认证项目秘书长,国家卫健委能力提升和继续教育中心生活质量综合管理专项能力提升核心专家组成员。国自然、北自然、首都发展基金评审专家。

获中国康复医学会科技进步一等奖和二等奖2项,中华医学会科技进步三等奖1项。

我国心脏康复二级预防指南、双心医学、运动治疗、药物治疗、戒烟干预治疗、家庭心脏康复等专家共识执笔专家。

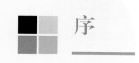

序

心脏运动康复——从运动生理到临床实践
Exercise-based cardiac rehabilitation

人类社会的发展史,从医学角度而言,也就是不断地增进人体健康、医治人体疾病、恢复或/和保障人体功能的医学史。随着生产力的不断提高,人的生活方式也在不断变化与适应,人群的整体寿命逐步增长。随着现代医疗的不断进步,危及人体生命的重大急性疾病,已逐渐得到有效的救治。与此同时,人们对健康的认识和要求,也在与日俱增。在人的一生,健康、患病和恢复始终贯穿其中,医学也与此同步发展。

心血管疾病,依然是人类目前最常见的疾病之一,是对人们的生命和健康造成威胁的重大疾病。受生活环境和生活方式以及其他因素的共同作用,加上人的平均寿命增长,以及医疗措施的不断改善,人的一生罹患心血管病的概率非常大,人的一生中很长时间、甚至大部分时间作为心脏病人度过,已经不足为奇。与此形影相随、顺理成章的,便是心脏康复。

根据世界卫生组织的定义,康复是旨在优化个体功能、减弱残疾,为健康状态与环境协调的一整套干预措施。被广泛接受的心脏康复定义是:心脏康复(以及二级预防),是综合性的、长期的,包括医学评估、处方运动、心脏疾病危险因子的调控、教育以及咨询等一系列举措,以限制疾病的生理和心理影响、降低骤死或再发心肌梗死的风险、减轻心脏病的症状、稳定或逆转动脉粥样硬化的过程,以及改善心理和职业状态。这里的处方运动,就是指在医学专业人员为心脏病人作为治疗而制定的、心脏病人循此实践的运动。

运动是治疗(Exercise is medicine),这是在全球已经逐步形成、普遍接受的观念。随着社会生产和生活过程中不断发展的机械化、自动化、智能化,人的体力活动已经而且还在继续减少,人体的运动不足,正在越来越严重地影响身体健康,成为包括心脏病在内的许多重大慢性疾病的关键危险因素。于是,通过运动来预防、治疗和康复疾病,是现代医学的基本措施。

然而,运动既不是抽象的,也不是简单和片面的,与其他的医疗措施一样,须遵循其治疗原则,使用恰当的剂量,进行精确的个体化,观察疗效和处理不良反应。因此,心脏康复运动,是一门复杂而深邃的医学学科,是一个整合心血管病学、运动生理学、生物化学、医学检验和康复医学的交叉学科。

从原理上讲,人体的运动就是一个将生物化学能量转化为物理做功的过程。因此,人体运动与体内的能量代谢紧密相连。只有对运动过程中的能量供应、物质代谢、能量的利用及转化,以及代谢产物的清除或再利用等一系列的生物过程,有充分的认识和把握,才能从基础上理解运动。为此,本书不惜浓墨重彩,详细地从运动生理学角度,描述了作为运动基础、紧密适配运动的能量代谢。

人体的运动,必然引起机体进行一系列的、连锁的协调与适配的生理反应,这些反应可以从机体各系统中得到检测,谓之医学评估。随着医学诊断技术和医疗设备的发展,心脏康复中的医学评估,内容越来越丰富,手段越来越高明。近年来,CPET(cardiopulmonary exercise testing,即心肺运动负荷试验)已经在中国迅速发展,而且在加速普及,在心脏康复运动中发挥着与日俱增的作用。CPET作为一种以功能诊断为主旨的评估措施,尤其在心肺器质性疾病明确的情况下,对于心肺功能,可做出十分敏感而精确的判断。然而,CPET的操作较为复杂,尤其是准确解读CPET的数据,必须建立在对心肺生理、气体交换以及能量代谢深切理解的基础之上。为此,本书将CPET作为重点,详细阐述了CPET的测试原理、操作方法、数据读取、解释及运用,并引以众多心肺疾病例进行了实例解析。体现了本书明显而强烈的意图:学好CPET,是做好心脏康复运动的重要前提和保障。

欲做处方运动,必先出运动处方。运动处方是心脏康复运动实施的依据。因此,运动处方的制定,是心脏康复运动的必须而且是关键性的步骤。心脏康复的运动处方,应由专业医学人士制定,势必要求从事心脏康复的专业人员,在心血管病学、运动医学、康复医学领域有比较牢固的知识基础和临床实践。本书根据心脏疾病的特征,应用运动医学的原理,结合临床康复的技术,比较详细而周全地阐释了运动处方制定的基本原则和方法,并通过多种病例进行了具体解读与示范。

康复医学是医学教育不可或缺的内容,然而,规范的心脏康复在中国的现代医疗中还处于未成熟的状态,心脏康复的医学教育,在中国现有医学教育体系中,还没有得到充分运用。本书作为心脏康复运动的教材,从医学教育的角度,将提供重要而有效的补充。对于从事心脏康复的专业人员,不失为一本良好有益的参考书。

诚然,在对病人的医疗过程中,任何一本教材,都不可能也不应该取代临床实践。因此,阅读和使用本教材,绝不可不切合临床实践而照搬教条。一个人的知识是有限的,所以本书也难免错误和不足。有道是,书山有路勤为径,学海无涯苦作舟。建议手捧此书的读者,尤其是初入心脏康复之道的同仁,尽量通读和精读本书,以掌握其基本要领。同时也诚心希望和欢迎,对书中的错误和不足予以指正。

与本书的主编王磊教授相识,是多年前的机缘。他当年由东南大学派往德国深造博士学位,本人有幸作为他的博士导师,将他迎入我的实验室(德国 Ulm University,心内科,运动与康复医学组,骨骼肌分子生物学实验室),凭他的天资聪颖、积极好学、勤思深虑,加上脚踏实地的努力工作,博士课题得以顺利完成,圆满地获得了我们学校的医学博士学位,并同步将课题论文成功发表在高级医学期刊上。出乎我意料的是,王博士本为临床专业,在我们科室期间,却对运动医学和心脏康复产生了浓厚的兴趣,以至于博士毕业之际,就抱定了从此以后投身运动和康复医学的事业心。由此也充分体现了王博士对运动和康复医学的挚爱和激情。令我无比欣慰的是,在越来越强大的中国心脏康复阵容中,又增添了一位优秀的心脏康复人才。

拜读此书,无不深切地感受到,这是一本以饱满的热情、十足的勤奋和坚实的专业知识,耐心而细致地编写出的鸿篇巨著,在此深表衷心祝贺,并借此祝愿中国的心脏康复,蓬勃健康地发展,造福于中国的心血管病人。

此致!

Yuefei Liu

德国乌尔姆大学医学院心内科教授

2021 年冬

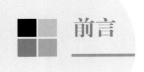

前言

心脏运动康复——从运动生理到临床实践
Exercise-based cardiac rehabilitation

心血管疾病(cardiovascular diseases,CVD)是全球死亡和疾病负担的主要病因。据《中国心血管健康与疾病报告2019》推算,我国心血管疾病现患病人数达3.3亿,已经成为危害和威胁人类健康的重大疾病,其发病率还在不断上升,构成了对现代医学在预防和治疗中的严重挑战。

在全世界范围内,CVD在很大程度上是由可改变的风险因素驱动的,如吸烟、缺乏体育活动、高脂肪和高盐的饮食。血压和胆固醇水平的升高仍然是导致冠心病的主要原因;烟草、肥胖和缺乏体育活动也仍然是重要的因素。心脏康复/二级预防是一门融合临床医学、运动医学、营养医学、心身医学和行为医学的专业防治体系,是指以医学整体评估为基础,通过五大核心处方[药物处方、运动处方、营养处方、心理处方(含睡眠管理)和戒烟限酒处方]的综合干预,为心血管疾病患者在急性期、恢复期、维持期以及整个生命过程中提供的生理、心理和社会的全面和全程管理服务和关爱,从而够延缓动脉粥样硬化发展进程,降低急性缺血性冠状动脉事件的发生率和住院率。心脏康复中,提高身体活动水平,改变不良的生活方式,积极参与运动锻炼,是预防和治疗心血管疾病的重要手段之一,但在我国心脏康复还处于初级阶段,心脏科医生和运动治疗师对心脏运动康复的基本理论和临床实践仍然缺乏了解。运动治疗如所有其他治疗手段一样,有适应证、禁忌证、剂效关系以及运动治疗本身的特点。正确的运动治疗不仅可以保证心血管患者的安全性,还可以提高治疗的有效性;而不合理的运动治疗可能会给心血管疾病患者带来安全隐患及疗效的不确定性。因此,中华医学会心血管病分会心脏康复学组、中国医师协会康复分会心脏康复专业委员会及中国康复医学会心血管病专业委员会组织了由心血管内科及运动医学科专家组成的专业人员,共同编写了这本《心脏运动康复》——从运动生理病理学的基础理论到心脏运动康复的临床实践。

本书拟为从事心血管疾病防治工作的医务工作者做运动治疗时提供指导性服务。编写本书的宗旨是在循证医学的基础上,结合心血管内科学和运动医学的专业理论和知识,提供对心血管疾病运动治疗规范性指导。本书以理论结合实践,着重于心血管疾病的康复程序、康复内容和手段。主要内容包括心脏康复内涵、运动生理学基础、心脏康复的临床实践、心脏康复的基本程序和具体方法、中国传统医学运动疗法以及心脏康复典型病例的举例及分析等。本书既可以为医务工作者提供整体性的指导,也在具体操作上提供详细讲解。使用本书需注意如下几点:① 应在严格执行总的医疗原则、确保心血管疾病的安全前提下进行。② 针对心血管疾病运动康复,具有相对特征性,对其他慢性代谢性疾病的运动治疗也有参考价值,但应依据疾病个体化运用。③ 运动康复是心血管疾病治疗的重要措施之一,但不是全部内容,需与其他临床治疗同时进行。④ 本书根据作者多年的临床实践并结合现代心脏运动康复的先进经验,但仍存在不足之处,希望各位读者提出宝贵意见!

编者

2021 年 8 月

目录
Contents

导论　心脏康复的基本概念

第二部分　心脏运动康复的临床实践

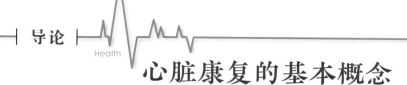

心脏康复的基本概念

第一节　心脏康复的内涵

心血管疾病已经成为危害和威胁人类健康的重大疾病。目前,心血管疾病发病率逐年上升,构成了对现代医学在预防和治疗中的严重挑战。为了应对这一挑战,以及随着人们对心血管疾病的认识加深,逐渐形成了心脏康复的理念。至今,心脏康复已有了近百年的历史,在西方发达国家正规开展也有 50 多年历史了,已构建起比较完整的理论和实践体系。

心脏康复(cardiac rehabilitation)是指通过综合的临床和康复医疗,在以指南为导向的药物治疗(guideline-directed medicine therapy,GDMT)基础上,采用主动积极的身体、心理、行为和社会活动的训练与再训练,改善心血管功能,以期在生理、心理、社会、职业和娱乐等方面达到较佳功能状态,使患者在身体、精神、职业和社会活动等方面恢复正常或接近正常;同时,也强调积极干预心血管疾病的危险因素,阻止或延缓疾病的发展过程,减轻残疾和减少再次发作的危险。心脏康复原则上应该包括各种类型的心血管疾病,如冠心病、房颤、心肌病、瓣膜性心脏病、肺动脉高压、心力衰竭等。

冠状动脉粥样硬化性心脏病,简称冠心病,是最重要的心血管疾病。冠心病是多重危险因素综合作用的结果,既包括了不可干预的因素(如年龄和性别等),也包括了可以干预的因素(如高血脂、高血压、糖尿病、吸烟、不健康饮食以及缺乏运动等)。现代医学科技的进步使得一些新临床治疗技术如心脏起搏器(cardiac pacemaker)的应用、介入诊断与治疗技术、射频消融技术,以及冠状动脉旁路移植术(coronary artery by pass grafting,CABG)等迅速发展,并已广泛应用于临床。因而,急性心脏事件处理的成功率大为提高、死亡率大幅降低,造成了长期生存的冠心病患者群越来越大。与此同时,我们也应该清醒地认识到,仅依靠先进的医疗技术并不能从根本上解决冠心病带来的问题,也不能逆转冠心病发展的病理生理进程。经过长期的观察,冠心病患者经急性期治疗后,其再次发生心血管事件的概率不但没有下降,反而有所提高;长期随访显示其最终的死亡率也无明显改善,且患者的生活质量显著降低。因此,在先进的治疗手段解决了急性问题,为患者创造了接受进一步治疗的良好条件下,通过心脏康复进一步改善心脏功能、提高运动耐量、控制危险因素、延缓疾病的进展、降低疾病的复发、减少由于卧床等产生的不利影响,保持健康的心理状态,提高患者的日常生活能力及生活质量,最终达到回归家庭和社会的目的,显得尤为重要且不可或缺。这意味着冠心病的临床治疗和心脏康复是相辅相成,互不可缺的。它们之间的有机结合必将给患者带来更大的益处。许多研究也已证实,心脏康复治疗可以使患者的症状减轻,参与体力活动和社会活动的能力得

1

到提高,整体生活质量显著改善。因此,冠心病的治疗不能局限于急性期的药物、手术或介入治疗,而更应在冠心病的稳定期开展一系列综合性心脏康复治疗。

现代心脏康复作为一种综合的医疗手段,强调引导健康的生活方式和积极的生活态度,通常包含了药物、运动、营养、心理以及戒烟这五大"处方",涉及临床药物及手术、运动康复、饮食疗法、心理治疗、睡眠管理、物理因子治疗、传统中医康复、社会和职业治疗等多个专业方面内容,不同于我们平常所说的单纯的"理疗"或"体育运动"。确切地说,运动康复仅仅是心脏康复的一部分,生活方式、心理、社会和职业等因素同样占据重要的地位。心脏康复是广义上心血管疾病二级预防的重要一部分;心脏康复治疗学作为一门新兴的交叉学科,需要心理、运动康复、营养、理疗、临床药学及社会学等多学科合作和整合,形成以团队为基础的对心血管疾病患者全生命周期的关爱和治疗。

第二节　心脏康复的医学和社会经济效益

发达国家几十年的经验表明开展心脏康复在医学、经济和社会方面都有多方面的效益(表导-1)。

表导-1　开展心脏康复的效益

医学效益	延缓冠心病发展生物学进程 降低心血管事件风险 降低心血管疾病复发率 降低全因死亡率 提高体适能 改善焦虑、抑郁等心理问题 改善睡眠 提高日常生活质量
经济效益	减少反复入院 增加科室和医院收入 有利于完善医疗资源合理分配 减少医疗及护理费用支出 降低药占比,提高费效比
社会效益	降低残障率 减轻社会负担 减少医疗纠纷

一、心脏康复的医学效益

心脏康复的有效性和益处已为大量医学证据所支持(见表导-2)。20世纪80年代的随机对照试验证明:心脏康复能够降低心肌梗死后患者全因死亡率8%~37%和心血管事件死亡率7%~38%。此外,有大量研究证实稳定型心绞痛(stable angina)、冠状动脉旁路移植术、冠状动脉支架植入术(coronary stent implantation)、各种原因导致的慢性心力衰竭（chronic heart failure）、心脏瓣膜置换或修复术（cardiac valve replacement or repairment）后以及心脏移植术（cardiac transplantation）后患者可从心脏康复项目中获益。大量研究还显示心脏康复能够延缓动脉粥样硬化（atherosclerosis）发展的进程,降低急性缺血性冠状动脉事件的发生率和住院率,接受心脏康复的急性心肌梗死患者一年内猝死的风险能降低45％。美国一项对60万例老年住院冠心病患者（急性冠状动脉综合征、冠状动脉介入治疗或冠状动脉旁路移植手术）5年（1997—2002年）随访的研究发现,心脏康复组患者5年死亡率较非心脏康复组患者减少21％～34％,且不论康复次数的多少均可获益。其中,高康复次数组（25次以上）降低34％,低康复次数组（1～24次）降低21％,效果与心血管病的预防用药相当（如他汀类药物和β-受体阻滞剂）,而费用却显著低于预防用药。

表导-2 心脏康复的循证医学证据

项目	内容	证据水平
运动耐量	增加最大摄氧量	A
	提高 AT 值对应的功率或摄氧量	A
症状	提高缺血阈值,减少心绞痛发作	A
	减轻心力衰竭症状	A
呼吸	同一运动强度下,通气量减少	A
心脏	同一运动强度下,心率降低	A
	同一运动强度下,心脏做功（两项乘积）减少	A
	改善左心室重构	A
	改善左心室收缩功能	A
	改善左心室舒张功能	B
	改善心肌代谢	B
冠状动脉	抑制冠状动脉狭窄病变进展	A
	改善心肌灌注	B
	改善冠状动脉血管内皮依赖和非依赖性舒张功能	B
外周氧利用	增加最大动静脉氧分压差	B
外周循环	降低安静和运动时外周血管阻力	B
	改善外周血管内皮功能	B
炎性反应	减少 CRP 和炎性细胞因子	B
骨骼肌	增加线粒体密度	B
	增加骨骼肌氧化酶活性	B
	增加骨骼肌毛细血管密度	B
	促进Ⅱ型肌纤维向Ⅰ型肌纤维类型转变	B
冠状动脉危险因素	有助于血压控制	A
	升高 HDL-C,降低甘油三酯	A
	降低吸烟率	A
	改善体重	A
	缓解心理负荷	A

续表

项目	内容	证据水平
自主神经系统	降低交感神经张力	A
	增加副交感神经活性	B
	改善压力感受器敏感性	B
血液	抗血小板凝集水平增高	B
	抗凝血活性增强	B
预后	降低冠脉事件发生率	A
	降低心力衰竭恶化住院率	A(CAD)
	预后改善(全因死亡率、心血管相关死亡率降低)	A(CAD)

注:A,证据充分;B,研究的质量很高,但报道的数量不够多;AT,无氧阈值;CRP,C-反应蛋白;HDL-C,高密度脂蛋白胆固醇;CAD,冠心病。

过去,冠心病心脏康复以预防急性心肌梗死后长期卧床相关的并发症、改善冠心病患者的生理和心理上的症状,以及提高其各方面功能水平为主要目的。但是,自从大量的流行病学和病理生理学机制研究结果公布后,冠心病逐渐被认为是一种慢性、进展性、多因素、与环境和个体生活方式相关的动脉粥样硬化性疾病之后,心脏康复的焦点已经不局限在改善患者疾病相关的功能障碍,而是作为一种综合的长期干预措施,将个体化的运动康复与慢病管理技巧相结合,以减缓或抑制动脉粥样硬化的进展、预防冠心病发展和减少心脏事件发生为主要目的。从这个角度出发,冠心病心脏康复已成为二级预防的重要内容和环节,其最终目的是降低冠心病心血管事件的再发和死亡率,延长患者寿命和提高患者生存质量。事实也证明了心脏康复的确具有冠心病二级预防的作用,使得冠心病患者全因死亡率下降 15%~28%,心源性死亡率下降 26%~31%,获益程度与使用他汀类、β-受体阻滞剂和阿司匹林的患者相似。同时,心脏康复可以提高冠心病患者机体的力量和耐力达 20%~50%。这种改善将决定患者能否重返社会和积极地生活。多年来西方国家心脏康复的对象已扩展到稳定型心绞痛、心肌病、慢性心力衰竭、风湿性心脏病、经皮冠状动脉介入(PCI)、冠状动脉旁路移植手术(CABG)、植入埋藏式心律转复除颤器(ICD)或起搏器、心脏瓣膜置换术、室壁瘤切除术和心脏移植术后等。尤其是运动康复,临床研究已充分证明,心血管疾病患者和有高危因素人群,养成日常大肌群节律性运动锻炼的习惯,可产生心血管适应,减轻症状,提高运动耐力和肌力,改善生活质量,并可能预防冠心病的发生和延缓其发展。体力活动不足是心血管疾病的重要危险因素,运动则可以干预不良的生活方式。运动康复可以明显降低心血管疾病的危险因素,通过改善环境因素和行为因素起到降低心血管疾病危险因素的作用。从运动中获得的心理功能改善,使得心情愉快,增加了对日常活动的信心,增强了免疫功能,消除了应激紧张状态,改变了不良生活方式,增强了社会适应能力。从而缓解了心理上的不良情绪,减少了心血管疾病发生的心理因素。从以上可以看出,以运动康复为核心的心脏康复是心血管疾病临床治疗的重要方式。

二、心脏康复的经济社会效益

在经济和社会效益方面,许多证据也表明:心脏康复能显著缩短住院天数、减少医疗费用、降低心血管疾病发病率、病死率和主要心血管事件的复发率。与此同时,心脏康复还能提高患者的生活或生命质量,对生存的诠释不再是单纯的时间延长或维持生命地活着,而是通过减少残障率,使人们获得继续工作、创造价值、体现自我的心理满足、精神世界豁然开朗。同时,大大减少被动治疗所需费用,提高花费-效应比,不仅节省个人、企业的经济开支,也是对社会的主动贡献。心脏康复也是"温暖工程",或者说是重塑人类伦理道德的"精神工程"。研究表明,心脏康复对于心脏病患者具有广泛的社会效益和经济效益。一项对 8 440 例冠心病患者的康复程序追踪研究显示,与未接受康复治疗的患者相比,康复使患者同期全因死亡率降低 20%～27%,冠心病死亡率减少 31%,致残率降低 20%,接受心脏康复医疗的急性心肌梗死(myocardial infarction)患者一年内猝死(sudden death)的概率降低 45%。经过心脏康复后,患者的工作能力显著提高,行为受限的比例大大减低。以上数据说明,心脏康复的疗效及经济社会价值获得了普遍认可。

第三节　心脏康复的内容

完整的心脏康复的程序涉及以下多个方面内容:

① 循证用药(evidence-based medicine):心脏康复必须建立在科学规范的药物治疗基础上,因此指南导向的药物治疗(GDMT)是心脏康复程序的重要组成和基石。

② 运动康复(exercise rehabilitation):包含有氧、力量、柔韧及协调性和平衡训练等的运动康复是心脏康复的核心部分,对降低危险因素、维持和提高患者心肺功能、体适能以及日常生活质量和社会活动能力、心理调节、改善睡眠等方面有重要的作用和影响。

③ 心理干预(psychological intervention):鼓励患者以积极的心态面对疾病、参与康复治疗,改善焦虑、抑郁、易激等不良心理状态,对提高心脏康复的效果、提高患者的自信及自我效能等有着良好的作用,是心脏康复必不可少的部分。

④ 生活方式干预(lifestyle intervention):通过指导患者戒烟、合理膳食、科学运动、睡眠管理等消除心脏病危险因素,从而延缓疾病发展、减少心血管事件再发率等,是心脏康复能否成功的重要影响因素。

⑤ 职业康复(occupational rehabilitation):让患者回归家庭、社会,继续从事既往的工作或做力所能及的工作,是心脏康复的重要内容之一,对于此类病人,心脏康复的措施,应有职业导向性。

此外,对于急性期、严重失能以及高龄患者等,还需要适时地给予被动康复治疗,预防和延缓可能发生的继发性功能障碍,为后期治疗和恢复打下基础。

心脏康复应该是以上几个方面内容的综合实施,其中,循证用药是基础,运动康复是核心。运动康复作为心脏康复的核心,它的实施应当是科学系统性的,类似于临床治疗有基本的诊疗程序,心脏康复也有其基本康复程序,主要包括以下几个方面内容:

① 心脏康复教育:是心脏康复的重要组成部分,甚至被认为是心脏康复中最重要的第一步,因为只有通过向患者不断宣教心脏康复的理念、内容及获益,才能使患者真正理解心脏康复,最大程度提高患者心脏康复的参与度和依从性。

② 患者筛选:严格按照一定的标准和要求选择适合进行心脏运动康复的患者,对于整个康复流程的实施,特别是风险的把控,是相当关键的,是保证心脏康复安全性的重要步骤。

③ 评估:按照康复医学评测—训练—再评估的模式,当患者被初选进入心脏康复流程后,应当进行包括病史、体格检查、体适能等多方面的评估,并以此进行运动危险分层,为进一步制定运动处方、保证安全性以及评价疗效提供客观的依据。

④ 制定和实施运动处方:运动处方(exercise prescription)的制定和实施是整个心脏康复的关键内容,应当依据各种评测的结果,在保证安全的前提下,实现对患者效益的最大化。运动处方的内容并非一成不变的,应当根据定期的复测和训练中出现的实际问题动态地进行调整。

第四节　　心脏康复的分期

心脏康复的分期一般可分为 3 期,即院内急性早期康复期、院外康复期或门诊康复期,以及院外长期康复期。

第Ⅰ期(院内急性早期康复期)

为住院期间患者提供康复以及预防服务。本期康复的目标主要有:缩短住院时间,促进日常生活及运动能力的恢复,增加患者自信心,减少心理痛苦,减少再住院;避免卧床带来的不利影响(如运动耐量减退、低血容量、血栓栓塞性并发症),提醒戒烟等生活方式调整,为进行Ⅱ期康复提供全面完整的病情信息和准备。其内容主要有:早期病情评估、患者教育、早期或被动康复、低强度运动康复及日常生活指导、出院计划。

第Ⅱ期(院外康复期或门诊康复期)

一般在出院后 3 周以内进行。PCI、CABG 术后常规 2～5 周进行。与第Ⅰ期康复不同,除了对患者评估、教育、日常活动指导、心理支持外,本期康复计划增加了每周 3～5 次、每次持续 30～90 min 的心电和血压监护下的中等强度运动康复,包括有氧运动、抗阻运动及柔韧、平衡协调训练等。推荐运动康复次数为 36 次,不低于 25 次,一般持续 3 个月,可依据患者具体情况调整。本期康复是心脏康复的核心阶段,既是Ⅰ期康复的延续,也是Ⅲ期康复的基础。*

---

　　* 注:Ⅱ期康复由于条件不同,世界各地的情况也不同,大体都是半年内完成。条件好的如德国,一般在 2 个月之内,这与心梗后的心肌重构时间吻合也最为合理。基于此,Ⅱ期康复应该尽早开始。

第Ⅲ期(院外长期康复期)

Ⅲ期康复也称为社区或家庭康复期。为心血管事件1年后的院外患者提供预防和康复服务。这一时期,部分患者已恢复到可重新工作和恢复日常活动的状态。为减少心肌梗死或其他心血管疾病风险,强化生活方式改变,进一步坚持运动康复是必要的。此期的关键是维持已形成的健康生活方式和运动习惯。此外,运动的指导应当因人而异,低危患者的运动康复无须实时实地的医学监护,中、高危患者的运动康复中仍需医学监护,因此对患者的评估十分重要,患者也应定期到医院复诊,有条件者应当继续进行门诊康复。此外,纠正危险因素和心理、社会支持仍需继续进行。

主要参考文献

[1] JCS Joint Working Group. Guidelines for rehabilitation in patients with cardiovascular disease(JCS 2012)[J]. Circulation Journal,2014,78(8):2022-2093.

[2] 中华医学会心血管病学分会.冠心病康复与二级预防中国专家共识[J].中华心血管病杂志,2013,41(4):267-275.

[3] Piepoli M F,Corrā U,Benzer W,et al. Secondary prevention through cardiac rehabilitation:from knowledge to implementation. A position paper from the Cardiac Rehabilitation Section of the European Association of Cardiovascular Prevention and Rehabilitation[J]. Eur J Cardiovasc Prev Rehabil,2010,17(1):1-17.

第一部分

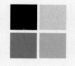

心脏运动康复的基础理论
XINZANG YUNDONG KANGFU DE JICHU LILUN

第一章　运动与能量代谢

第一节　骨骼肌的结构及能量代谢的特点

一、骨骼肌的结构特征

骨骼肌(skeletal muscle)是运动系统的动力部分,在人体分布极为广泛,有600余块,约占正常体重人体质量的40%,每块骨骼肌都包含了肌肉组织、结缔组织、神经及血管。任何体育锻炼都是骨骼肌收缩的结果。

肌外膜(epimysium)是一种纤维结缔组织,覆盖于全身超过600余块肌肉,两端与肌腱相连接,肌腱(tendon)则附着于骨膜上,任何肌肉的收缩会牵动肌腱,然后带动骨骼。

数以千计的具有收缩功能的肌细胞[即肌纤维(muscle fiber)]是骨骼肌的主要组成部分,是一种长型与圆柱型的细胞,直径约$50\sim100\ \mu m$,具有多个细胞核分布于肌细胞周边。每条肌纤维为肌内膜(endomysium)所围绕,多条肌纤维聚集成肌束(muscle bundle)(最多可由150条肌纤维组成)并为称为肌束膜(perimysium)的结缔组织所包绕。肌外膜、肌内膜与肌束膜都和肌腱相连,所有肌肉收缩产生的张力可以被传导到肌腱再到其所附着的骨骼上。

肌细胞内除了含有细胞核、线粒体、肌红蛋白、糖原、酶和ATP等以外还含有大量的肌原纤维(myofibril)与高度发达的肌管系统。肌原纤维直径约$1\ \mu m$,是使肌纤维产生收缩的成分,主要两种肌丝(myofilament)组成,即粗肌丝和细肌丝,前者主要由肌球蛋白(myosin)构成,后者主要由肌动蛋白(actin)构成。肌球蛋白分子呈杆状,杆的一端有两个球形的头向粗肌丝外伸出,形成横桥并与细肌丝相连接。两种肌丝相互围绕,每条粗肌丝周围围绕6条细肌丝,每条细肌丝周围围绕3条粗肌丝。粗肌丝固定在暗带中H带中央的M线上,细肌丝固定在明带中央的Z线上。相邻Z线之间的区域被称为肌节(sarcomer),是肌肉收缩舒张的基本单位(见图1-1-1)。

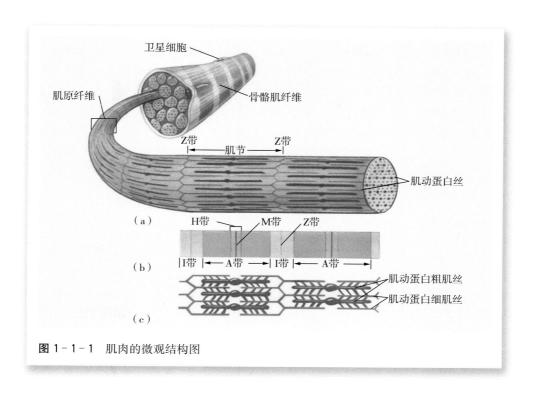

图 1-1-1 肌肉的微观结构图

骨骼肌细胞有两套独立的肌管系统。走向垂直于肌原纤维的管道,称为横管(horizontal tube)或 T 管,由肌膜在明暗带交界处向内凹陷形成,并形成分支包绕每条肌原纤维。因其与肌细胞膜相连接,可保证神经冲动同时抵达肌纤维内部,产生协调收缩。另一种走向与肌原纤维平行的,称为肌纵管,即肌质网(sarcoplasmic reticulum)。其在 Z 线附近形成膨大或呈扁平状的末端,内部的钙离子浓度比肌质高数千倍,称为终池(terminal cistern),与 T 管构成三联管结构(triplet)(在兴奋—收缩偶联过程中起重要作用)。肌质网主要作用是接受运动神经元的神经冲动信号后释放钙离子到肌原纤维中,引起肌肉收缩产生张力。

骨骼肌内还存在由大量血管与微血管构成的庞大血管网络,以保证充分的养分供应,并将代谢废物以及有害物质带走排出。研究表明经常进行体育锻炼可以增高肌内血管网络的分布和密集程度。平静时,骨骼肌内的许多微血管并不全部都处于开放状态,而当剧烈运动时,骨骼肌所需的血供可以上升到平静状态时的 100 倍或以上。为了保证足够的血供,首先,这些未开放的微小血管会大量开放,心输出量也会成倍增加;其次,骨骼肌交替舒缩,周期性地挤压血管,也起到了泵的作用,既促进了血液回流也促进了血液加速分布到肌内。

随血管进入骨骼肌内的,还有许多躯体运动神经与感觉神经。运动神经元(motor neuron)支配着肌纤维,将通过脊髓传来的神经冲动转变为电化学信号,再传递至肌纤维。一个运动神经元在其轴突末梢通常会形成许多分支,因而可以支配许多不同的肌纤维,其与所支配的所有肌纤维被称为运动单位(motor unit),两者的接合处称为神经-肌肉接头(neuro-muscular junction)。当运动神经元传递冲动时,运动单位内的所有肌纤维会同时收缩。肌肉和肌腱中存在着本体感受器,它可以将肌肉活动的信息(如肌肉张力、长度和位置觉等)通过感觉神经传递回中枢神经系统,中枢再发出神经冲动以调节和维持肌肉的张力,并执行复杂的协调性动作。肌梭(muscle spindle)是存在于肌肉内结缔组织鞘内的本体感受器,内部特殊的肌纤维称为梭内肌(intrafusal fibres),其支配的运动神经元是 γ 运动神经元(梭外肌由 α 运动神经元支配)。肌梭的主要作用是感受肌肉的长度和长度改变速率,以此指出需要募集多少肌纤维才足以对抗外部阻力。高尔基腱器官(Golgi tendon organ)是位于肌腱内的本体感受器,靠近肌肉肌腱的连接处,与梭外肌纤维相串联。它主要感受肌肉张力变化,并产生抑制性反射使肌肉放松、肌肉张力下降,是肌肉的一种保护机制。

二、骨骼肌纤维类型的分类及能量代谢特点

骨骼肌纤维依据其收缩性能和生物化学特征,可以分为两类基本纤维:Ⅰ型纤维(red muscle fiber)(即慢缩肌纤维)和Ⅱ型纤维(white muscle fiber)(即快缩肌纤维)。Ⅰ型纤维兴奋后达到收缩峰值的时间较长(大约 80 ms),而Ⅱ型纤维平均只需要 30 ms。在形态上,一部分骨骼肌纤维的肌红蛋白含量较高,颜色发红,称为红肌;而另一部分的肌红蛋白含量较低,颜色发白,称作白肌。研究发现Ⅰ型纤维都属于红肌,但Ⅱ型纤维可以分为红肌和白肌两类,即Ⅱa型纤维和Ⅱb(Ⅱx)型纤维。Ⅰ型纤维与Ⅱ型纤维中的底物储备、肌糖原浓度均相似,但前者中的三酰甘油含量是后者的 2～3 倍。它们之间显著的生物化学差异主要集中在各自的有氧代谢(aerobic metabolism)与糖酵解(glycolysis)能力上(见表 1-1-1)。

表 1-1-1　骨骼肌快慢缩肌纤维特点

	Ⅰ型纤维 慢缩红肌	Ⅱa型纤维 快缩红肌	Ⅱb型纤维 快缩白肌
运动神经元的大小	小	大	大
募集的阈值	低	中/高	高
神经传导速度	慢	快	快
放松速度	慢	快	快
收缩速度	慢 80～100 ms	快	快<20 ms
纤维大小	小	中	大
颜色	红	红	白
肌红蛋白浓度	高	高	低
线粒体含量	高	高	低
磷酸肌酸储备	少	多	多
有氧代谢能力	高	中	低

	Ⅰ型纤维 慢缩红肌	Ⅱa型纤维 快缩红肌	Ⅱb型纤维 快缩白肌
糖酵解能力	低	高	最高
对氧的依赖性	高	中	低
肌球蛋白 ATP 酶活性	低	高	高
运动单位肌力	低	高	高
抗疲劳性	高	中	低
耐力	高	中/低	低
功率输出	低	中/高	高
微血管密度	高	中	低
肌质网复杂度	低	中/高	高
肌纤维直径	小	中	大

（一）Ⅰ型纤维

Ⅰ型纤维比Ⅱ型纤维利用代谢底物能量的效率更高,但速率较慢,故Ⅰ型肌纤维也被称为慢肌纤维。它通常被称为慢氧化(SO)纤维,拥有较高的有氧代谢能力。与之相关的特征,如高线粒体和肌红蛋白含量等支持其高氧化能力和抗疲劳能力,因此,在与有氧能力和有氧代谢能力相关活动中使用Ⅰ型纤维十分重要。

较多的肌红蛋白可以促进更多的氧进入肌纤维,而脂类是其主要的代谢底物,当动脉血液供给适当浓度的糖类和乳酸(lactic acid)时,也能够加以氧化。另外,这类肌纤维也能进行糖酵解,也有一定量的高能磷酸键储备,但它们并不能供给骨骼肌持续收缩时大量的 ATP 消耗。如果有氧过程一旦停止(例如因心功能不足或者其他因素造成血流中断或缺氧),高能磷酸键储备就很快会耗尽。加快糖酵解使 ATP 合成率增加是很有限的,乳酸生成的增加反而会抑制糖酵解。所以,无氧条件下这类肌纤维产生 ATP 的能力会受到严重抑制,当无氧的状态是因为肌供血不足或中断时更是如此。虽然,Ⅰ型纤维中的 ATP 合成效率很高,但是其代价是大量的线粒体占据了收缩纤维的空间,这使得其内在能产生的肌力较弱。

（二）Ⅱ型纤维

Ⅱ型纤维的特点是在短时间内可以迅速使 ATP 水解释放能量以供骨骼肌在短时间、大强度运动中获得足够的供能,这依赖于较高的肌球蛋白 ATP 酶活性和高速率的无氧代谢系统。这时允许骨骼肌的耗能暂时超过产能(即加快能源物质的分解代谢以迅速产生足够的 ATP 而不考虑 ATP 的再合成是否能满足持续的消耗)。其所能利用的能量主要为储备的高能磷酸原物质和糖酵解所提供的有限能量。当然,Ⅱa型纤维也相对含有较多的线粒体具有一定有氧代谢生成 ATP 的能力,并且它的肌球蛋白 ATP 酶的活性也是较高的。由于较少的线粒体含量给收缩蛋白提供了更多的空间,因此Ⅱ型纤维可以产生更强大的肌力。不过,此类肌纤维收缩时产生的大量乳酸需要在静息期通过有氧代谢去除,这种氧化反应或在骨骼肌内部进行或被血液送到肝脏等部位进行。运动中超额消耗的能量也需要在静息时通过有氧代谢进行补充。总而言之,Ⅰ型纤维对于能量是"边消耗,边补充",而Ⅱ型纤维是"先消耗,后补充"。

Ⅱa型肌纤维也具有良好的有氧生产力,虽然不像Ⅰ型纤维那么高,但它还可以通过乳酸能量系统在无氧条件下产生能量。它也有很高的ATP－CP生产力。在与有氧代谢能力和无氧代谢能力相关的活动中运用Ⅱa型纤维十分重要,但它比Ⅰ型肌纤维更容易疲劳。

Ⅱb(Ⅱx)肌纤维具有较差的有氧生产力,主要用于无氧能量生产。和Ⅱa型纤维一样,它也有很高的ATP－CP生产力。在与无氧代谢能力和无氧生产力相关的活动中使用Ⅱb肌纤维十分重要,但它会快速进入疲劳状态。

(三)运动中各类肌纤维的代谢特点

Ⅰ型纤维拥有较高的有氧代谢能力,主要启用于耐力型运动,而Ⅱ型纤维主要启用于短时间大强度运动。Ⅱa型肌纤维也具有良好的有氧生产力,但不像Ⅰ型纤维那么高。然而,它也可以通过乳酸能量系统在无氧条件下产生能量。它也有很高的ATP－CP生产力。在与有氧代谢能力和无氧代谢能力相关的活动中运用Ⅱa型纤维十分重要,但它比Ⅰ型肌纤维更容易疲劳。

低强度运动时,Ⅰ型纤维会被最先启用,再根据活动的强度、持续时间或疲劳出现,Ⅱ型纤维也会加入到工作中。中等强度运动时,Ⅰ型纤维和Ⅱa型纤维会一同运作,随着运动的持续,Ⅱb型纤维也会加入工作。大强度运动时,各类肌纤维会很快按次序加入工作序列。

(四)影响肌纤维分布、功能及代谢的因素

成人体内两大类肌纤维总体比例基本是大致均等的(约各占50%),但研究显示在同一块骨骼肌的不同区域、在同一个人的不同骨骼肌、在不同人的同一块骨骼肌,肌纤维的分布都有差异。基本的纤维分布特征是由遗传所决定的,同时还受支配它们的运动神经元的特性所影响。大多数肌肉都含有三种类型的肌纤维,所有纤维都用于不同强度的运动任务。但是一种纤维类型的使用通常会根据运动的强度和相关的占主导地位的能量系统。体育锻炼可以提高每一种肌纤维的功效,而每一种肌纤维的功效取决于运动训练的类型和程度。运动训练可以诱导骨骼肌纤维出现功能特征的改变、代谢能力提升并使骨骼肌利用能量的效率更高。肌纤维的转型理论认为,Ⅰ⇌Ⅱa⇌Ⅱx⇌Ⅱb(小动物),Pette教授及Yuefei Liu教授的系列研究表明:肌纤维的分布:从躯干到外周,从深部到浅部,基本上是从Ⅰ型转Ⅱ型,下肢肌肉Ⅰ型多,上肢肌肉Ⅱ型多,更重要或更多的是杂合(或杂交)型;遗传基因决定肌纤维分布的基础;神经肌肉兴奋性决定转型;肌纤维有杂合,同一肌纤维混有不同亚型的重链或轻链以提供精细的调节和适应。例如:长期的耐力训练可以增加有氧产能效率;而长期的爆发力训练能够提高糖酵解酶的活性和浓度;长期训练的运动员快缩纤维中的氧化酶浓度比长期久坐个体的慢缩纤维中更高;相同慢缩肌纤维比例下,经过训练的人的最大摄氧量要比未经训练的人要高。说明即使是受到先天遗传因素的限制,后天训练仍可以显著提高肌纤维代谢能力进而提升最大摄氧量。这一点的意义不仅在于可以使骨骼肌利用能量的效率变得更高,同时也使运动时心肺系统的负担减小,毕竟骨骼肌代谢时所需的能源物质和氧要靠心肺系统输送补充。

心肌的结构和能量代谢特点

心脏是推动血液流动的动力器官,其主要功能是泵血,这一功能的实现依赖心肌收缩和舒张的交替活动。心脏是一个中空的器官,其内部分为左、右心房和心室四个腔。右心系统将全身各组织器官脱氧的血液收纳,并将其输送至肺进行氧合,左心系统将经肺氧和的血液接收后并将其输送到全身各组织器官。心房(atrial)收缩力较弱,但其收缩可帮助血液流入心室;心室(ventricular)收缩力强,可提供血液流经体循环(systemic circulation)和肺循环(pulmonary circulation)所需的动力。

心肌(myocardial)与骨骼肌同属于横纹肌,具有类似的肌细胞基本结构,但心肌的结构和功能都较骨骼肌更为复杂。心室壁肌肉要比心房厚很多,这是因为心房腔中产生的压力要比心室腔低很多。心肌细胞为短柱状,一般只有一个细胞核,这点不同于骨骼肌纤维。此外,心肌的肌纤维排列方向角度也不同于骨骼肌的相对一致,其收缩时产生的并非平行力,这也是为了满足心脏发挥泵功能的需要。△

心肌细胞之间有闰盘(intercalated disc)结构,该处细胞膜凹凸相嵌,并特殊分化形成桥粒,彼此紧密连接,但心肌细胞之间并无原生质的连续。闰盘结构处对电流阻抗较低,内有嗜水小管可允许钙离子等离子通透转运,有利于细胞间的兴奋传递。因此,正常同一房室内的细胞几乎同时兴奋而做同步收缩,功能上体现了合胞体的特性,故常有"功能合胞体"之称。*

心肌细胞核多位于细胞中部,形状似椭圆或长方形,长轴与肌原纤维的方向一致。肌原纤维绕核而行,核两端富有肌浆,内含丰富的糖原颗粒和线粒体。从横断面看,心肌细胞直径比骨骼肌小,前者约为 15 μm,而后者则为 100 μm 左右。从纵断面看,心肌细胞肌节长度也比骨骼肌短。

电子显微镜下可观察到心肌细胞也具有骨骼肌细胞类似的超微结构,如肌原纤维、横管、肌质网、线粒体、糖原、脂肪等。然而,两者有所不同。心肌的肌原纤维粗细差别很大,介于 0.2~2.3 μm 之间;同时,粗肌丝与细肌丝可相互移行,相邻者又彼此接近以致分界不清。心肌细胞的横管位于 Z 线水平,有纵轴伸出,管径约 0.2 μm。而骨骼肌的横管位于 A-I 带交界处,无纵轴伸出,管径较大,约 0.4 μm。心肌细胞的肌质网终池不多,与横管不广泛相贴。

心肌的血供主要来自左、右冠状动脉(coronary)及其分支(见图 1-1-2)。由于心肌的摄氧能力已经很高(可以摄取血液中约 70% 的氧),所以通过提高自身摄氧能力增强心肌氧供的潜力较小,因此心肌供氧的调节主要通过冠状动脉舒张以增加冠脉血流量这一途径实现。

△　注:心肌的另一个力学特点是没有拮抗肌,心肌的复位不借助拮抗肌或者重力复位。近年的研究认为,心肌的复位(舒张功能)依赖于"弹簧"——即 Titin。

*　注:心房心室的收缩并不同步,而是有一个延时,通过房室结延时实现,0.12~0.2 s。

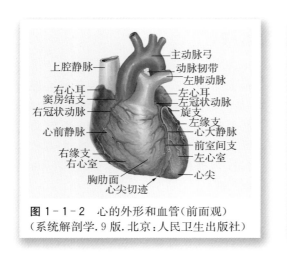

图 1-1-2 心的外形和血管（前面观）
（系统解剖学.9 版.北京：人民卫生出版社）

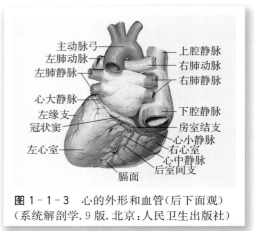

图 1-1-3 心的外形和血管（后下面观）
（系统解剖学.9 版.北京：人民卫生出版社）

　　心肌具有复杂的控制系统可以调节心脏的泵作用以满足机体不断变化着的需要。其中，有别于骨骼肌的一个显著特点是心肌活动的兴奋冲动既不由神经组织产生也不由神经组织传递，而是由心脏中具有自律性的特殊细胞[如窦房节（sinoatrial node）P 细胞]产生自动节律性兴奋，并通过另外的专司传导的特殊心肌细胞[如浦肯野细胞（purkinje cell）]将兴奋按一定顺序扩布到心肌的各个部分，从而形成一个特殊的电传导系统（见图 1-1-4）。事实上，这部分传导细胞也有一定自律性（automaticity），只是正常情况下被窦房结起搏细胞所压制。支配心脏的神经仅起到调节心肌各方面功能强弱的作用。

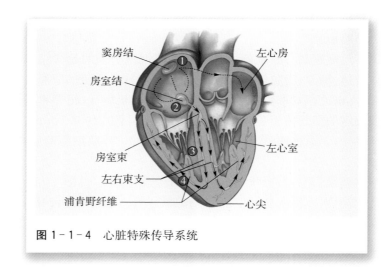

图 1-1-4 心脏特殊传导系统

　　心肌纤维的代谢特征与骨骼肌的红肌纤维较为类似，以含有肌球蛋白 I$_\beta$ 型重链为主，所以是最有耐力的肌纤维。心脏是一个高耗能器官，每天搏动约 10 万次，泵血 8 000 L 左右。它每天需要消耗大约 35 kg ATP，然而心肌中的 ATP 浓度极低。成年人心室组织中 ATP 含量约为 5 μmol/g,只够维持心脏跳动 50 次。这就需要不断地补充 ATP 以满足维持心搏的能量需求。心肌主要有两种代谢途径供能:糖酵解和氧化代谢。脂肪酸和葡萄糖是基本的反应底物。心脏虽然像一个杂食动物一样可以从糖和脂肪等处汲取能量,但在脂肪酸和氧供应充足时,脂肪酸有氧代谢是占主导的能量系统,此时,糖原的分解和糖酵解会受到抑制。正常心肌工作细胞中含有大量线粒体(约占心肌细胞体积的30%),拥有很强的有氧代谢能力,剧烈运动时心肌可以发挥其 90% 以上的有氧代谢能力。病理情况下,如缺血或缺氧时,心脏也可以通过增强糖酵解部分代偿因有氧途径受限和停止而造成的供能下降。与此同时,短期内糖有氧代谢会加强,脂肪酸代谢会被削弱以节省有限的氧;长期缺氧时,糖有氧代谢会受到显著抑制,而糖酵解比例会加大,脂肪酸有氧代谢速度会明显加快。

　　心肌有氧代谢生成 ATP 供能的主要反应,既不是在三羧酸循环中进行,也不是在脂肪酸 β-氧化中进行,而是通过电子沿呼吸链传递释放能量供 ATP 合成即氧化磷酸化来进行。另外,在线粒体产生的 ATP 还需要通过肌酸激酶穿梭机制转移到线粒体外以供心肌纤维利用(见图 1-1-5)。

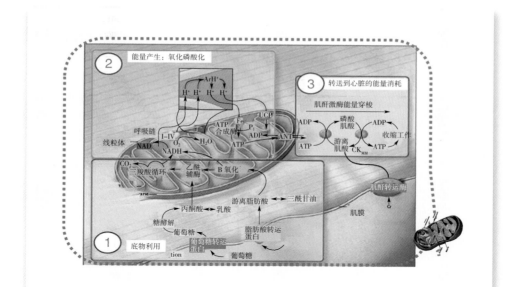

图 1-1-5　心肌代谢途径示意图
[Neubauer S. Nengl J Med,2007,356(11):1140-1151.]

　　目前大多数的研究显示:在冠状动脉通畅度没有根本改善的情况下,运动提高心肌细胞本身功能水平是有限的,心脏运动康复的主要机制还是通过提高外周摄氧能力从而降低心脏负荷进而改善功能状态。

第三节　运动与基本能量代谢系统

在生物系统中机体内各种能量系统的物质代谢（metabolism），是指所有分解或放能反应与合成或吸能反应的总和。当大分子被分解成小分子时会释放能量，称为分解代谢（catabolism），这种释放能量的反应称为放能反应（exergonic reactions）；从小分子合成大分子，通常需要使用分解代谢所释放的能量，称为合成代谢（anabolism），这种需要引入能量的反应称为吸能反应（endergonic reactions）。骨骼肌收缩是运动的基础，也是一个需要耗能过程，产生收缩所涉及的许多反应都是吸能反应。例如，肌丝相对滑行产生收缩；肌质网内的钙离子泵转运 Ca^{2+}，调节肌肉松弛；肌膜上的钠离子泵转运钠钾离子调节膜电位等过程都需要消耗能量。运动时，除了保证必要的生命活动（如心搏、血压及呼吸等）和其他脏器的最低能需外，机体生成的能量大部分被用于满足骨骼肌的能耗需求。骨骼肌并不能直接利用各种代谢底物分子内部的能量。它们产生的能量被转移储存到一类高能磷酸化合物中，需要时再通过水解反应释放。大量研究表明，三磷酸腺苷（adenosine triphosphate）（即 ATP，如图 1-1-6）是骨骼肌收缩的直接能量物质，通过释放内部高能磷酸腱的能量来为骨骼肌供能。运动时，ATP 的消耗率提高，能量系统的分解代谢加强，主要涉及无氧代谢和有氧代谢两个途径，以及三个供能系统即磷酸原系统、糖酵解系统以及有氧代谢系统。实际上，三大系统在任何时间都有进行作用，而各系统对供能的贡献度，主要取决于活动的强度与持续时间。安静时，ATP 的消耗率下降，能量系统的合成代谢会被加强以补充运动时各种能源物质储备的消耗。

18

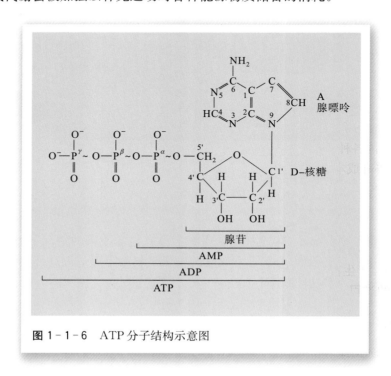

图 1-1-6　ATP 分子结构示意图

能量代谢的核心是 ATP - ADP（二磷酸腺苷，adenosine diphosphate）循环（见图 1 - 1 - 7），它伴随着生命活动的始终，在不同生理状态下只是循环的速率有所不同。

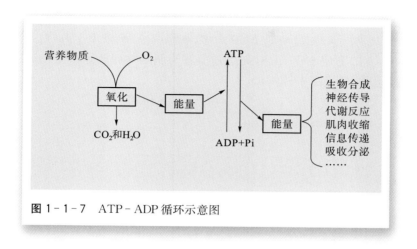

图 1 - 1 - 7　ATP - ADP 循环示意图

ATP 通过水解反应释放分子内高能磷酸键所存储的能量供能：

$$ATP + H_2O \xrightarrow{ATP\ 酶} ADP + Pi + 能量$$

骨骼肌细胞中 ATP 贮量是十分有限的，仅 $5 \sim 7\ \mu mol/g$ 新鲜组织，依靠其供能骨骼肌做功只能维持约 1 s。这就需要不断地通过 ADP 再合成 ATP 以满足骨骼肌收缩的能量需求。此外，ATP 储存也不会被完全消耗，主要是留给身体基本细胞功能运行使用。研究显示疲劳运动后，ATP 浓度大约下降至运动前的 $50\% \sim 60\%$。因此，也需要通过 ATP 再合成反应维持正常的浓度。这个化学反应基本上是在各种酶催化下的 ATP 水解反应的逆反应：

$$ADP + Pi + 能量 \xrightarrow{酶} ATP + H_2O$$

ATP 水解和再合成基本是在同一时间密切偶联进行的，通过这样的 ATP - ADP 循环的反复进行使可利用的 ATP 的总量十分可观，从而为骨骼肌收缩连续供能。而循环的维持需要体内各种能源物质代谢时所释放出的能量。

ATP 的再合成本质上是在一个分子上加入一个磷酸根（Pi）形成高能磷酸键的过程，即磷酸化作用（phosphorylation）。它又分为：

① 氧化磷酸化（oxidative phosphorylation）：指通过一系列反应在电子传递链（electronictransportchain）中再合成 ATP；

② 底物水平磷酸化（substrate level phosphorylation）：指利用单一反应，物质在脱氢或脱水过程中，产生高能代谢物并直接将高能代谢物中能量转移到 ADP（GDP）生成 ATP（GTP）的过程。

一、磷酸原系统（ATP - CP 系统，又称非乳酸能系统）

磷酸原系统主要为短时间高强度活动（如抗阻训练和冲刺跑），以及任何运动开始时

（无论强度大小）提供所需的 ATP。这一过程依赖于另一种高能磷酸物磷酸肌酸（creatine phosphate，CP）的分解。

　　静息时，肌内的 ATP 可以在肌酸激酶（creatine kinase，CK）的作用下将其高能磷酸键转移到肌酸（creatine，C）上存储起来生成 CP，作为一种能量储存形式，它在细胞内的浓度比 ATP 大 5 倍。运动时，消耗 ATP 增多，细胞内 ADP 浓度上升，对 ADP 浓度变化极为敏感的 CK 立即开始催化 CP 开始迅速分解为肌酸并释放能量促使 ADP 磷酸化为 ATP 以满足能量需要（见图 1-1-8）。

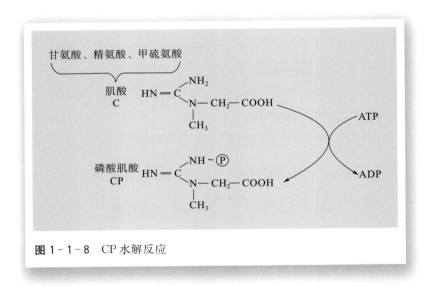

图 1-1-8　CP 水解反应

　　此外，在腺苷酸激酶（adenylate kinase），又称为肌激酶（myokinase，MK）的作用下 2 分子 ADP 可以反应合成 1 分子 ATP，只是这部分反应在肌内所占比例较小（图 1-1-9），但此反应十分重要，因为其产物 AMP（adenosine monophosphate）浓度的上升会加速启动糖酵解反应，进行接下来的供能。CP 与 ADP 的关联关系在调控氧化磷酸化方面也发挥着重要作用。ADP 的增高或者 CP 的降低会启动线粒体对氧的摄取。

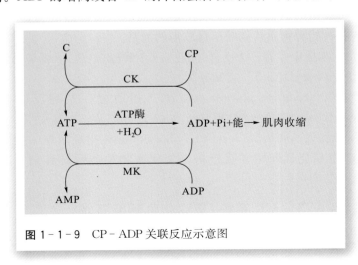

图 1-1-9　CP-ADP 关联反应示意图

磷酸原系统中磷酸化反应主要受质量作用定律(law of mass action)的调控,即反应底物和产物的浓度决定化学式反应的方向。运动中 ADP 浓度上升引起的 CK 和 MK 催化的 ATP 生成反应速率增加会持续到运动停止,或者运动强度下降至糖酵解或有氧代谢成为主要的 ATP 供给系统,CP 不会被耗尽。相反,当肌膜中 ATP 的浓度持续上升时,会减缓或变换反应的方向。

ATP 和 CP 都是通过直接水解释放分子内高能磷酸键的能量进行供能,整个过程十分迅速且无须消耗氧气,也不会产生乳酸。因此,磷酸原系统的输出功率相较其他系统是最大的,可以满足极量运动时骨骼肌的能需。只是,骨骼肌中 CP 的贮量虽较 ATP 高出许多,但仍然十分有限,故而磷酸原系统最大功率输出仅能维持很短的时间,一般在 $6 \sim 8$ s,不超过 10 s。

不同运动强度时磷酸原的储量的变化是不一样的:

极量运动($100\% VO_2 max$ 强度)至力竭时,CP 的储量几乎被耗尽,达静息值的 3% 以下,而 ATP 的储量不会低于静息值的 60%。这类运动中,ATP 的合成主要依靠 CP 的分解反应,因此 CP 储量下降较 ATP 快。

当强度达 $75\% VO_2 max$ 时,CP 储量在安静值 20% 左右,ATP 储量略低于安静值。此时 ATP 合成除了依靠 CP 分解外,尚有糖酵解及糖有氧代谢参与。

当强度在 $60\% VO_2 max$ 以下时,CP 储量几乎不下降。ATP 合成主要依靠糖和脂肪酸的有氧代谢。

来自 ATP-CP 能量系统的能量产量已可以借助几个步骤加以测量。一种方法是进行肌肉组织活检,然后对 ATP 和 CP 水平进行分析。但是,小型肌肉活检可能无法代表在其他肌肉中 ATP-CP 的利用率。ATP 和 CP 水平也可以通过计算机化的成像程序来确定。这是一种非侵入性的程序,但是由于成像设备的性质,运动任务必须限于特定的动作。因此,在短跑等普通的爆发式锻炼测试中很难获得精确的生理数据。

二、糖酵解系统

运动时,视运动强度、持续时间的不同以及氧供状态,骨骼肌细胞中的糖代谢通过两种分解途径再合成 ATP,即糖酵解与氧化代谢。它们之间的核心区别在于前者无须氧的参与,后者则需要氧。

糖原(glycogen)或葡萄糖(glucose)在无氧条件下生成乳酸合成 ATP 的过程为糖的无氧分解,习惯上被称为糖酵解。生成的乳酸可被血流输送到其他组织用于供能或转化为糖,也可以在运动中氧充足时作为有氧代谢的衔接能源供能。由于它牵涉多个反应步骤,因此它的 ATP 合成速率不如单一反应的磷酸原反应快,但机体内糖的储备远多于CP,所以相较 CP 系统,有较好的 ATP 生成能力。骨骼肌的糖酵解发生于肌浆中。

糖酵解的整个代谢反应由 12(13)步化学反应组成(见图 1-1-10)。可划分为四个阶段,反应在肌细胞质内进行。

第一阶段:1,6-二磷酸果糖生成,反应从肌糖原开始时,每生产 1 分子 1,6-二磷酸果糖需要消耗 1 分子 ATP,而从葡萄糖开始时,需要消耗 2 分子 ATP。

第二阶段:磷酸丙糖生成,1 分子 1,6-二磷酸果糖裂解为 2 分子磷酸丙糖,即磷酸二羟丙酮和 3-磷酸甘油醛(两者在异构酶的作用下可相互转换)。

第三阶段:丙酮酸生成,每分子 3-磷酸甘油醛经过氧化脱磷酸等一系列酶促反应生成丙酮酸并产生 2 分子 ATP。

第四阶段:乳酸生成,丙酮酸在乳酸脱氢酶的作用下进一步还原分解为乳酸,并将 $NADH^+ H^+$ 重新转变为 NAD^+,糖酵解才能继续进行。

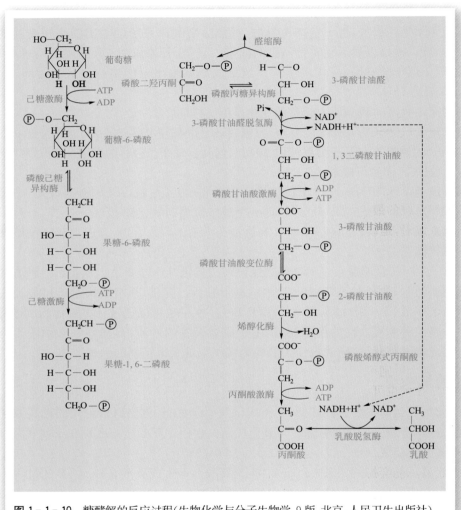

图 1-1-10 糖酵解的反应过程(生物化学与分子生物学.9 版.北京:人民卫生出版社)

糖酵解是体内葡萄糖分解供能的起始阶段,对于骨骼肌来说更是如此。糖酵解流量的调节主要依靠对己糖激酶、磷酸果糖激酶-1 和丙酮酸激酶三个关键限速酶活性的调节。其中磷酸果糖激酶-1 的地位最为重要(见表 1-1-2)。调节的目的是为了适应骨骼肌对能量的需求。

这三个酶都接受变构调节,这种调节主要发生在当一个代谢反应的终产物反馈调节该反应的关键作用酶时,效应物与酶的别构部位相结合从而影响酶的活性中心与底物的结合及催化作用，从而起到调节代谢反应的作用。因此这个过程又称为终产物调节(end-product regulation)或反馈调节(feedback regulation)。终产物与关键酶结合后降低其转化率与产物生成的，称为变构抑制(allosteric inhibition)；相反，某一"驱动产物"与该酶结合，增加其转化率，加速代谢反应的，称为变构活化(allosteric activation)。

表 1-1-2　控制磷酸果糖激酶-1 活性的因子

增加活性	降低活性
ADP	H^+（酸中毒）
AMP	ATP
Pi	CP
1,6-磷酸果糖	柠檬酸
cAMP	
NH_4^+	

1 分子葡萄糖通过糖酵解可以产生 2 分子乳酸、4 分子 ATP，但反应在第一阶段时需要消耗 2 分子 ATP（从肌糖原开始时只需消耗 1 分子 ATP），实际净得 2 或 3 分子 ATP，其能量转换效率大约为 31%。

糖酵解系统的最大输出功率只相当于磷酸原系统的一半左右，所以糖酵解系统作为主要供能系统时，运动强度与产生的肌力相较磷酸原系统是有所下降的。骨骼肌内贮存的肌糖原等物质虽远比 ATP 和 CP 量要大，但由于会产生乳酸堆积并伴随氢离子的释放，导致细胞内酸中毒进而使控制糖酵解速度的关键酶受到抑制，故而在激烈运动约 30 s 后，糖酵解会被抑制，也迫使运动强度下降。

糖酵解最主要的生理意义在于迅速供能，骨骼肌内的 ATP 贮量只要肌肉收缩几秒即可耗尽。运动中，在心肺系统尚未充分调动以致骨骼肌缺氧或者局部血流不足时，能量主要通过糖酵解获得。再者，即便氧不缺乏，但糖的有氧反应过程较长，来不及满足需要时，通过糖酵解则可迅速获得 ATP。

实验室技术也可用于测量运动中乳酸系统的作用。主要通过测量血液或肌肉组织中的乳酸浓度来实现。衡量运动强度的一项指标是无氧阈值，有观点认为在这个阈值上新陈代谢会转向更多的使用无氧糖酵解系统。这一阈值常被称为血液乳酸初始值(OBLA)或乳酸阈值。无氧阈值也可以称为稳态阈值。这表明如果运动强度低于这个阈值，耐力运动可能会持续很长时间。

三、有氧代谢系统

碳水化合物、脂肪和蛋白质等能源物质在有氧状态下通过一系列酶促反应最终氧化生成 CO_2 和 H_2O 并释放能量再合成 ATP 的过程，称之有氧代谢。碳水化合物以肌糖原、肝糖原和血糖的形式出现。脂肪主要以甘油三酯的形式储存在肌肉和脂肪细胞中，但也少量出现在血液中。虽然有诸多因素影响在运动过程中有氧代谢系统使用的能源物质类型，但是运动强度和持续时间是两个最重要的因素。一般情况下，运动强度是决定是否使用碳水化合物或脂肪的关键因素。

休息和低强度活动时碳水化合物和脂肪的有氧代谢是能源的主要来源。虽然在长时间饥饿或运动(>90 min)下蛋白质供能会显著增加，但任何时候蛋白质都不会成为机体的主要能源来源。休息时,ATP 的来源约有 70% 来自脂肪,30% 来自糖。运动开始且强度增加时,糖的比例会提高,高强度运动时甚至接近 100%。然而,在持续长时间中低强度运动中,随着心肺系统对氧的输送和骨骼肌利用氧的能力充分增强,有氧代谢也会逐渐加强,脂肪供能的比例会逐渐增加,成为骨骼肌活动的主要能量来源。骨骼肌的有氧代谢发生在线粒体内。

（一）糖的氧化供能

运动时,骨骼肌内糖的氧化代谢始于糖酵解作用。当肌细胞氧充足且运动强度相对较低时,糖酵解的终产物丙酮酸不会转变为乳酸,而是进入线粒体转换为乙酰辅酶 A 再进入三羧酸循环(tricarboxylic acid cycle)(图 1-1-11)完成有氧代谢释能的过程,其途径大致分为三个阶段(图 1-1-12):

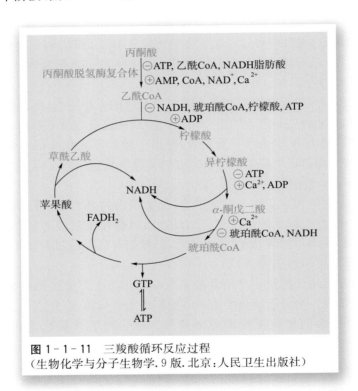

图 1-1-11 三羧酸循环反应过程
（生物化学与分子生物学.9 版.北京:人民卫生出版社）

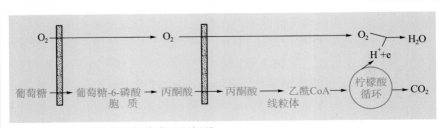

图 1-1-12 葡萄糖有氧代谢过程概况
（生物化学与分子生物学.9 版.北京:人民卫生出版社）

第一阶段:葡萄糖循糖酵解途径分解成丙酮酸(pyruvate),这一阶段反应在骨骼肌细胞质内进行。

第二阶段:丙酮酸进入线粒体,氧化脱羧生成乙酰辅酶 A(乙酰 CoA),总反应式为:

$$丙酮酸 \xrightarrow[\text{丙酮酸脱氢酶复合体}]{NAD^+,HSCoA \quad CO_2,NADH+H^+} 乙酰CoA$$

第三阶段:乙酰 CoA 进入三羧酸循环——又称柠檬酸循环,并偶联进行氧化磷酸化生成 ATP。这一阶段反应也在线粒体内进行。

一分子葡萄糖彻底氧化可以生成 36 或 38 分子的 ATP(目前有新的理论计算为 30 或 32 分子 ATP,此处仍然按传统方法计算),能量转换效率达到 40% 左右,其余能量以热能方式释放。总反应式为:

$$葡萄糖 + 36/38ADP + 36/36Pi + 6O_2 \rightarrow 36/38ATP + 6CO_2 + 44H_2O$$

糖酵解途径供能时糖的消耗量是有氧途径的 7 倍,从能量利用的角度上看,是不经济的;此外,糖酵解供能比例大时,机体容易疲劳,不利于运动的持续。如果心肺系统的功能强大可以更及时地为骨骼肌供氧;或骨骼肌细胞摄氧能力高,可以更及时或更多地启用有氧代谢途径供能,无疑在节约储存能量、减轻心肺负担及提高运动能力上是更为有利的。

(二)脂肪的氧化供能

甘油三酯(triglyceride)是机体储存能量的基本方式,占体脂(成年男子体脂约占体重 10%~20%)总量的 98% 以上,是安静时机体的主要供能物质。长时间运动时,体内储存的糖消耗是极大的,运动时间超过 30 min 以后,脂肪的有氧代谢开始越来越活跃,并逐渐成为主要的能量来源。

脂肪动员时,在甘油三酯脂肪酶的作用下水解为甘油和脂肪酸。由于骨骼肌中缺乏甘油激酶,因此不能很好地利用甘油,所以甘油直接为骨骼肌供能的意义不大。

脂肪酸是长时间运动时骨骼肌的基本燃料。在氧气供应充足的条件下其分解的过程分为以下几个步骤:

① 脂肪酸的活化生成脂酰辅酶 A:这一步在线粒体外进行,需要耗能,一分子脂肪酸活化需要消耗 2 个高能磷酸键。

② 脂酰辅酶 A 进入线粒体:脂酰辅酶 A 借助于肉碱转运机制穿过线粒体内膜进入线粒体。其中肉碱脂酰转移酶 I 是调节脂肪酸 β-氧化的关键限速酶,当饥饿、糖供应不足或不能有效利用糖供能时,此酶的活性增强,脂肪酸的氧化增强。

脂酰辅酶 A 的 β-氧化(β-oxidation)(图 1-1-13)发生在线粒体内,脂酰辅酶 A 在脂酸 β-氧化多酶复合体的催化下,从脂酰基的 β-碳原子开始,经过脱氢、加水、再脱氢及硫解等四步连续反应,生成比原先少 2 个碳原子的新脂酰辅酶 A 以及乙酰辅酶 A。新脂酰辅酶 A 可以不断地进行 β-氧化,直至最后生成丁酰辅酶 A 时再进行最后一次 β-氧化,即完成了全部的 β-氧化反应过程。其生成的大量乙酰辅酶 A,进入三羧酸循环偶联氧化磷酸化供能。

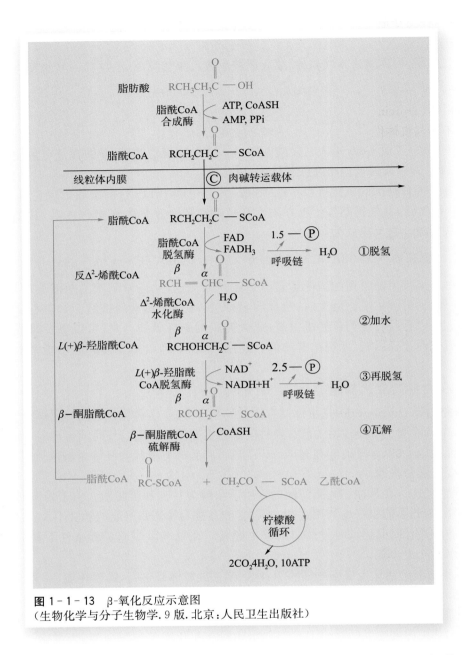

图 1-1-13 β-氧化反应示意图
(生物化学与分子生物学.9 版.北京:人民卫生出版社)

脂肪酸的氧化可以为骨骼肌收缩提供大量的能量。对于饱和脂肪酸氧化生成的 ATP 可以用下列公式计算(Cn:饱和脂肪酸的碳原子数):

$$\beta\text{-氧化的次数}=(Cn/2)-1$$

每次 β-氧化生成 5 分子 ATP(有新理论计算为 4 分子 ATP);一次三羧酸循环生成 12 分子 ATP。

$$\text{ATP 数}=[(Cn/2)-1]\times5(\text{或 }4)+[Cn/2\times12]$$

例如，一分子软脂酸其含有 16 个碳，可生成 131(或者 108)个 ATP，减去脂肪活化时消耗的 2 个高能磷酸键，相当于净得 129(或 106)个 ATP，能量利用率达到 68% 左右，其余以热量丧失。

(三) 蛋白质的氧化供能

蛋白质(protein)的主要生理作用是维持组织的生长、更新和修补。在一般正常情况下基本不参与机体供能，运动时间超过 30 min 后，蛋白质开始通过氧化分解途径参与供能，大致分为以下几个步骤：

1. 通过一系列蛋白酶和肽酶催化水解为氨基酸(amino acid)。

2. 氨基酸通过转氨基作用脱去氨基：氨基酸在转氨酶的催化下脱去氨基生成氨和 α-酮酸。

3. α-酮酸进入三羧酸循环彻底氧化供能合成 ATP，氨在肝脏内合成尿素(urea)，最终经肾排出体外。

虽然人体可以利用以上多种代谢途径为 ATP 再合成提供能量，但各种代谢底物的储存量以及它们之间的产能效率、最大输出功率以及可维持时间各有不同(表 1-1-3 与图 1-1-14)。因此根据运动持续的时间不同、强度不同，机体对它们的动用是具有一定顺序和选择性侧重的(详见下节)。

表 1-1-3　人体骨骼肌细胞的能量储备(70 kg 体重)

供能物质	贮量(mmol/kg 干肌)	可利用的能量(mmol P/kg 干肌)
ATP	24.6	9.8
CP	76.8	61.4
糖原	365	1 060(糖酵解)
		14 200 有氧代谢
三酯酰甘油	48.6	24 520

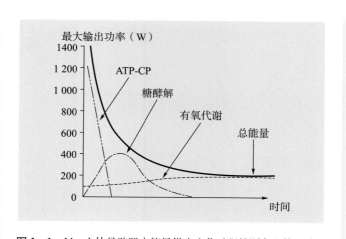

图 1-1-14　人体骨骼肌中能量供应生化过程的顺序和数量关系

（四）有氧代谢的调节

各种能量物质的有氧代谢都需经过三羧酸循环，三羧酸循环有 3 个关键限速酶，其中最为重要的是异柠檬酸脱氢酶，它催化异柠檬酸转换成 α-酮戊二酸的反应。ADP 是此酶的激活剂，而 ATP 和 NADH 是此酶的抑制剂。此外，生成 NADH 或 $FADH_2$ 的反应对三羧酸循环的调控也十分重要，没有足够的 NAD^+ 和 FAD^{2+} 接受氢离子，三羧酸循环速率就会下降。GTP 累积时，琥珀酰辅酶 A 就会增加并抑制三羧酸循环的初始反应。电子传递链的作用也受 ATP 的抑制，而受 ADP 激活。

（五）小结

总体而言，磷酸原系统因为反应不受氧供的限制且通过直接水解 ATP 及 CP 释放能量，故而反应十分迅速，输出功率最大，但由于高能磷酸化合物的储存相当有限而只能维持很短时间的最大输出。糖酵解系统在底物的储存方面虽然远超磷酸原系统，也不受氧供限制，反应速度迅速，但最大输出功率比磷酸原系统低，且运动持续 30 s 后，乳酸堆积及 H^+ 浓度上升等造成的细胞酸中毒会使糖酵解被抑制，迫使运动必须终止或降低强度。有氧代谢系统最终的产物是 CO_2 和 H_2O，没有导致疲劳的诸如乳酸等产物。其可利用的底物在体内储存量巨大，理论上可维持的运动时间不限，其供能效率最大，但是需要心肺系统保证充足的氧供。同时，它的反应步骤较复杂，速率较缓慢，最大输出功率也较小，仅为糖酵解系统的一半左右。

需要指出的是，运动中基本不存在任何一种供能系统单独供能的情况。骨骼肌可以利用所有的能源物质，只是由于运动强度和持续时间不同，各供能系统的相对比例和地位不同而已。另外，运动中，也并不是氧气供给充足时就一定是以有氧代谢供能为主，运动的强度是主要的影响因素，其次是运动持续时间。例如，在需要速度和力量的大强度剧烈运动时，即便骨骼肌的供氧并不缺乏，而此时仍然以输出功率大的磷酸原或糖酵解系统供能为主。

实验室测试也需要测量运动过程中有氧氧化系统的贡献。这是最常用的测量运动强度的技术。最常用的测量方法是测量最大摄氧量，它代表了一个人在运动场景下消耗的最高的氧气量。当摄氧量没有随运动负荷而达到平台，称为最大摄氧量。最大摄氧量通常表示为 VO_2max，也可以用"ml/（kg·min）"表示。

第四节　静息与运动时的能量代谢

一、不同状态下的代谢反应

运动对工作肌肉中的生物能量途径提出了很高的要求。例如，在剧烈运动期间，身体的总能量消耗可能比休息时的能量消耗增加 15～25 倍。这些增加的能量大部分用于提供用于收缩骨骼肌的 ATP，这使其能量利用率比静止时能源利用率提高 200 倍。显然，骨骼肌在运动过程中具有产生和使用大量 ATP 的巨大能力。下面讨论静息、静息到运动的过渡以及运动恢复期三种不同状态下的能量代谢情况。

（一）静息状态下的代谢反应

静息时，正常机体骨骼肌对能量的消耗较少，氧耗也较低。肌细胞内保持了较高的ATP浓度，而血流也足以保持充足的供氧。此时，骨骼肌的供能以有氧代谢为主。当脂肪酸和氧的供应充足时，葡萄糖的利用会受到抑制。这主要表现在：

① 肌糖原分解受抑制。

② 脂肪酸会抑制葡萄糖转运进入细胞。

③ 葡萄糖代谢过程中的关键酶受到抑制，特别是磷酸果糖激酶的抑制造成的果糖-6-磷酸磷酸化停滞是糖代谢受抑制的主要节点。

因此，脂肪酸成为静息时骨骼肌的基本燃料，而蛋白质在静息时几乎不参与供能，除非是在长期饥饿、高基础消耗等状态下。由于机体的耗能绝大部分通过有氧代谢供能满足，血乳酸值也保持在一个相对低的水平。

由于身体的氧气消耗量的测量是有氧ATP产生的指标，因此休息时氧气消耗量的测量可以估算身体的"基线"能量需求量。静止时，个人的总能量需求相对较低。例如，一个70 kg的年轻成年人每分钟会消耗大约0.25 L的氧气；这意味着每千克（体重）每分钟消耗3.5 ml氧气。

（二）静息到运动过渡状态的代谢反应

假设受试者站在跑步机旁边，皮带以7 mph*（11.2 km/h）的速度移动，然后跳到皮带上开始跑步。在这一个步骤中，他从0～7 mph，肌肉将ATP生成速率从站立所需的速率提高到7 mph运行所需的速率（见图1-1-15a、b）。如果ATP产生没有瞬间增加，受试者会从跑步机后面掉下来。运动开始时骨骼肌必须发生哪些代谢变化，以提供继续运动所需的能量。与休息时测量O_2消耗量相似，测量运动时的O_2消耗量可以提供有关运动过程中的有氧代谢信息。例如，在从休息到轻度或中度运动的过渡中，O_2消耗迅速增加并在1～4 min内达到稳定状态（见图1-1-15c）。

事实上，氧的消耗不会瞬间增加到一个稳定的值，这意味着在运动的一开始，ATP的总产量来源于无氧方式途径。许多证据表明，在运动开始时，ATP-CP系统是第一个活跃的生物能量源途径，其次是糖酵解，最后是通过有氧途径产生能量。如图1-1-16a所示，其中肌肉中的CP浓度在3 min的运动过程中急剧下降。图1-1-16b显示来源于CP的ATP产量在运动的第1 min最高，之后下降，部分原因是储存的CP系统性减少了。图1-1-16c显示糖酵解在运动的第1 min已经贡献ATP并且在第2 min期间增加。这两种无氧代谢方式达到的效果是虽然在第1 min的运动中，ATP的使用率很高，但是肌肉中的ATP水平也几乎没有变化。不过，当氧气消耗达到稳定状态时，身体所需的ATP就需要通过有氧代谢来满足。因此，运动所需的能量不是通过简单地依赖单一的生物能源途径提供的，而是由几个代谢系统以相当大的重叠一起运作的。

---

* 注：1 mph＝1.60 km/h，为方便临床应用，本书中跑步速度均以"mph"计。

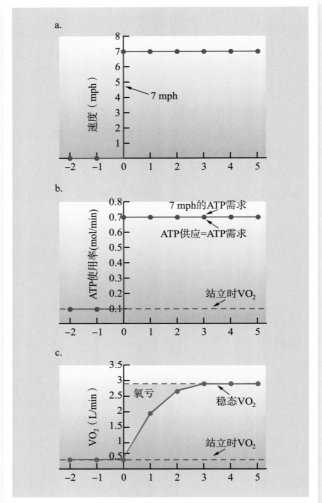

图 1 - 1 - 15 静息到过渡状态的代谢反应。
a. 随时间的速度变化过程，b. ATP 使用率，c. 从休息到次最大运动的过渡中的摄氧量（VO_2）

运动生理学术语氧亏（oxygen deficit）适用于运动开始时氧摄取的滞后。具体而言，氧亏定义为运动的最初几分钟内的氧摄取与获得稳定状态后的相等时间段之间的差。这表示为图 1 - 1 - 15c 左侧部分的阴影区域。

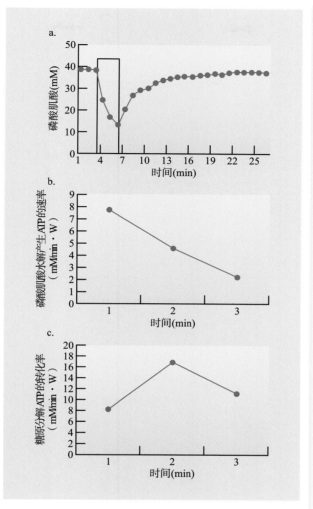

图 1-1-16 运动 3 min 过程中的代谢速率
a. 显示了在 3 min 的运动过程中肌肉中磷酸肌酸(CP)浓度的快速变化；b. 和 c. 分别显示了 CP 和糖酵解 3 min 运动期间 ATP 产生的速率

（三）运动恢复的代谢反应

如果受试者在跑步机上以一舒适的速度跑步维持 20 或 30 min，然后突然停止运动，代谢率(VO_2)不会从运动期间测量的稳态值瞬间降至站在跑步机旁静态的 VO_2值。运动后几分钟内，代谢率会持续升高。如图 1-1-17a 所示，在次最大运动的第 3 min 达到稳定状态的 O_2，并且在运动结束后 5 min 摄氧量恢复到静止水平。相比之下，图 1-1-17b 显示了受试者进行非稳态运动，这种运动在疲劳发生前只能维持 6 min。该测试的强度超过了受试者可以达到的最高 VO_2。在这种情况下，受试者无法

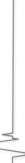

满足这种任务所需的氧气需求,如更大的氧亏所示,并且受试者的 VO_2 在运动后 14 min 仍未恢复到静息水平。显然,这种运动后代谢率升高的幅度和持续时间受运动强度的影响。

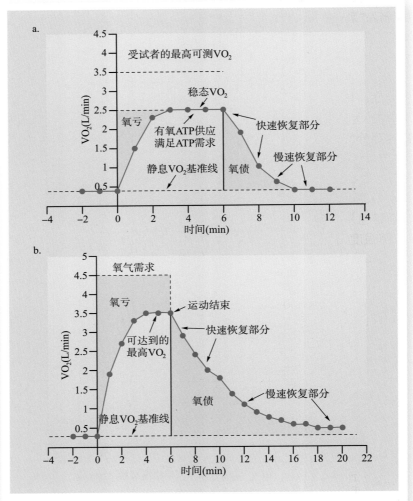

图 1-1-17　中等强度运动(a)和高强度、力竭运动(b)期间的氧亏和运动后过量的氧消耗(EPOC)

从历史上看,氧债(oxygen debt)一词指运动后氧摄取量的增加(高于静息水平)。著名的英国生理学家 A. V. 希尔首次使用氧债一词,并推断运动后消耗的过量氧气(高于静息)是对运动开始时产生的氧亏的补偿。希尔和欧洲、美国的其他研究人员在 20 世纪 20 年代和 30 年代收集的证据表明,氧债可分为两部分:运动后即刻的快速部分(即运动后约 2～3 min)和运动后持续超过 30 min 的慢速部分。快速部分表现为运动后摄氧量的急剧下降,慢速部分表现为运动后摄氧量随时间的缓慢下降(图 1-1-17a、b)。氧债的这两个部分的基本原理是基于这样一种理念,即氧债的快速部分代表重新合成储存的ATP和CP并替换O_2的组织储存所需的氧气(氧债的20%),而氧债的缓慢部分是由于肝脏中乳酸盐氧化转化为葡萄糖(氧债的80%)。

与以前的观点相反,目前的证据显示,只有大约20%的氧债用于将运动中产生的乳酸转化为葡萄糖(从非碳水化合物来源合成葡萄糖的过程称为糖异生)。一些研究者认为,文献中应删除"氧债"一词,因为运动后耗氧量的增加似乎并不完全是由于从身体氧储备中"借用"了氧。近年来,已经提出了几个替代术语。其中一个术语是EPOC(excess post-exercise oxygen consumption),它代表"运动后过量的氧气消耗"。

如果EPOC不是专门用于将乳酸转化为葡萄糖,为什么运动后耗氧量仍然升高?存在几种可能性。首先,运动后立即消耗的至少一部分O_2用于恢复肌肉中的CP以及血液和组织中的O_2储存。肌肉中CP和氧气储存的恢复在恢复后2~3 min内完成。这与氧债快速部分的经典观点一致。此外,运动后几分钟,心率和呼吸仍然高于静息水平;因此,这两种活动都需要额外的、高于静息水平的O_2。可能导致EPOC的其他因素是体温升高和特定的循环激素。体温升高导致代谢率增加(称为Q10效应)。此外,有人认为高水平的肾上腺素或去甲肾上腺素会导致运动后耗氧量增加。然而,这两种激素在运动后迅速从血液中除去,因此可能不足以对EPOC产生显著影响。与中等强度运动相比,高强度运动时EPOC更大,是因为产热和体温较高;CP在更大程度上耗尽,其再合成需要更多的O_2;较高的血乳酸水平意味着在糖异生中乳酸转化为葡萄糖需要更多的O_2,即使只有20%的乳酸参与;肾上腺素和去甲肾上腺素水平要高得多。所有这些因素都可能导致高强度运动后EPOC比中等强度运动后更大。已经表明,当在耐力训练计划之后以相同的绝对工作速率测试受试者时,这些因素中的大多数因素的幅度减小,并且EPOC也随之减少。图1-1-18总结了被认为导致运动后过度耗氧量的因素。

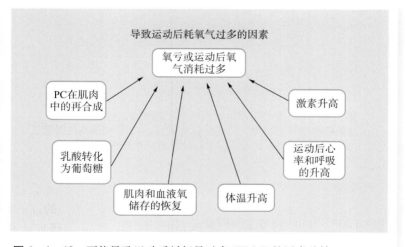

图1-1-18 可能导致运动后耗氧量过多(EPOC)的因素总结

（四）运动后乳酸的清除

运动中形成的乳酸会发生什么变化？经典理论认为，大部分运动后乳酸在肝脏转化为葡萄糖，导致运动后摄氧量的增加（即氧债）。然而，最近的证据表明，情况并非如此，乳酸主要在运动后被氧化。也就是说，乳酸转化为丙酮酸，并被心脏和骨骼肌用作底物。据估计，运动过程中产生的乳酸约 70％被氧化，20％转化为葡萄糖，其余 10％转化为氨基酸。

图 1 - 1 - 19 显示了剧烈运动后从血液中去除乳酸的时间过程。与静息恢复相比，如果进行持续的轻度运动，乳酸会去除得更快。这种现象可能与轻度锻炼增强了工作肌肉对乳酸的氧化作用有关。据估计，促进血乳酸清除的最佳恢复运动强度约为最大摄氧量的 30％～40％。更高的运动强度可能会导致肌肉乳酸产量增加，从而去除阻碍。最近的一项研究将主动恢复的强度设定为乳酸阈的百分比，而不是最大摄氧量的百分比。他们发现，当受试者在刚好低于乳酸盐浓度（乳酸盐积聚发生的点）的强度下进行主动恢复时，血乳酸盐的去除速度快于低强度（例如，40％～60％ LT）。由于耐力训练观察到的肌肉氧化能力增加，一些学者推测，训练有素的受试者在剧烈运动恢复期间可能具有更大的去除乳酸的能力。然而，有研究报告表明，在最大运动量恢复休息期间，受过训练和未受过训练的受试者之间的血乳酸清除没有差异。

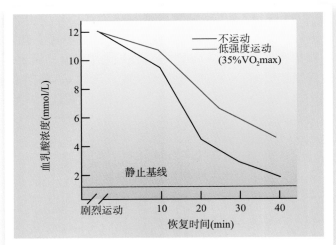

图 1 - 1 - 19　剧烈运动后血液中乳酸的清除。
血乳酸浓度并不完全反映乳酸的消除状态，其取决于其从细胞内移出的速度（MCF 转运因子），乳酸的分布容积，乳酸的排泄（污水、呼出气体等）

二、运动持续时间及强度对运动代谢反应的影响

运动对身体是一种应激刺激，这种刺激会导致几乎所有的身体系统做出反应。经常运动的人，身体系统就会逐渐适应运动所产生的刺激，这些适应对身体会产生显著益处。神经系统和骨骼肌肉系统与运动直接相关，人体需要神经系统来刺激肌肉收缩，肌肉需

要能量才能发生收缩,但运动能量的代谢发生在肌肉细胞中。大多数其他身体系统,例如循环系统、呼吸系统等都是为了直接满足运动中肌细胞的需要而工作的。

（一）人体供能系统的主要特点

在大多数运动中,人体三大能量系统都在以某种程度或形式参与供能。其中,运动强度是决定人体在运动中使用何种能源系统以及何种能源系统占据主导地位的最主要的因素。正常情况下,运动的速度越快,强度越大,消耗的能量就越多,消耗能量的速率也就越高,就需要骨骼肌快速的产生能量(ATP),因此肌肉高速运动时也要高速的产生能量。描述了人体供能系统的主要特点,磷酸原能量系统的用途被称为无氧代谢能力,无氧糖酵解系统的用途被称为无氧生产力;当使用分别以碳水化合物和脂肪为能量来源的有氧氧化系统时会用到有氧代谢能力和有氧生产力。

此外,人体运动时还要求与速度、力量-耐力连续性密切相关。例如,短跑运动员或者举重运动员在速度或者力量端要求很高,在运动时会有很快和很高的能量消耗;而耐力运动员,比如马拉松运动员具有较低速率、长时间的能量消耗。以此,我们应该清楚地知道,速度和力量型运动,肌肉必须越迅速地产生ATP。当做耐力型运动时,肌肉产生ATP的速率可以放慢,但需要在更长的时间内持续产生ATP的能力(表1-1-4)。

表1-1-4 不同强度运动功能底物与ATP生成速度

	ATP-CP （无氧爆发力）	乳酸 （无氧能力）	有氧 （有氧效率）	有氧 （有氧能力）
主要的共能物质	ATP,磷酸肌酸	碳水化合物	碳水化合物	脂肪
强度水平	最高	高	稍低	最低
ATP生成速度	最高	高	稍低	最低
爆发力水平	最高	高	稍低	最低
ATP总量生成能力	最低	低	高	最高
耐力水平	最低	低	高	最高
氧气需求量	无	无	有	有
无氧/有氧	无氧	无氧	有氧	有氧
运动项目	100 m冲刺	200～800 m跑步	5 km跑步	超长距离
时间	1～10 s	3～120 s	5 min或更久	数小时以上

（二）短时间极量运动

短时间极量运动[接近乃至超过机体的最大摄氧量(oxygen uptake)]时,单位时间内能量的消耗极大,需要能够快速提供足够的ATP,这就必须主要依靠无氧代谢系统来供能。无氧代谢系统包含磷酸原系统及糖酵解系统,虽然它们的ATP总体生产能力有限,但是在无氧的条件下能够快速产生ATP。例如,在50 m短跑冲刺等较短且具有爆发力的肌肉活动中能量主要来自ATP-CP系统。相比之下,完成400 m、800 m短跑等更长的冲刺和中距离长跑中的能量来自ATP-CP系统、糖酵解和有氧代谢的结合,糖酵解产生大部分ATP。一般来说,ATP-CP系统可以为持续1～5 s的活动提供几乎所有工作所需的 ATP；持续 5 s 以上的剧烈运动开始利用糖酵解的 ATP 生成能力。运动过程中从 ATP - CP 系统向糖酵解系统依赖性增加的转变不是突然的变化，而是从一种途径向另一种途径的逐渐转变。

持续时间超过 45 s 的运动使用 ATP - CP 系统、糖酵解系统和有氧系统三种能量系统的组合。图 1-1-20 强调了这一点。一般来说，持续约 60 s 的剧烈运动利用 70%/30%（无氧/有氧）的能量生产，而持续 2~3 min 的竞技项目利用无氧和有氧生物能量途径几乎均等地供应所需的 ATP。显然，有氧能量产生对总能量需求的贡献随着比赛的持续时间而增加。

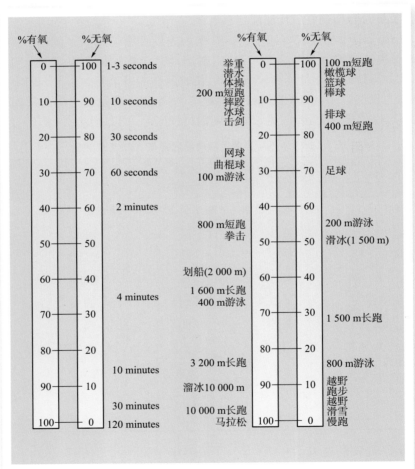

图 1-1-20　不同运动时长及各种体育赛事中无氧/有氧能量产生的贡献

随着运动时间的延长，代谢产物乳酸不断堆积，血乳酸值可以出现上升，也可以出现平台，甚至随着运动时间延长（强度不变时）还可能出现下降，因为乳酸的清除加速。但研究表明，在即便短到 10 s 的极限运动中，肌肉乳酸的含量也会显著升高。肌细胞磷酸原储量很少，维持最大功率运动的时间不到 10 s。在超过数秒的极量运动中，随着 ATP、

CP 的消耗,细胞内 ADP、AMP、磷酸和肌酸的含量逐渐增多,它们可激活糖原分解,使糖酵解速度大大加快,约在运动 30~60 s 达到最大速度,肌乳酸迅速增多,直至运动结束,乳酸的生成在维持短时间极量运动能力中非常重要,研究表明,短时间激烈运动时机体最大血乳酸水平与运动成绩有着密切关系。短时间的大强度运动时,肝糖原大量分解释放入血,对维持血糖浓度有特殊作用,而血糖水平对运动能力有重要影响,同时,对肌糖浓度稳定有重要作用。肌糖原恢复速率较快,受膳食中的含糖量较小,肌糖原消耗较少,糖酵解生成乳酸增多,激素调节的结果使得另有糖异生的作用,因此 5 h 恢复最快,24 h 基本恢复。

（三）大强度运动

进行长时间运动（即超过 10 min）的能量主要来自有氧代谢。在次最大、中等强度的运动中,通常可以保持稳定的摄氧量。然而,这个规则有两个例外。首先,在炎热/潮湿的环境中长时间锻炼会导致摄氧量"漂移"上升;因此,即使运动强度是恒定的,在这种类型的锻炼中,摄氧量也不能保持稳定状态（图 1 - 1 - 21a）。第二,相对较高的运动强度（即 75% VO_2 max）下持续运动会导致氧摄取量随时间而缓慢上升（图 1 - 1 - 21b）。在这两种类型的运动中,VO_2 向上漂移的主要原因是体温升高以及血液中肾上腺素和去甲肾上腺素水平的升高。这两个变量都倾向于提高代谢率,导致随着时间的推移,氧摄取增加。如果使用一种阻断肾上腺素和去甲肾上腺素结合的受体的药物（以阻止它们的作用）,可以消除 VO_2 的漂移,从而确认两者之间的联系。相比之下,虽然有研究证明 8 周

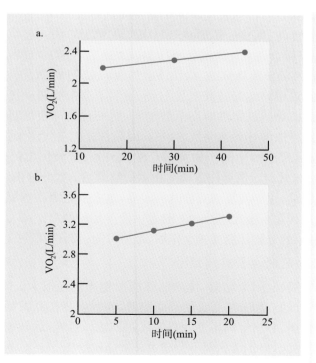

图 1 - 1 - 21　不同条件下长时间运动期间的摄氧量的比较。
a. 在湿热环境中长时间运动时;b. 在相对高强度（75%
VO_2 max）下长时间运动期间的摄氧量（VO_2）

的耐力训练计划可以降低剧烈运动中的摄氧量的漂移，但是它与较低的体温并无关联。肾上腺素和去甲肾上腺素水平降低会是原因吗？就像耐力训练后低 EPOC 显示的那样，显然，还需要更多的研究来解释剧烈运动中摄氧量漂移的原因。

大强度运动时，整体对能量的需求进一步提高。在起始阶段机体主要通过无氧代谢系统迅速生成 ATP 来供能。当无氧代谢系统供能接近生理极限时间时，如果机体对呼吸、血流量的调整到位，有氧代谢系统生产的 ATP 也能满足较高强度的运动要求。运动强度越大，葡萄糖的利用比例也越大。同时，有氧代谢的产能与总功率的输出之间会保持动态平衡。在这类运动中，血乳酸值会保持在一个较高的水平上，说明运动整体上基本依靠有氧代谢系统供能时，部分骨骼肌内也较为依赖糖酵解系统生成 ATP。至于血乳酸的水平，主要由乳酸生成与氧化消除之间的平衡所决定。长时间的大强度运动时，肝糖原释放总量逐渐减少，糖异生增加；肌糖原恢复速率慢，在恢复期最初 10 h 恢复最快，此时机体内糖异生较强，同时肌中糖原合成酶活性较高，应注意补糖，基本恢复大约需要 46 h。

（四）长时间中低强度运动

长时间中低强度运动时，前期有氧代谢系统是主要的供能系统，后期随着糖的消耗程度增加而逐渐过渡到以脂肪氧化供能为主。这是因为脂肪氧化耗氧量大、动员慢、能量输出小于糖有氧氧化供能等特点造成的结果。脂肪供能相较于其他两个能量代谢系统，有氧代谢系统 ATP 生产率更低，但是它的 ATP 总体产量更大。

长时间中低强度运动时，有氧代谢系统是主要的供能系统。骨骼肌的 ATP 消耗逐渐增多，ADP 水平增高，NAD^+ 还原成 NADH 的速度加快。在供氧充分的情况下，ATP/ADP 的比值下降会使氧化磷酸化率增加以加速 ATP 的合成匹配 ATP 的消耗率；同样，NAD^+/NADH 的比值降低时，线粒体会加速 NADH 的氧化并且抑制丙酮酸脱氢酶的活性。此时，血液中游离脂肪酸明显上升，说明了全身脂肪动员加强。肌细胞内的脂肪酸氧化供能增加，糖的氧化供能逐渐被削弱，这一现象即使在肌糖原充足时就已经开始发生。但是，肌糖原的分解速度是加快的，因为首先能量代谢加强了，其次脂肪酸的完全氧化依赖糖有氧代谢的中间产物草酸乙酸。另外，有氧代谢的旺盛还会抑制糖酵解，即所谓的 Pasteur 效应。值得注意的是在运动刚开始的数分钟内，血乳酸值会稍有上升，但随着运动的继续，逐渐恢复到安静时的水准，这主要是因为有氧代谢的充分调动时间比较长，需要无氧代谢系统先填补一下前者供能不足的缺口。耐力训练可以降低人在长时间运动中肝糖原的分解和糖的异生作用，最后可能引起运动性的低血糖。

（五）超过数小时的超长时间运动

超过数小时的超长时间运动时，体内储存能源物质消耗极大。此时，甘油三酯的供能占据主导地位。甘油三酯分解为甘油和脂肪酸，前者主要在肝脏糖异生以维持血糖水平，后者主要被骨骼肌、心肌等利用进行有氧代谢供能。另外，运动超过 30 min 后，蛋白质也开始分解参与供能，但供能比例不会超过总供能比的 18%。

运动结束后的一段时间内，骨骼肌等组织内的有氧代谢速率仍会高于静息状态时的水平，它产生的能量一方面用于对运动中消耗的如 ATP、CP 以及糖原等能源物质的补充，另一方面用于清除如乳酸等代谢产物。

总之,在运动开始的阶段最先被启用的是产生 ATP 迅速的磷酸原系统及糖酵解系统,随着时间的持续,有氧代谢系统的供能越来越占主导地位。运动强度越大,在能量系统上越依赖于糖酵解系统乃至磷酸原系统这类无氧代谢系统,相反则表现出更依赖于有氧代谢系统的倾向。

三、运动中燃料利用率的估算

通常用于估算碳水化合物或脂肪对运动过程中能量代谢的贡献百分比的非侵入性技术是利用二氧化碳排出量(VCO_2)与耗氧量(VO_2)的比率。这个 VCO_2 / VO_2 比称为呼吸交换比(RER)。在稳态条件下,VCO_2 / VO_2 比值通常被称为呼吸商(RQ),因为它被认为反映了活跃肌肉线粒体的 CO_2 产生和 O_2 消耗的情况。为简单起见,我们将 VCO_2 / VO_2 比值作为呼吸交换比(RER)。因为脂肪和碳水化合物在氧化过程中使用的 O_2 量和产生的 CO_2 量不同,所以 RER 可以确定到底是脂肪还是碳水化合物是能量来源。当使用 RER 作为运动过程中燃料利用率的预测因子时,忽略了蛋白质在运动过程中对 ATP 产生的贡献。这是合理的,因为蛋白质在体育锻炼过程中通常作为底物起很小的作用。因此,运动过程中的 R 通常被称为非蛋白 RER。让我们首先考虑脂肪的 RER。当脂肪被氧化时,O_2 与碳结合形成 CO_2 并与氢结合形成水。化学关系如下:

脂肪(棕榈酸):$C_{16}H_{32}O_2$

氧化作用:$C_{16}H_{32}O_2 + 23\ O_2 \rightarrow 16\ CO_2 + 16\ H_2O$

因此,$RER = VCO_2 \div VO_2 = 16\ CO_2 \div 23\ O_2 = 0.70$

为了用 RER 估计运动中底物的利用情况,受试者必须达到稳定状态。这一点很重要,因为只有在稳态运动期间,VCO_2 / VO_2 才能真实地反映组织中 O_2 消耗和 CO_2 产生的情况。如果一个人过度换气,人体存储的二氧化碳过多的损失可能会使 VCO_2 / VO_2 之比产生偏差,从而导致使用 R 估算消耗的燃料无效。碳水化合物的氧化导致 R 值为 1.0:

葡萄糖:$C_6H_{12}O_6$

氧化作用:$C_6H_{12}O_6 + 6\ O_2 \rightarrow 6\ CO_2 + 6\ H_2O$

$R = VCO_2 \div VO_2 = 6\ CO_2 + 6\ O_2 = 1.0$

脂肪氧化比碳水化合物氧化需要更多的 O_2,因为碳水化合物比脂肪包含更多的 O_2。当仅使用脂肪时,1 L 氧气的热量当量约为 4.70 kcal,而当仅使用碳水化合物时,约为 5.0 kcal,见表 1-1-5。因此,与脂肪相比,使用碳水化合物作为运动的唯一燃料,每升氧气可多获得约 6% 的能量(ATP)。

表 1-1-5　由非蛋白呼吸交换率确定的脂肪和碳水化合物代谢百分比和氧气的热量当量

RER	脂肪百分比（%）	碳水化合物百分比（%）	氧气的热量当量（kcal/L, O_2）
0.7	100	0	4.69
0.75	83	17	4.47
0.8	67	33	4.8
0.85	50	50	4.86

RER	脂肪百分比（%）	碳水化合物百分比（%）	氧气的热量当量（kcal/L，O_2）
0.9	33	67	4.92
0.95	17	83	4.99
1	0	100	5.05

四、燃料选择的影响因素

在不到 1 h 的运动中，蛋白质所占的底物不到 2%。然而，蛋白质作为燃料来源的作用在长时间运动（即 3～5 h 的持续时间）中可能会略有增加。在这种类型的运动中，蛋白质对燃料供应的总贡献在运动的最后几分钟可能达到 5%～10%。因此，蛋白质在运动过程中仅起次要作用，而均衡饮食中的脂肪和碳水化合物是运动中的主要能量来源。运动中脂肪或碳水化合物是主要能量来源取决于几个因素，包括饮食、运动强度和持续时间，以及受试者是否接受过耐力训练。例如，高脂肪、低碳水化合物饮食促进高脂肪代谢率。在运动强度方面，低强度运动主要依靠脂肪作为燃料，而碳水化合物是高强度运动的主要能量来源。燃料的选择也受运动时间的影响。低强度、长时间的运动中，工作肌肉氧化的脂肪量会逐渐增加。在同样强度的长时间运动中，耐力训练的受试者比不太锻炼的受试者脂肪酸的 β 氧化更强。

（一）运动强度与燃料选择

同样，脂肪是低强度运动时肌肉的主要燃料来源（即 30% VO_2max），而碳水化合物是高强度运动（即 70% VO_2max）的主要底物。因此，R 随着运动强度的增加而增加。运动强度对肌肉燃料选择的影响如图 1-1-22 所示。可以看到，随着运动强度的增加，碳

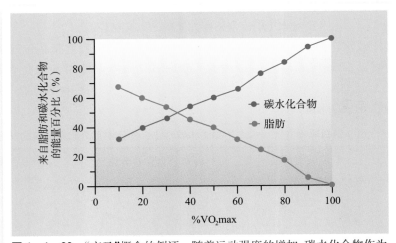

图 1-1-22 "交叉"概念的例证。随着运动强度的增加，碳水化合物作为燃料来源的贡献逐渐增加

水化合物代谢逐渐增加,脂肪代谢减少。此外,随着运动强度的增加,达到一个运动强度时,碳水化合物产生的能量超过脂肪;这个运动强度被标记为交叉点。也就是说,随着运动强度增加到交叉点以上,脂肪代谢向碳水化合物代谢的渐进转变就会发生。导致脂肪代谢向碳水化合物代谢的转变有两个主要因素:① 快速纤维的补充;② 血液中肾上腺素水平的增加。随着运动强度的增加,越来越多的快肌纤维被募集。这些纤维含有丰富的糖酵解酶,但很少有线粒体和脂肪分解酶(负责脂肪分解的酶)。简单来说,这意味着快速纤维比脂肪更适合代谢碳水化合物。因此,快速纤维募集的增加导致更多的碳水化合物代谢和更少的脂肪代谢。

在运动中调节碳水化合物代谢的第二个因素是肾上腺素。随着运动强度的增加,血液中肾上腺素水平逐渐升高。高水平的肾上腺素会增加磷酸化酶的活性,从而导致肌肉糖原分解的增加;这会导致糖酵解和乳酸产生的速度增加。乳酸的增加通过减少脂肪作为底物的可用性来抑制脂肪代谢。在这种情况下,缺乏脂肪作为工作肌肉的基质,这就决定了碳水化合物将是主要的燃料。

（二）运动时间和燃料选择

在长时间(即＞30 min),中等强度(40％～59％VO$_2$max)运动中,RER 值随着时间的推移而降低,表明从碳水化合物的代谢逐渐转向对脂肪作为底物的依赖。图 1-1-23 演示了这一点。哪些因素可以控制长时间运动中脂肪的代谢速度? 脂肪代谢受那些控制脂肪分解速率(称为脂肪分解的过程)的变量控制。甘油三酯通过脂肪酶分解为游离脂肪酸(FFA)和甘油。在被肾上腺素、去甲肾上腺素和胰高血糖素激素刺激之前,这些脂肪酶通常是无活性的。例如,在低强度长时间的运动中,肾上腺素的血液水平升高,这增加了脂肪酶的活性,从而促进了脂解作用。脂肪分解增加血液和肌肉中 FFA 的含量,并促进脂肪代谢。通常,脂肪分解是一个缓慢的过程,只有运动几分钟后,脂肪代谢才会增加。在长时间的次最大运动中,脂肪代谢随时间而缓慢增加,图 1-1-23 中说明了这一点。

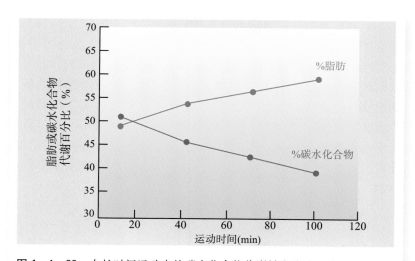

图 1-1-23　在长时间运动中从碳水化合物代谢转变为脂肪代谢

FFA进入血液的移动受到胰岛素和高血乳酸水平的抑制。胰岛素通过直接抑制脂肪酶活性来抑制脂解。通常，长时间运动会使血液中的胰岛素水平下降（请参阅第五章）。但是，如果在运动前30～60 min食用高碳水化合物的膳食或饮料，则血糖水平会升高，并且胰腺会释放更多的胰岛素。血液中胰岛素的升高可能导致脂解作用减少和脂肪代谢减少，从而导致更多地使用碳水化合物作为燃料。

（三）脂肪/碳水化合物代谢的相互作用

在短期运动中，肌肉储存的糖原或血糖水平不太可能耗尽。然而，在长时间的运动中（例如超过2 h），肌肉和肝脏中的糖原储备可能会达到非常低的水平。这很重要，因为肌肉和血液中碳水化合物的消耗会导致肌肉疲劳。为什么肌肉中糖原水平低会产生疲劳？最近的证据表明了下面的答案。可利用碳水化合物的消耗降低了糖酵解的速率，因此肌肉中丙酮酸的浓度也降低了，这通过减少三羧酸循环化合物（中间体）的数量来降低ATP的有氧生产速率。在具有足够糖原储存的人体肌肉中，次最大运动（即70%VO$_2$max）导致三羧酸循环中间体数量增加9倍（高于静息值），三羧酸循环需要更多的这些循环中间体，才能"加速"运动，从而满足运动中对ATP的高要求。丙酮酸（通过糖酵解产生）对于提供三羧酸循环中间体的这种增加是重要的。例如，丙酮酸是几种三羧酸循环中间体（例如草酰乙酸、苹果酸）的前体。当由于葡萄糖或糖原的不可用而降低糖酵解速率时，肌浆中的丙酮酸水平下降，并且三羧酸循环中间体的水平也下降。三羧酸循环中间体的这种下降减慢了三羧酸循环活动的速度，最终结果是有氧ATP产生速率的降低。这种肌肉ATP生成率的降低限制了肌肉的表现，并可能导致疲劳。重要的是要认识到三羧酸循环中间体的减少（由于糖原消耗）导致脂肪代谢产生ATP的速率降低，因为脂肪只能通过三羧酸循环氧化代谢，因此，当碳水化合物储存在体内耗尽时，脂肪代谢的速率也会降低。

五、运动中身体燃料的来源

（一）运动过程中碳水化合物的来源

碳水化合物作为糖原储存在肌肉和肝脏中（见表1-1-6）。肌肉糖原储存为肌肉能量代谢提供碳水化合物的直接来源，而肝糖原储存作为替代血糖的手段。例如，当长时间运动期间血糖水平下降时，刺激肝糖原分解并将葡萄糖释放到血液中。然后可以将该葡萄糖输送到收缩肌肉并用作燃料。在运动过程中用作底物的碳水化合物来自肌肉中的糖原储存和血糖。运动过程中肌肉糖原和血糖对能量代谢的相对贡献随运动强度和持续时间而变化。低强度运动时血糖起着更大的作用，而高强度运动时肌肉糖原是碳水化合物的主要来源（见图1-1-24），如前所述，高强度运动过程中糖原使用量的增加可以解释为由于快肌纤维的募集和血液肾上腺素水平升高而引起的糖原分解速率增加。

表 1 - 1 - 6 健康、非肥胖（20%体脂率）、70 kg 男性受试者体内碳水化合物和脂肪的主要储存部位

储存位置	混合饮食	高碳水化合物饮食	低碳水化合物饮食
肝糖原	60 g(240 kcal,即 1 005 kJ)	90 g(360 kcal,即 1 507 kJ)	<30 g(120 kcal,即 502 kJ)
血液和细胞外液中的葡萄糖	10 g(40 kcal,即 167 kJ)	10 g(40 kcal,即 167 kJ)	10 g(40 kcal,即 167 kJ)
肌糖原	350 g(1 400 kcal,即 5 860 kJ)	600 g(2 400 kcal,即 10 046 kJ)	300 g(1 200 kcal,即 5 023 kJ)
脂肪细胞	14 kg(107 800 kcal,即 451 412 kJ)		
肌肉	0.5 kg(3 850 kcal,即 16 116 kJ)		

请注意,饮食中碳水化合物的摄入量会影响肝和肌肉中储存的糖原含量。储存的质量单位是克(g)和千克(kg)。能量单位为千卡(kcal)和千焦耳(kJ)。

在次最大程度的长时间运动的第 1 小时内,肌肉代谢的大部分碳水化合物来自肌肉糖原。但是,随着肌肉糖原水平的下降,血糖已成为越来越重要的燃料来源(见图 1 - 1 - 25)。

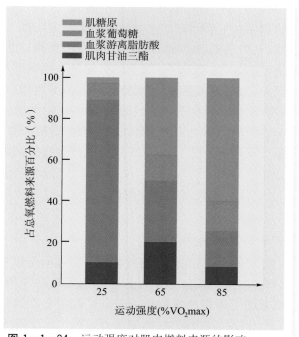

图 1 - 1 - 24 运动强度对肌肉燃料来源的影响
（数据来自训练有素的耐力运动员）

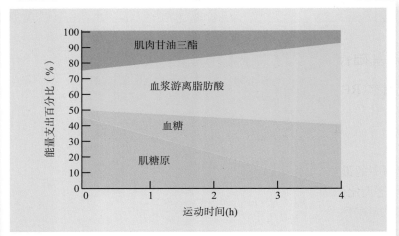

图 1-1-25 在次最大运动期间来自四种主要燃料来源的能量百分比(即 $65\%\sim75\%\mathrm{VO_2 max}$)(数据来自训练有素的耐力运动员)

（二）运动中的脂肪来源

当一个人摄入的能量(即食物)多于其消耗的能量时,这些额外的能量以脂肪的形式存储。3 500 kcal 的能量获取量可以存储 1 lb(453.6 g)脂肪。大多数脂肪以甘油三酯的形式存储在脂肪细胞中,但也有一些存储在肌肉细胞中(见表 1-1-6)。如前所述,决定脂肪在运动中作为底物作用的主要因素是它对肌肉细胞的可用性。为了代谢,甘油三酯必须降解为游离脂肪酸(三个分子)和甘油(一个分子)。当甘油三酯分解时,游离脂肪酸可以转化为乙酰辅酶 A,进入三羧酸循环。哪些脂肪储备被用作燃料来源取决于运动强度和运动持续时间。例如,血浆游离脂肪酸(即脂肪细胞的游离脂肪酸)是低强度运动中脂肪的主要来源。在较高的运动强度下,肌肉甘油三酯的代谢增加(见图 1-1-24)。在运动强度介于 $65\%\sim85\%\mathrm{VO_2 max}$ 之间时,脂肪作为肌肉燃料来源中,血浆游离脂肪酸和肌肉甘油三酯的贡献大致相等。图 1-1-26 总结了长时间运动中血浆游离脂肪酸和肌肉甘油三酯对运动代谢的贡献。可以看出,在运动开始时,血浆游离脂肪酸和肌肉甘油三酯的贡献是相等的。然而,随着运动持续时间的增加,血浆游离脂肪酸作为燃料来源的作用逐渐增强。

（三）运动过程中蛋白质的来源

要用作燃料来源,蛋白质必须首先降解为氨基酸。氨基酸可以从血液或纤维本身的氨基酸库提供给肌肉。同样,蛋白质在运动过程中作为底物的作用很小,主要取决于支链氨基酸和氨基酸丙氨酸的可用性。骨骼肌可以直接代谢支链氨基酸(如缬氨酸、亮氨酸、异亮氨酸)产生 ATP。此外,在肝脏中,丙氨酸可以转化为葡萄糖,并通过血液返回骨骼肌用作底物。任何增加肝脏或骨骼肌中氨基酸库(可用氨基酸的数量)的因素理论上都可以增强蛋白质代谢,比如长时间运动(超过 2 h)。许多研究人员已经证明,能够降解肌肉蛋白的酶(蛋白酶)在长期运动中被激活。在长时间运动中,这些蛋白酶激活的机制似乎与运动导致肌肉纤维内钙含量增加有关。事实上,有几个蛋白酶家族被细胞内钙水平的增加所激活。作为这种激活的结果,氨基酸从它们的母体蛋白中释放出来,增加了运动中氨基酸作为燃料的使用。

六、运动对基础代谢率的影响

基础代谢率(REE)是在实验对象处于侧卧位的静止姿态下测得。任何身体活动都会把代谢活动提升至高于 REE,从而增加能量消耗。运动代谢率(EMR)表示适度或剧烈的身体活动增加的新陈代谢,如健步走、爬楼梯、骑自行车、跳舞、跑步以及其他的有计划的锻炼活动。

影响代谢率的最重要因素是运动的强度或速度。要想运动得更快,肌肉必须更迅速地收缩,消耗更大比例的能量。Ⅰ型肌纤维的使用在低强度运动中占主导地位,而Ⅱ型纤维则逐渐在更剧烈的运动中被采用。表 1-1-7 展示了一个中等身材的成年男性在逐渐增加的运动强度水平下以 cal/min 计算的近似能量消耗。然而,我们大多数人都不可能长时间维持较高水平的能量消耗,正常时间一般不超过 1 min,而最高水平只有 1 s 左右。

表 1-1-7 中等身材成年男性不同运动强度下的热量消耗

强度	每分钟热量消耗(cal)
静息代谢	1
坐姿/书写	2
步行速度 3.2 km/h	3.3
步行速度 4.8 km/h	4.2
跑步速度 8 km/h	9.4
跑步速度 16 km/h	18.8
跑步速度 24 km/h	29.3
跑步速度 32 km/h	38.7
最大爆发力举重	大于 90

尽管运动强度是影响代谢速率量级的最重要因素,但还存在一些其他重要因素。在一些活动中,能量消耗的增加没有直接与速度成比例,因为运动的效率会影响热量消耗。相对于悠闲的步行来说,以极快速度步行耗能效率更高,所以快速行走的个体比悠闲行走的个体燃烧更多热量。刚开始的游泳者会消耗大量能量,而一个更有技巧的游泳者会以更少的能量游泳,在指定距离内节省热量。以极高的速度游泳和骑自行车会增加水或空气阻力,因此热量消耗也会成倍增加。此外,体重更大的个体在运动中会燃烧更多的热量,因为移动更重的负载会消耗更多的总能量。

七、增加能量消耗的运动策略

临床运动疗法的使用过程中,怎样通过运动方式和运动强度的变化增加能量的消耗一直是比较重要的内容。从能量消耗的角度,不同的运动方式,以及每种运动所参与的肌群、运动强度及运动时间是非常重要的考量因素。一般认为,机体的大肌群进行持续的活动通常会消耗更多的热量。运动强度和持续时间是能量消耗总量的两个关键决定因素。理论上,在较长的一段时间内持续地以相当高强度的运动进行锻炼会消耗最多的热量,但这种运动方式也有很多限制和不利的因素。目前国内人群比较常用的运动模式包括步行、跑步、游泳、骑自行车和有氧舞蹈。其中散步和跑步简单易行,不需要场地的要求,更为普及。以下是对一些常见运动方式的介绍:

1. 散步

慢速行走是最简单易行的运动方法,安全性也非常高,适合各种疾病人群。推荐给久坐不动的人的主要活动是散步,如果存在骨科问题,也可以推荐步行。然而,步速加快会使能量消耗成倍增加。快速步行或慢跑的梅脱(METs)值一模一样,均为 8.3 METs。在高速步行时(高于 8 km/h)消耗的能量可能超过以同样的速度慢跑消耗的能量。快速健步走也称有氧步行,是一种消耗热量的有效方法。然而,和其他运动活动一样,只有经过练习才能成为一个快速的步行者。以下各种术语被用来描述基于速度的行走。

- 漫步——3.2 km/h
- 悠闲地散步——4.8 km/h
- 有氧运动或健步——大约 6.4 km/h
- 竞走——8 km/h
- 竞走,初学者——约 9.6 km/h
- 竞走——16 km/h

步行强度可以通过其他方式增加。在家里、在工作途中、在体育馆里或者在踏步机上爬楼梯是一种让步行更有活力的方式。另一种方式是负重,比如背包或手提重量。如果以不超过 3.2 km/h 的速度悠闲地散步时的能量消耗是 2 METs,而在负重的情况下爬山大约需要 12 METs。

出于健康的考虑,如果有时间的话步行可能和跑步一样好。一项比较运动和健康益处的研究指出,跑步者跑得越远、步行者走得越多,他们的健康功效就越好。如果两组人的能量消耗相同,那么健康功效是可以比较的。但步行者需要花费两倍于跑步者的时间来获得同样的功效。

2. 跑步

正常情况下跑一段距离的能量消耗并不完全取决于速度。如果花更长的时间来以较慢的速度来跑完这段距离,但是总热量的消耗将会和以更快的速度消耗的能量差不多。以 6.4 km/h、10.8 km/h 的速度跑步的 METs 值分别为 6.0、11.8,一个 70 kg 的跑步者每英里的能量消耗范围在 108~116 cal。

3. 游泳

由于水的阻力,对于一段给定的距离,游泳比步行或跑步要消耗更多的能量。尽管消耗的能量多少取决于使用的泳姿种类和游泳者的能力,但是对于相同的一段距离来说,游泳耗费的能量是跑步的 4 倍。例如,游 1/4 英里(0.402 km)的能量相当于跑 1 英里(1.609 km)消耗的能量。水中有氧运动和水中跑步(做有氧运动或在齐腰深、齐胸深或深水里跑步)可能是有效的运动养生法,有助于防止因撞击而造成的伤害。需要注意的是,我们不能单纯比较同距离的游泳和跑步,因为在同距离条件下,游泳的时间是跑步的4倍。

4. 骑行

对于指定的一段距离而言,骑自行车耗费的能量比在水平面上跑步要少。骑自行车的能量消耗取决于许多因素,如体重、自行车的类型、山坡和身体在自行车上的姿势。超过一定速度的骑行,例如 20 mph(32.2 km/h)的速度会导致空气阻力快速增加,所以骑自行车在此速度下的能量消耗会以更快的速度增加。一般来说,1 km 的骑行消耗的能量大约相当于跑 1/3 km 的距离(Hagberg 和 Pena 在研究中提出的一种计算自行车运动能量消耗的详细方法)。

5. 团体训练

30 多年来,各种类型的团体运动课程一直很受欢迎。这些课程包括高和低强度的有氧舞蹈、踏板健康舞、团体操等。所有这些课程的强度因参与者的努力程度而有差异,但每分钟燃烧的热量达到约 10 cal。团体运动的能量消耗可以与跑步或骑自行车等个人运动相媲美,且团体运动的最大好处就是改善运动的坚持效果。研究表明,当运动者有机会与他人互动时,他们就越能坚持,运动计划也就越有效。

6. 家用运动器材/设备

家庭运动设备也可以提供高强度有氧训练。最近的研究表明,跑步机消耗的热量最多。同时椭圆机、越野滑雪机、划船机、爬楼梯机等运动器械也可以消耗大量的热量,这些器械比自行车消耗的热量要多。许多现代的运动器械都装有电子设备,且配有小型电脑,可以计算出以每分钟能量消耗的近似值和运动总耗能。然而,研究表明当运动者与其他锻炼者有互通交流时,运动会有更好的坚持效果。

7. 抗阻训练

抗阻训练,或力量训练是一种消耗能量的有效方式,但其效果不如有氧运动。例如,将抗阻训练中的能量消耗(以 70% 的 1 RM)与 30 min 的有氧训练(以 70% 的最大速度骑自行车)进行了比较。尽管这两种运动的心率都是一样的,但是骑车的过程消耗了441 cal 的热量,而抗阻训练只消耗了 269 cal 的热量,两者相差 64%。这是一个显著的差异,不过研究指出,如果每周进行 4~5 天的抗阻训练也会满足 ACSM 所建议的能量消耗。这里需要注意的是骑自行车也可以做抗阻训练,比如阻力较大时。

8. 其他项目

增加能量消耗的最有趣的方法之一是参与运动。如上所述,跑步、竞走、游泳、骑自行车等运动都提供了大量耗能的机会。同样的,足球、篮球、手球、武术、散打以及其他运动类型也是如此。

9. 被动及日常能量消耗

经济的发展和社会的进步改变了人们的生活方式,具体来说,人们花在座位上的时间比以往任何时候都多,这暗示了日常能量消耗的下降,而且也是导致肥胖症及其他代谢性疾病流行的重要因素。尽一切可能让人们在日常工作和生活中消耗更多的能量是非常必要的。比如,人们在工作中增加能量消耗的一种方式是坐在理疗球上而不是椅子上,或者完全放弃坐姿,直接站在办公桌前或者缓慢地行走在跑步机上开展工作等。

研究显示:活跃的工作台可以增加身体活动水平。一项研究报告称:在使用"步行和工作"跑步机时,增加的能量消耗接近每小时 100 cal。现在,久坐本身已经被确认为一种独立的死亡风险因素,研究人员正在关注如何增加被动能量消耗以减少职业能量消耗的下降以及增加帮助维持健康体重的日常能量消耗。表 1-1-8 提供了基于能量消耗速率的一些常见身体活动分类。

表 1-1-8　根据能量消耗分级的体力活动

轻微有氧运动 （小于 5 kcal/min）	射箭 羽毛球;社交 棒球 骑行(8 km/h) 保龄球 棒球 舞蹈;慢 骑马(走) 游泳(18～22 m/min) 太极 步行(3.2～4.8 km/h)
中等强度有氧运动 （5～10 kcal/min）	羽毛球;比赛 篮球;比赛 骑行(16 km/h) 跳舞;快 壁球 跳绳(60 次/分) 跑步(8 km/h) 滑板;中速 网球;休闲 排球;比赛 步行(4.8～6.4 km/h)
中到高强度有氧运动 （大于 10 kcal/min）	骑行;山路 骑行(24～32 km/h) 健美操;剧烈 手球;比赛 赛道轮滑(16～24 km/h) 壁球;比赛 跳绳(120～140 次/分) 跑步(9.6～14.4 km/h) 游泳(45～65 m/min) 排球;比赛 步行(8～9.6 km/h) 水下慢跑;剧烈

八、运动时能量代谢的评估

所有运动时的能量代谢评估都只是评估而不是测量。因为在理论上能量代谢的测量不可能准确,有较大的局限性和偏差。尤其是运动后的恢复和修整,以及细胞组织适应性变化中的能量代谢,研究更少。在不同运动之间的能量代谢比较或换算,应该十分谨慎。人体基本上是一种为运动而设计的肌肉系统。几乎所有其他的身体系统都在为肌肉系统服务。神经系统使肌肉收缩、消化系统提供营养、心血管系统与呼吸系统配合输送这些营养物质和氧气、内分泌系统分泌影响肌肉营养的激素、排泄系统清除废物。当人体运动时,几乎所有的身体系统都会增加他们的活动来适应肌细胞增加的能量需求。然而,在大多数类型的持续运动中,肌细胞的主要需求是获取氧气和能量底物。

能量代谢的评估的主要技术是测量一个人在运动时的耗氧量。对 VO_2max、最大心率、无氧阈值的测量可能有助于规划出最佳的运动计划,能量代谢的测试可以有效地说明训练效果。

考虑到运动强度、耗氧量和心率之间的关系,一般人在运动过程中的代谢率差异并不大。在运动强度和耗氧量之间存在着一种线性关系。随着运动强度的增加,耗氧量也会增加。负责向肌肉输送氧气的两个主要系统是心血管系统和呼吸系统。它们和耗氧量之间也存在着明显的线性关系。一般来说,最大心率(HR 最大值)和 VO_2max 在相同的运动强度水平上恰好一致。图 1-1-26 给出了一个简化的示意图。

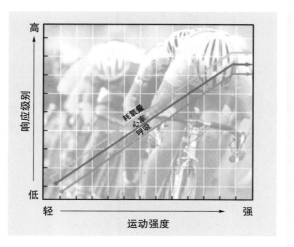

图 1-1-26　耗氧量、心率和呼吸与运动强度的线性

因为心率(HR)与耗氧量之间在一定的区间内通常存在线性关系,而且无论是在肱动脉或桡动脉上手动测算脉搏,或是使用心率监测装置,在运动过程中都可以很容易地测量这种生理反应,所以它可能是代谢率的实用向导。心率越高,代谢率就越高。然而,运动的类型(跑步 vs 游泳)、身体健康水平、性别、年龄、运动效率、体脂百分比以及一些环境条件因素等可能会影响运动的特定心率反应。因此,很难从运动心率中预测精确的

代谢率。然而,为了达到健康和体重控制的目的,运动过程中的心率数据会被作为建立个人健身计划的基础。

九、运动能量消耗目标的设定

确定和表达运动能量消耗的方法有很多,除了一些研究目的之外,大多数人对运动热量消耗的兴趣主要都在于控制体重。各种各样的设备和智能手机应用程序可提供相应的估值,仅仅是知道日常身体活动中每分钟耗能的代谢成本也是会有帮助的。可以参考如下指南:

(1) METs 值包含 REE:因此,运动的总成本不仅包括运动本身消耗的能量,还包括在同一时间段内的静止能量消耗,一般为 1 METs。假设跑步 1 h 会消耗 800 cal 热量,这一小时里的 REE 是 1 METs,即 75 cal,那这项运动的净能耗就是 725 cal。

(2) METs 值只针对做运动的时间:例如,如果运动的总时长是 1 h,但期间会有 3 轮 5 min 的休息时间来补充水分,那么实际的运动时间仅是 45 min。

(3) METs 值并不精确:能量消耗可能比估计的总量多或少。实际的热量成本可能会有所不同,因为运动技能水平、训练状况、环境温度以及其他因素都会带来影响。

(4) 并不是所有的体重或 METs 值都可以列出来,但是可以通过列出最接近的数值来估算。

第五节 运动与糖代谢

糖类物质是人类食物主要的成分,提供能量是糖最主要的生理功能。在机体的糖代谢中,葡萄糖居主要地位。它的多聚体—糖原是糖在体内的储存形式(肌糖原、肝糖原),血液中运输的也是葡萄糖。因此糖代谢与运动密切相关并且互相影响。胰岛素是调节糖代谢的主要激素,对于运动及运动后的血糖水平,糖原的合成、分解和分布,以及细胞对糖的摄取,起着主要的调控功能。这主要表现在以下几个方面:

一、糖的储备

糖在机体内主要存在形式主要为:肌糖原、肝糖原和血糖。

肌糖原的主要生理功能是运动时为骨骼肌提供能量,人体肌糖原的储存量约为 10~15 g/kg 湿肌,占人体糖储量的约 70%。人体在静息时,骨骼肌基本不分解利用肌糖原供能,而是利用脂肪酸氧化供能。运动时肌糖原的利用受运动强度、运动时间、个人运动能力、饮食和环境因素的影响。一般认为,运动强度达 65%~85%VO$_2$max 的长时间运动(<40 min)时,肌糖原利用速率高、消耗量大。例如,当以 75%VO$_2$max 运动至力竭时,肌糖原含量仅为静息值的 0.1%,接近耗竭。运动强度过大时,乳酸堆积会抑制糖酵解;运动强度过小时,骨骼肌主要以脂肪酸氧化为主,两者均会限制肌糖原的利用。

骨骼肌内肌糖原的储量与有氧运动能力直接相关。糖代谢供能的输出功率要比脂肪酸大,更多的利用糖代谢供能可以使能承受的运动强度加大。在长时间大强度运动中,充足的肌糖原储备量可以保证能量供应持久以延长运动至力竭的时间。当糖原储备量过少时,机体被迫更多启用脂肪酸氧化供能从而被迫使运动强度下降,而且脂肪酸代谢时需要糖代谢的中间产物,糖的不足也会影响脂肪酸代谢的能力。另外,由于肌糖原的不足,机体必须增强对血糖的依赖,易诱发低血糖导致运动不能坚持。

对于以无氧代谢能力为主的短时间或者间歇性的极量运动时,一般不会出现肌糖原耗竭和诱发低血糖的情况,但是过低的肌糖原储存会抑制糖酵解的能力从而降低无氧运动能力。

肌糖原的储存量主要受到运动锻炼以及饮食的影响。但正常情况下肌糖原的储存量对于饮食糖不敏感,单一提高饮食中糖的比例不能使肌糖原储存量明显增加。研究建议无氧训练(包含短跑及抗阻训练),结合有氧训练,同时配合适当营养增补,能够增加休息时肌糖原的水平。也就是说,当在适合的运动负荷引起肌糖原被大量消耗的情况下,高糖饮食可以使肌糖原储量大幅增加。还有研究表明,通过有氧运动训练,可以使与糖原合成等相关的部分基因表达发生变化,出现肌糖原合成增加的现象。

肝糖原在短时间大强度运动时的分解很少,此时运动时间太短,骨骼肌内储存的肌糖原足以维持运动供能。耐力性运动中,肝糖原的主要生理作用是保持血糖水平稳定以保障中枢神经系统、红细胞和肌肉的能量需求,对提高运动耐力有很重要的意义,提高肝糖原的储量无疑是有助于持续运动的。通过科学的有氧运动训练可以增加肝糖原的合成能力。此外,肝糖原的储备受饮食影响较大,高糖饮食可以使肝糖原的储量上升,相反则会下降。

血糖(blood glucose)是耐力运动能力的重要限制性因素。首先,血糖是中枢神经的主要能量来源,大脑的能量主要依靠糖的有氧代谢获得,长时间运动时,如果血糖浓度下降,首先会导致中枢系统能量代谢障碍引起生理功能障碍和运动抑制。其次,红细胞没有线粒体,能量只能靠糖酵解获得,血糖水平不足会影响红细胞输送氧的功能,影响骨骼肌的氧供。再次,血糖浓度下降时会导致糖皮质激素水平增高从而导致免疫抑制。最后,血糖是运动中骨骼肌重要的外源性糖来源。长时间大强度运动时,肌糖原大量消耗,骨骼肌会大量摄取血糖以补充对糖的需要,延缓运动疲劳的发生。运动时血糖的稳定主要依赖肝脏向血液中释放葡萄糖,以及血糖向细胞内的转运,主要由胰岛素调控。肝脏通过加速肝糖原的释放和增强糖异生作用不断释放葡萄糖。当机体糖储备不足时,如果肝脏释放葡萄糖的速率不及骨骼肌吸收的速率,则会导致低血糖使运动受到抑制并导致严重的生理障碍。低于50%最大摄氧量的低强度运动时,肌肉从血液摄取糖较少,血糖浓度相对稳定;运动持续至90 min后,血糖浓度开始下降,但很少低于2.8 mmol/L。长时间高强度运动时(时间大于90 min,强度超过50%最大摄氧量),肝糖原耗尽时,可能造成血糖大幅降低。血糖低于2.5 mmol/L时即可能发生低血糖反应。血糖水平下降至2.5~3.0 mmol/L时,会导致糖氧化代谢下降,最后引发衰竭。

综上所述,机体糖的储备对于增强运动能力,维持机体正常生理活动和功能,以及延缓疲劳发生有十分重要的意义。提高机体糖储备的方式主要依靠长期适宜负荷下的无氧与有氧联合训练和针对性的饮食补充。

二、糖代谢的速率

糖代谢的速率主要依靠关键酶的活性调节。酶(enzyme)的活性高则糖代谢的能力也随之增强,运动能力也会得到提升。系统规律的运动训练可以提升相关的酶活性。

糖酵解有三个关键限速酶:己糖激酶、磷酸果糖激酶和丙酮酸激酶。不同的运动训练负荷强度以及运动训练累积时间对糖酵解的关键限速酶的影响有所不同。磷酸果糖激酶-1 是糖酵解中最重要的限速酶,有研究发现:长期的高速无氧运动训练更能够提升磷酸果糖激酶-1 的活性;有氧、无氧交替的训练方式也可以提升它的活性但需要足够的运动累计时间,短期无法实现;而有氧耐力训练对提高此酶的活性并无益处,甚至出现活性降低,而这种降低主要体现在快肌纤维中。己糖激酶是糖酵解的第一个限速酶,同时也是糖原合成过程中葡萄糖磷酸化的反应催化酶。研究发现:无氧运动训练和有氧耐力训练均可以提高己糖激酶的活性,但需要一定时间累积,短期无法达到。无氧运动训练对此酶活性的提升最大,有氧无氧交替训练次之,而有氧耐力训练相对提升不及前两种方式。丙酮酸激酶是糖酵解的最后一个限速酶。目前研究表明运动训练对此酶的活性影响并不显著。糖酵解能力的提升不仅可以提升大强度运动的能力,同时由于它也是糖有氧代谢的第一阶段,其能力的增强对提高有氧运动能力也有重要意义。研究显示,单纯提升糖酵解的代谢速率以长期的无氧运动训练为最优。这提示,在强调有氧训练时也不能忽视适当的无氧训练的作用,即使是针对冠心病心肺康复的人群也应综合评估,科学安排有氧和无氧训练。

运动训练提高骨骼肌有氧代谢能力的一个重要机制也是相关酶的活性增强。基因扫描发现长期规律的有氧运动训练可以使三羧酸循环相关酶的基因上调。另外,长期有氧运动训练还能显著提高三羧酸循环过程中的关键酶异柠檬酸脱氢酶等的活性,从而使运动时糖的有氧代谢加速。

三、骨骼肌细胞摄取葡萄糖的能力

葡萄糖转运蛋白-4(glucose transporter4,Glut-4)是骨骼肌细胞中主要的葡萄糖转运载体,它所介导的葡萄糖转运与骨骼肌糖代谢密切相关。各种形式的运动训练均可提高骨骼肌内 Glut-4 的含量和活性。① 近年来的研究证明:运动可以增加骨骼肌细胞内的 Glut-4 基因表达水平和细胞膜上内在 Glut-4 的活性,促进 Glut-4 从储存部位向细胞外膜转位,从而提高肌细胞对葡萄糖的摄取和利用。各种形式的运动训练均可提高骨骼肌内 Glut-4 的含量,其机制主要是运动时骨骼肌内 AMP 和 Ca^{2+} 浓度增加,进而通过一系列分子机制促进 Glut-4 的转录;此外,肌肉收缩可引起 Glut-4 的 mRNA 表达量增加从而直接在转录和翻译水平影响 Glut-4 的表达。同时,肌肉收缩还可促进 Glut-4 向细胞膜转位,提高 Glut-4 内在活性并通过 Ca^{2+} 作为信号中介诱导葡萄糖转运。② 长期无氧或有氧训练可以提高胰岛素(insulin)敏感性,降低胰岛素抵抗水平。胰岛素与受体结合后通过激活下游一系列信号分子促进 Glut-4 向细胞膜移动并融合以及活化 TC10 蛋白直接调控细胞骨架重排等以增加细胞膜上 Glut-4 的含量。胰岛素也能通过活化 p38MAPK 进而增强 Glut-4 的内在活性。③ 长时间运动中肌糖原逐渐消耗,细胞内游离糖的浓度降低加大了易化扩散的浓度差从而使 Glut-4 介导的糖摄取增加。④ 运动中骨骼肌的缺血与缺氧早期也会增加 Glut-4 的转位和表达以作为代偿反应,因为缺血、缺氧必然引起糖酵解供能加强而糖酵解供能时对糖的需求远超过糖有氧代谢,故而代偿性提高骨骼肌细胞对糖的摄取,但这种代偿是有限度的,当缺血缺氧持续时 Glut-4 含量会显著下降。⑤ 适宜负荷的运动可促使骨骼肌中 NO 水平提高,NO 作为一种信使分子可以促进骨骼肌对葡萄糖的摄取利用,但是过大强度负荷时产生高浓度的 NO 具有细胞毒作用影响骨骼肌摄取葡萄糖的能力。

四、运动中骨骼肌乳酸的增加与消除

运动时骨骼肌成为乳酸生成的主要场所,肌乳酸可以迅速进入血液成为血乳酸。乳酸在细胞内外的转移,有赖于单碳转移因子(MCT)进入血液后,主要先分布在红细胞内,不同强度和持续时间运动时,血乳酸峰值各不相同。大强度运动中乳酸生成的越多,意味着糖酵解供能系统的能力越强,越有利于保持和提高运动能力。对于心肺功能衰退的患者,骨骼肌在较低运动负荷时即可出现无氧代谢增强的现象以代偿有氧途径的不足,大量乳酸堆积又严重影响细胞代谢导致肌细胞功能下降以及运动受限。长期运动训练可以提高机体对乳酸的耐受能力,尤其是长时间大强度运动训练。长期有氧训练可以提高骨骼肌氧化代谢能力,其影响表现在:一方面运动时有氧代谢比例增加乳酸产生率下降;另一方面运动时乳酸的氧化清除率增高,由于乳酸氧化后也能为骨骼肌供能,由此提高了能源的利用率;此外,运动后乳酸代谢速度也更快,有利于机体能源物质的补充和疲劳的尽早消除。需要指出的是低强度运动比静止休息时乳酸清除速率更高,因此即便在 2 次运动训练的间歇期里,保持适当活动会更有利于疲劳恢复。

静息时,有氧代谢是人体主要的供能系统,但是存在少数组织只能通过糖酵解获得能量,如血红细胞、肾上腺髓质等。因此,安静时,人体也有少量的乳酸生成,血乳酸水平大约维持在 2.0 mmol/L(表 1-1-9)。

表 1-1-9 我国运动员与健康人安静时的血乳酸值

受试者	人次	血乳酸(mmol/L)
健康成人	10(男)	1.45 ± 0.68
	10(女)	1.26 ± 0.87
游泳	13(男)	1.22 ± 0.41
	23(女)	1.02 ± 0.22

运动时,骨骼肌成为乳酸生成的主要场所。不同运动强度以及持续时间时的血乳酸峰值水平各不相同(见表 1-1-10)。

表 1-1-10 不同距离跑后血乳酸值

距离(m)	血乳酸(mmol/L)
100	9.46 ± 3.33
400	11.78 ± 1.28
800	15.19 ± 1.87
1 500	13.33 ± 2.42
5 000	12.70 ± 1.92
10 000	11.90 ± 2.63
马拉松	4.0 ± 0.33

短时间极量运动时,随着 ATP、CP 的大量消耗,肌细胞内的 ATP/ADP 比值减小,AMP 含量显著增大,从而使糖酵解加速,在运动 30～60 s 时,达到最大速率,乳酸生成迅速增多。

长时间亚极量运动时,乳酸的生成主要是在运动开始时氧亏空期间和获得稳态氧耗速率以前。

中、低强度运动时,骨骼肌的氧供充足,乳酸生成主要是在循环系统充分调动之前,糖酵解速率快于有氧代谢时。

运动中乳酸增多的机制主要有以下几点:

① 三羧酸循环超负荷:糖酵解速率过快时,生成的过多丙酮酸超过了三羧酸循环对其的利用能力,则会引起乳酸堆积。此机制下乳酸水平随丙酮酸升高而成比例升高,即质量作用效应。

② 肌纤维类型的影响:Ⅱ型肌纤维,尤其是Ⅱb型肌纤维,糖酵解的能力高。当运动中越多的Ⅱ型肌纤维被募集时,则乳酸生成越多。

③ 胞质中氧化还原态的改变:糖酵解时丙酮酸的去向受到胞质 NAD^+/NADH 比值的调节。比值增高时,丙酮酸会更多转变成乙酰 CoA 进入三羧酸循环被氧化利用;比值降低时,则会更多地还原成乳酸。运动中,当线粒体氧化 NADH 超负荷或者供氧不足造成线粒体无法及时氧化 NADH 时,就会造成胞质内 NAD^+/NADH 发生改变,即胞质内的氧化还原态发生了改变。为了使糖酵解能够继续,更多的丙酮酸必须转变为乳酸而使 NADH 再氧化生成 NAD^+,这就使得乳酸—丙酮酸间的平衡发生了偏移。此时,不仅乳酸的生成增多,另外乳酸增多的速率也超过丙酮酸增多的速率,表现为血乳酸值上升,同时 L/P 值也增高。

乳酸生成增多会通过中枢及外周多种机制导致运动疲劳、抑制继续运动。因此,体内必须存在一定的机制消除乳酸。乳酸的消除主要通过以下几种途径:

① 被骨骼肌自身或者通过血液被转移到例如心脏等其他部位,彻底氧化成 CO_2 和 H_2O 以利用。

② 通过 Cori 循环(lactic acid cycle)消除利用(图 1-1-27)。运动时,骨骼肌生成的

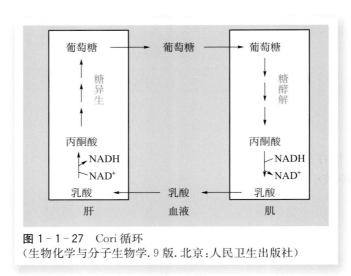

图 1-1-27　Cori 循环
(生物化学与分子生物学. 9 版. 北京:人民卫生出版社)

乳酸释放入血后,被肝脏摄取通过糖异生途径再合成为葡萄糖并释放入血后可被骨骼肌摄取利用。这一循环在长时间运动的后期对维持运动起到相当大的作用。

③ 在肝脏部位被用以合成脂肪或某些非必需氨基酸。当机体代谢产能超过所需求的能量时,过多的能量会被通过用以合成脂肪的形式储存起来。长时间运动时,蛋白质以及氨基酸的供能比例也会增大,肝脏可以通过利用乳酸以再合成部分非必需氨基酸以补充因运动而消耗的氨基酸。

④ 少部分乳酸可以通过汗液、尿液被排泄出体外,这部分比例很小,不到乳酸代谢的 5%。

一直以来常认为由于乳酸在肌细胞内环境下基本均处于解离状态,乳酸堆积时细胞中产生的 H^+ 会直接导致细胞酸中毒(称为乳酸酸中毒),因此,必须立即被缓冲。其主要缓冲机制是通过氢离子与碳酸氢根离子结合生成碳酸,碳酸再分解为 CO_2 和 H_2O,通过气体交换最终将 CO_2 排出体外,从而带走细胞内的 H^+。肌细胞可以通过 HCO_3^-—乳酸反向转运机制将乳酸转移出细胞,将 HCO_3^- 转入细胞以补充因缓冲所消耗的细胞内 HCO_3^-,而转出的乳酸被运到其他组织消除。

然而,乳酸酸中毒可能是一个被普遍误用的名词,乳酸堆积并不是细胞内 H^+ 累积的原因,因为糖酵解中的磷酸甘油酸激酶参与将磷酸与羧基分离,所以乳酸盐结构中并没有 H^+ 存在和被解离(图 1-1-28)。再者乳酸脱氢酶反应本身会消耗 H^+,会使得细胞碱性化。事实上,有学者认为线粒体外 ATP 水解导致的 H^+ 堆积才是细胞酸中毒的主要原因,而不是乳酸堆积。

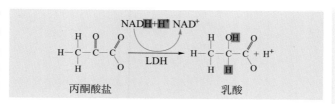

图 1-1-28 糖酵解中磷酸甘油肌酸激酶的作用,反应中可以看出并没有质子从乳酸盐中被解离出来

第六节 运动与脂肪代谢

脂肪在体内储存量巨大,氧化供能时能产生大量 ATP,能量转化量十分高,但是,反应复杂、输出功率较小。如果单独依靠脂肪供能,只能维持快速步行及慢跑等中低强度以下[<3.7 kcal/(kg·h)]运动的需要。在不超过 65% VO_2max 强度的长时间运动中,尤其是低于 60% VO_2max 强度以下的超长时间运动中,脂肪是重要的骨骼肌供能物质。脂肪通过水解为甘油和脂肪酸,再进一步参加能量代谢。脂肪酸的氧化供能是骨骼肌利

用脂肪供能的主要方式。运动时骨骼肌对脂肪酸的利用受脂肪酸动员、脂肪酸的运输以及骨骼肌对游离脂肪酸的摄取等因素的影响。

在低强度的运动下（30% VO_2max），脂肪是主要的供能物质，随着运动强度的增强，碳水化合物参与供能的比例上升。在高强度的运动中，碳水化合物占比可以达到80%或者更高。与未经训练的个体相比，训练有素的运动员，在次极量运动中，会用更少的碳水化合物并且使用更多的脂肪来供能。在持续时间很长的竞技比赛中，当身体储存的碳水化合物几乎消耗殆尽时，脂肪是主要的能量来源。

脂肪组织是脂肪最主要的储存场所。运动时，脂肪组织的血流量增加，有助于提高脂肪酸动员的水平。脂肪的水解过程中最重要的关键酶是甘油三酯脂肪酶，其活性受到多种激素调节。儿茶酚胺、胰高糖素、生长激素对其有促进作用，而胰岛素对其有抑制作用。其中最重要的是儿茶酚胺（catecholamine），即去甲肾上腺素（norepinephrine）和肾上腺素（epinephrine）。运动时，血浆中的儿茶酚胺浓度升高，胰岛素浓度降低，脂解加速。事实上，脂肪细胞中通过水解生成的脂肪酸约有 2/3 通过再酯化重新生成甘油三酯，另 1/3 被运载、利用。这对调节脂肪酸动员的敏感性起到重要作用，又称为甘油三酯-脂肪酸循环。骨骼肌细胞内脂肪以中性脂滴的形式存在，主要分布在线粒体含量丰富的慢肌纤维里，并与线粒体容积成正相关。平均含量约 12 mmol/kg，比脂肪组织少得多。骨骼肌细胞核糖体内生成的脂蛋白脂酶负责催化甘油三酯的水解。其活性也受激素调控，高肾上腺素和胰高糖素浓度起到激活作用。长时间运动时脂蛋白脂酶的活性可提高近 2 倍。

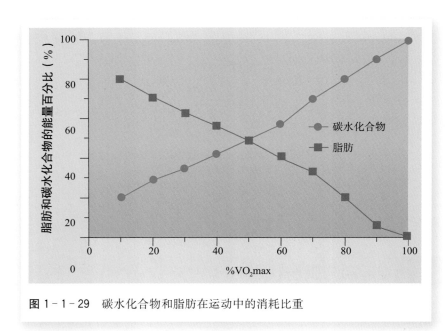

图 1-1-29　碳水化合物和脂肪在运动中的消耗比重

运动时，骨骼肌内的脂肪肯定比肌外脂肪的首先动用，利用量与运动强度和持续时间相关。运动持续时间越长，骨骼肌内的脂肪含量下降越明显。血浆中的脂肪主要与磷脂、胆固醇、胆固醇酯和载脂蛋白以不同比例结合构成脂蛋白而存在。运动时，血浆脂蛋白脂酶的活性增强,加速血浆中的脂肪分解释放脂肪酸。

脂肪酸的水溶性差,在血中以血浆清蛋白为载体生成游离脂肪酸(free fatty acid, FFA)的形式存在和运输,1分子清蛋白可结合10分子脂肪酸。在休息和空腹时血浆 FFA浓度较低约0.1 mmol/L。但血浆FFA的转运速度较快,半衰期大约为4 min。运动中,脂肪酸动员加强,血浆FFA的浓度升高,转运率加快,并且与运动强度的增大密切相关。低强度运动时,血浆FFA的半衰期缩短到2 min,而中等强度运动时可缩短到50 s左右。

在静息期、中低强度运动时,血浆FFA都积极参与到供能中。尤其在氧供充足时,骨骼肌会更多地摄取血浆FFA参与代谢供能。骨骼肌对血浆FFA的摄取是一种单纯的浓度依赖过程,不消耗能量。摄取率与血浆FFA的浓度成正比,所以脂肪酸的动员水平直接影响脂肪酸的摄取利用。长期的有氧运动训练可以使骨骼肌内部血管网络产生适应性改变,提高骨骼肌局部血流的灌注,因此有利于增加骨骼肌对脂肪酸的摄取利用,降低心肺负担。

有氧训练还可以改善人体氧化利用脂肪酸的能力,加强脂肪在长时间运动中的供能作用,降低体脂率,防止肥胖。肥胖不仅会造成一系列代谢紊乱,更加剧了心脏负担。对于心功能已经出现下降的患者,活动能力下降进而导致肥胖,反过来又进一步加重了心脏的负荷导致活动水平更低,产生一个恶性循环。因此,合适的有氧运动对阻断这个恶性循环显得尤为重要。长期有氧运动的人体脂率较一般人明显下降,脂肪细胞体积也显著减小,并且对儿茶酚胺、胰岛素的敏感性增强。线粒体是氧化代谢的主要场所,长期有氧运动可以使骨骼肌细胞线粒体数目增加、体积增大,三羧酸循环以及呼吸链相关氧化能力加强,脂肪酸β-氧化的关键酶活性增高从而增强运动时脂肪氧化代谢的潜力。

血脂(blood lipid)是血浆中一切脂类的统称,它们在血浆中与载脂蛋白结合形成血浆脂蛋白的形式和运输。血浆脂蛋白按密度从小到大依次分为:乳糜微粒(chylomicron, CM)、极低密度脂蛋白(very low density lipoprotein,VLDL)、低密度脂蛋白(low density lipoprotein,LDL)和高密度脂蛋白(high density lipoprotein,HDL)等四类。研究发现 LDL的浓度与动脉粥样硬化、冠心病呈正相关而HDL的浓度呈负相关。一般单次长时间有氧运动后即刻血脂浓度基本没有变化,24 h才出现显著降低,并能保持几天,其中 HDL略上升、VLDL和LDL下降。若运动持续时间特别长时,运动后即刻血脂浓度也会出现明显下降。研究发现,运动中血浆甘油三酯的清除率明显高于静息状态,且与运动强度和持续时间相关。长期有氧运动后,机体有氧代谢能力加强,脂蛋白脂酶的活性和含量提高,如果再配合饮食相关调整,可以使血浆甘油三酯浓度明显下降,且与运动量大小和原血浆甘油三酯水平正相关。高血脂的人参加运动量较大的有氧运动时,降低血浆甘油三酯的效果最好。至于血浆总胆固醇(plasma total cholesterol)的浓度变化情况,研究报道结果不一致,主要因为各种脂蛋白的含量比例发生了改变。长期有氧运动可以使HDL的浓度上升,使LDL浓度下降,且都与运动强度大小密切相关。有氧运动的强度越大,升HDL和降LDL的效果越好,有研究报道采用60%~80%最大心率的运动强度时降LDL的效果最好。有氧运动对VLDL浓度的影响与对血浆甘油三酯浓度的影响相关,高血脂的人经过有氧运动训练后,血浆甘油三酯出现下降,VLDL也随之下降。CM的浓度主要受膳食中甘油三酯的含量影响,不受有氧运动训练的影响。无氧运动训练对血浆总胆固醇含量以及各脂蛋白成分无明显影响。由此我们很容易理解,无氧运动时脂肪酸供能不占主要地位,对脂质代谢的长远影响自然也有限。

运动燃脂区间：减肥方案的目标是减少脂肪而非肌肉。各种和健身相关的网站和许多心血管运动设备的控制台指导运动者如何在"脂肪燃烧区"开展减肥训练。常推荐的是低强度运动，一般达到最大心率的40%～50%。然而，对于想要达到健康体重和改善身体素质的大多数运动者来说，最好的建议是在最适合他们的年龄、健康状况、动力和当前健康水平的运动中开展较大强度的运动。如果以2 mph(3.2 km/h)的速度走路，80%的热量供能来自脂肪，只有20%的热量供能来自碳水化合物，但是总的热量消耗却很低。而如果以9 mph的速度跑步，80%的热量供应来自碳水化合物，只有20%来自脂肪，可总的热量消耗却远远高于低强度运动。

所以，将运动当作减肥方法的关键概念是在给定的时间范围内尽可能高强度地运动。运动中的总热量消耗是促进减肥的关键。如图1-1-30所示，一个典型的普通成年男性以2 mph的速度行走30 min会消耗约100 cal的热量，其中约80 cal来自脂肪，20 cal来自碳水化合物。在同一时间内以9 mph的速度奔跑将消耗约450 cal热量，大约90 cal来自脂肪，360 cal来自碳水化合物。同一时间段内这一运动方式消耗的热量是前一种运动方式的4倍多，但脂肪消耗量却差不多。然后，运动以后的休整中，脂肪消耗会继续进行，形成脂肪向糖原的转换。尽管如此，在脂肪燃烧区进行锻炼对某些人来说会容易接受，比如那些刚开始运动计划的人、老人以及特殊人群。

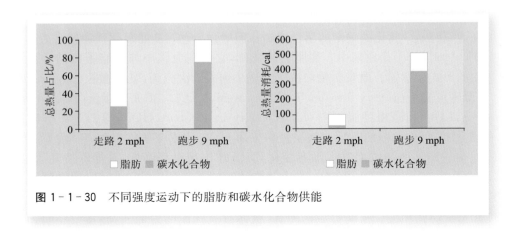

图1-1-30　不同强度运动下的脂肪和碳水化合物供能

除了运动强度和持续时间外，还有一系列因素会在运动过程中影响身体供能。性别、激素、训练状态、饮食结构、运动前进食时间、营养状况、运动期间的营养摄入量、环境温度、药物等都是更为重要的考虑因素。例如，温暖的环境温度可能会增加碳水化合物的使用，而空腹阶段可能会促进脂肪的使用。

第七节　运动与蛋白质代谢

蛋白质是人体结构重要的成分，大多数的酶、激素等物质都是蛋白质，糖和脂肪酸运输时的转运体和载体也是蛋白质。蛋白质又是三大能源物质之一,但其供能比例小,人体每天消耗的能量有不到 10% 来自蛋白质分解供能。在不到 1 h 的运动中,蛋白质所占的底物不到 2%。然而,蛋白质作为燃料来源的作用在长时间运动(即 3～5 h 的持续时间)中可能会略有增加。在这种类型的运动中,蛋白质对燃料供应的总贡献在工作的最后几分钟可能达到 5%～10%,在任何形式的运动时蛋白质都不会成为主要供能物质。

正常人体蛋白质合成与分解代谢处于稳态。有氧运动时,机体出现蛋白质分解速率超过合成速率,呈蛋白质净分解状态(表 1-1-4)且程度与运动强度和持续时间呈正相关。其主要原因是:

① 细胞破坏以及运动应激。

② 长时间有氧运动时 ATP 含量下降造成细胞膜正常功能失调,细胞酶外漏。

③ 运动时激素水平变化,如胰岛素浓度下降等。

④ 运动引起细胞内组织蛋白酶 D、溶酶体酶等的活性增高。

⑤ 氨基酸利用率增高,必须通过加强组织蛋白分解补充氨基酸库。

多数研究发现运动后蛋白质的合成在短暂的降低后(运动后 1 h 内)出现持续增强,有报道持续时间至少达 24 h。其主要的原因是:运动促使肌细胞膜通透性增高,使进入细胞内的游离氨基酸数量增加,为蛋白质合成提供了原料基础。

① 运动后 ATP、CP 含量迅速恢复,为蛋白质合成提供了能量保障。

② 运动造成的肌浆内 Ca^{2+} 浓度升高可诱导氧化酶活性增高。

③ 运动引起的内环境酸化和体温上升在运动后逐渐恢复,解除了蛋白质合成过程的阻碍作用。

④ 运动诱使骨骼肌内多胺含量增加,直接促进氨酰-tRNA 合成酶和氨酰-tRNA 转移酶活性增强,在核糖体(ribosome)提高蛋白质合成速率。

⑤ 激素浓度改变,加速复制转录 mRNA。

长期有氧训练可以增强骨骼肌蛋白质的分解氧化能力。虽然单次有氧运动后蛋白质合成会出现增强,但长期有氧训练对维持骨骼肌蛋白质合成没有积极作用,而有研究发现系统、规律的有氧运动使骨骼肌蛋白合成相关基因表达出现下调。与此不同的是,抗阻训练可以明显提高骨骼肌蛋白的合成,使肌纤维明显增粗,骨骼肌变得粗壮发达,其原因主要与胰岛素水平上调有关。此外,胰岛素对肌蛋白合成的影响依赖于运动刺激并与年龄和蛋白质膳食摄入水平无关。无论老年人还是年轻人都可以通过高强度抗阻训练促进肌蛋白合成。因此,在有氧运动训练的同时结合适当的抗阻训练以消除有氧运动训练对骨骼肌的负面影响十分必要(表 1-1-11)。

表 1-1-11 安静、运动及运动后人体蛋白质转换

状　态	合成速率[mg/(kg 体重·h)]	分解速率[mg/(kg 体重·h)]
安静	33.0±2.0	26.5±2.1
运动*	28.4±1.6(↓14%)	40.9±2.6(↑54%)
运动后	40.3±1.9(↓22%)	35.4±1.2(↑34%)

*注:以 50%VO_2max 强度跑台运动 3.75 h。

人体中可利用的氨基酸大致来源于三个方面:血浆与组织内的游离氨基酸;组织蛋白降解时释放的氨基酸;糖代谢的中间产物转变成的氨基酸。其中组织蛋白释放的氨基酸是运动中主要可利用的部分,而游离氨基酸库对运动的供能作用不大。运动时氨基酸利用的影响主要体现在:

① 参与氧化代谢直接供能。

② 肝脏糖异生的重要底物。

③ 某些氨基酸对维持三羧酸循环中间产物的浓度有重要的回补作用。

④ 氨基酸代谢的产物氨是导致疲劳的重要原因之一。

⑤ 生成某些活性物质辅助生理调节,如多肽类激素等。

运动中参与氧化供能的氨基酸主要是:丙氨酸(alanine)、谷氨酸(glutamate)、门冬氨酸(aspartic acid)以及支链氨基酸(branched chain amino acid)。丙氨酸、谷氨酸、门冬氨酸主要在心脏和肝脏经过联合脱氨基作用生成的产物(图 1-1-31),最终进入三羧酸循环彻底氧化供能。

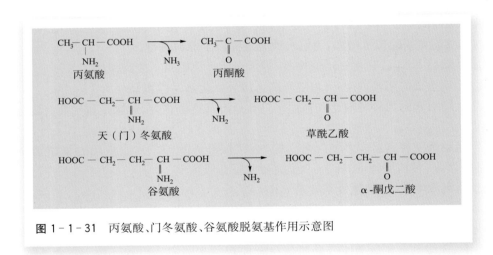

图 1-1-31 丙氨酸、门冬氨酸、谷氨酸脱氨基作用示意图

支链氨基酸(BCAA)包括亮氨酸(leucine)、异亮氨酸(isoleucine)和缬氨酸(valine)三种必需氨基酸。骨骼肌中 BCAA 代谢的限速酶-α 酮酸脱氢酶复合物的活性较强,使骨骼肌具有较强的利用 BCAA 的能力。作为能量底物每分子亮氨酸、异亮氨酸和缬氨酸完全氧化分别可以生成 42、43 和 32 分子 ATP。安静时,人体骨骼肌耗能有 14% 来自 BCAA 氧化供能,是重要的非糖能源物质。长时间有氧训练,骨骼肌蛋白质的合成代谢受到削弱,而 BCAA 对促进蛋白质合成、抑制降解有重要作用。BCAA 在调节引发运动疲劳的外周机制,延缓运动疲劳和促进疲劳恢复中也有重要作用。首先,BCAA 完成转氨基和脱羧氧化的速度非常快,不仅可以增强氨基酸氧化供能起到节约肌糖原的作用,而且又为迅速合成丙氨酸和谷氨酰胺提供氨基(图 1-1-32),促进肝脏代谢乳酸和糖异生作用,减轻乳酸堆积。其次,BCAA 可以抑制运动后造成的线粒体膜过氧化物增加,稳定膜的双层脂质结构,保护线粒体结构功能状态。因此,在营养上适当补充支链氨基酸十分有益处。

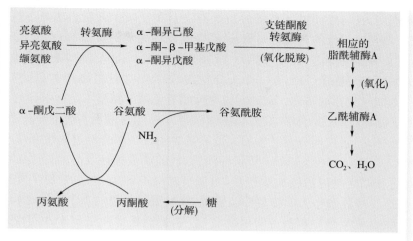

图 1-1-32 骨骼肌中氨基酸转变为丙氨酸、丙酮酸、谷氨酰胺示意图

系统规律的有氧运动可以使骨骼肌线粒体数目增加、体积变大、蛋白质组成和酶的活性增高,提高氨基酸氧化代谢能力;可以使体内相关激素如胰岛素、睾酮等出现适宜性分泌变化,增加氨基酸氧化能力。此外,运动强度直接与 BCAA 氧化速率成正比。研究显示:有氧训练可以使骨骼肌内谷丙转氨酶活性显著提高,促进丙氨酸生成;使苹果酸脱氢酶活性提高,促进三羧酸循环的中间产物生成丙酮酸;能提高支链酮酸脱氢酶和肉碱软脂酰转移酶的活性,使氨基酸氧化量增多。

长时间运动中氨基酸除了参与氧化供能以外还通过葡萄糖-丙氨酸循环(图 1-1-33)生成丙氨酸。它是主要的生糖氨基酸,在肝脏通过糖异生生成糖,约占糖异生生成葡萄糖

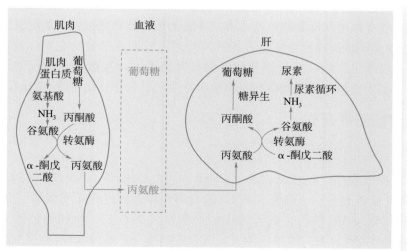

图 1-1-33 葡萄糖-丙氨酸循环示意图
(生物化学与分子生物学.9 版.北京:人民卫生出版社)

总量的 20%～25%,占肝脏葡萄糖输出的 5%～8%。有氧训练具有促进葡萄糖-丙氨酸循环速率的作用,且与运动强度正相关。这不仅有利于减少乳酸生成,促进氨基酸氧化代谢;还可以增强以无毒的方式转运氨基,避免运动中血氨过度升高;此外也有利于维持血糖稳定,对提高运动能力、抗疲劳能力、减轻心肺负担、改善心肺功能状态有积极作用。蛋白质作为底物参与能量代谢,是一个十分复杂的过程,尤其是终产物氨对人体的影响。所以只能作为能量代谢的辅助。运动时应尽可能避免由于糖脂不足而引起的过高的蛋白质分解代谢供能。运动后的休整,也应以糖脂供能为主,氨基酸更多地用于修复和重建。

值得注意的是,蛋白质分解产生的大量氨基酸还有一部分经过脱羧基作用生成相应的 5-羟色胺(5-hydroxytryptamine)等活性物质,辅助调节神经及心血管系统的功能。长期有氧训练可提高运动时活性物质产量,对调节神经组织、收缩血管等生理功能具有良好影响。不过,5-羟色胺作为单胺类神经递质,具有激发倦怠、抑制多突触神经反射等效应,这也可能是运动导致中枢疲劳的机制之一。有研究报道补充 BCAA 可以延缓中枢疲劳的发生,但研究结果并不一致。

第八节　运动时的代谢调节

人体的各种能量物质代谢,在体内是一个完整统一的过程,由一系列酶促化学反应组成。这些生物化学反应相互联系、相互制约、相互协调以维持代谢的平衡。运动时,能耗增大,这需要体内的各种代谢及时做出调整,加速 ATP 合成,以达到能耗和供给的动态平衡。这些调整是依靠体内一整套精密、复杂和精准有效的代谢调节机制所实现的。

宏观上看,代谢的调整有三个层次,即细胞水平、器官水平和整体水平上的调节。细胞水平的调节主要依靠细胞内某些物质的浓度变化反馈调节细胞酶的活性和数量,从而调节各代谢反应的速率。器官水平的调节主要指内分泌系统释放激素作用于靶细胞和靶器官,进而改变其中代谢物的浓度或者某些酶的活性与含量以调节各种代谢过程的速率。整体水平的调整指神经系统通过各种神经递质或者直接分泌激素以直接影响组织中的代谢,或者通过影响内分泌器官调节激素释放速度间接地对各种代谢速率进行调控。在此,我们主要讨论运动时骨骼肌细胞水平的无氧和有氧代谢调节机制。

一、运动时的无氧调节

1. ATP 利用的调节

运动时,受肌浆 Ca^{2+} 的激活,ATP 水解速率大大加快,但 ATP 的含量和 ATP/ADP 的比值变化并没有太大。这是因为 ATP 的利用和再合成过程密切偶联。几乎在 ATP 消耗增加的同时,ATP 的再合成过程也同步被触发提速。这种现象是因为有关酶对 ATP/ADP 比值变化具有高度敏感性。ATP、ADP 的分子结构相似,相关酶在反应时难以准确识别它们。在 ATP 和 ADP 对酶的竞争性结合中,特别当 ATP/ADP 比值明显变化时,酶更难以识别。因此,以 ATP 为底物的酶受 ADP 抑制,而以 ADP 为底物的酶受

ATP 抑制(表 1-1-12)。运动时,ATP 消耗增加,ADP 增多导致 ATP/ADP 比值下降,对 ATP 分解反应相关酶起到抑制作用并能激活 ATP 合成的相关酶;而静息时,ATP 利用下降,ATP 增多,ATP/ADP 比值变大,抑制 ATP 合成相关酶同时激活有关分解的相关酶。当 ATP/ADP 比值变化不大时,对酶的影响作用不大。骨骼肌即是通过这种机制灵敏地调节 ATP 的分解和再合成速率,以维持机体 ATP 代谢的动态平衡。

表 1-1-12　腺嘌呤核苷酸对 ATP 合成和利用的酶活性的抑制

酶	基质	抑制剂	抑制类型
己糖激酶	ATP	ADP	竞争型
3-P-甘油激酶	ATP	ADP	竞争型
丙酮酸激酶	ATP	ADP	竞争型
肌酸激酶	ATP	ADP	竞争型
PEP 羧化酶	ATP	ADP	混合型
脂酰 CoA 合成酶	ATP	ADP	竞争型
肌动球蛋白 ATP 酶	ATP	ADP	竞争型

2. CP 利用的调节

CK 的作用是催化 CP 分解合成 ATP,同时也可以逆向催化 ATP 将高能磷酸键转移给肌酸生成 CP 作为高能磷酸键在肌细胞内的一种储存形式(图 1-1-34)。CK 对

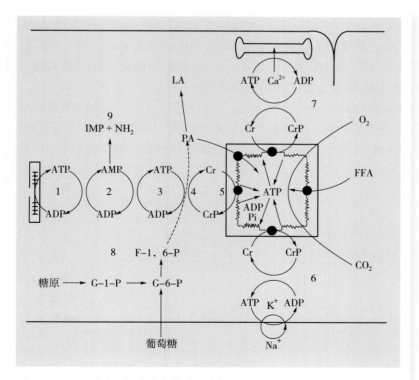

图 1-1-34　骨骼肌细胞内高能磷酸物转换过程图解

ATP/ADP 比值的变化极为敏感,细微的底物浓度变化可以立即激活 CK 的活性,而且 CK 催化正逆反应的速度非常快。运动时,ATP 水解使 ADP 浓度增高,ATP/ADP 比值下降,CK 正向作用立即被激活催化 CP 分解合成 ATP;安静时,ATP 水解减少,ATP/ADP 比值升高,CK 正向作用被抑制,逆向作用可以被激活催化生成 CP。CP 供能调节的意义在于运动中可以最早被快速利用,以满足极量运动时能量的需要,并为其他代谢系统的启动提供过渡时间。

腺苷酸激酶的调节:

应激性情况下,ADP 在腺苷酸激酶(MK)的催化下可以生成 ATP 和 AMP。MK 受 ATP/ADP 比值下降而激活。

$$2ADP \xrightarrow{MK} ATP + AMP$$

正常情况下肌内的 AMP 浓度很低,ATP/ADP 比值的轻微变化即可以引起 AMP 浓度的极大变化。极量运动至力竭时,当肌内 ATP 浓度下降 30% 时,ADP 浓度提高 20 倍,而 AMP 浓度提高 700 倍。AMP 浓度的上升会激活 AMP 脱氨酶催化 AMP 水解生成次黄嘌呤核苷酸(IMP)和铵离子,使得 AMP 总量减少,但量十分小,运动后可经嘌呤核苷酸循环的部分途径重新合成。MK 反应的意义在于可以应激性合成 ATP;降低 ADP 浓度使 ATP/ADP 重新恒定在稍低于安静的水平上;此外,引起的 AMP 浓度剧烈变化在糖酵解调节中还有重要意义,因为 AMP 是 6-磷酸果糖激酶-1 的变构激活剂,对启动和加速糖酵解起重要作用。

3. 糖酵解代谢调节

安静时,人体糖酵解速率很低,而最大强度运动开始 20 s 后,糖酵解速率可增加 1 000 倍以上,使骨骼肌迅速获得大量 ATP 以保证剧烈运动的需要。糖酵解短时间内迅速提升速率主要通过关键限速酶的调节而实现,其包括糖原分解时的磷酸化酶及糖酵解时的己糖激酶、磷酸果糖激酶-1 和丙酮酸激酶。

(1)磷酸化酶(phosphorylase):磷酸化酶是糖原分解过程的关键限速酶。安静时,在骨骼肌内主要以活性很低的磷酸化酶 b 形式存在。磷酸化酶 b 主要受 Ca^{2+} 和肾上腺素的调节,使该酶 14 位丝氨酸磷酸化后转变成高活性的磷酸化酶 a(图 1-1-35)。

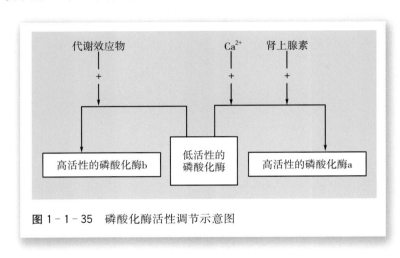

图 1-1-35 磷酸化酶活性调节示意图

运动时，肌质网大量释放 Ca^{2+} 进入肌浆，使肌浆内 Ca^{2+} 浓度大幅上升。因为磷酸化酶 b 的 δ 亚基就是钙调蛋白(calmodulin)，Ca^{2+} 与其结合即可激活磷酸化酶 b，促其转变为磷酸化酶 a，加速糖原分解。肌细胞 pH 升高时，Ca^{2+} 对磷酸化酶 b 的激活作用增强。这可能也是运动中骨骼肌乳酸氧化消除能力提高，可以促进糖原分解供能的机制之一。肾上腺素水平上升可以增强腺苷酸环化酶活性促进 cAMP 含量提高，从而激活 cAMP 依赖型蛋白激酶(简称 A 激酶)。A 激酶可以活化磷酸化激酶 b 使磷酸化酶 b 转变为磷酸化酶 a，促进糖原分解。这种通过一系列酶促反应将激素信号放大的连锁反应称为级联放大系统，比依赖酶量调节反应快、效率高。其意义在于：放大效应和反应过程中各级都存在可被调控的方式。

此外，磷酸化酶 b 的激活还受到肌细胞内各种代谢效应物浓度的影响。无机磷酸盐/1-磷酸葡萄糖比值升高，$5'$-AMP 和无机磷酸盐的升高均可激活磷酸化酶 b。6-磷酸葡萄糖、ATP、ADP 是磷酸化酶活性的抑制剂。只是这种调节形式灵敏度极低，需要效应物浓度发生极大变化才能引起酶明显的活性改变。

(2) 磷酸果糖激酶-1(phosphofructokinase-1)：磷酸果糖激酶-1 负责催化 6-磷酸果糖转变为 1,6-二磷酸果糖。安静时，该酶的活性较低。运动时，ATP 尤其是 CP 的浓度下降以及 ADP、AMP 和 Pi 的上升都会增强磷酸果糖激酶-1 的活性，使糖酵解反应明显加速(图 1-1-36)。作为反应产物的 1,6-二磷酸果糖也可以正反馈地增强其活性。但该酶受细胞内 pH 降低所抑制，当 pH 降至 6.4~6.5 时，活性被显著抑制。乳酸堆积造

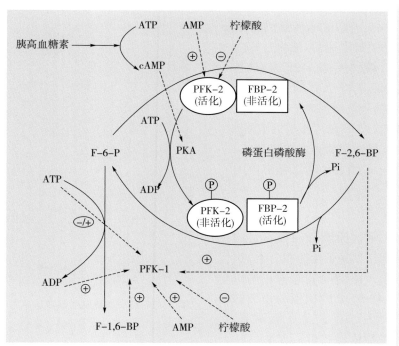

图 1-1-36 磷酸果糖激酶-1 活性的调节
(生物化学与分子生物学. 9 版. 北京：人民卫生出版社)

成的细胞内酸中毒对此酶具有强大的抑制作用，以致整个糖酵解反应流量下降。当运动持续一段时间后，有氧代谢系统供能开始逐渐充足，有氧代谢的中间产物柠檬酸也对此酶具有抑制作用，从而使糖酵解反应被抑制，避免过度浪费能源。此外，肾上腺素对此酶也有刺激作用，其机制复杂，cAMP的中介作用是其中最主要的部分。磷酸果糖激酶-1的调节存在"放大"效应，这种效应来自ATP消耗时造成的AMP浓度剧烈变化，在ATP浓度下降不多时，此酶的活性就被大为增强从而加速糖酵解，因此有利于运动中能量有效、及时地补充。

（3）己糖激酶（hexokinase）：己糖激酶是葡萄糖分解第一步磷酸化的关键限速酶，催化葡萄糖生成6-磷酸葡萄糖。它的活性也受到磷酸化合物浓度变化的调节。高能磷酸化合物起到抑制作用而低能磷酸化合物起到增强作用。但它的活性受到反应产物6-磷酸葡萄糖的负反馈调节。其意义在于使葡萄糖磷酸化的速率与6-磷酸葡萄糖在糖酵解的下一步反应中的消耗相协调，更好的调节供能与耗能之间的平衡。

（4）丙酮酸脱氢酶（pyruvate dehydrogenase）：丙酮酸激酶是糖酵解中第二重要的关键限速酶，催化生成丙酮酸。1,6-二磷酸果糖、ADP等对其有促进作用，而ATP、CP则有抑制作用。运动中，糖分解增强时1,6-二磷酸果糖生成增加，ADP浓度上升，丙酮酸激酶的活性被增强使糖酵解加速。

图1-1-37简要说明了糖酵解的调节。

4. 小结

运动中无氧代谢调节的根本目的是为了使供能与骨骼肌耗能相一致，满足运动的需求。驱动调节的核心是肌细胞中ATP与ADP的比值。调节的类型属于终产物水平的负反馈调节。调节的实现主要依赖关键限速酶活性的变构调节。图1-1-38所示为通过一系列调节使能量释放和利益匹配。

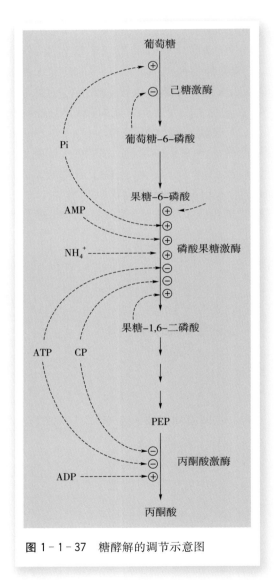

图1-1-37　糖酵解的调节示意图

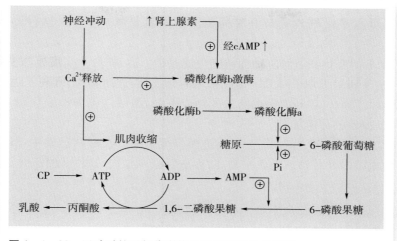

图 1-1-38　运动时的无氧代谢能量释放和利益的调节

二、运动时的有氧代谢调节

长期有氧训练的人,一般运动时有氧代谢释能可以增大十几倍,在最大强度运动时,骨骼肌的血供可增加 100 倍,有氧代谢可增强 90～160 倍。因此,运动时有氧代谢的调节十分重要。与无氧代谢不同的是,酶调节不是主要的方式,更为重要的是氧供和能源供给的调节。这里牵涉 2 个层面:① 心肺系统调节及输送氧和能源物质的能力;② 骨骼肌调节及摄取氧和能源物质的能力。氧是有氧代谢的先决条件,循环系统输送氧到骨骼肌及骨骼肌摄取氧的能力越强,有氧代谢能力也越好。能量的释放和利用率均受到氧利用率的影响。运动强度超过无氧域时,部分能量将由无氧代谢提供,从而加大能源物质的消耗,降低运动耐力。

1. 运动时糖有氧代谢的调节

(1) 肌糖原利用速率的调节:与糖酵解相同,运动时,肌浆 Ca^{2+} 浓度和肾上腺素分泌的增加,使磷酸化酶活性增强,促进肌糖原的分解。例如,90% VO_2max 强度运动时,不到 60 min 即可耗竭肌糖原储备。

(2) 运动时摄取和利用血糖的调节:长时间持续运动时,肌糖原的消耗极大,机体必须从血糖中摄取葡萄糖以满足需求。其主要调节机制是:

① 肌浆 Ca^{2+} 浓度增高及肌肉血流量增加引起向肌细胞释放的胰岛素增加,促进了骨骼肌 Glut-4 向细胞膜转位和融合,并提高了 Glut-4 的内在活性。

② 肌细胞内代谢途径的调节引起进入骨骼肌细胞内的葡萄糖绝对量增加。细胞内肌糖原大量消耗时,6-磷酸葡萄糖浓度下降,其对己糖激酶的抑制作用解除。在 ATP/ADP 比值下降的情况下,葡萄糖磷酸化作用加强,血浆葡萄糖向肌细胞转运的速率加快。

(3) 运动时肝脏葡萄糖分解和释放的调节:长时间运动时,肝糖原的分解和糖异生会增强,以加速向血中释放葡萄糖,维持血糖的稳定。运动前期,肝糖原的分解起到主要作用;随着时间延长,运动后期糖异生成为肝脏释放葡萄糖的主要来源。骨骼肌的摄取和利用造成的血糖水平微细波动对肝脏葡萄糖生成起着调节作用。这种调节的生化机制是:

① 激素水平的变化调节肝脏葡萄糖的生成速率。运动时,儿茶酚胺和胰高血糖素的分泌增加,而血浆胰岛素水平降低。抑制糖原的合成,促进糖原的分解。

② 血糖浓度降低引起肝内葡萄糖浓度相应下降,激活肝脏内磷酸化酶,抑制糖原合酶的活性,使肝糖原的分解加速。

③ 糖异生的基质浓度提高,进一步促进糖异生速率。长时间运动中,肝糖原储备下降,血乳酸、丙酮酸以及甘油三酯水平增高,促进肝脏对它们的吸收,加速糖异生。

2. 运动时脂肪酸代谢的调节

运动时脂肪酸的摄取和利用受多种因素的调节。

(1)脂解作用的调节:催化脂解反应的酶受多种激素调控。运动时,儿茶酚胺、胰高糖素、生长激素以及糖皮质激素水平上升,促使脂解相关酶活性增强,加速脂解,其中最重要的是儿茶酚胺。儿茶酚胺可以通过促进细胞内 cAMP 的生成,进一步激活 cAMP 依赖的相关蛋白激酶系统活化脂肪酶,从而促进脂解作用(图 1-1-39)。另外,血胰岛素水平的下降,使其对脂解的抑制作用减弱。

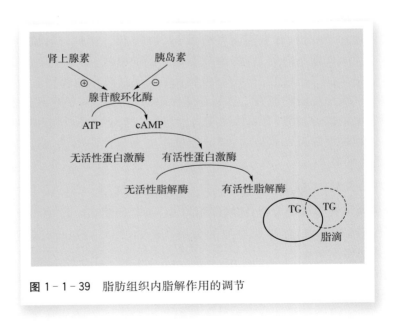

图 1-1-39 脂肪组织内脂解作用的调节

当脂肪酸动员过多,超过骨骼肌利用率时,血浆 FFA 浓度将持续上升。当超过 2 mmol/L 时,将形成微团危害心血管系统。细胞内高浓度的游离脂肪酸将抑制许多酶的活性并导致线粒体氧化磷酸化解偶联。反之,如果脂肪酸动员速率低于骨骼肌利用速率,将引起血浆 FFA 浓度持续下降,结果会导致骨骼肌对糖的利用增强,促使糖储备提前耗竭,疲劳提前发生。因此,机体内还存在肌肉利用速率以及脂解过程的反馈调节。其意义在于提供更精准的脂肪酸氧化调控以及对及内部有益的一种防御机制。

（2）酮体的调节:乙酰乙酸、β-羟丁酸及丙酮三者统称酮体(ketone body),是脂肪酸在肝脏分解氧化时特有的中间代谢物。血浆 FFA 水平是酮体生成的调节因素,而血酮体的浓度增高又可抑制脂解作用。血酮体浓度的升高还能促进胰岛素的分泌,胰岛素具有强抗脂解作用。另外,酮体水平的升高还能直接抑制脂肪组织的脂解速率。因此,酮体的这种作用为脂肪酸动员提供了一种反馈调节机制,将血浆 FFA 水平的信息及时传递给脂肪组织,防止其浓度过度升高。

（3）甘油三酯和脂肪酸循环反馈调节:脂肪组织中,脂解和酯化过程同时发生,甘油三酯在水解生成甘油和脂肪酸的同时又重新合成甘油三酯。运动时,骨骼肌利用脂肪酸增加,血浆 FFA 水平下降,使脂肪组织内脂肪酸浓度不能满足酯化过程的需要,导致酯化速率降低。脂肪酸对甘油三酯脂肪酶活性的抑制减弱,从而促进脂肪酸动员。反之,当骨骼肌内脂肪酸氧化速率下降时,脂肪组织酯化反应受反馈调节增强,使甘油三酯的合成增加,从而抑制脂肪酸的动员,防止过多的脂肪酸被释放入血,此过程中对脂解速率的影响不大。这种甘油三酯和脂肪酸循环的意义在于可以增强脂肪酸动员调节机制的敏感性,使微小的血浆 FFA 水平改变既能使脂肪酸动员速率产生较大改变。运动中,脂肪酸动员的各种调节最终是为了使脂肪酸的释放和骨骼肌对其的利用相匹配,并使血浆 FFA 维持在一个较高水平的相对稳态浓度,从而有利于骨骼肌对脂肪酸的摄取。

3. 运动时的蛋白质和氨基酸代谢调节

（1）蛋白质的分解调节:长时间运动时,蛋白质分解速率超过合成速率,呈净分解状态,其调节机制主要是:① 运动引起的激素水平改变,如胰岛素水平降低,对蛋白质合成的促进作用降低;② 蛋白质分解相关的酶活性增强,加速了蛋白质的分解;③ 氨基酸有氧代谢的增强,特别是必需氨基酸的消耗增大,在无外源补充的情况下,组织蛋白必须加速分解补充必需氨基酸。

（2）氨基酸代谢的调节:运动引起氨基酸代谢增强的调节机制是激素水平的变化促进了相关酶活性增强,如谷丙转氨酶。谷氨酸脱氢酶的活性受 ADP、亮氨酸、蛋氨酸激活,而 ATP、GTP、NADH 对其有抑制作用。长时间运动时,肌细胞 ADP 浓度上升,以及因蛋白质水解增强引起肌细胞内的亮氨酸等氨基酸浓度上升,使谷氨酸脱氢酶的活性增强,增强氨基酸的联合脱氨基反应,进而促进氨基酸的氧化。然而,糖、脂肪酸氧化供能充足时,细胞内 ATP 等浓度相对较高,该酶活性被抑制,联合脱氨基作用被削弱。另外,脂肪酸代谢旺盛时引起的肌细胞内高 NADH 浓度也可以抑制该酶的活性。

4. 糖、脂肪酸的利用调节

有氧运动中,糖、脂肪酸是骨骼肌的主要能源物质。由于机体内糖储备是有限的,为了维持运动耐力,必须同时利用糖和脂肪酸。运动中,利用脂肪酸氧化供能比例越大,就越能够起到节约糖的作用,从而利于保持血糖稳定,保证大脑的血糖供应,防止疲劳的过早出现。

骨骼肌内脂肪酸氧化旺盛时,糖原分解和糖的利用会被抑制。其调节机制是:肌细胞内高浓度的脂肪酸直接抑制葡萄糖转运,降低对葡萄糖的摄取;脂肪酸氧化活跃时,柠檬酸积聚并泄出线粒体,ATP 产量增加使 ATP/ADP 比值上升,都使得磷酸果糖激酶-1的活性被抑制,导致 6-磷酸葡萄糖磷酸化受阻产生堆积,并反馈性抑制己糖激酶和磷酸化酶的活性,导致血糖和肌糖原利用减少(图 1-1-40);乙酰 CoA/CoA 比值的增高和 NADH 浓度上升抑制丙酮酸脱氢酶的活性,抑制糖的有氧代谢。任何磷酸果糖激酶-1的激活剂如:AMP,Pi,1,6-二磷酸果糖等的浓度增加都会削弱柠檬酸对其的抑制作用,使糖的利用速率加快。

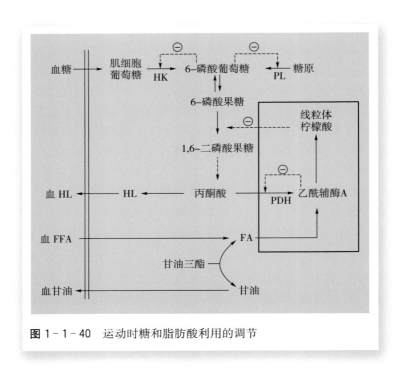

图 1-1-40 运动时糖和脂肪酸利用的调节

三、无氧代谢和有氧代谢之间的调节

运动中,无氧和有氧代谢比例的调节受多方面因素的复杂影响。但从根本上看,最主要的调节因素是骨骼肌单位时间内的能量需求,其次是运动持续时间和氧供。骨骼肌单位时间内对能量需求的大小取决于运动强度大小。运动强度越大,单位时间内需要的能量就越多,无氧代谢供能的比例就越大,相应的运动可持续时间就越短。相反,运动强度越低时,有氧代谢供能比例就越大,运动可持续时间也越长。运动时间、强度和代谢系统之间的相互影响见下文"运动的代谢适应"。

氧供对运动时以何种代谢为主的影响与运动强度和时间有关。在极端的缺血缺氧状态下,无论什么强度的运动都必然是以无氧代谢为主且不能持久。正常情况下,骨骼肌并不能全部利用血液中运输的氧,骨骼肌的氧利用率受骨骼肌对氧的摄取和利用两方面影响。前者体现在骨骼肌的毛细血管网是否发达;后者受肌纤维的类型、代谢特点和代谢功能水平影响。肌肉利用氧的能力高不仅会体现在相同强度运动下能更多比例启用有氧代谢供能,也体现在有氧代谢反应中酶的活性增强、反应速率增加,输出功率更大。运动强度固定的情况下,呼吸循环系统氧的输送能力越强或者骨骼肌利用氧能力越高,即肌肉氧供越好,则越有利于有氧代谢比例增加,以节约能量、减缓疲劳和延长运动时间。当骨骼肌氧利用能力低下时,会不适宜地激活呼吸和循环系统,这样会加重心肺负担;而骨骼肌的氧利用能力越好,对心肺循环系统的负担也越小。这也恰恰是心脏运动康复外周效应的核心机制。

事实上,在任何运动中,都不存在单一代谢供能的情况,只是随运动强度不同,无氧代谢与有氧代谢的比例也不同,当然运动时间和氧供也对此有影响。归根结底,两种代谢比例的调控都是为了满足运动时肌肉的能需。

四、运动的代谢适应

在前几节讨论运动与各种物质代谢适应,我们已经涉及了一些运动对代谢的长远影响。在这里我们进行一下总结:系统规律的运动训练下,人体的化学组成和代谢调节水平产生适应性变化的现象,称为代谢适应。不同类型的运动引起的代谢适应也是相互有别的。此外,除了代谢能力和供能增加,消除和回收代谢产物的能力也增加。

1. 肌肉对运动训练的代谢适应

之前我们已经讨论过骨骼肌纤维的不同类型,了解基本的纤维分布特征是由遗传所决定的,同时还受支配它们的运动神经元的特性所影响。大多数肌肉都含有三种类型的肌纤维,所有纤维都用于不同强度的运动任务。但是一种纤维类型的使用通常会根据运动的强度和相关占主导地位的能量系统决定。体育锻炼可以提高每一种肌纤维的功效,而每一种肌纤维的功效取决于运动训练的类型和程度。运动训练可以诱导骨骼肌纤维出现功能特征的改变、代谢能力提升并使骨骼肌利用能量的效率更高。例如:

① 长期的耐力训练可以增加有氧产能效率。

② 长期的爆发力训练能够提高糖酵解酶的活性和浓度。

③ 长期训练的运动员的快缩纤维中的氧化酶的浓度比长期久坐个体的慢纤维中更高。

④ 经过训练的人的最大摄氧量要比未经训练的人要高。

就算是受到先天遗传因素的限制,后天训练仍可以显著提高肌纤维代谢能力进而提升最大摄氧量。这一点的意义不仅在于可以使骨骼肌利用能量的效率变得更高,同时也使运动时心肺系统的负担减小,毕竟骨骼肌代谢时所需的能源物质和氧要靠心肺系统输送补充。

2. 力量、速度训练的代谢适应

以力量、速度为目的的训练对有氧代谢系统的影响较小。即使是在高强度的无氧运动,慢肌纤维也能被激活,有氧代谢也可继续进行而且也更增强。大负荷抗阻训练或者高速跑训练可以使磷酸原和糖酵解系统发生特定的变化。研究显示,长期规律抗阻训练后,蛋白质合成速率增加,肌蛋白合成增多,肌纤维数目增多,肌细胞体积变大;无氧代谢酶(CK、PFK 等)活性提高,无氧代谢供能增强,骨骼肌内 ATP、CP 及糖原储存量增多。

速度训练可明显提高骨骼肌 CP 的含量,提高 ATP 水解和再合成速率,表现为磷酸原供能能力提高,延长最大功率输出时间。速度训练也能提高机体糖酵解酶活性,增强糖酵解能力。

3. 有氧训练的代谢适应

长期有氧训练可以引起呼吸、循环系统以及骨骼肌利用氧代谢的能力全面提高。主要体现在:

① 骨骼肌线粒体体积增大、数目增加、有氧代谢酶活性增大。

② 血红蛋白、肌红蛋白含量增多,氧转运能力提高。

③ 骨骼肌微血管密度增高,交换能力增强。

④ 骨骼肌对葡萄糖的摄取能力增高。

⑤ 肝糖原、肌糖原、肌内甘油三酯储量增多。

⑥ 肝糖异生作用增强,运动时肝对血糖的调节作用增强。

⑦ 体脂百分数减小,人体成分改善。

⑧ 蛋白质分解以及氨基酸氧化能力提高。

⑨ 乳酸、氨等清除能力增强。

第九节　有氧运动与无氧运动

按运动中机体主要代谢类型的不同,人体的运动类型可以分为:有氧运动和无氧运动两类。有氧运动是指运动时有充足的氧气供应,以有氧代谢为主要能量来源的运动,是大肌肉群参加的、较长时间的、周期性的中低强度的运动。有氧运动时,运动强度比较低(无氧阈之下),耗能也小,氧气有时间被输送到组织细胞中,身体内的代谢底物得到了充分氧化,满足运动的能量需要,这样的运动就是有氧运动。低强度、长时间进行的运动,基本上都是有氧运动,比如:快走、慢跑、长距离慢速游泳、慢骑自行车等。有氧运动需要大量呼吸空气,对心、肺是很好的锻炼,可以增强肺活量和心脏功能。

有氧代谢是缓慢但持久的供能系统,主要代谢底物是葡萄糖和脂肪。静息时,身体有持续的氧气供应用以产生能量,维持基础代谢率。开始运动时,比如从坐着到起来走动,人体的能量需求增加,导致呼吸与心跳略加快。只要运动强度增加不是太多、太快,人体会调整呼吸与心跳,有氧代谢仍然能保持身体能量需要,人体就不会感到太疲惫。基本上人体能持续进行 3 min 以上的运动依靠的都是有氧代谢供能系统。

无氧运动是指相对于有氧运动而言的,无氧运动是指人体肌肉在部分无氧供能代谢状态下进行的运动,日常我们所认为的无氧运动是指肌肉在"缺氧"的状态下高速、剧烈运动。无氧运动大部分是负荷强度高、瞬间性强的运动,所以很难持续较长时间,而且疲劳消除的时间也慢。无氧运动是相对的,是在有氧运动的基础上进行,CPET 的试验显示当运动强度超过 AT 时,VO_2 还在不断上升,肌肉"缺氧"基本不会出现,是有氧而不能用,这是由于代谢速率的限制。

人体代谢的功能系统包括了 ATP - CP 系统、糖酵解系统以及有氧供能系统。三大能源系统并非互相独立的,当我们进行无氧运动时,所有能源系统会共同参与机体的能量供应,通常以一个能源系统为主,除非出现主要供能系统向另一个系统转变。当ATP-CP系统能量耗尽时,无氧代谢只能使用葡萄糖为底物,特点是供能迅速但是产能量较少。这也就是为什么大重量举重时我们举十多次就会力竭的原因之一。无氧代谢的最大缺点是葡萄糖不充分氧化会产生乳酸。乳酸的堆积导致肌肉细胞环境酸碱度降低,这是高强度运动时容易疲劳的另一个主要原因。

事实上,有氧代谢与无氧代谢很少独立存在,没有绝对的界限,也不会一下子从一种代谢状态转换到另外一种状态,更多时候他们互相重叠,只不过有时候有氧代谢占主导,有时候无氧代谢占主导。在低强度运动时,比如走路,无氧代谢所占比例非常小,这时我们可以称之为所谓的"纯有氧"运动。但在几乎所有的高强度运动中,有氧与无氧代谢并存,因此没有"纯无氧"运动。

传统理解上,容易将氧供是否充足作为界定有氧运动和无氧运动的条件:运动中氧气的供应充足时,运动类型就是有氧运动;相反,氧气供应不充足时,运动类型就是无氧运动。事实上,这种看法是片面的。诚然,氧供是界定有氧运动的一个先决条件,在氧供不足时,机体必然大量启用无氧代谢供能以满足运动需要。但是,即便氧供充足时,运动的供能是不是以有氧代谢为主还取决于运动强度、代谢底物储备、不同细胞自身代谢特点以及肌纤维本身类型的影响。运动强度越大,对供能系统的功率输出要求越高,当功率需求超过了有氧代谢系统能维持的最大输出功率时,即便氧供充足,此时也必然以最大功率输出能力更强的无氧代谢作为骨骼肌主要供能系统,从而维持运动。此外,如果运动肌肉的快肌纤维比例大时,由于快肌纤维的线粒体含量低,有氧代谢能力不强而无氧代谢能力高,这类骨骼肌在运动中,也更趋向利用无氧代谢供能。

无氧代谢虽然输出功率高但底物储备有限而且会受代谢产物堆积抑制,可持续供能时间有限。有氧代谢因底物储备充足以及代谢产物是 CO_2 和 H_2O,可维持运动时间长,但输出功率低。因此,当运动的能需超过了一种代谢系统的最大承载能力时,要么运动强度下降以适配其他代谢系统的功率输出,要么运动时间缩短以适配当前主要代谢系统的可持续时间。

总之,运动中,机体一方面是在综合了氧供、各个代谢系统自身特点、机体自身结构特点等诸多因素后选择和调控各代谢系统供能,从而与运动能耗需求相匹配;另一方面,机体也被迫对运动强度与时间做出调整,与氧供以及各代谢系统供能能力相适应。因此,有氧运动与无氧运动之间的界定,并不能单凭氧供就可以判断。

第十节　无氧阈的概念及其生理学意义

一、无氧阈的生理学解释

在递增功率的运动中，随着运动强度不断加大，骨骼肌输出功率也不断增加，当单位时间的能量需求增加到一定程度，超过有氧代谢产生 ATP 的速率时，在这种状态下无氧糖酵解将加速产生 ATP 以满足骨骼肌的能量需求，从而使乳酸生成增多，并引起乳酸/丙酮酸比值（L/P）升高。此时的摄氧量（VO_2）被定义为无氧阈值（anaerobic threshold，AT）。它是递增负荷运动过程中，骨骼肌供能方式由有氧代谢为主转向无氧代谢为主的临界点或转折点，也是机体尚未发生乳酸酸中毒（lactic acidosis）时的最大 VO_2。AT 是衡量运动强度的一项指标，也可以被称为稳态阈值，若运动强度低于这个阈值，耐力运动可能会持续很长时间。

随着运动时功率的不断增加，VO_2 也不断增加。多项研究表明：当 VO_2 低于 AT 值时，取决于功率，而非运输至肌肉的氧；当高于 AT 值时，取决于功率和运输至肌肉的氧。即低于 AT 值时，VO_2 的变化是非氧依赖性的，是功率依赖的；而高于 AT 时，VO_2 的变化是氧依赖性的（图 1 - 1 - 41）。这个现象很容易理解，运动强度在低于 AT 以下时，骨骼肌毛细血管的氧分压远在最低临界值以上，此时细胞内外氧气交换的动力有足够的保证，故而这时 VO_2 的增加只由功率决定。当运动强度高于 AT 时，由于氧的供需失衡，毛细血管氧分压下降至最低临界范围，此时的 VO_2 增加就受到功率和氧供能力的双重影响，机体氧输送能力或肌肉利用氧的能力越强则越有利于的 VO_2 提高。即使运动强度很高，细胞的氧供一般也是不缺乏的，毛细血管内的氧分压也在临界值以上，氧的供应失衡是罕见的，关键在于氧利用。

AT 的发生基础以及伴随的气体交换变化如下：

（1）运动时随功率的增加，骨骼肌代谢速度不断增加，氧需也随之上升。当上升到一定程度时，氧的供需平衡被打破，导致毛细血管氧分压降至能满足氧弥散的最低值区域（即临界毛细血管氧分压）。若运动强度进一步增加，终末毛细血管氧分压达到最小值导致氧弥散动力不足和有氧代谢受限，无氧代谢比例会大幅增高以补充并导致乳酸增多。

（2）氧的供需失衡引起线粒体膜质子穿梭机制与胞浆中 NADH 的生成速率失衡，从而使胞浆的氧化还原态降低，这体现在 L/P 比值升高（图 1 - 1 - 42）。

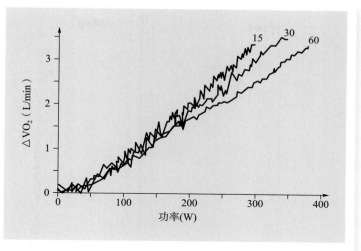

图 1-1-41 健康受试者不同速率递增功率踏车运动时对 VO_2 增加的影响

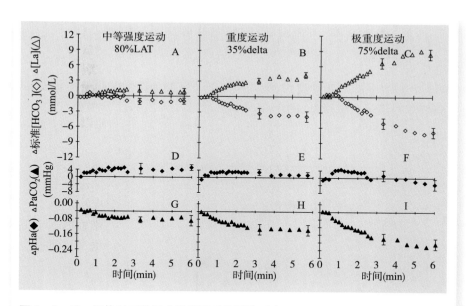

图 1-1-42 机体对三种运动强度运动的平均反应

（3）细胞内堆积的乳酸立即被碳酸氢根离子缓冲，并产生额外的CO_2，以降低细胞内的酸化程度（图 1-1-43）。

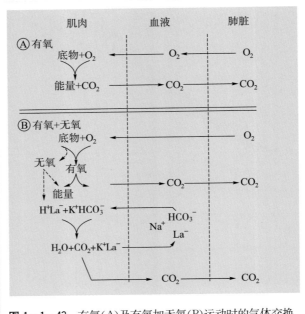

图 1-1-43 有氧（A）及有氧加无氧（B）运动时的气体交换

（4）随着乳酸水平的不断升高，碳酸氢根离子与乳酸的跨细胞膜交换越发频繁，导致动脉血中碳酸氢根离子含量降低（图 1-1-44）。

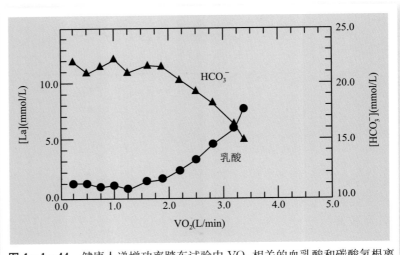

图 1-1-44 健康人递增功率踏车试验中 VO_2 相关的血乳酸和碳酸氢根离子水平

（5）碳酸氢根离子对乳酸的缓冲以及酸碱平衡失调将使气体交换出现改变（图1-1-45）。表现为 VCO_2 的增加速率与 VO_2 的增加速率之间的平行关系被打破，VCO_2 增加速率快于 VO_2。

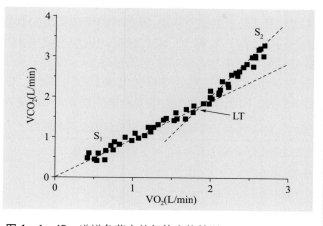

图 1-1-45 递增负荷中的气体交换情况

负荷递增运动中，AT 值或者乳酸盐增加出现的早晚与出现时 VO_2 的大小反映了机体有氧做功的水平，出现越晚及 VO_2 越大，代表了机体有氧运动能力越强。

二、无氧阈、乳酸阈及个体乳酸阈

无氧阈（AT）、乳酸阈 LT（lactate threshold，LT）以及个体乳酸阈（ILAT）均是骨骼肌氧供需失衡现象的一种反映，其术语上的差别主要是测量方法不同，它们的共同机制没有明显差别，都是无氧代谢开始大幅增加的表现。通常，它们可以交互使用，但它们具体的定义如下：

1. AT

指在运动过程中的某一 VO_2 值，当运动时的 VO_2 超过该值时，将部分通过无氧代谢生成 ATP 以补充有氧代谢生成 ATP 不足，结果使乏氧区胞浆的氧化还原态降低，并使 L/P 比值以及乳酸增高。AT 是指无氧代谢明显提高和加速的起始，因此，AT 上可以取 VO_2 功率，HR 等。

2. LT

在渐增负荷运动中，血乳酸浓度随运动负荷的增加而增加，当运动强度达到某一负荷时，血乳酸浓度会急剧增加，血乳酸出现急剧增加的那一点（乳酸拐点）称为乳酸阈。乳酸阈值越高，在较高的运动负荷时，可以最大限度地利用有氧代谢而不过早地积累乳酸。

3. ILAT

因为每个人的"乳酸拐点"都不相同，所以又有"个体乳酸阈"的概念，它的意义在于消除了人们由于对"无氧阈"字面意义的理解,而把乳酸的堆积误归结为仅仅是无氧所致的片面性。它还打破了"无氧阈"概念的笼统性,提出了个体阈值的差异性。更能客观、准确地反映机体有氧工作能力的高低,波动范围 $1.4 \sim 7.5$ mmol/L。

三、高于无氧阈的运动的生理变化

运动强度在低于 AT 或 AT 水平时的早期,通过呼吸循环系统的调整,VO_2 和 VE 即能达到稳态;而当强度高于 AT 时,VO_2 和 VE 时常延迟达到稳态或者根本无法达到。低于 AT 水平时,机体的酸碱平衡与安静状态时基本无明显改变。当高于 RCP 水平时则出现代谢性酸中毒,引起通气驱动明显加强并随后几分钟出现 $PaCO_2$ 降低。以 AT 为界线,高于 AT 的运动相较于 AT 水平以下的运动会产生很多不同生理变化(见表 $1-1-13$)。

表 $1-1-13$　高于无氧阈值的运动引起的生理反应变化

肌糖原的利用以及通过无氧方式再生的 ATP 增加
运动耐力降低
代谢性酸中毒(高于 RCP 时)
VO_2 稳态延迟
VCO_2 的升高超过有氧代谢的预期值
通气动力增加
$PaCO_2$ 和 $P_{ET}CO_2$ 随时间而降低(可能)
通过波尔效应而非毛细血管氧分压的降低使血液释放更多的氧
血浆电解质浓度增高
血液浓缩
代谢性中间产物增多(如甘油磷酸和丙氨酸)
儿茶酚胺水平升高
两项乘积增大(心率-收缩压乘积)

1. 糖酵解加速

运动强度高于 AT 时,剧烈运动造成的局部血流相对不足和肌纤维募集等因素的影响,骨骼肌内的糖酵解明显提高。利用这个途径可以在不依赖氧的情况下以更快的速率产生更多的 ATP 以补充有氧代谢供能不足和满足运动需要。但是,糖酵解时一分子葡萄糖生成的 ATP 只有有氧代谢时的 1/12,从而加速糖储备的消耗,并产生乳酸积聚。

2. 运动持续时间

运动强度高于 AT 时,运动持续时间缩短。运动强度越大,运动持续时间越短。由于磷酸原系统底物储备过少;代谢性酸中毒会导致糖酵解受限等因素,都会引起通过无氧代谢再合成 ATP 的速率下降,而有氧代谢生成 ATP 的速率受代谢本身、氧运输能力的限制而不充分时,即发生运动供能不足。最终,运动持续时间会明显的缩短,这在患有心血管疾病的患者身上更为明显。

3. 氧合血红蛋白解离

运动时,糖酵解旺盛部位的毛细血管床中 H^+ 浓度升高,从而促进氧合血红蛋白的解离（波尔效应）。骨骼肌要获取氧必须要满足两个条件，即细胞内氧分压降低和 H^+ 浓度升高。当运动强度低于 AT 时，氧分压的降低最重要，而高于 AT 时 H^+ 浓度升高更重要（图 1-1-46）。

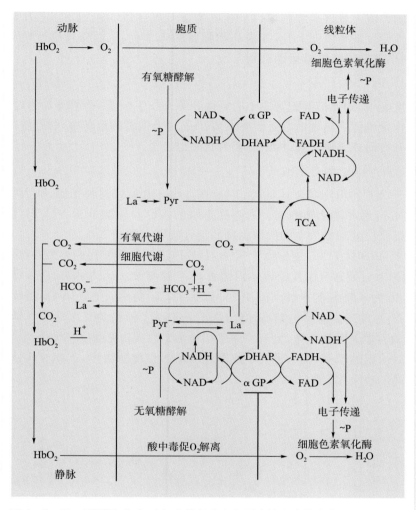

图 1-1-46　剧烈运动时，毛细血管氧合血红蛋白饱和度的变化

4. 血浆电解质浓度

研究显示，运动高于 AT 时，动脉血中的 Na^+、Cl^- 浓度以及总的阳离子和阴离子浓度均升高。最主要的原因是细胞内乳酸以及伴乳酸升高的其他代谢副产物引起细胞内渗透压的升高导致水向细胞内流动以维持细胞膜内外的两侧的渗透压平衡。

但是，血浆中的 K^+ 浓度的变化与 Na^+、Cl^- 浓度不同，其在 AT 以下强度时即开始出现升高，强度高于 AT 时升高的速率更快。其原因可能是 CP 的水解引起的细胞内碱化，

K$^+$是细胞内主要的阳离子,细胞主要通过排出 K$^+$以维持细胞膜两侧的电荷平衡。另外,运动初期 HCO$_3^-$是平衡细胞释放 K$^+$的阴离子。

5. 血液浓缩

大量研究显示人在运动时会发生血液浓缩,其主要发生在运动强度大于 AT 时。主要原因是细胞外液大量进入细胞内以平衡乳酸等升高导致的细胞内渗透压增高。细胞外液的减少促使红细胞浓度上升,并提高动脉血的氧含量,从而使每毫升血液能提供更多的氧,这对供氧受限时维持运动有利。

6. 代谢中间产物

运动强度高于 AT 时,细胞胞质中的氧化还原态发生改变;糖酵解加速,糖酵解的一系列代谢产物量也随之出现增高。研究发现:AT 以上强度的运动中,肌细胞内 α-甘油磷酸随乳酸的升高而成比例升高,丙酮酸和丙氨酸也出现升高。

7. VO$_2$ 和 VCO$_2$ 动力学改变

强度低于 AT 的恒定功率运动时,VO$_2$ 在 3 min 就可以达到稳态,而 VCO$_2$ 升高较缓慢,大约 4 min 后亦能达到稳态。达到稳态时的 VCO$_2$ 略微低于 VO$_2$,其主要原因是因为此时的以脂肪酸和糖为主的代谢底物的混合呼吸商低于 1.0。

强度大于 AT 时,VCO$_2$ 通常高于 VO$_2$,其原因主要是缓冲代谢性酸性物质时有额外的 CO$_2$ 产生以及过度通气引发的机体内储备 CO$_2$ 的释放。运动早期的 VCO$_2$ 相对低于 VO$_2$,主要是因为早期血液中 HCO$_3^-$、K$^+$升高所致。随功率的上升,VO$_2$ 持续上升,并且功率越高时 VO$_2$ 的升高速率也越高,但与低于 AT 强度的运动对比其动力学水平偏低。而 VCO$_2$ 的动力学无明显变化,上升的速率相对恒定,1 min 后超过 VO$_2$,经 3~4 min 后达到一个相对恒定的水平,其水平大小依据乳酸增多程度所决定,其超过 VO$_2$ 的幅度依赖于乳酸升高的速率(图 1-1-47)。

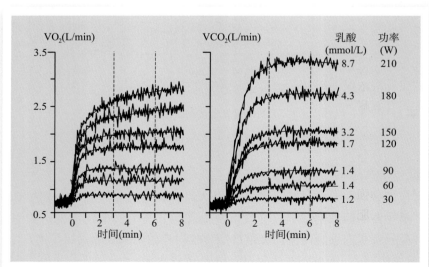

图 1-1-47　健康受试者在七种不同水平功率强度运动试验中 VO$_2$、VCO$_2$ 与运动持续时间的关系

8. 通气驱动

强度高于 AT 时,通气驱动显著加强。其原因和变化情况在上节已经做了较详细的讨论。

9. 儿茶酚胺类物质

高于 AT 强度的运动时,血浆儿茶酚胺类物质生产明显增多。因其增多并不是乳酸明显增加的根本因素,所以它的升高可能主要是心血管对无氧应激的一种代偿机制,以提高循环系统运输氧的能力和加速代谢生成 ATP 的能力。慢性心力衰竭患者在较低功率状态即可出现血浆儿茶酚胺升高,从一个方面说明了这一点。

10. 两项乘积

运动时,两项乘积(心率-收缩压乘积,rate-pressure product)将增高,当强度高于 AT 时,其上升的速率加快。这表明心肌的做功也不断增加。肾上腺素和去甲肾上腺素的升高更促进两项乘积升高。其本质上的作用是为了增强氧供以弥补运动中的氧供需失衡。

四、无氧阈的测定

分为乳酸阈测定和通气阈测定,因在其他章节已叙述,在此不再赘述。

五、乳酸阈在实践中的应用

1. 评定有氧工作能力

虽然 VO_2max 和 LT 均是评定人体有氧工作能力的重要指标,但是 VO_2max 主要体现的是机体的心肺功能,而 LT 主要反映骨骼肌的代谢水平。系统训练可以提高 VO_2max 的 $15\%\sim20\%$;系统训练能亦能较大提升 LT,从而提高血乳酸在运动时的平衡状态。

2. 制定有氧耐力训练运动强度

在"个体乳酸阈"之下训练,虽然也是有氧运动,但是运动强度相对来说偏低,对机体造成的应激与刺激可能也偏低;如果在"个体乳酸阈"之上进行训练,就已经过渡到无氧代谢,产生乳酸,使机体更容易疲劳,就不再完全是有氧能力的训练。此外,有研究显示乳酸阈时的血乳酸浓度可维持 30 min 而不增加,优秀运动员甚至可达 50 min,因此,个体乳酸阈是发展有氧耐力的最佳强度。

3. 制定运动处方

从运动负荷试验中获取乳酸阈值,可用于帮助制定及调整运动处方。这一方法已广泛应用于体育科学、运动医学和康复医学实践中,由于动脉血乳酸的检测十分简便,也适用于运动中对运动强度的客观评估,有助于心脏康复的实施。利用乳酸阈强度进行有氧运动,对于心脏病、肥胖、高血压病的防治具有良好的效果。

运动时心血管-呼吸-代谢的偶联

一、代谢性的"心血管-呼吸偶联"

运动初期,由于呼吸循环系统调动速度不一定与肌肉收缩同步,此时无氧代谢的启动弥补了有氧代谢不足造成的短暂 ATP 缺口。随着运动持续,线粒体呼吸作用必须增强以满足 ATP 再合成的需要,肌细胞氧耗也随之增加。细胞内呼吸的增强也通过一定机制(图 1-1-48)偶联引起外呼吸的增强,并通过心血管系统提高骨骼肌血流量满足气体交换的需要。

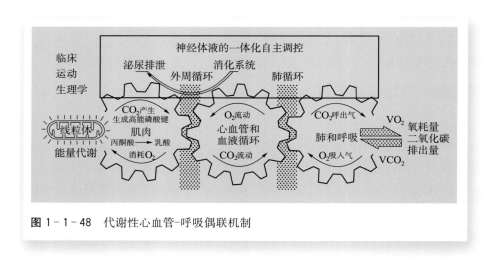

图 1-1-48 代谢性心血管-呼吸偶联机制

1. 心血管系统与代谢的偶联

运动中,骨骼肌代谢活动的增强必然引起心血管系统功能上出现适应性变化。这种心血管系统的偶联活动主要表现在以下几个方面:

(1)心输出量:心输出量在向骨骼肌细胞供氧方面起着非常重要的作用。心输出量足够才能保证对骨骼肌足够的血流灌注,呼吸摄入的氧才能被充足地输送到骨骼肌为之利用,代谢底物及产物才能得以正常转运。心脏增加心输出量主要依靠增加每搏输出量及心率得以实现。运动时,交感神经兴奋性增加,激活 β 受体,同时迷走神经张力降低引起心率增快;肌肉收缩以及呼吸加深伴随胸膜腔内压降低引起静脉受压所形成的静脉回流增多,以及心收缩力增强从而使每搏量增加。当运动强度增加时,每搏量的提高有限,此时心率上升是提高心输出量的主要机制,但过快的心率又会降低每搏量而不利于心输出量增加。每搏量的增大程度取决于个体的心脏功能。

(2)外周血流分布:若心脏泵出的血液不能适当地分布到骨骼肌,则会导致骨骼肌氧供不足。运动中,心血管系统选择性地舒张和收缩血管,保证脑及自身的血供,增强肺及骨骼肌的血供,而内脏器官如肾、肝、胃肠道的血流相对减少,同时一小部分流经皮肤以散热。与此同时,更为发达的肌肉毛细血管网会有利于提高血液在肌肉中的分布程度。

（3）动脉血氧分压:静息时和运动中,常出现动脉血氧分压低于肺泡氧分压。两者之差大约在 10 mmHg,其原因主要是少量的右向左分流以及整个肺中的通气血流比不均衡。当运动中随着功率的加大,这种差异越发显著时,会导致氧弥散障碍,因而引起氧供不足。

（4）组织中氧合血红蛋白的解离:氧合血红蛋白(oxyhemoglobin)的解离以及波尔效应(Bohr effect)在骨骼肌摄氧过程中起到重要作用。血红蛋白对氧的亲和力增高时阻碍氧的解离,可削弱骨骼肌的供氧。运动中出现的代谢性酸中毒、$PaCO_2$ 增高、体温上升或者 2,3-二磷酸甘油酸水平的升高均可引起血红蛋白与氧的亲和力下降、氧离曲线(the oxyhemoglobin dissociation curve)的右移(图 1-1-49),从而有助于氧自毛细血管向线粒体运输。

（5）血红蛋白与动脉血氧含量:动脉血氧含量依赖于 PaO_2 和血红蛋白浓度,因此贫血使得血中氧含量降低,从而使运动时骨骼肌的氧供也被削弱。此时,机体将通过提高骨骼肌的血流/代谢率(Q m/VO_2 m)比值以部分代偿,即在相同代谢率下需要的血流灌注更大,故而心脏的做功负担更重。

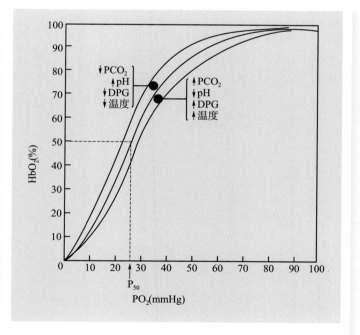

图 1-1-49　氧解离曲线以影响因素

2. 通气与代谢的偶联

运动中,骨骼肌细胞呼吸时所生成的 CO_2 需要及时地被排出,这要求循环系统保证对骨骼肌足够的动脉血灌注,即 PCO_2 较低的血液使细胞中产生的 CO_2 向血液扩散,以使其与 CO_2 的生成相匹配。肺通气(ventilation)的适时加强可以满足增强的气体交换需求,及时地排出 CO_2 并摄取氧气使血液动脉化,同时达到 pH 值稳态。类似于心输出量的增加途径,肺通气的增加,即每分通气量(VE)增加主要依靠提高潮气量(tidal volume)(呼吸变深)和加快呼吸频率来实现。在低和中等强度运动时,潮气量的提高是 VE 提高的主要方式,当运动强度越来越大时,呼吸频率的提升就越来越重要。然而,过快的呼吸频率不仅会引起弥散(diffusion)障碍从而使通气血流比异常(实际上等同于增加了生理性死腔)以及不良的空气动力学,也会造成呼吸肌尤其是吸气肌的过快疲劳,并影响运动强度和持续时间。

运动强度在 AT 以下时,运动开始阶段短暂的一段非稳态时间后,VE 的增加可以调节 $PaCO_2$ 和 pH 以使其在接近静息状态的位置保持稳态。此时,随功率的增加,VCO_2 的增加速率不超过 VO_2 的增加速率。

运动强度接近 AT 时,无氧代谢增强,机体开始发生代谢酸中毒,并引起一系列气体交换的变化,出现通气驱动增强,CO_2 的排出量超过 O_2 的摄入量等现象(图 $1-1-50$)。机体通过 HCO_3^- 缓冲细胞内因无氧代谢增强而堆积的 H^+ 从而生成额外的 CO_2。此时,气体交换的稳态则被打破,CO_2 的排除量将超过 O_2 的摄取量。功率继续增加,VCO_2 会呈非线性增加并超过 VO_2 的增加,而 VO_2 仍随功率增加呈线性增加。环境 CO_2 浓度升

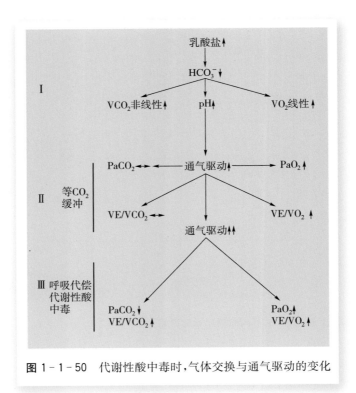

图 $1-1-50$ 代谢性酸中毒时,气体交换与通气驱动的变化

高,导致动脉血中 CO_2 分压升高,CO_2 分子透过血-脑屏障进入脑脊液,形成 H_2CO_3,解离出 H^+。脑脊液 CO_2 分压升高,H^+ 浓度也随之升高,一方面刺激外周化学感受器(颈动脉体和主动脉体)导致呼吸加深加快;另一方面刺激中枢化学感受区,引起延髓呼吸神经元兴奋。这种对通气驱动的增强使得肺通气量加大,肺对 CO_2 的排出能力提高,以此试图调节 $PaCO_2$ 与 pH 使它们保持稳态。在短时间内,VE/VCO_2、$P_{ET}CO_2$、$PaCO_2$ 内保持不变,VE/VO_2、PaO_2 增加,称之为等二氧化碳缓冲期,正常大约会持续 2 min。VE/VCO_2 未随 VE/VO_2 增加说明此时相同 VE 下 CO_2 排出量的增加来源于机体内部缓冲 pH 下降所额外产生的 CO_2。功率进一步增加时,pH 的进一步下降会刺激呼吸感受器加强通气驱动使得机体出现过度通气,大量的储备 CO_2 被排出以缓冲 pH 的下降,使得 VE/VCO_2 增加和 $PaCO_2$、$P_{ET}CO_2$ 下降;与此同时,PaO_2、VE/VO_2 和 $P_{ET}O_2$ 也会更为增加,这种现象反映了通气对代谢性酸中毒的代偿。

运动时,通气随代谢增强偶联的生理意义主要在于:

(1)保障氧供:运动时,骨骼肌氧耗增大,这需要肺做出相应的功能调整,从外界摄入更多的氧气作为给运动供能的基础。

(2)清除二氧化碳:运动时,代谢活动增强,CO_2 产量增加,产生的 CO_2 总量与肌肉内占主导地位的代谢底物密切相关。超过 AT 强度的运动时,为缓冲代谢性酸中毒而出现除了代谢本身以外还有大量额外的 CO_2 生成。这些都需要增强肺通气,才能满足及时排出 CO_2 的需求。

(3)保持酸碱平衡:由于机体代谢的最终产物为酸性物质(挥发性碳酸和非挥发性乳酸),如果要维持体液 pH 稳态,肺通气必须与酸负荷保持相匹配。

(4)调节体温:运动中代谢加快会带来产热增多,从而使体温上升。呼吸的增强有利于散发多余的热量,维持体温的相对稳定。

总之,运动时呼吸系统主要通过增加 VE 以适应代谢供能的需要。VE 增加的程度受到多方面因素的影响。运动强度越大时通气驱动的加强越明显,尤其是当运动强度大于 AT 后。各种代谢底物具有不同的呼吸商,因此不同代谢底物的利用情况直接影响 VE 的大小。肺泡中气体在组织中的溶解度是换气(air exchange)时气体弥散动力的决定因素之一,其直接影响通气量的大小。血流在肺中的分布不均衡直接影响肺的换气效率,从而也影响了 VE 的大小。肺内并非所有的气体都能进入肺泡完成换气,即存在通气无效腔,运动中无效腔的变化也会直接影响 VE。

二、运动中心输出量,氧耗量和二氧化碳排出量的关系

1. 运动中心输出量与氧耗量的关系

运动中机体代谢显著增强,对氧的需求也随之增加。骨骼肌对氧的利用主要受到两大因素的影响:氧的运输能力和肌细胞利用氧的能力。氧的运输与循环系统能力密切相关,其中最重要的影响因素是心输出量。心输出量随细胞氧需的增加上升(图 1-1-51)。因为血红蛋白浓度为 150 g/L 时,每 5 L 动脉血大约含 1 L 氧。正常时,血流反应速度必须超过这一速度以满足骨骼肌的能需。前面我们已经讲过,心输出量的增加依赖于每搏输出量以及心率的增加。研究显示:运动强度提高,每搏量与氧耗量呈指数曲线

相关;心率与氧耗量呈线性关系。每搏量的增加主要在中低运动强度时,正常普通人在运动强度超过 40% VO_2max 时每搏量的增加已经十分有限而进入平台期。这时,心率的提升对提高心输出量显得更加重要。

运动强度递增,骨骼肌摄取氧的能力增强,动静脉血氧分压差值逐渐增大,也影响氧耗量的大小。其差值越大,体现出骨骼肌摄氧能力越强,随之氧耗量也越大。

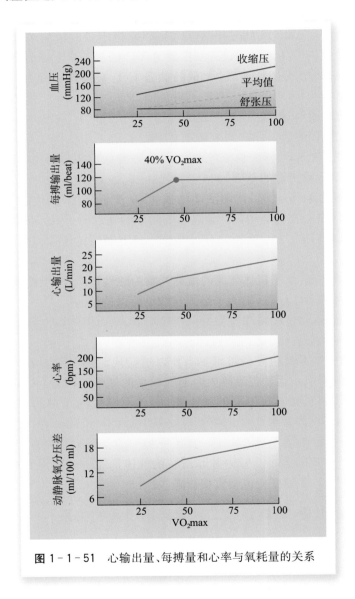

图 1-1-51 心输出量、每搏量和心率与氧耗量的关系

2. 运动中心输出量与二氧化碳排出量的关系

相对于氧供,心输出量对于二氧化碳排出量的影响并不十分重要。因为 CO_2 的弥散度比 O_2 大许多,CO_2 的清除主要受到肺泡通气和 $PaCO_2$ 的调节(图 1-1-52)。然而在运动中代谢增强的情况下,心输出量也确实决定了静-动脉间的 CO_2 含量差。

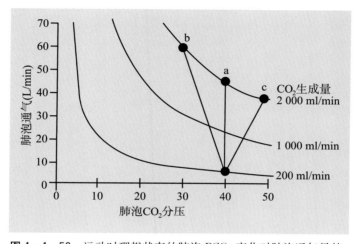

图 1-1-52 运动时理想状态的肺泡 PCO_2 变化对肺泡通气量的影响

3. 运动中耗氧量与二氧化碳排出量的关系

在上文中,我们已经详细地描述了运动强度递增变化时,耗氧量与二氧化碳排出量的特征。总体上说,以 AT 为界,低于 AT 时,耗氧量增加二氧化碳排出量也同时增加,两者呈线性关系,二氧化碳排出量相对于氧耗量的函数斜率平均约为 0.95,变异性较小;高于 AT 时,二氧化碳排出量上升并超过氧耗量,两者函数斜率大于 1,同时随功率的上升,氧耗量的上升一直呈现线性关系直至最大耗氧量,而二氧化碳排除量则在数分钟后进入平台期。

运动中,从静息到运动起始阶段,机体为了使供能与耗能相适应、供氧与氧需相适应,而做出的气体交换适应性反应可以用 3 个时间相来表达其特征。其气体交换动力学机制见图 1-1-53。

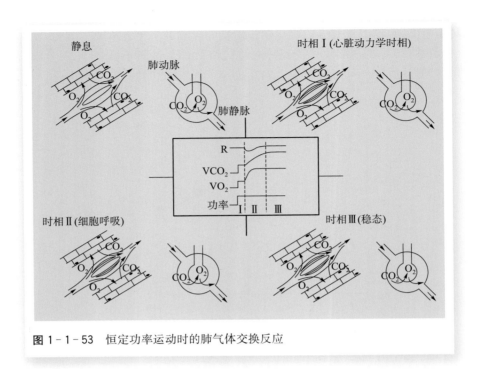

图 1 - 1 - 53　恒定功率运动时的肺气体交换反应

三、运动过程中气体交换动力学

1. 氧摄取动力学

摄氧量(oxygen uptake)指单位时间内人体从肺泡中所获得的氧量或全身各组织器官从毛细血管中提取的氧量;或者说用于能源物质氧化的氧量(氧耗量)。处于稳态时,肺部摄取的氧(VO_2)反映了机体细胞的氧耗。最大摄氧量是人体进行力竭运动时,氧运输系统中的心肺功能和骨骼肌氧利用达到极限时单位时间内的氧消耗量。因此,影响摄氧量的两大因素是氧供给和氧利用率。运动起始,随着氧需增加,氧摄取动力学也发生以下相应变化。

第 I 相:特征为在运动开始时气体交换的即刻增加,VO_2 呈陡峭性增加,这个阶段一般持续 15 s。其原因是运动开始时每搏量和心率的增长导致的肺血流量突然增大,故而第 I 相又被认为是心血管动力期。此阶段是心血管系统能力的调动起始阶段,摄氧量的提高尚无法满足氧耗量,能量主要由磷酸原系统提供。此期 RER 值保持不变,其原因是该期受骨骼肌代谢影响的血液尚未到达肺部,肺内增加的血液组分是由安静状态所确定的。

第 II 相:特征为 VO_2 的增加呈指数函数增加,时间大小从运动开始 15 s 后持续到 3 min 左右。它主要反映了细胞呼吸的增长。此期时,机体一般仍然未进入氧供—需稳态,能量由磷酸原系统和糖酵解供给。

第 III 相:运动开始 3 min 后,进入第 III 相,机体各系统机能达到较高水平。运动强度低于 AT 时，VO_2 的稳定状态在运动开始 3 min 后出现，气体交换和血流趋于稳定，摄氧量能够满足氧需，此时第 III 相反映了 VO_2 稳态的开始。强度高于 AT 时，VO_2 稳态的出现延迟，或者直至疲劳时也不能形成稳态，摄氧量虽然增高但仍然不能满足氧需，引起糖酵解供能加强，直至疲劳进而限制运动。此时，受骨骼肌血流的 pH 下降及血红蛋白氧解离曲线右移影响，VO_2 增加缓慢，其增高的速率与乳酸增高的强度相关联（见图 1-1-54）。

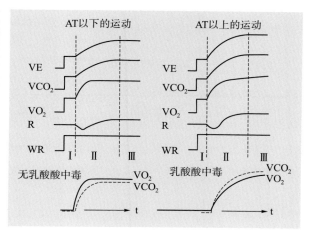

图 1-1-54 气体交换动力学

肺气体存储量变化对 VO_2 动力学影响不大，其原因是：① 肺泡气体浓度变化不大；② 正常机体功能残气量可能会降低，但不会超过 0.5 L，相当于 75 ml 氧气，因此在 I 相或 II 相的功能残气量变化对气体交换动力学影响很小。

VO_2 的增高取决于血流动力学（心输出量和动静脉 O_2 含量差）对运动的反应。根据 Fick 原理，VO_2 与心输出量和动静脉 O_2 含量差成正比。有研究显示，由于直立静止体位休息时的血液淤滞会引起 I 相时动静脉 O_2 分压差突然增加。因此，当运动处于仰卧位或事先有温和运动时，因为血液瘀滞的程度减轻，I 相 VO_2 的增高也会显著降低。这对降低心血管疾病患者对运动开始时剧烈心血管反应的不适感是有利的。

在尚未达到稳态的第 I 和第 II 相，机体摄氧量是低于运动实际的氧需量的，两者之间的差值即为"氧亏"（oxygen deficit）。传统的氧亏计算方法是：运动总 VO_2 减去稳态 VO_2 与运动时间的乘积的差值。氧债（oxygen debt）是指恢复期总 VO_2 与静息期或其他适当的对照水平 VO_2 的差值。运动强度低于 AT 时，一旦运动时 VO_2 达到稳态，氧亏与氧债不会再增长。高于 AT 的运动，只要无法达到 VO_2 稳态，氧亏和氧债就会继续升高。不同个体对运动反应的适应能力不同，也会影响氧亏与氧债的大小（图 1-1-55）。研究表明：极低强度运动时，不同个体间能力的差异对氧亏与氧债的影响不大。强度增高时，对于同一给定功率，适应力良好的个体的 VO_2 动力学变化较适应力一般的个体快，因此其氧亏与氧债也更小，从而使运动中和运动后心血管系统的负担同步降低。传统认为氧债与氧亏大致相等，但研究指出运动后会出现恢复期 VO_2 的增高大于氧亏的现象。

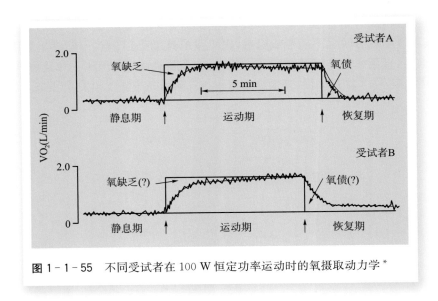

图 1 - 1 - 55 不同受试者在 100 W 恒定功率运动时的氧摄取动力学 *

2. 二氧化碳排出量动力学

运动强度低于 AT 时，VCO_2 的动力学较 VO_2 慢（大约在 4 min 或以上才达到稳态）。在第 III 相期间，VO_2 和 VCO_2 会达到真正的稳态值，R 值也会在短暂的下降后上升到一个恒定值（大小依据代谢底物的呼吸商）。其原因主要是：

① 运动开始阶段磷酸肌酸水解后产生一个碱性反应，使骨骼肌有氧代谢产生的 CO_2 固定为 HCO_3^- ，而 R 值也在上升之前出现降低（大约在恒量运动开始后 15～45 s 出现，即第 II 相时）。

② 静脉血中氧合血红蛋白饱和度降低时，在相同的 $PaCO_2$ 条件下，还原型血红蛋白可以结合更多的 CO_2（何尔登效应）。

③ 骨骼肌中 PCO_2 增高时，在同样的 pH 条件下可溶解更多的 CO_2。

运动强度高于 AT 时，VO_2 将持续升高，第 III 相时 VO_2 稳态出现延迟或无法达到，且 VO_2 上升缓慢。相反，VCO_2 在机体出现乳酸酸中毒时，由于缓冲酸中毒时产生额外的 CO_2，使 VCO_2 增长速率超过 VO_2，直至乳酸浓度停止增加。因此 R 值也无法达到稳态值，而是一直上升，直至乳酸浓度停止增加。

---

* 注：氧缺乏：氧缺乏类似于汽车发动机，刚开始还没有预热时，气缸燃烧效率不高，即使加大油门，转速还是上不去，但并不是缺乏氧气和燃料。对生物组织可能就是先直接启动无氧代谢，将"细胞烧热"以后，再调回到有氧代谢。

主要参考文献

[1] Fox E L,Boswer R W,Foss M L. The Physiological Basis for Exercise and Sports[M]. Dubuque IA: Wm C Brown,1993.

[2] Saltin B,Henriksson J,Nygaard E,et al. Fiber types and metabolic potentials of skeletal muscles in sedentary man and endrurance runners[J]. Ann NY Acad Sci,1977,301:3－29.

[3] Engels W K. The multipilicity of pathologic reactions of human skeletal muscle[M]. F Lüthy and A Bischoff,1966:613－624.

[4] Katz A M. Patterns of energy production and energy utilization in cardiac and skeletal muscle[J]. Factors Influencing Myocardial Contractility,1967:401－416.

[5] Needham D M. Biochemistry of muscular action[J]. Structure and Function of Muscle,1960:55－104.

[6] Newsholme E A. The Regulation of Phosphofructokinase in Muscle[J]. Car-diology,1971,56(1－6): 22－34.

[7] 雷志平. 运动生物化学[M]. 西安:陕西人民出版社,2006.

[8] 李佳蓓,黄岚,祝善俊. 心力衰竭时心肌能量代谢的研究进展[J]. 心血管康复医学杂志,2009,18 (1):85－88.

[9] Ingwall J S,Poole－wilson P A,Coluccl W S,et al. ATP synthesis in the normal and failing heart [A]. Heart failure[M]. USA:Churchill Livigstone,1997:75－85.

[10] Neubauer S. The failing heart—an engine out of fuel[J]. N Engl J Med,2007,356(11):1140－51.

[11] 周爱儒,等. 生物化学[M]. 6版. 北京:人民卫生出版社,2004.

[12] Wasserman K,Beaver W L,Davis J A,et al. Lactate,pyruvate and lactate－to－pyruvate ratio during exercise and recovery[J]. J Appl Physiol,1985,59:935－940.

[13] Wasserman K,Stringer W,Casaburi R,et al. Mechanism of the exercise hyperkalemia:an alternate hypothesis[J]. J Appl Physiol,1997,83:631－643.

[14] Hansen J E,Sue D Y,Oren A,et al. Relation of oxygen uptake in work rate in normal men and men with circulatory disorders[J]. Am J Cardiol,1987,59:669－674.

[15] Stringer W,Casaburi R,Wasserman K. Acid－base regulation during exercise and recovery in man [J]. J Appl Physiol,1992,72:964－961.

[16] Wasserman K. Coupling of external to cellular respiration during exercise:the wisdom of the body revisited[J]. Am J Physiol,1994,266:E519－E539.

[17] Casaburi R,Barstow T J,Robinson T,et al. Influence of work rate on ventilatory and gas exchange kinetics[J]. J Appl Physiol,1989,67:547－555.

[18] Wasserman K. Breathing during exercise[J]. N Engl J Med,1978,298:780－785.

[19] Wasserman K. Coupling of external to internal respiration[J]. Am Rev Respir Dis,1984,129 (Suppl):S21－S24.

[20] Hill A V,Long CNH,Lupton H. Muscular exercise,lactic acid and the supply and utilization of oxygen[J]. VI Proc R Soc Lond,1924,97:127－137.

[21] Wasserman K,Hansen J E,Sue D Y,et al. Principles of Exercise Testing and Interpretaton: Including Pathophysiology and Clinical Applications[M]. Lippincott Williams & Wilkins,2011.

[22] 黄思贤,谭新洪. 心肺运动试验的临床应用[M]. 北京:人民卫生出版社,2007.

[23] 夏志,刘艳,夏贵霞,等. 支链氨基酸与运动的关系[J]. 首都体育学院学报,2006,18(2):125－128.

[24] 李显,李斌,艾华.骨骼肌葡萄糖转运蛋白4及运动/训练对它的影响[J].中国运动医学杂志,2004,23(3):329-335.

[25] 刘树欣,等.运动对葡萄糖转运蛋白4介导的骨骼肌糖摄取调节机制的研究进展[J].中国康复医学杂志,2010,25(6):592-594.

[26] 邱俊强,等.有氧运动中影响运动能力的代谢因素[J].北京体育大学学报,2004,27(7):903-907.

[27] Sott K Powers, Edward T Howley. Exercise Physiology: theory and application to fitness and performance[M]. McGraw-Hill Education,2014.

[28] Wasserman K, Hansen J E, Sue D Y, et al. Principles of Exercise Testing and Interpretation: Including Pathophysiology and Clinical Applications, 4th Edition[J]. Medicine & Science in Sports & Exercise, 2005, 37.

第二章

运动中的心血管生理变化

第一节 运动中心脏功能的调节

心血管系统作为人体极为重要系统,机体的所有生理功能都与心血管系统息息相关,事实上每个细胞都要依赖心血管系统。它由三个部分组成:泵-心脏,管道系统-血管,以及液体介质-血液。心血管系统可以将氧和营养物质运输到机体的所有细胞,并将细胞内的二氧化碳和代谢产物排出体外,将内分泌腺分泌的激素运送到它们的靶受体上。心血管系统还可以调节机体的温度,并通过血液的缓冲能力调节机体的 pH,维持适度的体液平衡,并且预防其他生物体侵入产生感染。显然心血管系统在运动时会不断改变其角色以适应由运动产生的变化,因而了解心血管系统功能对理解机体运动时的生理基础变化非常重要。

1. 心率(heart rate,HR)

心肌细胞具有产生电信号的特殊能力,称为自动节律性,能够在没有外来刺激的条件下产生收缩,人的正常静息心率范围在 60~100 bpm。在运动中,心率会受到三个主要方面的调节而发生变化:副交感神经系统、交感神经系统以及内分泌系统。副交感神经系统、交感神经系统都是自主神经的分支,分别对 HR 具有抑制和促进的作用。例如,在运动开始阶段或者低强度运动时,HR 由于抵制迷走紧张而增加;随着强度的增加,交感神经活化,HR 持续增加。内分泌系统主要依靠去甲肾上腺素和肾上腺素两种激素调节,交感神经的刺激可诱发这些激素的释放,而这些激素的活动又可以延长交感神经的反应。刚刚剧烈运动后,心率是加快的,这是交感神经兴奋的缘故,但此时因为周围血管的扩张,血压却是轻度下降的。稍作休息后心率逐渐恢复,血压会有一个轻度的反弹升高,这是神经调节的结果。完全休息后心率恢复正常水平,血压也恢复到平时水平,这是人体自动调节机制的作用,主要通过神经调节,少部分通过体液调节。

运动中的心率与运动训练量和训练强度息息相关。运动时心率分为极限负荷心率(180 bpm 以上)、次极限负荷心率(170 bpm)和一般负荷心率(140 bpm 左右)。峰值心率(peak heart rate)是指机体在运动过程中所能达到的最大心率。该指标随性别、年龄、运动形式等因素的改变存在一定差异。一般有两个较为常用的计算公式:220 − 年龄(岁)和 210 − 0.65 × 年龄(岁),实验室得到的数据与第一个公式吻合得稍好。每个公式的标准差为 10 bpm。多个报道的健康个体的峰值心率与上述两个公式的计算值都非常接近,而健康状况较差个体的峰值 HR 比同龄的健康个体低。需要注意的是,这种估算非常粗略,受诸多因素的影响,有条件时,峰值心率应该尽量从心脏运动负荷试验中获取。肥胖男性峰值心率下降,与久坐者即使在擅长的项目上峰值心率下降的结论是一致的。研究表明心血管疾病的死亡率随着静息心率的增加而上升,心率>90 bpm 是心肌梗死后 1 年死亡率的独立危险因子。

研究显示,当机体完成单一较低强度运动时,HR 在运动初期会出现迅速上升,达到一定水平后会在较长的时间里维持在一个波动不大、相对稳定的范围内,称为平台期,提示机体处于稳态当中,可以满足在特定负荷下对循环系统的需求,此时的心率称稳定状态心率。如果达到平台期后运动强度继续增加,心率将会在 2～3 min 内达到新的稳定状态心率,运动强度越大,达到这种稳定状态的时间就越长,或者无法达到稳态直至最大心率。运动时心率的变化可以作为评价运动强度的生理负荷指标,一般如果 HRmax 为220 bpm,则心率高于 185 bpm 的运动强度为极限强度,170～185 bpm 为亚极限强度,150～169 bpm 为大强度,120～149 bpm 为中等强度,低于120 bpm 高于静息心率的为低强度。此外,HR 也可以作为评价人功能状态的客观指标,是预测心肺能力的有效指标。例如,受试者进行类似功率自行车的运动训练,在相同次最大强度负荷下运动,心肺耐力较好者的稳定状态心率通常比心肺耐力较差者低,较低的稳定状态心率表示心肺功能较好。

运动后心率包括运动后即刻心率和恢复期心率。恢复期心率下降越快,恢复时间越短,心血管功能越好,通常以运动后 1 min 心率下降 12 bpm 或 2 min 后下降 22 bpm 为运动后心率恢复正常值。相同运动负荷后,心率恢复加快,提示对训练负荷适应或机能状况良好。运动后心率的恢复速度和程度,可衡量运动员对训练负荷的适应水平或者身体功能状况。一般从运动后第 2 min 开始测 6 s、10 s 或 30 s 的心率,用于观察患者对运动负荷和训练强度的反应和恢复情况,以探求取得最大化训练效果的适宜运动负荷。

不适量不科学的运动可能会导致心脏节律调节失常以及病理性心律失常,如心动过缓、期前收缩、心动过速等。运动诱发心律失常的特点之一是运动中发生率较运动停止后高,运动前无心律失常,而运动后伴发心律失常与运动有关。运动可诱发各种心律失常,原因有:① 运动引起儿茶酚胺或肾上腺素分泌增加,易诱发各种期前收缩、心动过速、心房颤动或心房扑动,少数情况下可诱发心室颤动;② 运动诱发急性心肌缺血时的心律失常常与心肌缺血同时发生,缺血缓解后心律失常消失;③ 运动引起心肌兴奋性增高,诱发期前收缩、心动过速等心律失常;④ 运动引起的心率加快,使原来潜在的传导阻滞显露出来。运动诱发的心律失常,并不常见于正常人,因此,出现运动诱发心律失常的状况,应该做进一步的医学检查,以明确心律失常的临床意义及病理机制。

窦性心动过缓在运动员、有长期有氧运动训练的人中多数是正常生理反应。对于有心血管疾病的患者,应考虑窦房结功能损伤或心功能低下,表现为运动中心率上升缓慢或不升,甚至下降。简易下蹲运动试验是让受检者在短时间内运动量增大,使交感神经的兴奋性增强,而迷走神经张力降低,若是生理性因素所致者,运动后心室率可显著增快,反之窦房结功能不良引起者,则运动后心率不增加或增加不明显。病理性窦性心动过缓可见于多种原因导致的器质性窦房结功能减低(病态窦房结综合征),各种引起迷走神经兴奋的疾病状态,如颅内压增高、尿毒症、青光眼、下壁心肌梗死、肝胆等消化道疾病等。对于这类患者,需要降低运动的强度,严重的心动过缓应先行临床治疗,如植入体内人工起搏器后再进行运动训练。

运动有可能诱发期前收缩的发生,或者原有期前收缩频率的增加。这既会发生在正常人之中,更多的也会发生在原有期前收缩的患者身上。房性期前收缩和交界性期前收缩可发生于没有器质性心脏病的情况下,可能出现在任何年龄,后者较为少见,通常不需要治疗。室性期前收缩可能反映了心脏基础电活动的不稳定性以及发展为室性心动过速的额外风险,更多地出现在心脏有器质性病变的患者身上。

运动中病理性心动过速有些甚至严重威胁生命。正常人运动过程中心率上升具有一定规律性,如果轻微运动就出现心率快速上升,甚至达到最大心率,可能提示心肺功能较差甚至心血管或心肌疾病。还有一些心律失常则较为少见,如不适宜窦性心动过速(nonparoxysmal sinus tachycardia,NPST)又称非阵发性慢性窦速、特发性窦性心动过速(idiopathic sinus tachycardia,IST),其与体位性心动过速或生理性心动过速较难区分,诊断和治疗需排除潜在病因导致的继发性窦性心动过速。最常见的症状为心悸,其次可有胸闷、头晕、乏力,少数病例可发生近似晕厥,许多患者呈现精神紧张或合并抑郁症状,症状多而复杂,与心动过速的严重程度不符。折返性室上性心动过速(SVT)发作时,患者可出现严重的临床症状,特别是在运动是或情绪激动时,易导致晕厥。运动中发生的室性心动过速发展为心室颤动进而导致猝死发生的风险很高。室性心动过速在没有基础心脏病的个体中很罕见,但对于正常个体可能发生在一些极高强度或长时间极限性运动时,如马拉松。

2. 心搏量(stroke volume,SV)与心输出量(cardiac output,CO)

运动可明显提高每搏输出量和心输出量。在收缩期内,心室内大部分的血液被泵出,一次心跳心脏泵出的血量称为心搏量。心输出量的四个决定因素:心率、前负荷、后负荷和心肌的收缩状态,它们对心搏出量都有影响。在舒张末期,心室完全充盈,这时心室腔容纳血液的容积称为舒张末期容积(EDV)。正常成年人安静状态下,EDV 大约为(108±24)ml。在心室收缩末期,心室内残留的血液容积称为收缩末期容积(ESV),在安静状态下为(45±16)ml。心搏量是左心室舒张末容积和收缩末容积的差值,即 SV=EDV−ESV,SV 与 EDV 的比值称为射血分数(ejection fraction,EF),每分钟心室泵出总血量称为心输出量(cardiac output,CO),即 HR 与 SV 的乘积。成年人安静状态下平均 SV 为60~80 ml,安静状态下心率为 70 bpm,故安静状态下 CO 约为 4.2~5.6 L/min,成年人的平均血量为 5 L,这意味着一分钟的 CO 和全身的血量相差不多。

运动时心搏量增加。运动引起血流加速、静脉回心血量增加,舒张末期心室容积提高,即心室前负荷增加,根据 Frank-Starling 机制,心室收缩力增强,同时,交感神经兴奋及儿茶酚胺分泌增加也使心肌收缩力增强,在二者共同的影响下心搏量明显增加。从形态上来说,经常从事体育锻炼的人,其心脏外形丰实、心脏体积增大、心肌发达、搏动有力、心力储备较高,是长期规律运动后出现的适应性现象。

在运动过程中,HR、SV、CO 的变化关系是怎样的呢?早在 1964 年,Astrand 用染料稀释法测定了 23 名体育系大学生极量、亚极量运动中的 HR、SV、CO 等指标,认为在HR 为 110 bpm 时,SV 接近最大值,并且可在 HR 达相当高水平时(有时可达 180~200 bpm)保持不变或下降不多,CO 在 HR 为 180~200 bpm 时仍保持较高水平。总体上来看,SV在运动过程中与心率的、变化曲线规律为上升—稳定—下降,而不是明显的抛物线,在

SV 达到最高点时会有一段平台期，由于性别、年龄、体质等多种原因，SV 维持较高水平所对应的 HR 范围一般在 110~145 bpm。运动时，CO 的增加依赖心搏量的增加和心率的加快。当心搏量达到平台期时，此时心输出量的增加主要依靠心率加快。但过快的心率（超过 150~160 bpm 时）会缩短心舒张期导致静脉回心血量减少，使得心搏量逐渐减少。当心率超过 180 bpm 时，心搏量大体上达到或接近最大值。

一般认为心脏功能好的人在 SV 达到最大值后随 HR 的加快仍能保持 SV 不下降或下降甚少。心脏功能越好，能维持高水平 SV 的 HR 范围越大，在较低的 HR 水平上 SV 下降，是心脏功能水平低下的表现。

心脏对于运动的适配，表现各异，通常所见的运动员心脏与普通人可能没有区别，耐力运动趋向于增大心脏容积，而抗阻训练趋向于增厚室壁。

第二节　运动中血管功能的调节

1. 血压（blood pressure，BP）反应

运动时平均动脉压增高，不同的运动形式收缩压和舒张压的增长幅度也不尽相同。动态性运动（等张运动）时收缩压会明显升高，舒张压的变化相对较小，甚至可能出现下降。主要原因是动力性运动中心肌收缩增强，血流加快，使得收缩压明显增高，然而，交感舒血管神经的兴奋以及代谢加强引起的肢体温度上升使外周血管扩张，加之肌肉泵作用下静脉回流加快，使外周阻力相对下降，在升压和降压的共同作用下使得舒张压变化较小。在一些心血管疾病中，运动时舒张压上升 15 mmHg 以上是终止运动负荷试验测试的重要标志之一。安静时，正常成年人收缩压大约为 120 mmHg 而最大强度运动时收缩压可能超过 200 mmHg。有文献报道，高水平运动员在最大强度有氧运动时，收缩压可达到 240~250 mmHg。运动强度增加，心输出量增加，收缩压升高，增加了血管中的血流量，从而有助于将物质运送到工作的肌肉。在进行次最大强度耐力运动时，血压保持相对恒定，随着运动强度增加，收缩压会随之增高；当运动强度保持一定时间恒定时，收缩压可能会缓慢下降，这是由于活跃的肌肉内小动脉扩张，后负荷有所下降，心脏射血阻力相对减小。

静力性运动（等长运动）时，易出现屏气使胸腔压力上升，后负荷增高，心搏量有所下降，心室余血量较多，静脉回流阻力增加，加之肌肉强直收缩对外周血管的压迫使得外周血流不畅，阻力明显升高，因此使得收缩压的升高幅度相对较小，而舒张压明显增高。

运动中血压的异常表现主要包括运动超强增压反应和运动收缩压降低。运动超强增压反应（exBPR，或称运动高血压）是指运动中血压增高的幅度超过正常范围，包括收缩压和舒张压两者。如何确定运动 BP 的正常与异常反应的界点（cut-off point）目前尚无统一的标准。通常采用运动分级的评价方法。多数研究者采用的标准是：最大运动中收缩压＞210 mmHg（或＞200 mmHg）。也有研究将 5 代谢当量（METs）运动水平的收缩压＞150 mmHg 定为异常，前者更为常用。运动舒张压升高＞10 mmHg 或 15 mmHg 或＞100 mmHg 也属 exBPR。大多研究支持高血压患者在运动中，收缩压随着运动负荷的增加显著增加，且容易出现运动血压过高反应。舒张压在运动中的波动较小，中老年

人在运动试验中或者运动后舒张压升高或降低不超过 10 mmHg 属正常。舒张压主要与外周血管阻力相关,运动过程中血流量增加,血流对血管壁的切应力增加,促使内皮细胞分泌一氧化氮增加,从而外周血管扩张,故舒张压的变化并不明显。舒张压随运动负荷增加而升高可能是老年人血脂代谢缓慢、动脉血管硬化、血管内皮细胞呈炎性反应、舒血管物质减少而缩血管物质增多所导致。近年一些研究扩大了 exBPR 的内涵,运动中血压上升速度过快和运动后血压恢复太慢也属于超强增压反应的范畴。

运动时收缩压和平均动脉压不上升也属于异常血压反应,称为劳累性低血压,易见于心肌收缩性减低或瓣膜病。有研究表明 40～49 岁男性与女性进行运动中容易出现两类风险,即心肌缺血和在运动负荷增加时出现血压下降。

2. 运动中体循环血流重分布

安静状态下,大部分的血量都在心血管中迅速流动,这部分血量称为循环血量,还有一部分血量滞留在肝、肺、腹腔静脉以下及皮下静脉丛处,流动缓慢,血浆较少,红细胞较多,这部分血量称为储存血量,由于这些器官起到储存血液的作用,故称为储血库。运动时心输出量和血液的快速变化,使得全身血流量上升,这有助于将血液运送到需要的组织中去,主要是运动中的肌肉组织。在交感神经的调节下,血液从不需要增加血流的组织流入到运动时活跃的组织。安静时,只有 15%～20%心输出量的血液流入肌肉,但是在大强度运动时,80%～85%心输出量的血液流入肌肉组织,增加的血流量主要来自肾脏、肝脏、胃、小肠等脏器。运动时肌肉血管舒张,血流量增加,而腹腔内脏器官和皮肤的血管收缩,血流量减少,此现象称为血液的重新分配,该现象可以保证代谢量大的器官的血供。

当运动强度增加时,身体各系统对于血流的需求随之增加,此时便可能发生身体各器官对有限的心输出量产生竞争。例如,进餐后运动,骨骼肌和肠胃系统就必须争取血液,使得本该流向肠胃的血液量减少了,因此运动前必须注意饮食时间的控制,以求运动时骨骼肌可以得到最佳血流量的供应。此外,在高温环境下运动,皮肤为了散热也必须和运动中肌肉竞争心脏输出的血液。在进行强度较大、持续时间较长的剧烈运动中,由于运动开始阶段内脏器官的活动不能满足运动器官的需要,训练者常常产生一些非常难受的生理反应,如呼吸困难、胸闷、头晕、心率剧增、肌肉酸软无力、动作迟缓不协调,甚至产生停止运动的念头等,这种功能状态称为"极点"。产生的主要原因主要是内脏器官的机能惰性大,每分摄氧量水平的提高不能及时满足肌肉活动对氧的需求,造成供氧不足,无氧代谢水平提高,乳酸等代谢产物的积累使得血液 pH 向酸性偏移等。

3. 血液变化

安静时,动脉血中含氧量为每 20 ml/100 ml,而运送回心脏的静脉血含氧量则降至 14 ml/100 ml。这两个数值之差称为动脉－混合静脉氧差。这个数值代表血液流经组织时被组织所消耗的氧量。运动强度增加时,该值逐渐增大,在最大强度运动时甚至可以增加到安静时的 3 倍。这是由于运动时肌肉需要大量氧气,血液中氧气被大量消耗,静脉血含氧量减少,但是汇集到右心房的血液是来自全身各组织的静脉血,故总体静脉血含氧量很少低于 4 ml/100 ml。

运动开始时,血液中的血浆开始转移到组织间液,这是由于毛细血管内的静水压和运动肌肉中大量代谢产物造成肌肉内渗透压上升,使毛细血管内液体流向肌肉。长时间运动时,血浆量大约减少 10%～15%,进行抗阻训练时,血浆的减少与用力程度成正比,约在 10%～15% 之间。许多情况下,血浆量的减少会增加血液的黏稠度,使得血液中的氧气不容易进入组织,使运动能力减弱。长时间耐力性运动时,循环血液中红细胞总数变化不大,血容量变化情况由血浆水分转移而定。若血浆水分从毛细血管渗出到组织液或排出体外,血浆容量将减少,血液浓缩。运动时,白细胞增多,分为三个时相,即淋巴细胞时相、中性粒细胞时相和中毒时相。淋巴细胞时相的特点是白细胞总数略有增加,淋巴细胞增加明显,但中性粒细胞有所下降;中性粒细胞时相的特点是白细胞总数明显增加,中性粒细胞增加明显,淋巴细胞减少;中毒时相分为两个阶段:再生阶段和变质阶段。再生阶段的特点是白细胞总数大大增加,嗜酸性粒细胞消失,变质阶段的特点是白细胞总数开始减少。运动中的神经体液调节可能是白细胞增多的原因,如儿茶酚胺、糖皮质激素以及白介素-6 和粒细胞集落刺激因子等的增加,促进白细胞从血管内皮、肝、脾、淋巴结和胸腺处游离释放入血。此外,运动中补体的激活、血乳酸浓度、体温上升、脱水及血流量增加等也与外周血白细胞数量变化有关。

第三节　运动中呼吸功能的调节

1. 通气和血气对运动的反应

(1) 静息到运动的过渡:从静息状态到进行恒定负荷的次最大运动(即低于乳酸阈值)的过渡过程中观察到的肺通气变化如图 1-2-1 所示。开始运动时,通气量(VE)突

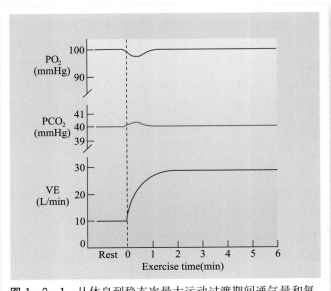

图 1-2-1　从休息到稳态次最大运动过渡期间通气量和氧分压及二氧化碳分压的变化

然增加,随后缓慢上升,逐渐趋于稳定;图1-2-1还指出,在这种类型的运动过程中,PCO_2和PO_2相对不变。但是在从静息到稳态运动的过渡过程中,PO_2下降,PCO_2略有增加。这一观察结果表明,运动开始时肺泡通气量的增加并不像代谢增加得那么快。

（2）在高温环境下长时间运动:图1-2-2说明了在两种不同环境条件下长时间、恒定负荷、次最大运动(低于乳酸阈值)期间肺通气的变化。中性环境表示在凉爽、相对湿度较低的环境(19℃,相对湿度为45%)中进行锻炼。图1-2-2所示的第二个条件是高温/高湿环境,这会阻碍人体的热量散失。从图1-2-2可以看出,长时间运动期间通气量往往会"向上漂移"。这种在高温环境中运动VE增加的机制是血液温度升高,它直接影响呼吸控制中心。图1-2-2还表明,与在凉爽的环境中进行工作相比,在炎热/潮湿的环境中进行锻炼时VE更大,但这两种锻炼之间的动脉PCO_2差异很小。这一发现表明,在高温环境中运动观察到的通气量的增加是由于呼吸频率和死腔通气量的增加。

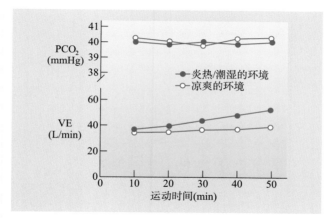

图1-2-2　在高温/高湿环境中长时间次最大运动期间通气量和血气压力的变化

（3）递增运动:图1-2-3显示了一名精英男子长跑运动员和未经训练的大学生在递增运动测试中的通气反应。在这两个受试者中,通气量随氧气摄入量的增加而线性增加,最高可达VO_2max的50%～75%,此时通气量开始呈指数增长。这个VE"拐点"被称为通气阈值(VT),从图1-2-3中得出的一个观点是,在剧烈运动期间,训练有素的精英运动员与未经训练的个体间动脉PO_2之间的惊人差异。未接受训练的受试者能够将动脉PO_2维持在正常静息值的10～12 mmHg内,而接受过高强度训练的长跑运动员在接近最大运动负荷时显示出30～40 mmHg的下降,通常在健康、训练有素的运动员中观察到的动脉PO_2下降与患有严重肺部疾病的患者锻炼所观察到的情况相似。然而,并非所有健康、精英耐力运动员在剧烈运动期间都会出现低动脉PO_2值(低PO_2称为低氧血症),似乎只有40%～50%的受过良好训练的男性耐力运动员[VO_2max 4.5 L/min或68 ml·kg/min]显示出这种明显的低氧血症,此外,这些运动员在剧烈运动中观察到的低氧血症程度因人而异,个体差异的原因尚不清楚 *。

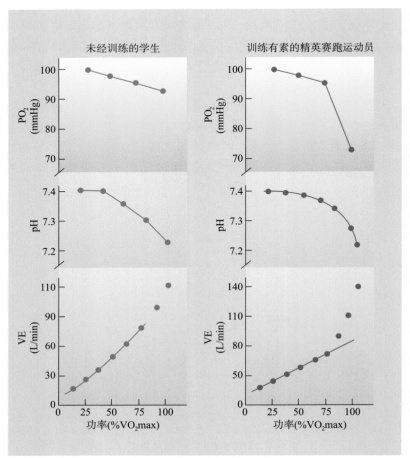

图 1-2-3　在训练有素的男性长跑运动员和未经训练的男性大学生的增量运动中通气量、动脉 PO_2 和 pH 的变化

女性耐力运动员也会出现运动引起的低氧血症。事实上,训练有素和优秀女运动员运动引起的低氧血症的发生率可能高于男性。在健康的运动员中,与运动引起的低氧血症有关的最重要的问题也许是哪些因素导致了肺系统这些问题? 可惜,这个问题没有完整的答案。尽管如此,似乎通气-灌注不良和弥散功能障碍都可能是导致优秀运动员运动性低氧血症的原因。由于红细胞在肺毛细血管中停留的时间减少,精英运动员在剧烈运动期间可能出现弥散障碍。红细胞在肺毛细血管中的短暂转运时间是这些运动员在高强度运动中获得的高心输出量导致的,高强度运动过程中这种高心输出量导致红细胞在肺中快速移动,从而限制了在肺与血液之间实现气体平衡所需的时间。

---

　　* 注:在递增功率运动时,一般不会出现上述情况。这种现象多见于持续性高强度运动时,肺弥散功能受损时,为 HAPE(high altitude pulmonary edema)的机制,与个体体质有关。

2. 运动时的肺通气

与运动对心率的反应类似,为适应运动时机体代谢的需求,更多的氧耗和CO_2的排出,通气功能将为此发生相应的变化。通气功能在运动中的调动相对于代谢需求的增长要慢一些,在运动前通过进行低强度的热身运动可以使通气功能预先开始增强,更好地匹配运动的需求。在运动过程中,肌肉代谢的增强促使更多的二氧化碳和氢离子产生和释放。位于脑、颈动脉体和肺的化学感受器对于二氧化碳和氢离子的增加极为敏感,进而刺激呼吸中枢,增加呼吸的频率和幅度。此外,运动中骨骼肌、右心室、体液都会参与到对呼吸的调节。运动结束时,肌肉对于能量的需求能够迅速下降到安静时的水平,但是肺通气量恢复到安静时水平则比较缓慢,通常需要几分钟。

运动时,每分通气量的增加主要依赖于潮气量和呼吸频率的增加。随运动强度的增加,潮气量可从安静时的 500 ml 上升至 2 000 ml 以上,呼吸频率可由静息时每分钟 12~18 次,增加至每分钟 40~60 次。在两者的共同影响下,运动时每分通气量可从安静时的 6~8 L/min 上升至 80~150 L/min。不同运动强度时潮气量和呼吸频率的变化情况是有所不同的。在中等强度运动中,每分通气量的增加主要靠呼吸深度的增加,即潮气量增加。而在进行剧烈运动时,则主要靠呼吸频率的增多。当运动强度增加到一定程度时,则主要依靠呼吸频率的增加。通气反应与运动锻炼关系密。如训练有素者,合理调整潮气量和呼吸频率;未经训练者,常先增加呼吸频率。通气活动也与运动的种类有关,节律性运动,如划船,有一个呼吸与运动节律的适配。在一定范围内每分通气量与运动强度呈线性相关,若超过这一范围,每分通气量的增加幅度将明显大于运动强度的增加。定量负荷运动时,肺通气量的变化具有时相性(见图 1-2-4)。运动开始后,其增加规律类似于摄氧量曲线的形式,即先快速增加,再缓慢增加,最后达到一个平稳水平。运动结束后,肺通气量同样会先快速下降,之后缓慢恢复至安静水平。

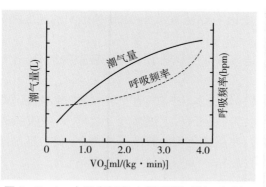

图 1-2-4 大强度恒定功率下潮气量与呼吸频率变化曲线

通气也是一个耗能的过程,运动中呼吸耗能也会明显增加。安静时,通气的耗氧量约占总耗氧量的 1%~2%,剧烈运动时则可增加到 8%~10%。呼吸肌功能低下,尤其是吸气肌的无力,以及运动中的异常呼吸模式,都会导致肺通气耗氧量上升。同时,可能出现呼吸肌"窃流"现象,表现为呼吸肌所需血流量比例从正常人的 2％ 上升至 16％,吸气肌窃取运动肌和心肌血流的现象。这都会导致运动时心脏负荷加重,影响整体运动能力。

3. 氧通气当量和通气阈

单位时间内呼气容量(VE)和组织摄氧量(VO_2)的比率称为氧通气当量,表示为 VE/VO_2,用每消耗 1 L 氧气需要的通气量来表示。安静状态下摄取 1 L 氧气所需要消耗的通气量为 23～28 L。这个数值在通气阈之前随着运动强度增加而下降。当运动强度超过通气阈后,每分通气量的增加明显高于摄氧量的增加,氧通气当量会上升至 30～35 L。氧通气当量值越低,表明氧的摄取效率越高。运动生理学中将运动中氧通气当量最低的点称为最佳呼吸效率点(point of optimum respiratory efficiency,POE)。研究显示,运动强度在 50％ VO_2 max 时氧通气当量最小。长期规律性的耐力训练可以降低相同运动强度下的氧通气当量,提高运动中的摄氧效率。此外,当氧通气当量增至 30～35 L 时,氧摄取效率已十分低下,普通未经训练者很难长时间维持运动,而有高水平训练者依然可以奋力运动。

在递增负荷运动中,运动强度较低时,氧通气当量随着运动强度的增大而降低,随着运动强度增加通气量会在某一点突然增加,与摄氧量的增长不成比率,这个拐点被称为通气阈(ventilatory threshold,VT)。此时,通气量的增长是因为运动中无氧代谢供能的比例显著提高,血乳酸大量生成,机体出现代谢性酸中毒,一方面机体为了缓冲会生成大量 CO_2,刺激中枢及外周化学感受器,促进呼吸中枢的信号作用,增加肺通气排出过多的 CO_2,另一方面血中 H^+ 增多本身也会作用于外周及中枢化学感受器,增强通气驱动。通气阈越高表明机体有氧运动能力越强,无氧代谢被大量启用的运动负荷点越高。

4. 运动时的换气功能

运动中换气功能的变化主要表现为 O_2 在肺和组织的扩散和交换的变化。

肺换气变化的表现:

① 组织代谢增强,流入肺部的静脉血氧分压较安静时低,使呼吸膜两侧氧分压差增大,O_2 的扩散速率增大。

② 运动时儿茶酚胺含量增多,细支气管扩张,通气肺泡数目增多。

③ 肺泡毛细血管前括约肌舒张,毛细血管开放增多,呼吸膜的表面积增大。

④ 右心室泵血增多,使总体通气血流比仍维持在 0.84 左右,但剧烈运动时的过度通气也会使比值大于 0.84。

组织换气变化的表现:

① 骨骼肌细胞摄氧量增高,细胞氧分压降低,使得与血液之间的氧分压差增大,O_2 在肌肉组织部位的扩散速率提高。

② 骨骼肌内开放的毛细血管数量增多,血流供给量增多,扩大了细胞呼吸的气体交换面积。

③ 骨骼肌组织中 CO_2 的累积使得二氧化碳分压升高以及局部温度的升高使氧解离曲线右移,促进氧的解离。

运动中骨骼肌组织通过这些变化,促使骨骼肌氧利用率提高,其代谢率可较安静时增高 100 倍。

5. 运动时呼吸的调节

运动时,呼吸的调节是多因素的,主要有神经调节和体液-神经调节机制(图 1-2-5)。其中,神经调节机制起主导作用,体液-神经调节在中低强度运动时,作用相对较小,但在大强度运动时,作用明显。

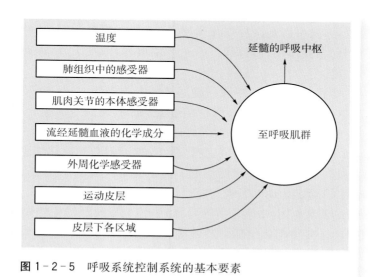

图 1-2-5 呼吸系统控制系统的基本要素

（1）神经调节（图 1-2-5）

① 条件反射作用:当得知即将开始运动时,呼吸功能就已经开始增强,主要机制是经常运动所形成的一种条件反射。运动中,运动相关的语言、听觉、视觉等各种信号与环境情景中的各种因素常与运动时呼吸的变化相联系,多次反复可形成条件反射。因此,当运动开始前相应的刺激出现时,即可引起呼吸功能变化,这是大脑皮质对环境条件变化的适应性反应,目的是提前为了即将开始的运动做好准备。

② 大脑皮层运动中枢的作用:运动时,大脑皮层运动区的神经冲动会刺激呼吸中枢活动,使得肺通气量增大。皮层运动区会发出两路指令,一路指令使肌肉收缩,另一路达到呼吸中枢,引起呼吸增强

③ 本体感受器的作用:肢体活动时位于肌肉与关节的本体感受器受到牵拉刺激,产生反射活动,引起肺通气量的增加。动物实验显示,给予动物肢体被动运动也可以立即增大肺通气量,当切断肢体传入神经或背根时,这一反应会消失,从而表明这一现象是一种神经反射活动。

（2）体液-神经调节:体液-神经调节指血液、组织液及脑脊液中的一些化学成分的改变刺激外周或中枢化学感受器,产生化学感受性反射,引起呼吸中枢活动增强,肺通气量增大。化学成分改变主要是指 O_2 及 H^+ 的改变。

① 化学感受器：根据所在位置的不同，可分为外周化学感受器和中枢化学感受器。

外周化学感受器位于颈动脉体和主动脉体，前者主要参与呼吸调节、后者主要参与循环调节。其生理功能是在机体缺 O_2 时维持对呼吸的驱动。PO_2 下降、PCO_2 升高或 H^+ 浓度升高，会刺激外周化学感受器。

中枢化学感受器的生理性刺激是脑脊液及局部细胞外液中的 H^+，对缺 O_2 不敏感，CO_2 可以迅速透过血脑屏障，通过提高脑脊液中的 H^+ 发挥作用。中枢化学感受器的主要生理作用是稳定中枢神经系统的 pH 环境。

② CO_2 对呼吸的调节作用：CO_2 是调节呼吸的最重要的生理性化学因素，它既可以刺激中枢化学感受器，又可以刺激外周化学感受器，兴奋呼吸中枢，使呼吸加深加快，其中中枢化学感受器起主要作用。运动时，CO_2 产生增多，浓度上升，因此会增强呼吸，维持 PCO_2 的相对恒定。

③ 缺 O_2 对呼吸的调节作用：缺氧只能通过刺激外周化学感受器对呼吸进行调节。外周化学感受器感受的适宜刺激是 PO_2 的变化，而不是氧的含量，当动脉血 $PO_2 <$ 80 mmHg 时，肺通气量才出现明显的增加，因此在正常呼吸运动中缺氧的调节作用不大。很多研究显示运动中平均动脉血的 PO_2 变化微小，难以刺激外周化学感受器，所以通常认为运动时呼吸的增强不是由缺氧刺激引起。但也有研究显示在轻度运动时，呼吸增强与氧耗具有显著相关；稳定运动期时吸入纯氧，通气量减少 $10\% \sim 15\%$。

④ H^+ 对呼吸的调节作用：中枢化学感受器对 H^+ 的敏感性约为外周感受器的 20 倍，因此脑脊液中的 H^+ 才是中枢化学感受器的最有效刺激。中低强度运动中，有氧代谢是主要供能系统，肺通气增强主要是为了满足氧耗的增加，代谢产物是和 CO_2 和 H_2O，内环境 pH 保持稳定，变化不大，H^+ 浓度较低，对化学感受器的刺激微乎其微。但在大强度运动中，无氧代谢加强，当血液中的碱性缓冲物质无法完全缓冲代谢性酸化时，机体会出现代谢性酸中毒，H^+ 浓度上升，内环境 pH 降低，此时 H^+ 才对呼吸增强起到明显刺激作用。

总体上，运动中的呼吸调节受多种因素的共同调节，以神经调节机制为主，体液-神经调节及其他机制为辅。运动时，通气量变化的快时相可能是由神经机制引起的，而在此基础上的通气量变化慢时相，则可能是由化学因素作用所致。所有调节的目的都是使呼吸能精确适应运动类型、运动强度、运动持续时间以及各种环境因素等。

第四节　运动中酸碱平衡的调节

1. 呼吸对酸碱平衡的影响

CO_2 被认为是一种挥发性酸，因为它很容易从 CO_2 转变为碳酸（H_2CO_3），此外，血液中二氧化碳的分压决定了碳酸的浓度。例如，根据亨利定律，溶液中气体的浓度与它的分压成正比。也就是说，随着分压的增加，溶液中气体的浓度也增加，反之亦然。因为 CO_2 是气体，可以被肺部清除。因此，呼吸系统对于血液中碳酸和 pH 的调节具有重要的意义。下面是碳酸的合成与分解方程式：

$$pH = 7.1 + \log \frac{HCO_3^-}{CO_2}$$

式中，HCO_3^- 为肾脏调节；CO_2 为肺调节。

该方程式表明，当血液中的 CO_2 量增加时，H_2CO_3 的量增加，这通过升高血液的酸浓度来降低 pH（反应向右移动）。相反，当血液中的 CO_2 含量降低（即肺部清除了 CO_2）时，血液的 pH 会增加，因为存在的酸较少（反应向左移动）。因此，呼吸系统通过控制血液中的 CO_2 含量为人体提供了快速调节血液 pH 的方法。

2. 通过肾脏调节酸碱平衡

由于肾脏在短期运动中不会在酸碱调节中发挥重要作用，因此这里仅简要概述肾脏在酸碱平衡中的作用。肾脏调节氢离子浓度的主要方法是增加或减少碳酸氢盐浓度。当体液中的 pH 降低（氢离子浓度增加）时，肾脏的反应是降低碳酸氢盐的排泄速率，从而导致血液碳酸氢盐浓度增加，并有助于缓冲氢离子的增加。相反，当体液的 pH 升高（氢离子浓度降低）时，肾脏会增加碳酸氢盐排泄的速率。因此，肾脏通过改变体液中存在的缓冲液的量来调节氢离子浓度。参与调节碳酸氢盐浓度的肾脏部位位于肾小管，并通过一系列复杂的反应和穿过管状壁的主动转运起作用。因为肾脏对酸碱紊乱做出反应需要一定的时间，需要几个小时才能对血液中氢离子的增加做出有效反应。因此，肾脏反应太慢，不能在运动过程中调节氢离子浓度。虽然肾脏在酸碱平衡的长期调节中起着重要作用，但在运动过程中肾脏在酸碱平衡的调节中并不重要。

3. 运动过程中的酸碱平衡调节

在递增负荷运动试验的最后阶段，或在持续时间短的接近最大运动期间，肌肉和血液的 pH 都会降低，这主要是由于肌肉产生的氢离子增加，这一点在图 1-2-6 中有所说明，其中递增运动试验期间血液和肌肉 pH 的变化被绘制为 VO_2max 的函数。在这种类型的运动中，肌肉和血液的 pH 遵循相似的趋势，但是肌肉的 pH 总是比血液的 pH 低 0.4～0.6。这是因为肌肉氢离子浓度高于血液，肌肉缓冲能力低于血液。运动过程中产生的氢离子量取决于：① 运动强度，② 参与运动的肌肉量，③ 运动时间。进行高强度腿部锻炼（例如跑步）的运动可能在几分钟内将动脉 pH 从 7.4 降低到 7.0。

身体在运动中如何调节酸碱平衡？由于工作肌肉是运动中氢离子的主要来源，所以，各个肌肉纤维是抵制产酸量上升的第一道防线。据估计，细胞内蛋白质贡献了多达 60% 的细胞缓冲能力，另外 20%～30% 的总缓冲能力来自肌肉中的碳酸氢盐，最后，10%～20% 的肌肉缓冲能力来自细胞内磷酸基团。

由于肌肉的缓冲能力有限，因此细胞外液（主要是血液）也必须具有缓冲氢离子的手段。因此，血液缓冲系统成为防止运动引起的酸中毒的第二道防线。血红蛋白和血液蛋白有助于这种缓冲过程，但在运动过程中对血液中氢离子的缓冲作用很小。图 1-2-7 说明了血液中碳酸氢盐在递增运动中作为缓冲剂的作用，在大约 50%～60% VO_2max 处，由于血液中氢离子的增加，血液中的乳酸水平开始增加，并且血液 pH 下降。血氢离子浓度的这种增加刺激颈动脉体，然后颈动脉体向呼吸控制中心发出信号以增加肺泡通气，肺泡通气量的增加导致血液 PCO_2 的降低，因此起到减少运动产生的酸负荷的作用。在运动过程中,呼吸辅助缓冲乳酸的整个过程被称为代谢性酸中毒的呼吸补偿。

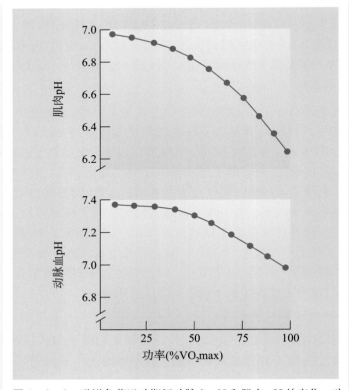

图 1-2-6 递增负荷运动期间动脉血 pH 和肌肉 pH 的变化。动脉血和肌肉的 pH 在运动强度超过 50% VO₂max 时开始下降

总之,运动过程中酸碱平衡的控制很重要。在高强度运动(即高于乳酸阈值的工作)期间,收缩的骨骼肌产生大量的氢离子。防止运动引起的酸中毒的第一道防线在于肌纤维(即碳酸氢盐、磷酸盐和蛋白质缓冲液)。但是,由于肌纤维的缓冲能力有限,因此需要额外的缓冲系统来保护身体免受运动引起的酸中毒。在这方面,在运动期间防止 pH 变化的第二道防线是血液缓冲系统(即碳酸氢盐、磷酸盐和蛋白质缓冲液)。重要的是,剧烈运动时肺通气量的增加有助于通过"吹出二氧化碳"消除碳酸。运动引起的酸中毒的这种呼吸补偿在剧烈运动中抵抗 pH 变化的第二道防线中起着重要作用。第一道和第二道防线共同保护身体免受运动引起的酸中毒。

图 1-2-8 总结了缓冲运动引起的氢离子产生的"两阶段"过程。

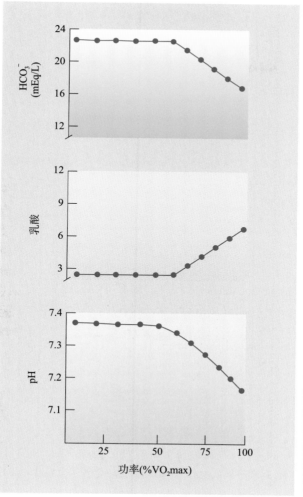

图 1-2-7 碳酸氢盐、乳酸盐和 pH 的血液浓度随工作速率的变化

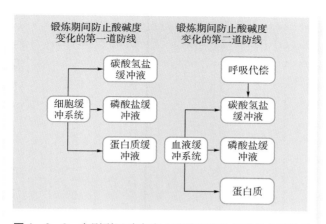

图 1-2-8 在剧烈运动中防止酸碱度变化的两条主要防线

主要参考文献

[1] 石爱桥.高、平原训练过程主要常规机能监控指标的比较研究[J].武汉体育学院学报,2003,37(05):54-56.

[2] 苏志雄,郝选明.心率监测在运动训练中的作用及影响因素[J].成都体育学院学报,2002,28(02):89-91.

[3] Jones N L. Clinical Exercise Testing[M]. Philadelphia:WB Saunders,1988.

[4] Sheffield L T,Maloof J A,Sawyer J A,et al. Maximal heart rate and treadmill performance of healthy women in relation to age[J]. Circulation,1978,57(1):79-84.

[5] Cooper K H,Purdy J,White S,et al. Age-fitness adjusted maximal heart rates[J]. Med Sci Sports,1977,10:78-86.

[6] Hjalmarson A,Gilpin E A,Kjekshus J,et al. Influence of heart rate on mortality after acute myocardial infarction[J]. Am J Cardiology,1990,65(9):547-553.

[7] Andersen K,Farahmand B,Ahlbom A,et al. Risk of arrhythmias in 52 755long-distance cross-country skiers:A cohort study[J]. Eur Heart J, 2013, 34(47): 3624-3631.

[8] Baldesberger S,Bauersfeld U,Candinas R,et al. Sinus node disease and arrhythmias in the long-term follow-up of former professional cyclists[J]. Eur Heart J, 2007,29(1): 71-78.

[9] Olshansky B,Sullivan R M. Inappropriate Sinus Tachycardia[J]. J Am Coll Cardiol,2013, 61(8): 793-801.

[10] Scheinman M M,Vedantham V,Ivabradine:a ray of hope for inappropriate sinus tachycardia[J]. J Am Coll Cardiol,2012, 60(15):1330-1332.

[11] Chaitman B R. The changing role of the exercise electrdardiogram as a diagnostic and prognostic test for chronic ischemic heart disease[J]. J Am Coll Cardiol, 1986,8(5):1195-1210.

[12] 卢喜烈,石亚君,帅莉.运动平板试验[M].天津:天津科学技术出版社,2004.

[13] Whitmer R A, Sidney S, Selby J, et al. Midlife cardiovascular risk factors and risk of dementia in late life [J]. Neurology, 2005, 64(2): 277-281.

[14] 苏海.探讨运动血压反应的临床价值[J].中华高血压杂志,2008,16(8):675-678.

[15] Braunwald E. 心脏病学.5版[M].陈灏珠,译.北京:人民卫生出版社,1999.

[16] Sott K Powers,Edward T Howley. Exercise Physiology:theory and application to fitness and performance[M].McGraw-Hill Education,2014.

[17] Wasserman K,Hansen J E,Sue D Y,et al. Principles of Exercise Testing and Interpretation:Including Pathophysiology and Clinical Applications, 4th Edition[J]. Medicine & Science in Sports & Exercise, 2005, 37.

第三章　长期运动训练后机体的适应性改变

第一节　血容量改变

　　血容量(blood volume)是指全身血液的总量,是血浆容量(plasma volume,PV)和红细胞容量(erythrocyte volume,EV)之和,PV 和 EV 能独立改变影响血容量。全身血液的大部分在心血管系统中快速循环流动,称为循环血量,小部分血液滞留在肝、肺、腹腔静脉和皮下静脉丛内,流动很慢,称为储存血量。运动时,储存血量可被动员释放出来,以补充循环血量。正常成年人的血液总量相当于体重的 7%～8%,即每千克体重有 70～80 ml 血液。因此,体重为 60 kg 的人,血量约为 4.2～4.8 L。

　　大量的纵向研究证实有氧耐力训练可以使血容量增大,其中一半的研究表明 PV 和 EV 都有所增高。耐力训练后 24 h 内 BV 就开始出现变化,训练后的 1～4 天,BV 大约会比运动前增高 10%。在训练初期(2 周内)时的这种改变主要是由于 PV 增多造成的,而此期红细胞计数(RBC)、血红蛋白浓度(Hb)、红细胞压积(Hct)都会有所下降。研究显示 BV 相对增加的主要机制是因为血浆蛋白总量增多,尤其是白蛋白总量增多,使胶体渗透压升高,促使更多的水分潴留在血液循环中。在 2～3 周运动训练后,可以观察到 EV 开始缓慢地增长,直至所有的血容量成分都比运动前基础水平增长约 8%～10%。此时,血浆与红细胞容积会达到新的平衡,而 Hct 则重新保持与运动之前一致的水平。因此,我们可以通过测定 Hct 来估算运动训练造成 PV 和 BV 的变化。需要注意的是,Hct 尤其受液体平衡的影响,如饮水或出汗,因此,Hct 更常用于运动中评估水合状态。如果测定时间在运动训练的最初 2 周内,此时 EV 变化可以忽略不计,估测结果是可以接受的,而如果训练 2 周后还通过测定 Hct 来估算 PV 的扩张就会低估运动所造成的血容量增多。此外,研究显示长期耐力训练后血容量增长百分率,在老年、青年、女性和男性中的变化是相近的。上述结果表明了耐力训练使血容量升高的典型反应与年龄、性别无关。

第二节　心脏结构改变与心功能储备改善

1. 心脏结构的适应性改变

心脏形态和结构是心脏发挥功能的形态学基础。一般来说,适宜的运动训练可对心脏产生良好的影响,否则反之,这是长久以来众所周知的事实。坚持适宜的运动训练能使心肌纤维变粗,防止纤维化和变性,心肌壁变得有力,心瓣膜弹性增加,从而改变心脏形态,使心脏保持旺盛的功能。

运动导致的心脏重量增加是运动与心脏重塑的最直观表现。运动训练能够导致心脏绝对和相对重量的增加,并且适宜强度和时间下一般不会出现病理性心肌肥厚。有研究对优秀运动员心脏和病理性心肌肥厚心脏的重量进行测量对比后发现,前者重量不会超过 500 g,而后者超过 1 000 g。

运动训练导致的左心室内径、室间隔厚度及左室游离壁厚度增大,心肌细胞体积、长度及横截面积显著增大等是运动心脏几何构型变化的主要方面。适宜的运动负荷可使心肌细胞发生生理性肥大;心肌纤维增粗,肌节变长;心肌收缩能力增加;心肌线粒体均匀,体积增大;线粒体嵴致密;基质电子密度增强。

不同训练类型对心脏结构的影响不尽相同(图 1-3-1)。长期的抗阻训练和有氧训练都会改变心脏的围度,表现为心室的厚度和肌肉量的提高。然而,对于长期接受抗阻训练的人来说,如果从体表面积和瘦体重的角度来看,心肌厚度和肌肉量的相对提高则并不明显。这种现象可能是因为训练时的间歇性血压升高,以及全身肌肉生长和瘦体重

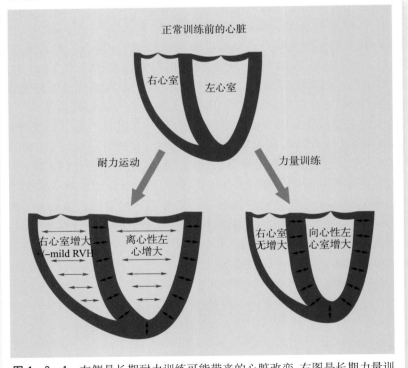

图 1-3-1 左侧是长期耐力训练可能带来的心脏改变,右图是长期力量训练可能带来的心脏改变*

---

* 注:也有研究报道,上躯体的运动锻炼,如皮划艇,趋向于增厚室壁。而下肢为主的运动,如跑步或自行车,趋向于增大心腔。

增高而发生的相对成长。长期接受高强度抗阻训练虽然可以使得左心室后壁及室间隔厚度增加而高于一般人，但是左心室容量只会出现轻微的改变或保持不变；而有氧训练可以显著提高左心室的室腔大小以及室壁厚度，其中以室腔增大为主要效应。这是抗阻训练和有氧训练效应的主要差别。

长期运动训练除了可以使心脏本身结构发生适应性改变以外，还能增加冠状动脉血流和心肌灌注，改善心肌供血，主要表现为心脏中小血管直径和密度及冠状动脉侧支循环的形成。此外，训练在引起肌肉密度上升的同时也会提高肌纤维血管的密度，提高的程度取决于训练量和强度。这种提高可以减小氧和代谢产物扩散的距离。

长期运动训练对心肌会产生保护效应，表现为缺血再灌注损伤保护、阻止心肌细胞凋亡、减少心肌梗死面积等。研究发现运动能促进内皮祖细胞（endothelial progenitor cell）的释放及分化而促进血管生成；引起冠状血管调节能力的适应性变化。血管内皮细胞产生的血管收缩因子和舒张因子在正常情况下处于平衡状态。冠心病心肌缺血及心肌梗死时会使两者处于失平衡，而运动训练对这种失衡有调节作用，这是运动防治心血管疾病的重要生理机制之一。

对于过度肥胖的人来说，因脂肪积聚过多，往往存在心脏结构异常，运动有助于改善这种变化。Schrauwen 等通过氢-磁共振波谱（H－MRS）和核磁共振（MRI）技术检测肥胖症患者 3 个月有氧加抗阻运动干预前后心肌脂质含量，结果显示，锻炼后心肌脂质含量从 0.99%±0.15% 明显下降到 0.54%±0.04%，其下降与体重和体脂率的下降呈线性关系。

心肌的收缩能力是决定心泵血功能的重要因素，心肌的病理性重构往往会对心脏病患者心功能造成不可逆损害。心脏运动康复作为心肌梗死后二级预防的重要手段，在增强患者心肌收缩力、抑制心肌纤维化和病理性重构等方面发挥着重要的作用。急性心肌梗死后剩余未损伤的心肌会发生病理性重构并最终导致心力衰竭。动物实验显示，有氧训练可以减缓心梗大鼠左心室收缩功能的恶化以及心肌线粒体功能损伤。急性心肌梗死稳定期患者参与心脏康复可改善患者左心室射血分数，改善左心室收缩力，显著降低收缩末容积和舒张末容积，改善左心室重构，且越早进行心脏运动康复、持续时间越长，患者的心肌收缩功能、心脏重构改善越明显。

2. 心功能的长期适应性改变

长期适量的运动训练，特别是有氧耐力训练可以使心血管功能发生一些适应性改变，主要包括静息心率减慢、每搏输出量及最大心输出量提高。通过这些适应性改变可以使得心肌耗氧量下降、心肌做功效率增高、心力储备增大等。

窦房结（SA-node）的正常放电频率在每分钟 60～100 次，长期的有氧训练可以提高副交感神经的作用，从而降低窦房结的放电率。某些优秀的耐力运动员安静时的心率可低至 40 bpm 以下，这种现象称为窦性心动过缓。一般认为，这种窦性心动过缓是经过长期训练后心功能改善的良好反应。从功能上讲，相比于普通人，虽然安静状态下心率更低，但是 EDV、SV、EF 都可明显大于普通人。这种变化不仅能降低心肌的能量消耗，而且为提高心力储备提供了可能，能充分发挥心血管系统的最大功能潜力。当机体发生病变时，在代偿期心脏只能通过增加心跳频率以适应对心输出量的需要，而过快的心率将造成心肌耗氧量上升等一系列不良影响。众多研究证实了有氧运动训练可以降低静息心率和定量负荷运动时的心率。无氧运动对静息心率的影响目前仍存在争议。虽然短期无氧训练可以使得静息心率下降 5%～12%,但是长期跟踪研究则显示出了不同的结果,有些研究结果显示并无显著性改变,有些则显示可下降 4%～13%。不过,长期的抗阻训练会降低绝对强度或负荷阻力运动时的心血管反应,降低运动中心率、血压及两项乘积的升高。

虽然运动可以带来上述对心率的有利影响,但是不适量的运动则可能导致病理性心律失常,如病理性心动过缓,其发病率与运动强度和运动时间呈正比。这类患者多有劳力性头晕、晕厥史,且与原有的冠状动脉状况无关。可能与窦房结功能损伤(SND)有关,并不单纯只是迷走张力增强介导。这类患者白天心率小于 50 bpm,夜间心率小于 40 bpm,和(或)最长 RR 间期大于 2.5 s,出现心房扑动或者需起搏器植入。同时窦性心动过缓与患者远期心房颤动(房颤)、心房扑动发生率及是否需植入起搏器相关,更加证明这种心动过缓是一种病理性损伤。

长期的有氧训练最显著的改变就是最大心输出量的上升,这种变化主要来自每搏输出量的提高。左心室腔室内径的增加会提高心室的前负荷,通过 Frank-Starling 机制提高心肌收缩力,此外腔壁厚度及收缩力量的提高也是每搏输出量增加的关键因素。作为中心机制,心输出量的提高是峰值摄氧量增高的主要机制之一,表现为有氧耐力运动能力的提高。高负荷抗阻训练对安静时的心脏功能并无太大的影响,不过通过缩短间歇时间提高训练量,提高运动的连续性,则可以产生明显的效果。无氧训练可以使得每搏输出量的绝对值增加,但体表面积和瘦体重的相对值则没有明显变化。通常,高负荷低训练量的抗阻训练不会提高峰值摄氧量,而高训练量配合短间歇的抗阻训练可能可以稍微提高峰值摄氧量。

总之,长期运动训练者在进行定量工作时,心血管功能动员快、潜力大、恢复快。运动开始后,能迅速动员心血管系统功能,以适应运动活动的需要,进行最大强度运动时,在神经和体液的调节下可发挥心血管系统的最大功能潜力,充分动员心力储备。运动后恢复期短,也就是说运动时功能变化很大,但运动一停止就能很快恢复到安静时水平。长期运动训练可以改变运动时收缩期血流动力学特征。

第三节　血压与血管系统的适应性改变

血压(blood pressure)是指血管内的血液对于单位面积血管壁的侧压力,即压强。血压异常升高是心脑血管疾病的重要危险因素。在我国,高血压相关疾病所带来的社会负担越来越重。高血压治疗中,运动作为生活方式控制中的重要一环节越来越受重视,尤其对于轻中度高血压患者而言单独应用运动疗法就可以预防和控制高血压。

高血压在心脏病发生发展过程中起着极其重要的作用。长期血压升高可致左心室肥厚和心肌纤维化,使冠状动脉血流供应发生障碍,也影响冠状动脉储备能力。由于血压持续升高,机械压力、血管内皮功能受损以及血管紧张素Ⅱ、儿茶酚胺、内皮素、血栓素等血管活性物质的共同作用,促使冠状动脉内膜损伤、血管壁增生肥厚、脂质沉积,形成动脉粥样硬化斑块,导致冠心病的发生。运动训练可以有效降低高血压患者的血压,这种效应是在神经、血管、内分泌综合作用下的结果,其中主要的机制可能在于迷走神经张力的增强和血浆去甲肾上腺素水平的降低。

血液流变性指标反映了血液和血管的宏观与微观流变性的规律,血液黏度的增加会使得循环阻力升高,血流速度减慢,心脏病患者存在不同程度的微循环障碍。血液流变学认为,冠心病等疾病的根本病因在于血液的流变性、黏性、切变应力和切变速率等发生了变化。运动训练能使高、中、低切变率下的血液黏度明显降低,红细胞变形能力显著升高等,从而使患者的危险因素降低。与高强度运动训练相比,中等强度的运动训练能更有效地改善血液流变性。有证据表明,12 周的有氧训练(一周 3 次,每次 40 min,强度控制在 60%的储备心率)以后,参与者的血液黏度下降了 16.6%,红细胞压积下降了 10.4%。此外,长期规律的运动还可以改善机体凝血状态,特别是在降低血浆纤维蛋白原水平、提高纤维蛋白的溶解能力方面发挥重要作用。

适宜的长期运动训练可以抑制或延缓动脉硬化的发生和进展。冠状动脉粥样硬化与脂质堆积、炎症细胞的集聚和冠脉内皮功能有关。中小强度有氧运动结合适当热量摄入控制,可以有效改善体内脂质堆积,降低机体血清总胆固醇、甘油三酯和低密度脂蛋白浓度,同时明显改善心脏射血功能。然而,抗阻训练可能对降低总胆固醇和低密度脂蛋白胆固醇和提高高密度脂蛋白胆固醇无作用或作用轻微。另外,长期、规律有氧运动还能改善内皮功能,研究表明其主要机制有:促 NO 合成、释放和作用时间增多;降低超敏 C 反应蛋白(hs-CRP)及肿瘤坏死因子 α(TNF-α)、白介素-6(IL-6)等炎性递质水平;增加毛细血管交换能力等。

第四节　免疫系统适应性改变

免疫系统是人体抵御病原微生物的重要屏障,免疫系统具有免疫监视、防御、调控的作用。免疫系统由免疫器官(骨髓、脾脏、淋巴结、扁桃体、小肠集合淋巴结、阑尾、胸腺等)、免疫细胞[淋巴细胞、单核吞噬细胞、中性粒细胞、嗜碱性粒细胞、嗜酸性粒细胞、肥大细胞、血小板(因为血小板里有 IgG)等],以及免疫活性物质(抗体、溶菌酶、补体、免疫球蛋白、干扰素、白介素、肿瘤坏死因子等细胞因子)组成。免疫系统分为固有免疫(又称非特异性免疫)和适应免疫(又称特异性免疫),其中适应免疫又分为体液免疫和细胞免疫。随着现代免疫学与临床医学的发展,运动与免疫结合,诞生出一门新兴学科——运动免疫学,主要研究身体训练(包括训练的量与强度、训练的手段和方法)是如何与免疫相互影响而使人体健康状态发生改变的。

适当的运动锻炼可以使免疫细胞数量增加。Shimizu 等将 24 名老年人分为运动健身组和对照组,持续 12 周后,发现健身组老人的 CD28、CD8 细胞数量明显增加,CD80、CD14 细胞数量也明显增加,即健身运动可以上调老年人单核细胞和 T 细胞介导的免疫功能。这提示适度的运动锻炼改善了机体 Th 细胞的 CD28 表达和 Th1/Th2 平衡。另有研究发现,有氧运动使大鼠脾脏淋巴细胞增殖能力提高,血液 CD4＋比例、CD4＋/CD8＋上升,提示脾脏介导的免疫功能增强;同时,有氧运动使大鼠下丘脑结节部兴奋性氨基酸含量下降、抑制性氨基酸含量上升、儿茶酚胺含量下降,脊髓中间外侧柱兴奋性氨基酸含量下降、儿茶酚胺含量降低,脾组织内 NE 含量降低,说明有氧运动能使大鼠脾脏交感神经调节通路的兴奋性受到抑制。这提示有氧运动可以通过抑制交感神经兴奋性,调节应激激素和神经递质的分泌,从而提高机体的免疫力。

运动还能引起机体内分泌—免疫的一系列变化。类固醇皮质激素是一种免疫抑制剂,可以抑制 T 细胞和 B 细胞的功能,减少抗体的生成,使自然杀伤细胞活性下降。适宜的运动会抑制皮质醇的升高,从而增强机体免疫功能。然而,长时间剧烈运动可引起血浆皮质醇升高,升高的程度、持续时间取决于运动强度和时间。免疫球蛋白是机体抗感染的重要屏障,其中 IgA、IgM、IgG 对人体的免疫功能具有重要影响。研究显示大强度运动,特别是力竭运动后,IgA、IgM、IgG 含量显著下降,机体的免疫功能降低和抵御病原微生物的能力减弱;中等强度的有规律运动则提高血清 IgA、IgM、IgG 含量,增强机体的免疫功能;低氧训练由于海拔高度的不同对机体免疫球蛋白 IgA、IgM、IgG 的影响也不尽相同。

近年来,研究认为炎症反应在众多心脏疾病发病机制中起着关键性作用,认为冠心病也是一种慢性炎症性疾病,不稳定心绞痛和急性心肌梗死是一个慢性炎症的急性恶化过程,在患者的外周血液中广泛可见活化的白细胞,临床表现白细胞计数明显增加。运动可以改善机体的炎症反应,并且具有不同于一般药物治疗的优越性,患者的运动能力与炎症水平呈负相关。运动训练不仅可以降低 IL-1、TNF-α、CRP 等促炎介质,还可以升高 IL-6 等抗炎介质及抗氧化因子。目前,规律运动抗炎作用的具体作用机制还不完全清楚。由于各种炎症介质可以相互影响,这使得运动抗炎作用机制的相关研究较为复杂和困难。

第五节　骨骼肌适应性改变

骨骼肌占机体总重的 40％左右,是机体最重要的动力器官,其运动和代谢功能接受神经和体液调节,是神经系统和内分泌系统的重要调节器官。运动促发的肌肉持续频繁收缩是维持骨骼肌健康的最主要手段。尽管运动方式很多,但都是在能量供应下,骨骼肌发生收缩,牵动骨杠杆产生位移或使其固定于某一位置而产生的多种身体活动。

长期的运动训练会使骨骼肌结构发生适应性改变:① 运动训练会影响肌纤维横断面积,训练有素者肌纤维直径或横断面积大于无训练者,肌纤维的这种肥大通常表现为选择性肥大。抗阻训练可使快肌纤维出现选择性肥大,耐力训练可使慢肌纤维出现选择性肥大,而速度训练可使快肌纤维增加得更多。② 运动训练会影响肌纤维的类型。每一种肌纤维都含有决定五个亚型重链的基因,基因表达与否或水平高低受遗传及神经肌肉兴奋性决定,同时还有很多肌纤维属于杂合纤维。同一类型肌纤维的亚型之间可能发生相互转换。高强度抗阻训练后Ⅱx型纤维会向有氧氧化能力更好的Ⅱa型纤维转化,这在训练的初期即会发生。当训练停止后,则会产生相反的作用,Ⅱx 型比例增加Ⅱa 型比例减少。不仅是抗阻训练会导致这种肌纤维类型转变,长期接受有氧训练也可以发生类似效应。③ 运动训练可以引起肌肉架构的改变。羽状肌的羽状角度对肌肉力量及动作幅度有重要影响。羽状角度增大意味着可以容纳更多的蛋白质堆积,有利于增大肌肉的横截面。研究显示抗阻训练可以明显增大肌肉的羽状角度,此外也可以使得肌束的长度更长。这些结构性的改变,对力量通过肌腱传入骨骼具有正面的影响。研究也发现抗阻训练可以增加肌原纤维的量,增加细胞质密度,提高钠钾泵的活性,以及肌质网和 T 管的密度。这些都有利于肌肉横截面和肌力的增长。④ 运动训练也可影响肌肉的能源物质存量。长期的抗阻训练可以使得安静时肌肉的 ATP 和 CP 含量显著上升,当采用可刺激糖酵解系统的训练强度时也可提高糖原的储量(表 1 - 3 - 1)。

表 1 - 3 - 1   不同类别运动对骨骼肌的影响

运动类别	主要刺激	主要适应	对肌肉功能的影响
耐力运动	在相对低运动强度下的反复收缩	1. 增加线粒体量和质,能量释放酶(三羧酸循环酶和长链脂肪酸氧化酶)和电子传送能力提高; 2. 少见无氧代谢途径的改变; 3. 肌纤维稍有增粗; 4. 以红肌纤维改变为主,并增加肌肉的血液循环	1. 增加肌耐力; 2. 运动中可节省糖原的利用; 3. 做功中乳酸形成相对较少
力量运动	每一肌横断面积范围内增加力的负荷即募集增多和(或)频率增加	1. 肌纤维增粗(横断面积增大),以白肌纤维为主; 2. 蛋白合成能力增强,分解降低; 3. 可能使线粒体数量相对减少,氧化能力无改变,无氧代谢能力增强; 4. 对肌纤维型无改变	1. 增强肌力; 2. 单位时间内爆发力增强,相应肌群中协调能力改善; 3. 可能耐力下降

运动训练还会影响骨骼肌的代谢能力,主要表现为更好地摄取氧和利用氧能力。长期有氧训练后肌肉毛细血管密度和数量增加,运动时毛细血管开放的数量和口径也会增加。这可以使得肌肉运动时血液-细胞气体交换的面积和效率相对增加,动静脉氧差增大,使得骨骼肌氧摄取能力提高。在细胞层面,肌肉对有氧运动的适应包括了线粒体数目增多,体积增大,相关氧化酶的活性提高,肌红蛋白含量增高。这种适应使得受训者可以在相同运动强度时通过有氧代谢供能的比例增加,这不仅能节约能量物质延长运动时间,也能降低心肺的负荷。然而,高负荷抗阻训练则会降低线粒体密度,这是因为虽然线粒体的实际数量不变或略有提高,但肌肉的体积增大了。与此机制相同的是,肌肉内微血管的密度也会下降。有氧训练(尤其是高强度有氧训练)会引起乳酸耐受和清除率提高,这是训练引起的重要良性适应。强度更高的无氧运动则会造成肌肉和血液 pH 的显著下降。对长期训练所产生的短期 pH 下降而造成的适应,更能提升患者的酸碱缓冲能力,有利于运动疲劳的缓解,提高耐力。研究显示采用强度高于无氧阈的高强度间歇训练可显著提高机体缓冲能力达 16%～38%,其效果较有氧训练更为明显。

骨骼肌具有强大的内分泌功能,因此有观点认为它是机体体积最大的内分泌器官。骨骼肌产生的分泌蛋白以旁分泌或自分泌方式调节骨骼肌的生长、代谢和功能;或以内分泌方式调节机体远隔组织器官的功能,广泛参与机体能量代谢调节和炎症反应,与糖和脂肪代谢及骨骼肌生长发育密切相关,共同维持着机体的内稳态。研究显示骨骼肌生长或收缩过程中可产生并分泌多种肌肉因子。运动可影响骨骼肌中 IGF-1,MGF,Myogenesis factors 等多种肌肉因子的分泌,在对骨骼肌自身产生生长和肥大效应的同时,部分肌肉因子以内分泌方式对机体脂肪组织、肝脏及脑等组织器官产生生物学效应。近年来有研究指出,骨骼肌分泌的脂联素对诸多运动良性效应的产生起着十分重要的作用。骨骼肌肉有卫星细胞(satellite cells),运动可以激活卫星细胞,完成增殖、分化和成型,是肌纤维修复、肥大和新生的重要机制。

第六节　肺功能适应性改变

　　无氧训练对安静时的通气量影响很小,训练的适应主要发生在运动中,包括在极量运动时潮气量和呼吸频率上升,但在非最大努力运动时通常呼吸频率会下降,而潮气量会上升。此外,通过观察有训练者和无训练者之间的差异可发现通气效率的提高,表现为氧通气当量的降低。长期规律性耐力训练能使呼吸系统产生专门性适应,使呼吸的效率达到最佳化。运动适应的结果主要包括:安静时潮气量和肺弥散不变、呼吸频率通常降低、肺通气量基本不变或稍下降;中低强度运动时潮气量上升,呼吸频率亦上升;亚极量或极量水平运动时,潮气量增大、呼吸频率加快更明显、最大通气量增加、肺弥散增大的幅度提高,但动脉血氧含量基本保持不变。不同的运动强度也会产生不同的效果,研究显示中高强度运动使得峰值通气量明显提高,同时 FEV_1 及 FEV_1/FVC 也得到提高,提示高强度训练可能更能增强患者的呼吸肌肌力和耐力,使原来塌陷的远端小气道和肺泡开放,减少无效腔通气,从而提高了肺的通气功能。呼吸功能的适应,也可以表现在节律上。比如在运动中呼吸与运动节律适配,还可以改善呼吸肌的抗疲劳性。此外,对于有氧训练,肺通气量的适应有高度训练特殊性,即下肢训练使得训练者在下肢运动时表现出这种训练适应,而上肢运动时是无法表现出的;反之亦然。

第七节　对心理的调节作用

　　适当的运动训练能培养自觉性、自制性和坚韧性。还可培养良好的竞争意识,学会超越自我,超越他人。这些心理素质对开朗性格、坚强意志和充分自信心的形成十分有利的。运动还可帮助摆脱心理挫折。锻炼的乐趣和群体的和谐,可冲淡心灵上失败的阴影。完美心理品质的塑造与运动是分不开的,健全的心理寓于健康的身体。运动作为一个载体对精神力和心理品质进行培养,从而使人的心理品质按照期望的模式更完美地发展。经常锻炼的人都很熟悉运动后的那种身心愉快感。运动可以把紧张和精神压力全都驱除出去。更多的人在开始有规律的运动后,感到睡眠更好,工作更有效率,精力更加充沛,不再感到紧张和压抑,更有自信和自尊。研究发现身体活动可降低焦虑状态,中等强度的运动能够显著降低特质焦虑;而且对于久坐的女性,中等强度的练习比高强度的练习更有益于心理健康。而不适当的运动,亦可对心理造成负面影响。

冠心病患者合并抑郁、焦虑等负性心理情绪的发病率较高,可以使患者的治疗依从性下降并且会增加心脏病患者的死亡率。心脏运动康复不仅可以改善患者的运动能力提高生存率,同时可以帮助一部分患者改善负性情绪。一项365例的大样本临床研究显示,经过心脏运动康复训练后患者的抑郁、焦虑评分显著改善。心理干预联合运动训练可以改善冠脉搭桥术后患者的焦虑及抑郁程度,提高运动能力,降低冠心病危险因素,促进心脏功能的恢复以及改善。一项针对189例心力衰竭患者的观察性研究显示,心脏运动康复可以使得患者的抑郁症状减轻40%。运动还可以提升患者的自我效能和参与活动的动机水平,有助于促进患者回归正常化的社会家庭生活。

第八节 停止训练后的生理变化

运动训练引起的各种生理性适应并非永久性的。当停止训练后,由运动训练所带给机体的良性生理改变也会逐渐消失,并伴随着最大运动能力和亚极量运动能力的降低。通常,停训2周后,VO_2peak 即会出现明显下降,下降的幅度因人而异,与停训时间的长短,原先的训练水平等因素相关。心搏量、心肌收缩力、心肌肥厚、血容量、体温调节、骨骼肌毛细血管数量、动静脉氧分压差、血红蛋白浓度、线粒体的密度,以及相关代谢酶活性的改变都是引起 VO_2peak 下降的重要原因。通过无氧训练获得的肌力增长、肌纤维肥大、肌纤维募集能力等也都会随着停训而逐渐恢复至训练前的水平。此外,机体的呼吸功能、免疫功能、神经功能都会恢复到训练前的状态。所以,运动训练必须要持之以恒,长久的规律的运动训练才能使机体始终保持良好的状态。停止训练后的生理变化依运动的种类,体能状态而有所不同,停止运动的早期,功能有可能进一步提高,随着时间的延长,运动锻炼的效果会逐渐丢失。另外,肌肉有记忆,若重新恢复运动,运动的效果可能较前一段的运动提高得更快。

主要参考文献

[1] Stachenfeld N S, Mack G W, Di Pietro L, et al. Regulation of blood volume during training in post-menopausal women [J]. Medicine and Science in Sports and Exercise,1998,30(1):92 - 98.

[2] Menz V, Strobl J, Faulhaber M, et al. Effect of 3-week high-intensity interval training on VO_2max, total haemoglobin mass, plasma and blood volume in well-trained athletes [J]. Eur J Appl Physiol, 2015,115(11):2349 - 2356.

[3] Mariotti R, Fattoretti P, Malatesta M, et al. Forced mild physical training improves blood volume in the motor and hippocampal cortex of old mice [J]. Journal of Nutrition Health & Aging, 2014, 18(2):178 - 183.

[4] Mier C M，Domenick M A，Turner N S，et al. Changes in stroke volume and maximal aerobic capacity with increased blood volume in men and women [J]. Journal of Applied Physiology，1996，80(4):1180 - 1186.

[5] Shoemaker J K，Green H J，Coates J，et al. Failure of prolonged exercise training to increase red cell mass in humans [J]. Am J Physiol-heart C，1996,270(1):H121 - H126.

[6] Carroll J F，Convertino V A，Wood C E，et al. Effect of training on blood-volume and plasma-hormone concentrations in the elderly [J]. Medicine and Science in Sports and Exercise，1995,27(1):79 - 84.

[7] Stevens G H J，Foresman B H，Shi X G，et al. Reduction in LBNP tolerance following prolonged endurance exercise training [J]. Medicine and Science in Sports and Exercise，1992,24(11): 1235 - 1244.

[8] Silva J A，Santana E T，Manchini M T，et al. Exercise training can prevent cardiac hypertrophy induced by sympathetic hyperactivity with modulation of kallikrein-kinin pathway and angiogenesis [J]. Plo Sone，2014,9(3):9.

[9] Xiao M Y，Lu X，Li J N，et al. Physiologic ischaemic training induces endothelial progenitor cell mobilization and myocardial angiogenesis via endothelial nitric oxide synthase related pathway in rabbits [J]. J Cardiovasc Med，2014,15(4):280 - 287.

[10] Steiner S，Niessner A，Ziegler S，et al. Endurance training increases the number of endothelial progenitor cells in patients with cardiovascular risk and coronary artery disease[J]. Atherosclerosis，2005,181(2):305 - 310.

[11] Schrauwen-Hinderling V B，Hesselink M K，Meex R，et al. Improved ejection fraction after exercise training in obesity is accompanied by reduced cardiac lipid content [J]. J Clin Endocrinol Metab，2010,95(4):1932 - 1938.

[12] Steg P G，James S K，Atar D，et al. Esc guidelines for the management of acute myocardial infarction in patients presenting with st-segment elevation [J]. European Heart Journal，2012,33(20):2569 - 2619.

[13] Kraljevic J，Marinovic J，Pravdic D，et al. Aerobic interval training attenuates remodelling and mitochondrial dysfunction in the post-infarction failing rat heart [J]. Cardiovasc Res，2013,99(1): 55 - 64.

[14] Deniz Acar R，Bulut M，Ergun S，et al. Effect of cardiac rehabilitation on left atrial functions in patients with acute myocardial infarction [J]. Ann Phys Rehabil Med，2014,57(2):105 - 113.

[15] Haykowsky M，Scott J，Esch B，et al. A meta-analysis of the effects of exercise training on left ventricular remodeling following myocardial infarction: Start early and go longer for greatest exercise benefits on remodeling [J]. Trials，2011,12(92):8.

[16] Rowland T，Whatley Blum J. Cardiac dynamics during upright cycle exercise in boys [J]. Am J Hum Biol，2000,12(6):749 - 757.

[17] 晋娜、陈文鹤. 有氧运动结合饮食控制对重度肥胖症患者身体形态、血脂和心率的影响 [J]. 中国康复医学杂志，2012(11):1049 - 1052.

[18] 梁建萍. 不同训练水平的女大学生安静和定量负荷运动后的心率比较研究 [J]. 南京体育学院学报(自然科学版)，2014(06):33 - 35.

[19] 梁丰、王磊、曹震宇、等. 高强度间歇性耐力训练对大学生心肺功能的影响 [J]. 中国康复，2014，06):436 - 438.

[20] Perkovic V, Huxley R, Wu Y, et al. The burden of blood pressure-related disease: A neglected priority for global health [J]. Hypertension, 2007, 50(6):991 - 997.

[21] Pescatello L S, Franklin B A, Fagard R, et al. Exercise and hypertension [J]. Medicine and Science in Sports and Exercise, 2004, 36(3):533 - 553.

[22] Ghadieh A S, Saab B. Evidence for exercise training in the management of hypertension in adults [J]. Can Fam Physician, 2015, 61(3):233 - 239.

[23] Ribeiro F, Costa R, Mesquita-Bastos J. Exercise training in the management of patients with resistant hypertension [J]. World J Cardiol, 2015, 7(2):47 - 51.

[24] 王磊, 高真真, 潘化平, 等. 不同形式的抗阻训练对轻度高血压患者血压的短时及阶段性效应观察 [J]. 中国康复医学杂志, 2015, 04:339 - 343.

[25] 曾永红, 曾彦平, 李琳, 等. 长期太极拳运动对心血管疾病及其危险因素的影响 [J]. 中国康复理论与实践, 2012, 12:1148 - 1150.

[26] Bond V, Mills R M, Caprarola M, et al. Aerobic exercise attenuates blood pressure reactivity to cold pressor test in normotensive, young adult african-american women [J]. Ethnicity & disease, 1999, 9(1):104 - 110.

[27] 孙杨, 熊开宇, 胡扬. Hihilo 对女子跆拳道运动员安静及定量负荷运动后血液粘度、红细胞变形能力的影响研究 [J]. 北京体育大学学报, 2014(10):71 - 76.

[28] Cakir-Atabek H, Atsak P, Gunduz N, et al. Effects of resistance training intensity on deformability and aggregation of red blood cells [J]. Clin Hemorheol Microcirc, 2009, 41(4):251 - 261.

[29] Coppola L, Grassia A, Coppola A, et al. Effects of a moderate-intensity aerobic program on blood viscosity, platelet aggregation and fibrinolytic balance in young and middle-aged sedentary subjects [J]. Blood Coagul Fibrinolysis, 2004, 15(1):31 - 37.

[30] Bond B, Hind S, Williams C A, et al. The acute effect of exercise intensity on vascular function in adolescents [J]. Medicine and Science in Sports and Exercise, 2015, 47(12):2628 - 2635.

[31] Kellawan J M, Johansson R E, Harrell J W, et al. Exercise vasodilation is greater in women: Contributions of nitric oxide synthase and cyclooxygenase [J]. Eur J Appl Physiol, 2015, 115(8):1735 - 1746.

[32] Feairheller D L, Diaz K M, Kashem M A, et al. Effects of moderate aerobic exercise training on vascular health and blood pressure in african americans [J]. Journal of clinical hypertension (Greenwich, Conn), 2014, 16(7):504 - 510.

[33] Laughlin M H, Bowles D K, Duncker D J. The coronary circulation in exercise training [J]. American journal of physiology Heart and circulatory physiology, 2012, 302(1):H10 - 23.

[34] Kim Y J, Shin Y O, Bae J S, et al. Beneficial effects of cardiac rehabilitation and exercise after percutaneous coronary intervention on hscrp and inflammatory cytokines in cad patients [J]. Pflugers Arch, 2008, 455(6):1081 - 1088.

[35] Shimizu K, Kimura F, Akimoto T, et al. Effect of moderate exercise training on t-helper cell subpopulations in elderly people [J]. Exerc Immunol Rev, 2008, 14(24 - 37).

[36] Hutnick N A, Williams N I, Kraemer W J, et al. Exercise and lymphocyte activation following chemotherapy for breast cancer [J]. Medicine and Science in Sports and Exercise, 2005, 37(11):1827 - 1835.

[37] Merhi M, Demirdjian S, Hariri E, et al. Impact of inflammation, gene variants, and cigarette smoking on coronary artery disease risk [J]. Inflamm Res, 2015, 64(6):415 - 422.

[38] Huittinen T, Leinonen M, Tenkanen L, et al. Synergistic effect of persistent chlamydia

pneumoniae infection, autoimmunity, and inflammation on coronary risk [J]. Circulation, 2003, 107(20):2566 - 2570.

[39] Karakas M, Koenig W. Crp in cardiovascular disease [J]. Herz, 2009,34(8):607 - 613.

[40] Rahimi K, Secknus M A, Adam M, et al. Correlation of exercise capacity with high-sensitive creactive protein in patients with stable coronary artery disease [J]. Am Heart J, 2005,150(6): 1282 - 1289.

[41] Morikawa Y, Mizuno Y, Harada E, et al. Aerobic interval exercise training in the afternoon reduces attacks of coronary spastic angina in conjunction with improvement in endothelial function, oxidative stress, and inflammation [J]. Coron Artery Dis, 2013,24(3):177 - 182.

[42] Boushel R, Ara I, Gnaiger E, et al. Low-intensity training increases peak arm VO_2 by enhancing both convective and diffusive o-2 delivery [J]. Acta Physiol, 2014,211(1):122 - 134.

[43] Hirai D M, Musch T I, Poole D C. Exercise training in chronic heart failure: Improving skeletal muscle o2 transport and utilization [J]. American Journal of Physiology Heart and Circulatory Physiology, 2015,309(9):H1419 - 1439.

[44] Moholdt T, Aamot I L, Granoien I, et al. Aerobic interval training increases peak oxygen uptake more than usual care exercise training in myocardial infarction patients: A randomized controlled study [J]. Clin Rehabil, 2012,26(1):33 - 44.

[45] 高真真,季鹏,夏月清,等. 不同强度有氧运动对经皮冠状动脉介入治疗术后患者心功能及运动耐力的影响[J]. 中国康复医学杂志,2015(04):344 - 348.

[46] 崔芳,任雨笙,王惠芳,等. 康复训练对冠心病患者介入治疗后的运动耐量的影响[J]. 中华物理医学与康复杂志,2006(03):177 - 179.

[47] Hittel D S, Axelson M, Sarna N, et al. Myostatin decreases with aerobic exercise and associates with insulin resistance [J]. Medicine and Science in Sports and Exercise, 2010, 42(11): 2023 - 2029.

[48] Yeo N H, Woo J, Shin K O, et al. The effects of different exercise intensity on myokine and angiogenesis factors [J]. The Journal of Sports Medicine and Physical Fitness, 2012,52(4): 448 - 454.

[49] 陈贵华,周向东,胡晓,等. 运动疗法改善慢性阻塞性肺疾病患者的生活质量和肺功能[J]. 中南大学学报(医学版),2011,7:682 - 686.

[50] Lavie C J, Milani R V. Adverse psychological and coronary risk profiles in young patients with coronary artery disease and benefits of formal cardiac rehabilitation [J]. Arch Intern Med, 2006, 166(17):1878 - 1883.

[51] 刘畅. 康复治疗促进冠脉搭桥术后患者抑郁、焦虑状态及心脏功能恢复的研究[D]. 中国医科大学,2010.

[52] Milani R V, Lavie C J, Mehra M R, et al. Impact of exercise training and depression on survival in heart failure due to coronary heart disease [J]. Am J Cardiol, 2011,107(1):64 - 68.

[53] Madsen K, Pedersen P K, Djurhuus M S, et al. Effects of detraining on endurance capacity and metabolic changes during prolonged exhaustive exercise [J]. Journal of Applied Physiology (Bethesda, Md: 1985), 1993,75(4):1444 - 1451.

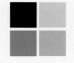

心脏运动康复的临床实践

XINZANG YUNDONG KANGFU DE LINCHUANG SHIJIAN

第一章　心脏康复教育

　　心脏康复,教育先行。心脏康复教育是心脏康复干预中的重要组成部分之一,甚至很多专家认为"心脏康复教育"是心脏康复中最重要的第一步。临床实践已经证实,一个真正拥有"心脏康复"理念的患者,其康复的主动性、投入程度及临床效果是"惊人"的。

　　在我国,心脏康复教育的对象不仅是患者,还应该包括患者的家属及其照顾者、心脏专科医生、护士、相关健康工作人员、社会及保险从业人员,当然更重要的是对心脏康复专业人员的教育。心脏康复教育不需要太多的医疗设备和各种额外的物质、人力支持,也不会增加患者的额外花费,就可简单推行。心脏康复教育要想达到一个比较好的效果,需要长期、坚持和循序渐进的教育,并选择合适的教育方法。

第一节　心脏康复教育的目标与目的

1. 心脏康复教育的目标与目的

(1) 理解心血管疾病本身与心脏康复的意义。

(2) 理解心脏康复对患者的益处。

(3) 了解心脏康复的基本程序、内容和实施方法。

(4) 改善自我健康的行为模式。

(5) 鼓励适当的体适能运动。

(6) 改善患者的生活质量。

(7) 提升患者应对心血管急性事件和慢性稳定期的能力。

(8) 减少住院时间,降低住院率及医疗费用。

(9) 改善营养及心理状况。

2. 患者应该从心脏康复教育中获取的内容

(1) 对于健康的自我意识和责任。

(2) 日常生活的自我管理能力。

(3) 有关心血管系统疾病的危险因素、症状识别和管理的知识。

(4) 了解运动的作用和有关合适的运动模式的知识。

(5) 关于正确和合理使用心血管常用药物的知识。

(6) 自我情绪管理技巧。

（7）了解营养的重要性，并保持良好的营养状况。

（8）基本的技能，如测量心率、血压、血糖、调节运动器材等。

第二节　心脏康复教育的形式

　　心脏康复的教育形式应该是多种多样的，要避免院内开展单一性说教，也不能仅仅依靠医生或者治疗师的一面之词，应该开展多层次、全方位、个体化的心脏康复教育。应该给予患者足够的时间充分理解心脏康复，了解心脏康复对自身机体的益处。

　　有效的心脏康复教育的形式是一种"多学科多形式的教育模式"。随着心脏康复团队的逐渐建立与完善、人员增长以及专业性逐渐凸显。心脏专科医生作为学科团队中的重要成员可以发挥其功能，并对团队中每一位成员的责任和专业技能的学习部分负责。医生与患者之间的"师生"关系在很大程度上取决于文化背景下的双方交流。交流包含语言与非语言信息的相互交换过程。这些有用的教育方法有助于帮助我们建立属于自己的教育模式，明白自己的局限，并实现突破。

　　教育方式多种多样，比如印刷的宣教资料、录音带、视频、讲座、小组讨论、软件的开发利用、角色扮演、研讨会和工作坊。没有哪种教育方式能获得特别的效果，目前我们推荐根据患者的个体情况采用多种教育方式相结合的方法，这似乎最有效。

　　达到良好的心脏康复教育效果需遵循以下主要原则：

（1）以患者为中心，以患者受益为宗旨。

（2）鼓励主动而不是被动的参与。

（3）重复强调关键的信息。使用不同的表达方法（视觉、听觉、积极参与）。

（4）在教育过程中使用图片、图表、视频和模型是有很大帮助的。

（5）提供一些书面材料，让患者可以带回家里阅读，或与家人或者照顾者分享。

（6）使用示范，而不是单纯的说教。

（7）寻找机会以提供个人化的信息。

（8）鼓励参与者之间的互动。为参与者提供将理论应用于实践场景的机会。让参与者示范他们所学会的知识。

（9）在实践中施教，即边康复边施教，或边运动边施教。

第三节　心脏康复教育的内容与举例

一、心脏康复教育的内容

　　一般的心脏康复教育内容应该包括以下几个主要方面：

（1）心脏康复的基本概念。

（2）心脏康复教育的目标和目的。

（3）心脏康复治疗同其他临床心血管疾病治疗的关系。

（4）心脏康复的临床效果和社会经济价值。

二、心脏康复教育专题举例

1. 自我管理的专题

【目标】在课堂结束时，患者应该学会：

（1）理解自我管理。

（2）掌握自我管理好处的知识。

（3）在自我管理中确定一个需要改进的领域。

（4）制定一项改善心血管疾病的自我管理计划。

【讲授者】本课堂是由心脏专科医生、专科护士、物理治疗师来讲授（表2-1-1）。

表2-1-1　患者自我管理课堂的教育内容

项目	内容
介绍自我管理	自我管理是什么？ 什么则不是自我管理？ 这是谁的责任呢？
后果/益处	自我管理失败的后果 自我管理的益处
自我管理的原则	知识 参与 计划 监测 管理的影响 选择责任/权利
实际应用	自我管理运动
总结和讨论	自我管理计划 集合团队想法以提高自我管理

2. 运动训练专题

【目标】在课堂结束时，患者应该学会：

（1）理解运动的目的及益处。

（2）增加体能的知识。

（3）了解提升体能活动水平和运动的基本要求。

（4）认识如何安全地增加体能活动水平和运动量。

【讲授者】本课堂是由心脏专科医生、专科护士、物理治疗师来讲授(表2-1-2)。

表2-1-2　患者运动训练教育的内容

项目	内容
介绍运动和体能锻炼的原则	身体活动的重要性
开始运动计划	做运动时的注意事项 在哪儿做运动 什么时候做运动 监测在运动时的心率和疲劳程度
应用	运动指南 运动强度 运动小贴士(提示) 在运动期间(用力时)的药物使用
总结和讨论	遇到的困难以及如何克服这些问题 依据当地情况选择适用的运动

第二章 心脏运动康复的适应证与禁忌证

从原则上讲,心脏运动康复的适用范围非常广泛,几乎涵盖了所有心血管疾病及相关危险因素患者,凡是生命体征相对稳定的心血管疾病患者都可以积极参与到心脏康复中来。但由于运动对心脏也可构成一定的风险,因此列出以下的适应证与禁忌证供参考。在此,我们强调,心血管患者运动康复的禁忌证和适应证并非是绝对的,每个患者的情况会非常个体化,同时也会有进展和好转。因此,临床工作者要根据具体情况具体分析,不能一概而论。

一、心脏运动康复的适应证

建议开展心脏运动康复的医疗机构先从下列疾病开始做起,逐渐积累经验,再逐步扩展。

（1）稳定型心绞痛。

（2）无症状性心肌缺血。

（3）急性心肌梗死后行冠状动脉支架植入术(PCI)病情稳定。

（4）陈旧性心肌梗死。

（5）冠状动脉搭桥术后(coronary artery bypass grafting)。

（6）心脏瓣膜置换手术后。

（7）慢性稳定性心力衰竭。

（8）外周血管病出现间歇性跛行。

（9）有冠心病危险因素患者,如高血压、糖尿病、肥胖、吸烟等。

心脏康复是心脏疾病患者医疗中必不可少的内容,所有的患者原则上都需要康复,以上的适应证只是心脏康复运动的部分心血管疾病,并非全部。

二、心脏运动康复的禁忌证

心脏运动康复没有绝对的禁忌证,原则上血流动力学不稳定而未进行处理的,心电生理不稳定而未做处理者,运动中或运动负荷试验出现的风险极高者都应该慎重。心脏康复运动有主动、被动运动,也有轻微或强烈运动,绝对禁忌证基本上不存在。这里指的运动是一般意义上的运动,即具有一定强度的运动。

1. 心脏运动康复的绝对禁忌证

（1）危重抢救病人在严密监护下。

（2）不稳定型或进展性心绞痛。

（3）急性心肌梗死后病情不稳定。

（4）休息时舒张压＞120 mmHg(16 kPa)或收缩压＞200 mmHg(26.7 kPa)。注：临床常见通过运动血压下降。在此血压运动时，血压不降或继续上升。

（5）不恰当的血压反应，直立或运动引起血压明显变化并伴有症状。

（6）严重房性或室性心律失常（未控制的房颤，阵发性室上速，多源、频发性室早＞15 次/100 次）。

（7）Ⅱ度或Ⅲ度房室传导阻滞在进行运动时加重。

（8）近期发生体循环或肺循环栓塞尚未进行处理者。

（9）血栓性静脉炎。

（10）主动脉夹层。

（11）发热＞38 ℃。

（12）心力衰竭失代偿状态。

（13）活动性心包炎或心肌炎。

（14）严重主要动脉狭窄（压力阶差＞50 mmHg）。

（15）发绀型先天性心脏病。

（16）肥厚型心肌病，梗阻严重且未经治疗的。

（17）严重肺动脉高压。

（18）严重肝肾功能不全。

（19）急性全身感染性疾病。

（20）洋地黄类或奎尼丁毒性作用未做处理的。

第三章 心脏康复患者的检测与评估

从事心脏康复事业的专业人员一定要牢记"无评估,不运动"这句话。然而,"评估"一词比较广义,包含的内容可以复杂而多变,最重要的就是个体化的评估,一定要以医生的评估为基础,尽可能由心血管专科医师的评估。

所有的患者在参与心脏康复之前,都应当进行全面的检查和评估。在详细了解患者病史的同时,还需进行详细的全身体格检查、生活方式(包括运动、饮食、烟酒嗜好、睡眠习惯)调查、实验室检查和辅助检查、用药情况、危险因素等评估,并进行危险分层,为制定个体化运动处方和判断康复疗效提供依据。

第一节 一般检查与评估

一、病史

首先应该获得一份详细的病史记录,包括心血管病史、相关合并症及治疗史,仔细审阅后作为决定患者是否适合参加心脏康复计划。需要特别关注有可能影响患者运动能力的疾病包括特殊的心血管疾病、呼吸系统疾病、骨骼肌肉及神经系统疾病等。

一份详尽的心脏康复患者的病史应该包括:

(1)病人的基本信息;

(2)确定的疾病诊断:心血管病及其合并症和并发症,其他系统的疾病;

(3)现病史及典型症状:包括心绞痛、呼吸困难、心悸、眩晕或晕厥等运动相关的症状;

(4)目前服用的药物及剂量;

(5)生活方式:包括运动、饮食、烟酒嗜好、睡眠习惯;

(6)营养状态;

(7)心血管危险因素评估;

(8)依从性;

(9)社交及心理问题;

(10)其他特别需要关注的问题。

二、功能评估

(1)静态心脏功能评估(静息心电图、心脏彩超等);

（2）静态的肺功能评估；

（3）一般的检查：测量身高、体重、腰围和臀围、血压、心率以及血生化全项；

（4）生活质量评估；

（5）精神心理评估；

（6）药物及饮食的评估；

（7）个体化的其他相关评估。

三、一般检测和评估的意义

筛查心血管危险因素、合并症和并发症；对患者进行初步的心功能 NYHA 分级、心绞痛 CCS 分级；检查循环系统、呼吸系统、骨骼肌系统、神经系统等影响运动的因素；了解身体其他重要脏器的功能；了解患者日常活动水平和运动习惯，为下一步制定运动处方提供全面评估。

| 第二节 | **有氧运动能力检测** |

有氧运动能力是人体运动能力的基础，也称心肺耐力，它是人体心肺功能最直接的体现，是健康相关体适能的重要组成部分。科学研究证明，有氧运动能力低下与高全因死亡率相关，有氧运动能力低下的患者可以通过提高心肺耐力从而明显改善症状，因此有氧运动能力是运动康复的核心内容。有氧运动能力的检测直接决定运动强度和康复效果，是心脏康复中的重点内容。

一、有氧运动能力的检测方法

有氧运动能力的检测有器械评估法和徒手评估法：器械评估法有心肺运动试验、心电图运动负荷试验；徒手评估的方法有 6 min 步行试验、2 min 踏步试验、200 m 快速步行试验等。根据使用的设备，运动负荷试验又分为：运动平板、踏车、臂式功率车、划船测功器等；根据功率大小分为：极量、亚极量运动试验；根据运动终点分为：症状限制性、非症状限制性；根据检测方法不同分为：心肺运动试验（CPET），心电图运动负荷试验、6 min 步行试验。各个医疗单位应该根据相应的条件来决定检测方法。

运动试验的类型：有极量运动试验、次极量运动试验和症状限制性运动试验等（适用于心电运动试验和心肺运动试验）。

（1）极量运动试验：逐级增加运动量和氧耗量，达到高水平运动量时，氧耗量也达到最大，继续增加运动量，氧耗量不再增加，这时的运动量称为极量运动。极量运动可由心率进行简单粗略的预计，但受较多的因素影响。

$$目标心率 = 220 - 年龄$$

这一公式虽然沿用多年，但我们从事心脏康复的专业人员，应该从观念上逐渐抛弃这一过时的指标，它基本上不适合于心脏病人。

（2）次极量运动试验：运动量相当于极量运动试验的 85%，如以氧耗量为准相当于最大氧耗量的 85%。临床上多以心率为准，当运动心率达到最大心率的 85% 时为次极量运动，此时的心率为目标心率，计算公式如下：

$$目标心率＝(220-年龄)\times0.85$$

（3）症状限制性运动试验：冠心病、心肌病、心功能不全等病人，运动试验常常达不到极量或次极量运动，就已经出现严重心肌缺血或其他征象而终止运动。症状限制性运动是以患者出现严重症状或体征作为终止运动指标，除此以外，还有血压下降、严重心律失常、呼吸困难、头晕眼花、步态不稳等。症状限制性运动试验是临床上最常用的运动试验。

二、有氧运动能力的评价指标

评估有氧运动能力，可靠的方法是对受试者进行运动负荷试验。从运动负荷试验中获取的数据，如心率、摄氧量、功率输出、呼吸气体变化、代谢产物变化及主观疲劳程度等，可用于评估有氧运动能力。评价有氧运动能力常用的指标有最大摄氧量（VO_2max）、乳酸阈（LT）、通气阈（VT）、无氧阈时心率（HR@AT）等，其中 VO_2max 是指人体在进行有大量肌肉群参加的力竭性运动中，当循环、呼吸功能和肌肉利用氧的能力达到人的极限水平时，单位时间内所能摄取到活动肌肉且能被肌肉利用的最大氧量。它是机体摄氧能力、运氧能力、用氧能力的综合能力，是评估有氧运动能力的金指标，是评定心肺功能的金指标，也是制定运动处方的依据之一。VO_2max 可利用跑台或功率自行车等仪器进行力竭性运动来直接测定，也可以通过亚极量运动来间接推算，通过心肺运动试验来测定机体 VO_2max 是评估有氧运动能力最精准可靠的方法。LT 为机体内肌肉代谢方式由有氧代谢为主转变为无氧代谢为主的转折点或临界点，该指标反映了人体在渐增负荷运动中血乳酸开始积累时的最大摄氧量百分利用率，关键是可以反映骨骼肌对氧的使用能力。训练实践证实了 LT 强度监控训练是发展有氧运动能力的有效方法。

（一）最大摄氧量（VO_2max）评价有氧能力

VO_2max 可利用跑台或功率自行车等仪器进行力竭性运动来直接测定，也可以通过次最大强度运动来间接推算。

1. 直接测试法

直接测试法是在运动场或实验室条件下，让受试者在功率自行车、运动跑台等器械上进行逐级递增负荷运动试验，直至力竭；通过气体分析仪器，收集受试者吸入和呼出的气体，分析和计算 O_2 浓度、CO_2 浓度、VE 等所需要的指标，测出达到力竭运动负荷时的最大摄氧量，这种方法称为最大摄氧量直接测定法。这种方法的优点在于测量结果的准确性高，但是也存在测试设备昂贵且要求高、测试时间较长、要求竭尽全力等缺点，且具有一定的风险性（图 2-3-1）。

直接测试法需满足以下条件：

① 进行大肌肉群参与的运动，且运动募集达到全身肌肉质量的 50%。

② 除特殊专项外，运动试验不应受到受试者体型、力量和速度素质及运动技巧的影响。

③ 试验应持续足够长的时间以充分调动呼吸、心血管系统功能；即适当的运动负荷程式。

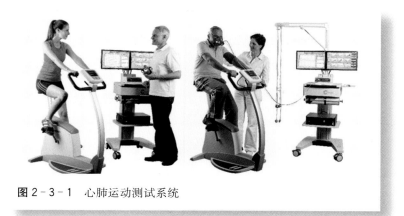

图 2 - 3 - 1　心肺运动测试系统

④ 要求受试者具有良好的耐受性,运动中应有心电监控。

测试步骤:

(1) 准备工作

① 预热仪器 15 min 及以上,对环境参数、气体容量和(或)流速、气体浓度等进行校准;

② 检查心率表或 ECG 及面罩或口嘴,仪器使用是否正常,确保仪器设备能够正常使用;

③ 确保测试环境温度、湿度适宜,室温 20~25 ℃,湿度 40%~50%。

(2) 测试前工作

① 填写年龄、体重等相关信息;

② 受试者保持安静状态 10 min,测试人员向受试者介绍测试过程、运动中注意事项等情况;

③ 佩戴心率表或 ECG 及面罩或口嘴,检查信号是否正常,面罩或口嘴是否漏气等。

(3) 开始测试

① 测定受试者坐位安静时心电图和气体代谢各指标;

② 先热身 3~5 min,再依据受试者测试方案进行测试,在功率自行车或臂式测力计上,功率输出的增加是通过增加飞轮的阻力来实现的,一般可设置为 10~60 s 增加一个阶段阻力。在跑步机上,通过提高跑步机的速度或斜坡,可以实现运动强度的提高,具体方案见表 2 - 3 - 1;

③ 分阶段或运动终/中止时,测试人员需询问受试者 RPE 值。

递增负荷运动方案(表 2 - 3 - 1)

表 2 - 3 - 1　Bruce 方案(活动跑台)

速度(mph)	坡度(%)	时间(min)
1.7	10	3
2.5	12	3
3.4	14	3
4.2	16	3

续表

速度（mph）	坡度（%）	时间（min）
5	18	3
5.5	20	3
6	20	3
6	22	3

注：未达到力竭时可继续进行递增负荷运动。这个方案并不十分理想，由于坡度大，更偏重于小腿肌的负荷，而且这种阶梯式增加的负荷，在检测 VO_2max 时不如连续性直线增加负荷好。

（4）测试后

① 测试结束后，嘱受试者保持 3.22 km/h，0%grade 的运动负荷继续行走一段时间，直至 HR<110 bpm；

② 记录受试者运动时间、运动等级、心率、每分钟结束前 10 s 的 RPE 值、摄氧量等生理指标，汇总数据进行分析。

达到 VO_2max 的判定标准

① 受试者已发挥最大力量，达到力竭，不能保持规定的运动速度；

② 伴随运动强度提高，摄氧量不再随之增加，或降低，或出现平台；

③ 继续增加运动强度后摄氧量增加小于 1.5 ml·kg/min；

④ 呼吸商（RQ）成人>1.15，少儿>1；心率>180 bpm（少儿>200 bpm）

2. 间接测试法（本部分内容在临床已较少使用）

间接测试法是让受试者进行亚极量运动，根据心率、摄氧量或达到某一特定心率的做功量等数值推算或预测出最大摄氧量。此种方法的优点在于设备要求简单，容易实施，种类较多，适用于老年人、少年或体弱者等不同人群。但是相比直接测量法，其准确性较差。不过在应用同样方法获得测量结果后，对比同一测试人员身体机能的变化还是具有较高的价值。

（1）功率车测试

Astrand-Ryhming 功率车测试是一项持续 6 min 的单级试验（图 2-3-2）。蹬踏速率为 50 rpm，目标是在运动的第 5 和第 6 min 时测心率，并获得在 125～170 bpm 的 HR 值。用两次心率的平均值通过列线图评价 VO_2max（见图 2-3-3）。基于性别和个体体适能状态，建议运动测试中的功率如下：

男，无运动习惯：300 或 600 kg·m/min（50 或 100 W）

男，有运动习惯：600 或 900 kg·m/min（100 或 150 W）

女，无运动习惯：300 或 450 kg·m/min（50 或 75 W）

女，有运动习惯：450 或 600 kg·m/min（75 或 100 W）

132

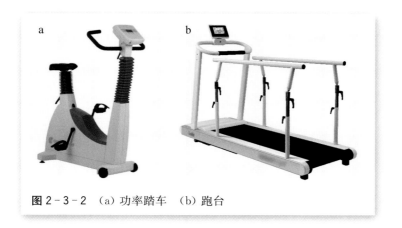

图 2 - 3 - 2 （a）功率踏车 （b）跑台

因为最大心率随年龄增长而下降,因此得出的 VO_2max 数值要根据年龄通过下列修正系数进行修正(表 2 - 3 - 2):

表 2 - 3 - 2 VO_2max 数值修正系数

年龄	修正系数
15	1.10
25	1.00
35	0.87
40	0.83
45	0.78
50	0.75
55	0.71
60	0.68
65	0.65

与 Astand-Ryhming 功率车单级试验比较,Maritz 等人测试受试者达到次大强度功率前的一系列 HR 反应,并推算出受试者年龄预测最大 HR。这是推算 VO_2max 最常用的方法之一,即:测试至少两级的稳定心率,通过两点连线即可得到年龄预测的 HRmax,然后对应到 x 轴评估受试者最大用力程度下的功率。小于 110 bpm 的 HR 测试结果不应该用于估算 VO_2max,因为此种状态下存在较多的个体因素会影响 HR,进而影响估算的准确性。次大强度运动测试的终止点是受试者运动中心率达到 70% HRR（85% HRmax）。因此应在 HR 处于 110 bpm 与 70% HRR（85% HRmax）之间获得连续两级测试的 HR 来推算 VO_2max。

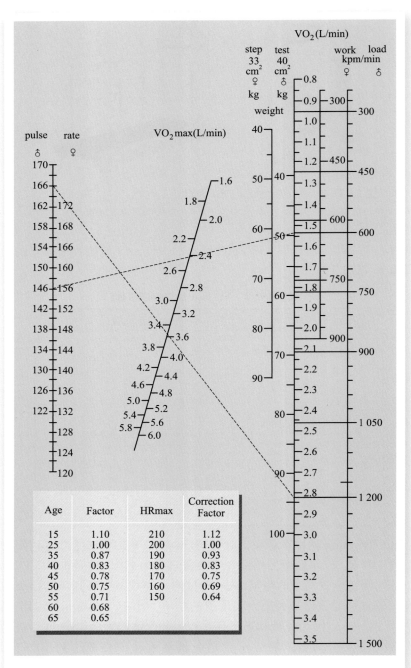

图 2 - 3 - 3   改良 Astand-Ryhming 列线图

图 2-3-4 展示了如何通过达到次大强度负荷前的两级 HR 评估 VO_2max。两条虚线标注的是 ±1 个标准差(SD)对应的摄氧量,表示当受试者实际最大心率在 168 bpm 或 192 bpm 时推算出的 VO_2max,而不是最大心率在 180 bpm 时推算出的 VO_2max。通过测试负荷估算 VO_2max 可采用表 2-3-4 的公式,此公式适用于推算次大强度稳定状态下 300～1 200 kg·m/min(50～200 W)功率时的 VO_2,但如果负荷不在此范围内应慎用。但次大强度测试估算 VO_2max 时的误差其实大多来源于 HR max 的预测(见表 2-3-3)。准确记录次大强度 HR 也是很重要的,因为推算可以使很小的误差放大。此外,误差也可来源于不准确的蹬车速度(负荷)、未准确达到稳定 HR 状态,以及用功率推算最大强度时的摄氧量。最后,测试者应该了解通过年龄预测的 HRmax(见表 2-3-3)产生的误差,并监测受试者测试的全过程以保证测试为次大强度测试。

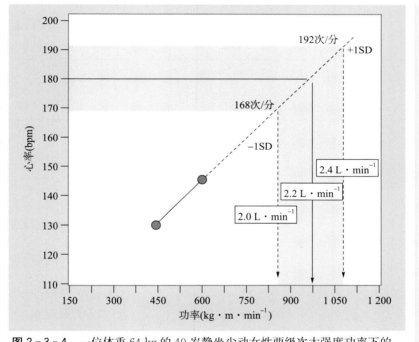

图 2-3-4 一位体重 64 kg 的 40 岁静坐少动女性两级次大强度功率下的 HR 反应

根据 HR 变化直线和 180 bpm(220-年龄)的年龄预测 HRmax 推算出最大运动负荷。此最大运动负荷是根据 HR 直线上与 HRmax 对应的点投影到 x 轴(实线)所得。另外两条虚线是受试者年龄预测 HRmax180 bpm±1 个 SD 所对应的运动负荷。VO_2max 可通过第六章中的公式计算,单位为 L/min,此受试者的 VO_2max 为 2.2 L/min。

改良 YMCA 方案是一个 2～4 级的、每级 3 min、并维持蹬踏速度为 50 rpm 的连续测试,是多级次大强度功率车测试的典型事例。受试者第一级的阻力为 0.5 kg(25 W;150 kg·m/min),第二级的负荷由第一级最后 1 min 达到的稳定心率决定,具体如下:

HR <80 bpm,调整阻力为 2.5 kg(125 W,750 kg·m/min)

HR 80~89 bpm,调整阻力为 2.0 kg（100 W，600 kg·m/min）

HR 90~100 bpm,调整阻力为 1.5 kg（75 W，450 kg·m/min）

HR >100 bpm,调整阻力为 1.0 kg（50 W，300 kg·m/min）

按需进行第三级和第四级测试，以获取两个处于 110 bpm 与 70% HRR（85% HRmax）之间的稳定 HR。第三级和第四级测试的负荷为第二级测试负荷增加 0.5 kg。YMCA 方案的标准测试表格见其他出版物。

表 2-3-3 普遍使用的推荐 HRmax 的公式

作者	公式	适用人群
Fox 等	HRmax=220-年龄	少部分男性和女性
Astrand 等	HRmax=216-0.84×年龄	4~34 岁男性和女性
Tanaka 等	HRmax=208-0.7×年龄	健康的男性和女性
Gelish 等	HRmax=207-0.7×年龄	所有年龄段和体适能水平的成年男女
Gulati 等	HRmax=206-0.88×年龄	运动负荷试验中无症状的中年女性

HRmax:最大心率。

表 2-3-4 常见体力活动的能量消耗[VO$_2$,单位 ml/(kg·min)]计算方法

活动	三部分能量消耗总和			限制
	安静部分	水平运动部分	垂直运动部分/抗重力运动部分	
走路	3.5	0.1×速度 a	1.8×速度 a×坡度 b	速度在 1.9~3.7 mph（50~100 m/min）时最准确
跑步	3.5	0.2×速度 a	0.9×速度 a×坡度 b	速度>5 mph（134 m/min）时最准确
登台阶	3.5	0.2×每分钟登台阶次数	1.33×(1.8×台阶高度 c×每分钟登台阶次数)	登台阶速度在 12~30 次/分是最准确
下肢自行车	3.5	3.5	(1.8×功率 d)/体重 e	功率在 300~1 200 kg·m/min（50~200 W）之间时最准确
上肢自行车	3.5	—	(3×功率 d)/体重 e	功率在 150~750 kg·m/min（25~125 W）之间时最准确

注:a 速度单位:m/min;b 坡度采用百分率表达（如 10%=0.10）;c 台阶高度单位:m;d 功率的单位:kg·m/min;e 体重单位:kg;VO$_2$:单位时间的摄氧量。

（2）FOX 法:在自行车功率计上以 150 W 的功率进行一次 5 min 的运动,测量最后 1 min 亚极量心率来推算最大摄氧量。

136

$$VO_2\max(L/\min)=6\,300-19.26\times HR(150\ W\ 下最后\ 1\ \min\ 心率)$$

（3）PWC$_{170}$法：PWC 是 physical work capacity 的缩写，和最大摄氧量测验一样，是一种测量身体健康适应（physical fitness）的现代方法，该测验是把身体定量负荷时的心率定为 170 bpm，求身体在单位时间内做功或者是完成功率的大小。它反映了机体的工作能力，尤其是有氧运动能力的水平。具体测试方法主要是让受试者在功率自行车上完成两次不同强度的负荷，要求第一次负荷的功率应使心率超过 110 bpm，第二次运动时的负荷心率尽量达到 170 bpm，从而通过心率与肌肉工作强度之间的线性关系，求出心率在 170 bpm 的身体工作能力。根据 PWC$_{170}$ 值与最大摄氧量之间在一定范围内存在着高度相关关系，故可用 PWC$_{170}$ 值来推算个体的最大摄氧量。

负荷的设定（见表 2-3-5）

表 2-3-5 测定 PWC$_{170}$ 采用的负荷功率（W）

对象	女		男	
	第一次负荷	第二次负荷	第一次负荷	第二次负荷
运动员	50	100	100	250
一般人	25	50	50	100

每次负荷时间在 4~6 min，其间在车座上休息 3 min，每次负荷之末记录最后 30 s 的心率。

计算方法

测出心率为 170 bpm 时的功率为 PWC$_{170}$，当无法直接测出 PWC$_{170}$ 时，也可以用作图法或用弗勒·卡尔普曼提出的公式推测出 PWC$_{170}$。

卡尔普曼公式为：

$$PWC_{170}=N1+(N2-N1)\left[(170-f1)(f2-f1)\right];$$

其中，N1 为第一次运动负荷的功率（kg·m/min）；

N2 为第二次运动负荷的功率（kg·m/min）；f1 为第一次负荷时的心率（bpm）；f2 为第二次负荷时的心率（bpm）。

卡尔普曼用 PWC$_{170}$ 推测最大摄氧量（VO$_2$max）公式为：

$$运动员：VO_2\max=2.2\,PWC_{170}+1\,070$$

$$一般人：VO_2\max=1.7\,PWC_{170}+1\,240$$

（4）12 min 跑测定法：在 200 m 或 400 m 的标准田径跑道上，以起跑线为基点，每 50 m 为一个单位，可分 4 或 8 个区域，并以数字表明区域。受试者在运动场跑道上，以稳定的速度尽力跑完 12 min 的距离为运动成绩，代入公式计算，查表推测最大摄氧量值（见图 2-3-5）。

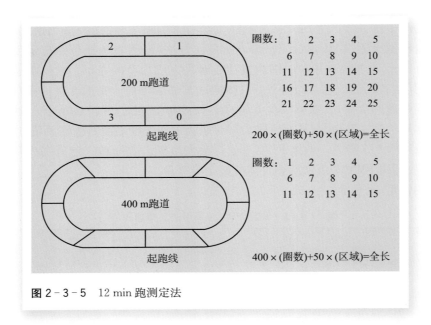

图 2 - 3 - 5 12 min 跑测定法

测试步骤:

① 受试者做完准备活动后,在起跑线由测试者喊口令"开始"按表计时,记录者记录跑圈数。

② 12 min 时间到时,测试者立即鸣哨,受试者听到后立即停止跑步,继续走 3～5 min。记录者记录成绩(圈数)。

③ 将跑圈数代入:

$$200 \times (圈数) + 50 \times (区域) = 12 \text{ min 跑的距离}$$

$$400 \times (圈数) + 50 \times (区域) = 12 \text{ min 跑的距离}$$

④ 根据 12 min 跑的距离,查表中所对应的最大摄氧量值为受试者的最大摄氧量。

推算公式:

$$VO_2 max[ml/(kg \cdot min)] = 35.97 \times 距离(英里) - 11.29$$

表 2 - 3 - 6 由 12 min 跑成绩推算 VO₂ max(引自日本体育科学中心"运动处方")

12 min 跑成绩(m)	最大摄氧量[ml/(kg · min)]	12 min 跑成绩(m)	最大摄氧量[ml/(kg · min)]
1 000	14	2 500	45.9
1 100	16.1	2 600	48
1 200	18.3	2 700	50.1
1 300	20.4	2 800	52.3
1 400	22.5	2 900	54.4

12 min 跑成绩(m)	最大摄氧量 [ml/(kg·min)]	12 min 跑成绩(m)	最大摄氧量 [ml/(kg·min)]
1 500	24.6	3 000	56.5
1 600	26.8	3 100	58.5
1 700	28.9	3 200	60.8
1 800	31	3 300	62.9
1 900	33.1	3 400	65
2 000	35.3	3 500	67.1
2 100	37.4	3 600	69.3
2 200	39.5	3 700	71.4
2 300	41.6	3 800	73.5
2 400	43.8	3 900	75.6

表 2-3-7　12 min 跑成绩(m)与最大摄氧量[ml/(kg·min)]

距离(m)	<30 岁	30~39 岁	40~49 岁	>50 岁	最大摄氧量等级
<1 610	25.0	25.0	25.0	—	非常差
1 610~1 990	25.0~33.7	25.0~30.0	25.0~26.4	25.0	差
2 000~2 390	33.8~42.5	30.2~39.1	26.5~35.4	25.0~33.7	普通
2 400~2 800	42.6~51.1	39.2~48.0	35.5~45.0	33.8~43.0	好
2 810	51.6+	48.1+	45.1+	43.1+	优秀

引自：Cooper K H. A means of assessing maximal oxygen intake. JAMA,1968,203:201-204.

注意事项：

① 在测试过程中,受试者应身着运动服和运动鞋等；

② 受试者应以稳定的速度尽力跑完 12 min,12 min 内完成的最远距离即为此项测试成绩；跑步结束后让受试者继续走 3~5 min；

③ 在 12 min 内,若受试者感觉不适或无力维持测试,可自行结束；

④ 该试验禁用于没有锻炼的初学者、有心脏病症状的或者有心脏病危险因素的受试者。

（5）台阶测试：根据台阶高度和登踏台阶的频率不同,台阶试验分为很多种类。在此介绍一种常用的方法。受试者以 22.5 bpm 的频率上下高 40 cm(女性 33 cm)的台阶 5 min,记录第 4 分 30 秒到第 5 分钟的心率,然后乘以 2 代表台阶负荷时第 5 分钟的心率(X_2)。

推算最大摄氧量的计算公式：

$$男：VO_2max(L/min)=1.488+0.038X_1-0.0049X_2$$

$$女：VO_2max(L/min)=3.769+0.0388X_1-0.0192X_2$$

注意事项：

① 受试者必须严格按照固定的节奏完成上下台阶的运动。

② 受试者在每次登上台阶是,姿势要正确,腿必须伸直,膝关节保持伸直。

③ 测试人员必须严格按照测试方法的要求准时、准确地记录第 4 分 30 秒到第 5 分钟的心率。

④ 受试者在测试前不得从事任何剧烈活动。

⑤ 心脏功能不良或有不同程度心脏疾患者,不得进行此项测试。

（三）无氧阈评价有氧能力

无氧阈反映了机体内的代谢方式由有氧代谢为主过渡到无氧代谢为主的临界点或转折点。无氧阈根据测定方法可分为乳酸无氧阈和通气阈,两者的意义相同。

VO_2max 是决定有氧能力的生理基础,它反映了个体最大有氧能力的潜力。但是,通常耐力运动员并非维持在 VO_2max 的强度下运动,而是在低于 VO_2max 的亚极限度下完成负荷,VO_2max 并非是决定耐力运动成绩的唯一条件。近 20 年来,耐力项目的竞技水平有大幅度提高,而运动员的 VO_2max 增加并不明显,因此,研究认为,运动员有氧竞技能力的提高并不完全是 VO_2max 增长的结果,而且也与 VO_2max 与无氧阈之间的差别密切相关,无氧阈值越接近 VO_2max,有氧运动能力越好,乳酸阈值就是评估方式之一。

1. 乳酸阈的测定

受试者在渐增负荷运动试验中,连续采集每一级运动负荷时的血样（一般用耳垂或指尖末梢血）测得其血乳酸值。以运动负荷时做功量（W）或运动强度为横坐标,血乳酸浓度为纵坐标作图,将乳酸急剧增加的拐点对应的血乳酸浓度确定为乳酸阈（见图 2 - 3 - 6）。

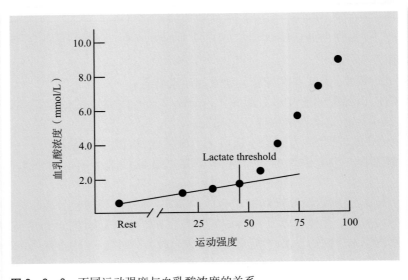

图 2 - 3 - 6 不同运动强度与血乳酸浓度的关系

乳酸阈与个体乳酸阈

在递增负荷过程中,血乳酸浓度随运动负荷的递增而增加,当运动强度达到一定负荷时,血乳酸出现急剧增加的那一点(乳酸拐点)称之为乳酸阈,所对应强度为乳酸阈强度。乳酸阈反应的是机体内的代谢方式由有氧代谢为主过渡到无氧代谢为主的临界点或转折点。一般认为,在递增负荷过程中,当血乳酸达到 4 mmol/L 时乳酸浓度急剧增加,因此普遍将血乳酸 4 mmol/L 定为乳酸阈。

个体在递增负荷中乳酸拐点定义为个体乳酸阈,它更能客观、准确地反映机体有氧工作能力的高低,能反映出个体差异性,且个体乳酸阈强度是发展有氧耐力的最佳强度。

乳酸阈与最大摄氧量

① 乳酸阈和最大摄氧量都可以用以评定人体的最大有氧能力。

② 最大摄氧量反映了人体在运动时所摄取的最大氧量,乳酸阈则反映了递增负荷运动时刚引起乳酸堆积时所需要的最大摄氧量利用率。

③ 两者反映的是不同的生理机制,前者主要反映心肺功能,后者主要反映骨骼肌的代谢。

④ 系统训练可提高最大摄氧量平均为 15%～20%,但有些"高反应"的人最大摄氧量的改善可达 50%。

⑤ 系统训练对 LT 提高较大,因此 LT 的提高对于评价机体有氧能力的改善更有意义。

2. 通气阈的测定

当运动强度逐步递增时,乳酸急剧增加时,肺通气量、二氧化碳呼出量等指标出现明显变化,即也现拐点,肺通气量变化的拐点称为通气阈(ventilation threshold,VT)。由于通气阈与乳酸阈的这种内在联系,因而通气阈可以用于比较客观地评价有氧运动能力。然而,由于两者的运动变化不同,加上测试的运动方案通常也不同,所以两者不能直接替代。一般而言,临床常检测的乳酸阈,介于通气阈与呼吸补偿点(RCP)之间,故常被采用。关于通气阈的确定方法在其他章节已经详细介绍,在此不再赘述(见图 2-3-7)。

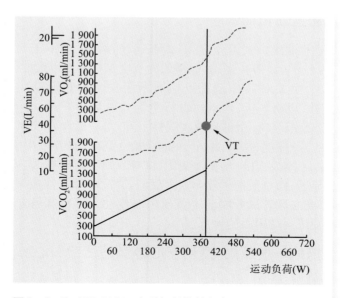

图 2-3-7 VE、VCO₂ 在通气阈的转折点

第三节　运动负荷试验

一、运动负荷试验的目的（表2-3-8）

表2-3-8　运动负荷试验的目的

1. 寻找患者现实生活活动中引起胸闷痛、呼吸困难和运动不耐受的原因
2. 评估各种疾病的预后和严重程度
3. 疾病治疗效果评估，包括心绞痛治疗、降压药物治疗、支气管扩张剂治疗
4. 功能能力评估（参加评估）
5. 刺激鼓励生活方式的改变
6. 外科手术风险评估
7. 制定运动处方

运动负荷试验是通过增加运动负荷量，从而增加机体耗氧量，并对患者进行机体功能评定的一种检测。以往，临床上常应用于胸痛患者的明确诊断，虽然通过冠状动脉CT或冠脉造影术已经能广泛应用于冠状动脉病变，但运动负荷试验作为一种无创检测尤其在功能评估上，它的重要性并未因此而改变。近年来，运动负荷试验也常应用于心肺疾病的诊断和鉴别诊断、对冠状动脉扩张药的疗效评定、心肌梗死后缺血状态的评定、体适能的评估、心肺疾病预后的判断、术前评估等方面。在心脏康复领域，运动负荷试验中的心肺运动试验不仅能准确地评价患者运动能力、指导运动处方的制定和修正，而且对治疗效果的评价也是非常重要的。

二、运动的种类和运动负荷试验

运动按肌肉生理性收缩方式可分为：① 等张运动，运动时肌肉长度节律性变化，例如步行、慢跑、游泳、踏车等；② 等长运动，运动肌肉长度保持不变以维持负荷，如举重、平板支撑等。这两种运动模式对循环系统反应有所不同。等张运动负荷试验通常采用Master二级阶梯试验、运动平板、功率性自行车等一般运动方式，运动时随着负荷的增加，收缩压、心率、摄氧量（VO_2）全部出现直线性上升；等长运动负荷试验可采用握力器、最大握力的10%～75%强度、持续3～6 min的握力负荷，或者采用滑轮提起重量的方式，随着负荷的增加，心率及VO_2几乎无变化，仅有收缩压显著升高，即等长运动对于血压升高的反应较为显著，而总负荷量并无太大反应，因此降低了缺血的诱发率，所以等长运动负荷试验，除了在心导管试验时测定负荷中血流动态等特殊场合以外，并不适用于心绞痛缺血状态诱发或运动耐力的评价。

三、测功计的选择的一般原则（适用于心电运动试验和心肺运动试验）

一般原则：① 测试目的；② 个体情况；③ 检测场地；④ 设备要求，如脚踏车功率计、载重功率、飞轮重量、转速依赖与否。

平板：载重和功率（功率太小时影响速度，过重者会停滞平板运行）。

常用的运动工具有运动平板和功率自行车。平板运动模仿了人们日常生活中的走路和跑步，其运动的速度和坡度可由操作者控制，不受患者的影响，与功率自行车比较，由于参与运动的肌群有差异，使得它们的结果略有不同，但并不影响临床诊断。平板运动所能达到的 VO_2max 比功率自行车高 5%～10%，通气量和乳酸产生量也稍高。平板运动避免了一些病人不会踏自行车或协调不好的问题，但同时也存在着需要更大的空间、由于身体的运动使得心电图监测和呼出气的测定都可能会受到干扰等问题；此外平板运动的做功量是通过体重、速度和坡度反映的，不能精准显示功率，在实际应用中没有功率自行车方便和安全；由于运动强度大，又不受患者的控制，故运动中出现不良事件的概率比踏车相对高。

自行车功量计是用电磁阻力调节蹬踏负荷，其控制电路可以根据蹬踏速度自动调节电磁阻力大小，蹬踏速度快时阻力减少，速度减慢时阻力增加，因此在一定的蹬踏速度范围内可以得到恒定做功量，患者可采取坐位或卧位进行运动，对测定的参数影响较小，如心电图、气体分析等，当需做动脉保留导管采集血标本时，常选用此种运动工具。患者也比较安全，当运动中出现血压低等情况时可迅速调整体位。

四、心电图运动负荷试验

以往的心电图运动试验或心肺运动试验往往仅关注心肌缺血的状况，单纯的作为评价心肌缺血的测试（图 2-3-8）。但在心脏康复中，我们应该从运动试验中发现对心脏康复更有价值的线索：

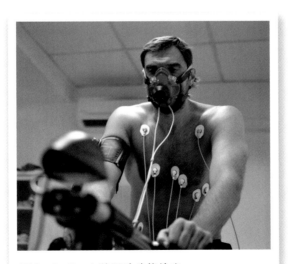

图 2-3-8　心肺运动功能检查

（1）分辨功能障碍和活动限制的不同程度；
（2）分辨/找出限制运动耐力的因素；
（3）提供资料做运动处方的指引；

（4）确认是否在运动中存在心血管急性事件的危险因素；

（5）观察患者在运动过程中全身各个系统的表现；

（6）特别关注在运动中是否出现缺氧、情绪、血压异常及骨骼肌疲劳情况；

（7）评估计划对于改善运动耐力和活动时出现心肌缺血的有效性。

1. 运动平板负荷试验的适应证

（1）协助确诊冠心病，并对无症状者筛选有无隐匿性冠心病；

（2）估计冠状动脉狭窄的严重程度，筛选高危病人以便进行手术治疗；

（3）测定冠心病患者心脏功能和运动耐量，以便客观地安排病人的活动范围和劳动强度，为康复锻炼提供可靠的依据；

（4）观察冠心病患者治疗（药物或手术）的效果；

（5）功能评估（参加评估）。

2. 运动平板试验的禁忌证

大多数心血管医生应该知道，运动试验是具有一定危险性的试验，其急性心血管事件的发生率高于心脏康复的实施过程中，因此把握运动平板试验的禁忌证及可能出现的危险因素非常重要。

绝对禁忌证：

（1）急性心肌梗死（2天以内）；

（2）高危的不稳定性心绞痛；

（3）未控制的心律失常，且引发血流动力学障碍；

（4）心力衰竭失代偿期；

（5）急性心肌炎或心包炎；

（6）急性主动脉夹层；

（7）急性肺栓塞或肺梗死；

（8）严重主动脉狭窄；

（9）急性疾病（感染、甲亢、严重贫血）；

（10）残疾，妨碍运动安全和准确测试；

相对禁忌证：

（1）已知的左主干狭窄；

（2）中度狭窄性瓣膜病；

（3）电解质紊乱；

（4）心动过速或过缓；

（5）肥厚型心肌病及其他形式的流出道梗阻；

（6）未控制的高血压[收缩压＞200 mmHg 和（或）舒张压＞110 mmHg]；

（7）高度房室传导阻滞；

（8）智力障碍无法配合。

3. 运动平板试验终止的指征

（1）出现典型心绞痛；

（2）中枢神经系统症状：共济失调、头晕或晕厥；

（3）出现 ST 段水平型或下斜型下降≥0.2 mV；

（4）灌注不足表现：发绀、苍白；

（5）明显的疲劳和呼吸困难；

（6）腿痛或跛行；

（7）运动中收缩压降低＞20 mmHg（除外开始时血压较高而运动中回降者）；

（8）血压过高，收缩压≥250 mmHg 或舒张压≥115 mmHg；

（9）运动引起心律失常：持续型室性心动过速、传导阻滞、新发左束支传导阻滞；

（10）患者要求结束运动；

（11）心电图或收缩压监测因技术问题检测不出数据。

4. 运动试验的运动方案的选择

目前运动平板试验最常用的方案是 Bruce 方案及改良的 Bruce 方案。Bruce 方案为变速变斜率运动，是目前最常用的方案。其一级能耗为 5 METs，相当于 17.5 ml/(kg·min) 氧耗。2 级相当于 7～8 METs，3 级相当于 10 METs，4 级相当于 14 METs。Bruce 方案氧耗量值及做功递增量较大，多数运动 3～4 级即已达到目标心率。但对心功能差或重病人运动递增速度过快，病人不易耐受，也不易精确测定缺血阈值。心功能较差的患者建议选择改良的 Bruce 方案。难以判断个体状态时，运动强度宜从小开始。

注：当熟练掌握运动平板试验后，运动平板的方案可以根据患者的初步测试进行个体化的调整，总的目标是使患者既能够在测试中有足够的运动强度作为心血管系统的负荷，又能使患者不至于运动时间过长而造成骨骼肌疲劳（并没有到足够的负荷），因此整个测试的时间应该控制在 8～12 min，运动能力较差的患者控制在 6～8 min 内。根据患者的运动时间和估计的最大运动强度来设计平板的逐渐递增负荷，例如心肌梗死术后的患者可以采用每分钟递增 2～4 km 的递增方案来进行平板试验。

应向患者交代的相关事项：

① 向受检者介绍检查前的注意事项，解除顾虑，可穿上一双厚袜子，学会正确的运动姿态，一旦发生紧急情况，病人和家属要配合急救；

② 检查前一天禁酒、禁烟。检查前 2 h 避免跑步或空腹 4 h 以上；

③ β-受体阻滞剂、洋地黄类药物视检查的目的决定是否停用。

5. 运动试验的操作及注意事项

（1）检查前应备齐各种急救药品和器械，注射器和静脉穿刺针、氧气、除颤器、毛巾、气管插管设备等。

（2）充分暴露皮肤，处理好皮肤，在电极安放部位处，如胸毛多者需剃除，用细纱片轻轻擦去电极安放部位的皮肤角质层，用酒精再次擦去油脂至皮肤微红为止。

（3）安放优质电极可使运动中的干扰降至最低点。电极安放位置要准确。肢体导联可采用 Mason‐Likar 改进肢体导联系统，该导联体系已被美国心脏病学会承认。注意两上肢电极距离尽可能远一些，右下肢电极尽可能下移一点，胸壁 V1‐V6 导联电极位置与常规心电图检查一致。

（4）做运动前对照 12 导联心电图，在无 ST 段急性抬高、无心绞痛且血压又在正常范围内，即可开始运动试验。

（5）运动试验测试过程中和运动试验结束 10 min 以内，临床医师和心电图技师必须在场。心电图工作者连续监护 12 导心电图，每分钟记录一次 12 导心电图，每 2 min 测量一次血压。医师观察受试者运动过程中的姿态，指导患者尽快进入正确的运动方式。运动中如发生恶性心律失常、急性 ST 段抬高、ST 段压低＞0.20 mV 以上、血压下降、急性心功能不全、室性心动过速、心室颤动等危急情况，立即终止运动进行急救。发生心室颤动时，争取在 2 min 内电击复律，如延误时机，必将导致患者死亡。运动过程中如发生心律失常，要连续描记心电图，直至满意为止。

（6）达到终止运动试验的标准，一般要停止运动。受试者年轻，身体素质好、平时运动量大、无缺血性胸痛又能耐受者，经医师授意可继续运动，直至不能坚持为止。

（7）结束运动试验 10 min 内，要注意与运动有关的心脏停搏，多发生于运动结束后 5 min 内。因此，要特别重视运动结束后的病情变化。停止运动后，心电图恢复至运动前水平，心绞痛缓解后，可结束运动试验。运动停止以后，心电图的记录，应延长至恢复期 5 分钟，或视具体情况而更长。

6. 运动中突发状况的处理

运动中发生下列情况，医师应立即明确诊断，采取对策：

（1）心绞痛：在运动试验中经常出现的胸闷不适与真正的心绞痛相鉴别。如果出现真正的心绞痛，则需立即终止运动试验，主要鉴别点是典型症状加上心电图缺血性 ST 段改变。密切记录心电图及血压等，心绞痛不缓解者，给予硝酸甘油制剂，以及相应的其他措施。

（2）呼吸困难和疲劳：患者在大运动量达到峰值心率及功率时，伴有呼吸困难及疲劳是常见的，特别是现在很多人平时活动量较少，引起这些症状是正常反应。但是，如果在较低负荷量或低心率时出现明显呼吸困难或疲劳，应该高度怀疑有无心功能不全，应及时终止运动试验。

（3）头晕、苍白及皮肤湿冷：运动中出现皮肤湿冷、苍白是循环不良的早期表现，如果伴有头晕、血压下降及 ST 段改变，则需要高度注意。如果出现神态淡漠、意识混乱、步态蹒跚，可能是心排血量低造成大脑供血不足的表现，需要立即终止试验，同时应该严密监测血压。另外有些病人出现低血糖反应、虚脱等，也应注意鉴别。必要时排除急性心肌梗死。

（4）跛行、下肢关节疼痛：运动量达到高峰时出现跛行或下肢关节疼痛常常是动脉粥样硬化或糖尿病所造成的，如果伴有下肢末端皮肤苍白、变冷，则需要立即终止试验。

心电图结果的阅读见其他相关资料。

7. 心电图运动负荷试验结果的意义（图 2-3-9）

心电图运动负荷试验是最常用的评价心肌缺血和运动中心电图改变的测试，因此，运动中心电图的改变是我们应首先关注的（如何阅读心电图并判断其意义不在本文赘述，请参阅相关文献）。在心脏康复中，我们应该关注更多地有价值的线索：

（1）发现心电图有临床意义改变的运动量，为制定运动处方强度打下基础；

（2）确定心血管患者最大运动强度以及在此强度时的心电图、心率及血压情况；

（3）找到限制患者运动能力的因素；对稳定型冠心病/心绞痛者明确缺血阈。

（4）运动中出现的缺氧、情绪改变、血压异常及骨骼肌疲劳情况；

（5）患者在整个运动过程中的自我感受，评估是否在运动中存在心血管急性事件的危险因素。

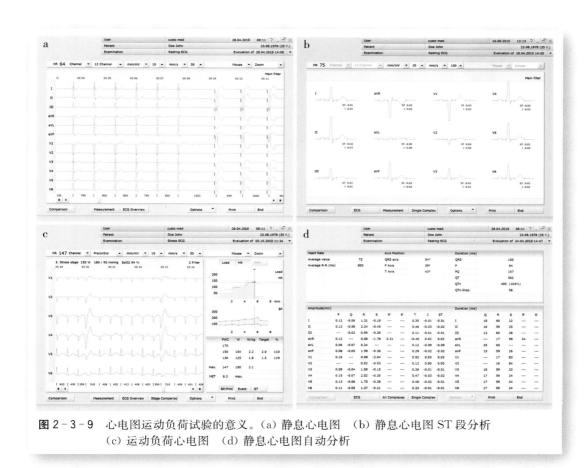

图2-3-9 心电图运动负荷试验的意义。（a）静息心电图 （b）静息心电图 ST 段分析 （c）运动负荷心电图 （d）静息心电图自动分析

五、心肺运动试验

心肺运动试验是综合评价人体呼吸系统、心血管系统、血液系统、神经生理，以及骨骼肌系统对同一运动应激的整体反应；是测定人体在休息、运动及运动结束时的恢复期每一次呼吸的氧摄取量（VO_2）、二氧化碳排出量（VCO_2）和通气量（VE）、心率、血压、心电图；以及患者运动时出现的症状，全面客观地评估患者的运动反应、心肺功能储备和功能受损程度的检测方法。心肺运动试验是一项较为复杂的评估手段，基层医疗单位也应积极开展（图2-3-10）。

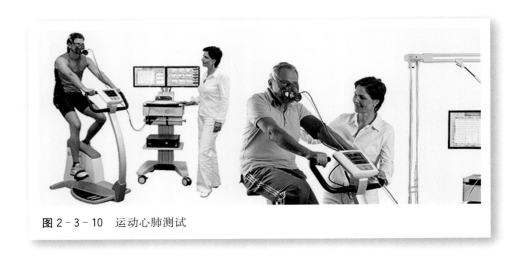

图 2 - 3 - 10 　运动心肺测试

1. 心肺运动试验的适应证

作为人体整体生理学客观定量功能测定的唯一方法适用于所有正常人和各种疾病患者。

2. 心肺运动试验的禁忌证

心肺运动试验禁忌证与单纯运动平板试验禁忌证一致。

3. 终止心肺运动试验的指征

为确保安全,在患者还没有达到症状限制出现下列危险征象中的一或者多个时可以考虑提前终止运动:

(1) 新出现或者加重的心绞痛。

(2) 中枢神经症状,如共济失调、头晕、或接近晕厥。

(3) 末梢低灌注情况,如发绀、苍白。

(4) 疲乏、气促、喘息、腿痉挛或者间歇性跛行。

(5) 运动中收缩压较基础值下降>20 mmHg,运动功率增加血压不升,并伴有缺血症状;或高血压反应(无明显症状时,收缩压>250 mmHg 和/或舒张压>115 mmHg)。

(6) 在无 Q 波的导联出现 ST 段抬高(>1.0 mm),此外,ST 段持续性压低,或者心电轴明显偏移。

(7) 较严重的心律失常,如室上性心动过速,多源性、持续型室性心动过速等。

4. 心肺运动试验的运动方案的选择

根据试验的条件和目的的不同,可有许多种运动试验的方案,如以运动量分类的极量运动方案和次极量运动方案;按照运动功率改变方式的递增功率运动和恒定功率运动;按照运动器械分类的功率自行车和平板运动,本部分以功率改变形式的运动方案为基础。运动方案应该根据受试者测试的目的施行个体化,适合的运动方案应该根据患者情况使其运动能够持续 8~12 min。以下为功率自行车运动的方案介绍,运动平板试验方案详见心电运动试验部分。

递增功率运动(最常用):这是一种进行性阶梯式试验,功率以每分钟间隔增加。现在多推荐 10 s 至 1 min 间隔增加工作速率的斜坡式递增(ramp)运动方式,使运动强度递增更为均匀,运动参数变化连续和减少判断者之间的分析差异。运动中功率递增的方式:为阶梯状或斜坡状。

恒定功率运动:这尤其适宜于测量稳定代谢条件下心肺功能参数。该方式对于测量一已知功率负荷,用于评价各种治疗或药物因素对运动能力或验证阈值,如有氧阈、乳酸阈或心绞痛阈的作用等。递增功率运动方式用于测量患者的最大耐受功率负荷,而恒定功率运动则用于评价低于最大运动水平如 50% 和 75% 最大功率负荷时对特殊参数的评价。

运动方案:功率自行车是连接功率计的踏车。与平板相比,功率自行车较为便宜、占地小、噪音低,并且通过调节阻力改变功率负荷。踏车的功率单位用电功率计表示,单位为瓦(W),转速维持在 55～65 rpm。在限定踏车速度 55～65 rpm 时,运动功率可被准确测量出。

具体方案举例:第一阶段为开始运动的 3 min 热身(无功率负荷或低功率负荷)阶段;第二阶段可按照 5～30 W/min 的速度斜坡式功率递增的运动方案;第三阶段为恢复阶段,进行短暂的无功率负荷恢复。

第四节　心肺运动试验生理参数的设定

一、运动心电图

相较于静息状态,运动增加了心脏的负荷,使心率变快,舒张期与冠脉灌注时间缩短,因此在运动过程中更容易检测出心肌缺血等潜在的冠状动脉疾病。心肌缺血是指由于心脏的血液灌注减少,导致心脏的供氧减少,心肌能量代谢异常,不能支持心脏正常工作的一种病理状态。运动心电图对冠脉缺血具有较高的诊断价值,运动过程中若发生心肌缺血,在心电图上表现为 ST 段的改变、T 波的改变以及出现频发室性期前收缩。

此外,随着运动强度的增加,若出现异位搏动的频率也随之增加,也提示心肌缺血可能。但是,有部分人在静息状态下偶发室性期前收缩或房性期前收缩,但在运动过程中期前收缩消失或发生的频率减少,这样的异位搏动可能是良性的,需注意区别。

临床上如果医生仅依据运动心电图上 T 波、ST 段的改变来确诊心肌缺血,可能会出现心电图假阳性或假阴性。当心肌动力学障碍伴 ECG 改变时,VO_2 不能随功率的增加而相应增加,因此,$\Delta VO_2/\Delta WR$ 降低与心肌缺血变化一致,无论是否出现心绞痛症状,则更支持累及大面积心肌缺血的冠心病诊断;此外,若运动时心电图有典型的缺血性改变,伴有血压下降或异常心率增快,则更支持缺血性心脏病的诊断。

二、摄氧量

(1) 最大摄氧量(VO_2max):亦称最大有氧代谢能力,指在功率递增运动试验中,受试者在运动末期,即使竭尽全力,VO_2不再随着功率的增加而增加[<10 ml/(min·W)],而是形成一个平台,此时的VO_2称为最大摄氧量。

(2)峰值摄氧量(VO_2 peak):亦称最高摄氧量,指受试者因为力竭等原因而不能维持一定的功率继续运动,在达到运动上限接近峰值运动的VO_2值,此时VO_2无平台出现,此时的最高VO_2称为峰值摄氧量。

(3)正常受试者进行递增功率试验,在试验最后阶段达到筋疲力尽、呼吸困难时,仅有1/3的正常人能达到功率平台期,即测试出最大摄氧量(VO_2 max);许多人难以坚持运动下去,仅达到峰值摄氧量(VO_2 peak)。因为确定VO_2 max是主观的,很难定义,而且在对心血管或肺部疾病患者进行测试时很少观察到,所以更常用的术语是峰值摄氧量。最大摄氧量一词更多地被用来描述明显健康的个体运动能力,在这些个体中,能测得最大摄氧量的可能性更大。

此外,若受试者本身存在骨骼肌肉系统、心肺系统等疾患,在运动过程中因出现肢体疼痛、胸痛、胸闷、气短、呼吸受限等原因而终止运动,其测试出的VO_2 peak称为症状限制性VO_2(limited VO_2),limited VO_2常常偏低。

(4)VO_2 peak是首选的检测指标,它确定受试者允许最大有氧代谢功能的正常生理反应,反映了极量运动负荷时人体心肺功能的水平以及心肺工作的能力。VO_2 peak正常提示受试者运动耐量正常或处于疾病的早期阶段。VO_2 peak异常表明运动受限,其各种具体受限的因素及病因在后续章节中有详细讨论(见图2-3-11)。

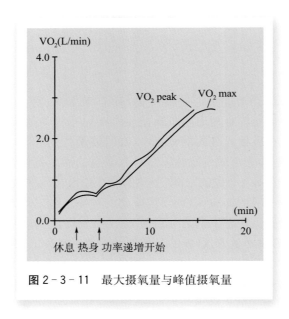

图2-3-11 最大摄氧量与峰值摄氧量

三、摄氧量—功率

摄氧量—功率关系图说明了受试者对外做功时对应的摄氧量,它将人体的内、外呼吸偶联,提供了细胞呼吸与外呼吸偶联间的重要信息。患有心血管疾病的受试者,在进行功率递增运动过程中会出现异常的、具有特异性的气体交换,具体会在后面的章节中讨论。

$\Delta VO_2/\Delta WR$ 是摄氧量—功率关系的斜率,它的意义体现在可以测定受试者有氧代谢做功的效率,它的变化反映了随着功率增加,摄氧量增加的变化。在正常人、肥胖者、训练有素的个体以及明确诊断心血管疾病的患者中 $\Delta VO_2/\Delta WR$ 的变化往往表现不同。Wasserman 的数据表明在正常人中,$\Delta VO_2/\Delta WR$ 斜率的变化范围是 (9.9 ± 0.7) ml/$(min \cdot W)$。氧运输的功能、机体对氧的利用程度以及体重等因素均能够对 $\Delta VO_2/\Delta WR$ 的大小、轨迹产生影响。

在相同的运动强度与运动时间下,肥胖的人群比非肥胖者需要更多的摄氧量来移动肢体或全身,不论是在阶梯式功率增加或是斜坡式功率递增的运动中,肥胖者活动耗氧量增加的幅度均比非肥胖者要大。研究发现,无负荷 60 rpm 的成人踏车试验中,VO_2 随每千克体重约上移 5.8 ml/min。虽然肥胖人群踏车试验中 VO_2-功率曲线会上移,但是它的斜率不变,与正常人的摄氧量-功率曲线平行。

慢性心力衰竭、肺血管疾病、外周动脉缺血性疾病导致外周血流减少,叠加骨骼肌功能的下降,肌肉组织不能充分获得运动所需的氧气,在摄氧量—功率曲线上表现为斜率减小,随着功率的增加,VO_2 增加变得缓慢,将很难达到预计的最大摄氧量。

患有缺血性心脏病的受试者,由于其运动过程中心功能下降,肌肉组织的供氧减少,导致 VO_2 max 明显降低。其摄氧量—功率曲线上线性关系明显改变,分为两个阶段,一是在低功率水平运动下,VO_2 与功率曲线呈正常线性关系,VO_2 随功率的增加而正常增加;二是随着功率的不断增高,VO_2 上升的速度不断减慢,$\Delta VO_2/\Delta WR$ 斜率变小呈非线性递增或 VO_2—功率曲线逐渐变得低平(见图 2-3-12)。

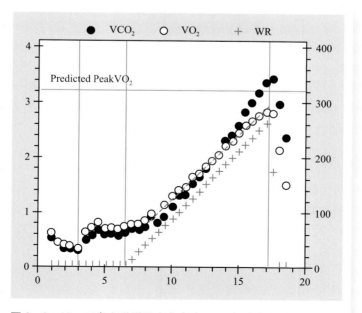

图 2-3-12 正常人递增强度方案中 VO_2 与功率的关系

四、代谢当量（METs）

METs 是指运动时的代谢率与安静时代谢率的比值，一是用于评定一个人活动时的氧气消耗量，是运动能量的消耗单位；二是用于表示各种活动的相对能量代谢水平，也是除了心率和自觉运动强度以外的另一种表示运动强度的方法。1 METs 也被定义为每千克体重每分钟消耗 3.5 ml 氧气，大概相当于一个 40 岁 70 kg 的男性在安静状态下坐着，没有任何活动时，每分钟消耗的氧气量。

注：代谢当量并非生理参数，而是换算得到的，方便不同情况时可以做比较。

METs 常用于以下情况：

（1）判断体力活动能力及预后，指导特殊人群的日常活动：有些心血管病患者不能像常人一样进行所有的日常生活活动或职业活动，需要进行心肺运动测试等来判断患者的心功能及相应的活动水平，从而确定患者的安全运动强度，然后根据代谢当量表选择合适的、安全的活动。

（2）表示运动强度，制定运动处方：有些患者会服用 β-肾上腺素能受体阻滞剂等对正常心率有影响的药物，在这种状态下，患者运动时的心率就不能准确地反映运动强度的真实情况，需使用 METs 来表示运动强度。

（3）计算能量消耗：根据相关计算公式可以将代谢当量 METs 转换成能量消耗量，帮助我们计算出每次训练或运动所消耗的热量。

五、心率-摄氧量（HR-VO₂）

一般正常人的心率增加与 VO_2 增加之间呈线性关系，心脏病患者由于每搏输出量降低，为了增加心排出量只能增加心率，所以相较于随着 VO_2 的增加，心率增加得更快一些。冠心病患者由于心肌缺血，在运动中随着功率增加，VO_2 增加的速率减慢。因此，一些心脏病患者在 HR-VO_2 的曲线上表现为曲线上升的相对更陡，在低功率时即偏离了线性关系，呈低氧耗-高心率的改变。这表明由于每搏输出量减少，通过增加心率来提升心排出量并不能满足机体对于氧气的需求。虽然这种曲线在心脏病患者中不具有普遍性，但它是一个很有价值的诊断方法，提示随着功率增加，左心室功能明显减退。此外，患有肺血管疾病、低氧血症、贫血等疾病的患者，HR-VO_2 的曲线也变得更陡，这是由于静脉回流受阻，心排出量降低或是氧运输功能受损造成的。

六、无氧阈值（AT）

由于日常生活中的大多数活动不需要达到峰值摄氧量，无氧阈是一个广泛用来评价次最大运动能力的参数。无氧值（AT）是指在个体运动中 VO_2 的水平，在递增运动负荷试验中，肌肉代谢方式由有氧代谢为主向无氧代谢过渡的临界点。无氧阈更能反映肌肉线粒体利用氧的能力，也更能体现日常生活活动能力，正常值应大于 VO_2peak 的 40% 以上。在 AT 值水平之下运动，不会出现代谢性酸中毒；超过 AT 水平，无氧糖酵解发生，乳酸产量净增，L/P 比值在动脉血及肌肉中增高，出现乳酸性酸中毒。因此，AT 在生理学上可定义为达到了临界毛细血管 PO_2 的 VO_2 水平；也可以根据细胞内氧化还原状态的改变（L/P 增高），定义为乳酸盐阈值（LT）；或者根据酸碱平衡改变（乳酸酸中毒出现、

HCO_3^- 下降),定义为乳酸酸中毒阈值。AT 值与最大摄氧量($VO_2 max$)相似,其测定值受参与运动肌群的数量、大小影响。

AT 的测定方法:

细胞内 H^+ 浓度随乳酸盐的不断产生而增加,为了维持细胞内液的 pH 在正常范围内,所有增加的 H^+ 均被 HCO_3^- 所缓冲,最初 0.5 mmol/L 的乳酸盐增加的 H^+,由非碳酸氢缓冲机制所缓冲;之后碳酸氢盐缓冲机制缓冲新增加的 H^+。有氧代谢负荷超过 AT 值后,CO_2 的排出量增多,且高于有氧代谢时的排出量。CO_2 高出的部分与 HCO_3^- 缓冲乳酸所产生的 CO_2 量相当。在递增功率试验中,相较于 VO_2,测定 VCO_2 增加的速率较易检测出细胞内乳酸酸中毒的发生。

(1)V-slope 法:无氧阈之后,随着运动强度逐渐增加,乳酸盐不断增加、累积,产生酸中毒时,细胞内液的 pH 降低,HCO_3^- 缓冲乳酸产生 CO_2,这就导致了 VCO_2 的生成速率比 VO_2 更快,二者的变化关系在图形上表现为两条直线,较低的部分(S_1)小于 1,较高的部分(S_2)斜率大于 1,两条斜线的交点就是气体交换法测量出的 AT。可在 VCO_2 - VO_2 的曲线上放一个等腰直角三角形,当曲线开始大于 $45°$ 上升时的数值点所对应的 VO_2 即为 AT 值,超过 AT 点后,VCO_2 的增加相对于 VO_2 的增加加速了,这种方法称为 V - sloope 法。这种方法获得的 AT 值与乳酸阈值(LT)或 HCO_3^- 阈值具有很高的一致性(见图 2 - 3 - 13)。

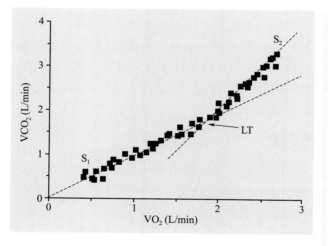

图 2 - 3 - 13　V - slope 法确定 AT

(2)通气当量法(见图 2 - 3 - 14):在功率递增的运动试验中(以斜坡式或每分钟等阶梯式)中,在低功率时 VO_2 和 VE 线性增长;在高功率时,二者关系变为非线性的弯曲上升,而 VO_2 依然保持线性的上升,此时 VE/VO_2 与 $P_{ET}O_2$ 增加,即 VE/VO_2、$P_{ET}O_2$ 开始成角度增加,但 VE/VCO_2 不同时增加、且与 $P_{ET}CO_2$ 短时间内保持不变时,此时 VE/VO_2 折点所对应的 VO_2 即为 AT 值。这种确定 AT 值的方法称为通气当量法。在功率递增试验中,这段"短时间"可持续 2 min 左右,称为等碳酸缓冲期,在这段时间内,

VE/VO$_2$ 增加而 VE/VCO$_2$ 不同时增加,是因为 HCO$_3^-$ 缓冲代谢性酸中毒产生的 CO$_2$ 增加。

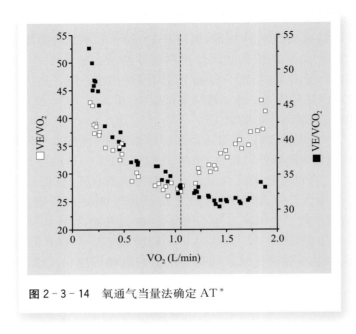

图 2 - 3 - 14　氧通气当量法确定 AT*

当运动试验超过 AT 值,功率进一步增加时,颈动脉体会加强通气对低 pH 做出反应,通气运动加强。此时 VE/VCO$_2$ 增加、P$_{ET}$CO$_2$ 降低,VE/VO$_2$、P$_{ET}$O$_2$ 进一步增加,这是通气代偿乳酸性酸中毒的表现。越过 AT、LAT,通气代偿乳酸性酸中毒开始时对应的 VO$_2$ 即为呼吸代偿点(RCP 点)。

七、氧脉搏及心搏出量

氧脉搏(oxygen pulse)反映的是心脏每搏输氧的能力,它是由外周组织对氧的摄取量决定的,是心血管效率的指标;由 VO$_2$ 除以同步测得的心率计算而来,相当于每搏输出量(stroke volume)与动-静脉氧含量差[C(a-v)O$_2$]的乘积。

在 VO$_2$/HR-Watt 的关系曲线中,一开始曲线向上偏斜(氧脉搏的即刻上升)主要是因为每搏输出量的增长;随着功率的不断增加,氧脉搏的增加主要是 C(a-v)O$_2$ 决定的。心脏病患者每搏输出量降低,C(a-v)O$_2$ 在低功率时已经达到最大值,在这种情况下,氧脉搏在曲线上表现为一条低平线。在临床实践中,氧脉搏是最常见被误读或者过分解读的,主要原因是背离基本理解的片面解读。氧脉搏降低时,应仔细分析,是由于氧摄取(氧利用)为主,抑或心功能障碍,两者之一有变化,即引起另一指标作出相应的(代偿性)调节。如 COPD 患者以摄氧量障碍为先,引起心率代偿性增加,而心力衰竭患者以每搏

---

* 注:通气当量法与之前 V-slope 法的原理是一致的,所以测定的条件也是一致的,前者取 VCO$_2$ 与 VO$_2$,后者取 VE 与 VO$_2$。

量减低为主,导致了机体摄氧量降低。此外,贫血、重度动脉低氧血症、碳氧血红蛋白增多等疾病也会出现最高氧脉搏的降低。

每搏输出量可由氧脉搏按公式估算:

$$VO_2 = SV \times HR \times C(a\text{-}v)O_2 \qquad SV = (VO_2/HR)/C(a\text{-}v)O_2$$

静息时:正常人氧脉搏(VO_2/HR)约为 3.5 ml,每搏输出量(SV)为 70~90 ml。

运动时:一般正常人 VO_2/HR 为 12~15 ml,SV 为 100~120 ml。运动员 VO_2/HR 为 16~20 ml,SV 为 120~140 ml(见图 2-3-15)。

氧脉搏在运动开始时立即增加,其增加的幅度由 SV、$C(a\text{-}v)O_2$ 决定,有些患者在运动中 SV 的增加不能满足运动量的需要,氧脉搏会降低。一般正常人在停止运动后,氧脉搏迅速降低,但左心室衰竭和运动诱发的心肌缺血患者可出现短暂性的增加,这种现象是由于运动停止时,血压立即下降,左心室后负荷突然降低,左心室射血功能得到了改善,每搏输出量从而增加。

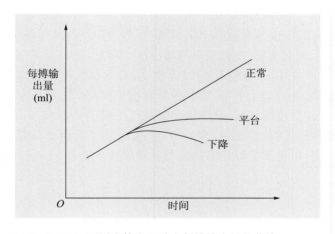

图 2-3-15 不同个体在运动中每搏输出量的曲线

八、心率储备

心率储备(heart rate reserve,HRR)为预计的最大心率值与实测的最大心率值之差,反映的是最大运动试验终期心率继续增加的能力。成人最大心率预计公式为 220-年龄或 220-0.65×年龄。一般情况下心率储备较小,正常 HRR 为零。由于人群的差异性、配合欠佳、服用 β-肾上腺素能受体阻滞剂,或由于病态窦房结功能不全、外周血管病、肺、内分泌或肌肉骨骼疾病等情况,可能无法达到平均峰值心率,导致心率储备增加。此外,心率储备还指同一个体静息心率与最大心率的关系,是最大心率与静息心率的差值。

九、心排出量

测定心排出量(cardiac output,CO)对于评价受试者 VO_2 降低与否取决于氧运输减少或是各种原因导致的运动肌群组织不能充分摄取 O_2 时可能会有帮助。在运动负荷试验中,我们关注更多的是心脏功能能否为运动负荷肌群提供充足的 O_2,功率递增试验中的 AT 和 $\Delta VO_2/\Delta WR$ 指标以及恒定功率实验中的 VCO_2 和 VO_2 指标可能会更有帮助,而且测量这些指标的方法都是非侵入性的,可重复测量。

常用心排出量测定方法:

（1）直接菲克法（金标准）:需在运动中肺动脉插管同步测定混合静脉 CvO_2 和动脉血 CaO_2,依据菲克公式:$CO = VO_2/C(a-v)O_2$ 即可测得。

（2）间接菲克法:需要测定 VCO_2,从平静呼吸末 CO_2 分压（$P_{ET}CO_2$）估测动脉血 CO_2 分压（$PaCO_2$）,用 CO_2 重复呼吸法测定混合静脉血 PO_2,依据公式 $CO = VO_2/C(a-v)O_2$ 即可测得。由于此种方法存在诸多缺陷,用 CO_2 作为测定气体比 O_2 的变异性较大,可能存在不准确性。

十、动脉血压

动脉血压的升高对于保障运动中心、脑、肌肉等组织器官对血液的需求十分重要,其变化与心排出量和外周血管阻力有关,一般用间接测量法测量动脉血压。机体组织的供血,依赖于组织的灌注压,由动脉血压和外周阻力来调节。机体运动时,供血的增加,一部分通过动脉血压上升来实现,尤其是平均动脉压。因此,运动负荷试验时,血压随运动强度而升高,同时心率增加,引起脉压的相应改变,与运动强度不相应的改变,如血压过高或不升或甚至下降,是运动负荷试验中的异常血压反应,应进一步分析并解释原因。正常情况下,随着运动强度的增加,收缩压比舒张压上升至更高水平;若收缩压与脉压下降提示心功能不全或冠心病;若通过动脉血压直接测量法观测到动脉血压上升较慢,提示左心室流出道梗阻,可见于肥厚性心肌病和主动脉狭窄患者。

十一、呼吸储备

呼吸储备（breathing reserve，BR）可以用下列方式表达:

① MVV - PeakVE 的绝对值

②（MVV - PeakVE）/MVV%

除了非常健康的个体能达到相当高的 VE 之外,正常男性呼吸储备应≥11 L/min 或大于 10%的 MVV。呼吸储备低是原发性通气受限肺疾病患者的特征性表现,原因是此类患者 MVV 较低。呼吸储备高见于心血管等其他限制运动的疾病,因为此类患者在尚有较高呼吸储备时由于某些因素限制而提前终止运动。

十二、潮气量与深吸气量之比（VT/IC）

通常运动时 VT 增加,但它一般不会超过 70%IC,这里的 IC 指的是静态肺功能所测得 IC。在限制性肺疾病患者中,IC 值会降低,同时,为适应运动而增加 VT 的能力也受限。当功率增加时,VT/IC 比值在相对低功率时已经接近。因为 VT 降低且难以增加,所以需要加快呼吸频率以提高 VE。一般将 VT/IC 或 VT/VC 作比较,因为即使在患有严重的限制性肺疾病患者中,VT 超过 IC 也很罕见,所以对于评价受试者对运动的生理反应,VT/IC 可能比 VT/VC 更敏感（见图 2-3-16）。

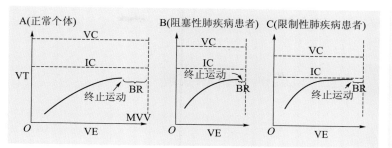

图 2-3-16　正常个体(A)、阻塞性肺疾病患者(B)、限制性肺疾病患者(C)在功率递增运动中潮气量随分钟通气量的变化

十三、通气血流比例

1. 无效通气和无效腔/潮气量

肺泡通气量(VA)理论上是指假设所有肺泡单位的 VA/Q 相同,参与肺组织气体交换的通气量;假如 VA/Q 均匀相等,那么所有肺泡单位的 PCO_2 应相同。然而,实际情况是每分通气量还包含了生理无效腔,即未与血液进行气体交换的呼吸道内的气体(解剖无效腔)以及部分进入肺泡但因无相应的肺泡毛细血管血流与之进行气体交换的气体(肺泡无效腔),生理无效腔/潮气量(VD/VT)可用于评估运动中 VA/Q 比例失调的具体程度。VD/VT 增加是通气需求增加的主要原因之一,当 VA/Q 比例均衡时,VD/VT 较小。

静息状态下,生理无效腔约占潮气量的 1/3,运动时降至 1/5。

通气障碍的患者 VA/Q 不均衡主要是由通气不均一造成的;而肺血管疾病患者 VA/Q 失调主要是由肺泡低灌注或无灌注造成的。因为这两种疾病患者 VD/VT 在静息时已增大,运动时不能像正常人那样减少,所以他们的 VD/VT 均升高,在运动时更高。

2. 动脉氧分压(PO_2)和肺泡—动脉氧分压差[$P(A\text{-}a)O_2$]

$P(A\text{-}a)O_2$ 反映的是肺内气体交换的效率,正常情况下,运动时 PaO_2 不会降低,$P(A\text{-}a)O_2$ 保持在低于 20~30 mmHg 的水平。$P(A\text{-}a)O_2$ 与年龄成正相关,异常增加提示 VA/Q 失调或弥散功能障碍等。

PaO_2 降低,$P(A\text{-}a)O_2$ 升高:

主要是相对于肺通气功能而言,肺换气障碍更明显,见于:

(1) 肺循环障碍,如肺动脉栓塞、肺动脉高压、血液分流等。

(2) 肺弥散功能障碍,如肺实质病变、肺水肿。

(3) 两者都存在,如左心衰和部分先心病。

3. 动脉—潮气末 CO_2 分压差

动脉—潮气末 CO_2 分压差[$P(a\text{-}ET)CO_2$]反映的是理想肺泡气被生理无效腔稀释的

程度。通过测定 $P(a\text{-}ET)CO_2$，可以检测出肺泡无效腔是否增加以及 VA/Q 比例是否失调。

| 第五节 | **运动试验的准备和实施** |

一、实验室准备

实验室的环境应安全、舒适且较为私密，保持一定的温度和湿度，使受试者消除紧张情绪，以避免过度通气，影响试验结果。试验前先应向受试者详细说明试验目的、试验意义、操作流程和注意事项，有助于受试者更积极主动配合试验，也使试验数据更加准确。

1. 仪器定标及校准

（1）环境定标：首先应确定房间的温度、湿度、海拔及气体压力等影响，做好环境定标，避免因环境因素对流量传感器和容量传感器的校准产生影响。

（2）流量及容量定标：只有流量和容量定标精确，试验的数据才足够精准的反映受试者的自身情况。我们建议用水封式肺量计作为容量测定标准，单位时间内肺量计的容量变化可作为流量标准。或者选用标准的 3 L 注射筒以不同的流速下进行几次抽拉定标，以确保稳定性；平均误差应在已知体积的 $\pm3\%$ 以内。每次试验前都应进行流量和容量定标。

（3）气体定标：在心肺运动试验中，气体分析仪对呼出的 CO_2 和 O_2 浓度进行实时测量，这要求气体分析仪必须测值精准、反应迅速。在每次试验前均应进行两点定标，第一点定标用室内空气，一般 O_2 浓度为 20.93%，CO_2 浓度为 0.03%。第二点定标一般用含 15%O_2、4%CO_2 和平衡气体 N_2 的气瓶进行校准。气体分析仪测量气体分压受房间内湿度、温度及海拔等影响，因此之前应做好前面两次定标。

二、活动平板和功率自行车

1. 活动平板

优势：

（1）受试者在平板试验中其峰值 VO_2 通常比踏车运动高约 5%～10%；

（2）部分受试者因配合能力差和不会骑自行车而无法进行踏车试验，而平板运动的熟悉程度更好；

（3）对于植入体动感受器型频率适应性起搏器的患者可通过平板运动躯体向前或向后的运动反应提高起搏器的变时效应。

缺点：

（1）占地面积大，噪音高，设备的维护费用较高。

（2）作为一种全身运动，运动过程中机体平衡要求较高，难度较大。

（3）如果受试者手握平板任何部分，如扶手，都会导致做功减少，且估算功率困难，无法精确测定做功效率。

（4）对检测指标的影响可能大。

（5）对同步采集血样难度较大。

（6）换算功率问题。

2. 功率自行车

优势：

（1）可以直接输出功率。

（2）体积小，占地少；由于坐垫基本支撑了受试者绝大部分重量因此更加安全。

（3）踏车运动时测量的伪差值也较小。

（4）便于采集血气分析。

缺点：

（1）长时间踏车受试者会出现臀部不适感，因此选择功率时应根据受试者自身情况选择适当功率。

（2）尽管在无负荷下受试者仍然有做功，因而可有功率输出与运动负荷脱联现象。

3. 平板运动试验与踏车运动试验比较

如何选择应根据临床需要因人而异，平板运动与日常行动相似，适用于绝大多数可行走的受试者，但应密切关注，以防患者跌倒可能。踏车运动最明显的优点在于可精确的量化功率，而且安全性高，由于运动时手臂和躯干动作幅度小，因此干扰小，通气和循环测量数值就更精确了，也更方便采血和测量动态血压。两者的生物力学区别较大，对不同人体进行测量可产生相对大的差别，如过度肥胖的人做平板运动的难度较大一些，而且由于身体重量，可以明显影响活动平板的传送速度，甚至制动。另外，部分踏车功率计的设计承重有限，应予注意（图 2-3-17）。

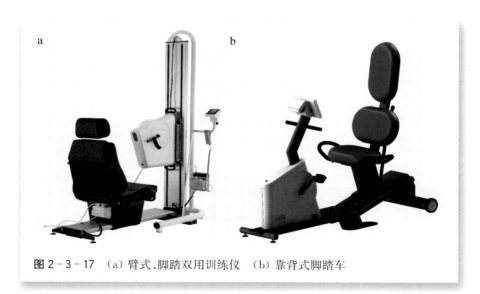

图 2-3-17 （a）臂式、脚踏双用训练仪 （b）靠背式脚踏车

三、呼吸活瓣、咬口和面罩

呼吸活瓣是将吸入气流和呼出气流分开，防止两种气流混杂，且不会产生阻力和湍流，无效腔低，轻便小巧，清洗方便，价格便宜，运行安静。操作时，如发现通气或气体交换测量结果的错误应检查呼吸活瓣是否有漏气。

使用面罩时应选择合适大小，能严密的罩住受试者口鼻，确保没有漏气。通常，面罩的无效腔比咬口稍大。

四、心电图和动脉血压检测

1. 心电图检测

一般采用 12 导联心电图，尽量选用带黏胶的含银或氯化银的电极片，在贴电极前用酒精纱布将受试者皮肤擦拭干净，减少干扰。

2. 动脉血压监测

一般采用运动血压计，每间隔 2 min 自动充气测量一次。听诊器体件置于肱动脉搏动处，袖带松紧度适宜。

五、脉氧仪、血样本和动脉导管

1. 脉氧仪

脉搏血氧仪依靠吸收不同波长的光谱差异，非侵入性地估测动脉毛细血管血红蛋白氧合状态的比例。与动脉血液样本 CO-血氧计分析相比，许多的脉搏血氧计具有不同的准确度和偏差。运动伪影和毛细血管灌注不良是运动过程中信号错误的公认来源，往往会导致真正氧饱和度的偏低，特别是在使用指尖测试时。不准确的脉率读数可以识别出一些不可靠的血氧仪信号。脉搏血氧仪检测报告的准确率往往在 2‰～3‰ 差异之间。脉搏血氧饱和度的数值代表了动脉血（PaO_2）中 O_2 分压相应值的大概范围。因此，精确的氧合测量需要动脉血液取样来直接测量 PaO_2 和计算肺泡-动脉氧浓度差［$P(A\text{-}a)O_2$］。脉搏血氧计提供了用于安全监测的氧合的一般估计，并被广泛用于确定运动期间的外周动脉氧和趋势。临床 CPX 方案中脉搏血氧计休息和运动时均应超过 95％，下降超过 5％ 提示运动引起的低氧血症异常，如果觉得检测数据不准确，可通过分析动脉血气确认。

2. 动脉血单次采集

在做运动心肺试验的过程中，采集动脉血样可以直接测定 SaO_2、PaO_2、$PaCO_2$、pH、乳酸和其他重要指标。如果在运动实验时抽血样作血气分析，至少抽两次，即运动开始前和运动结束前，不要恢复期抽血。因为停止运动后 PaO_2 会迅速产生变化。抽取标本的时间应在 10～20 s 内，这样才能与抽血时几次呼吸的气体交换值同步匹配。桡动脉是通常的单次采血穿刺点，为了减少疼痛，运动前可以进行局部麻醉。如果在运动中抽血多有不便，可在运动停止后 1 min 内抽血完毕。

也可以采用动脉化的耳垂血或升温后的手部静脉血代替动脉血。这些部位的血样值在测 VD/VT 时与 $PaCO_2$ 接近，但与 PaO_2 相差较大。

注：动脉采血属于有创性检测，应予严格权衡利弊，临床实际中应用很少。

3. 动脉内置管多次采集标本（科研中用，临床应用较少）

动脉内置管是重复采集动脉血作血气分析的便捷方法，也可以连续监测运动时的血压。ICU内所使用的同种类型小孔动脉插管均可使用，还需要一个三通管接头，常使用的穿刺部位是肱动脉和桡动脉。由于肱动脉是其远端手臂的唯一供应血管，理论上桡动脉作为穿刺部位有其优势，即使桡动脉堵塞，尺动脉尚可供应手部血流。但是，进行桡动脉置管的缺点在于测试者紧握车把可能会产生干扰。另外，要在左心房水平直接测血压会更困难。

临床的实践证实了动脉穿刺和插管很少伴有出血、动脉痉挛、远端动脉血管栓塞、血栓形成、感染、明显的疼痛或不适。比较常见的是轻微不适，或者穿刺后出血引起的皮肤变色。若已知患者有周围动脉疾病则需慎行或动脉插管。动脉置管毕竟是有创方法，非特殊目的，一般不用。

4. 肺动脉导管

对于比较特殊的病例，运动试验时行肺动脉导管（Swan-Ganz 导管 4 腔或 5 腔）监测可提供很有价值的信息。例如，对疑有肺动脉高压（原发或继发）的患者，或作为研究之用。它可测肺动脉压力、肺动脉楔压、混合静脉血气、心排出量等。但是，使用肺动脉导管风险大、耗费高、准备时间长。少见并发症包括心律失常、心脏传导阻滞、出血、右心室或肺动脉穿孔、感染等。特殊情况下，可能会利大于弊，但应谨慎。

六、辅助设备

应提前准备一些急救药物和急救设备以防突发情况，如血管扩张药、抗心律失常药、升压药、强心剂等，葡萄糖注射液、生理盐水及输液设备。急救设备如除颤仪、气管插管、氧气瓶等。

七、数据收集和计算

在运动试验中，从流速传感器、气体分析仪、氧脉仪、心电监护仪等其他各项装置所获得的所有数据都会在计算机控制下实行模拟-数字转换。计算机还可以根据受试者年龄、性别、体重来设定预计功率，以选择合适的递增功率。

八、运动试验受试者准备

我们应基于实验目的来选择运动试验方案，试验目的一般有：
① 评定健康状态；
② 评定运动耐力；
③ 疾病鉴别诊断；
④ 评定治疗效果；
⑤ 制定运动处方；
⑥ 评估手术风险。

1. 申请试验并通知患者

申请单上,申请医师需要填写好相关信息,与申请医师讨论试验目的,根据患者实际情况选择踏车或是平板,仔细了解患者病情及详细临床资料,是否有禁忌证,避免突发情况。另外需向患者说明试验过程及大致时间,放松患者可能会有的紧张情绪。

2. 试验前后注意事项

(1) 试验前:大多数情况下在试验前应先做静态肺功能测试,主要测试肺活量(VC)、吸气容量(IC)、1 s用力呼气量(FEV_1)、最大通气量(MVV)。

(2) 医师评估:医师需详细了解患者的临床情况,询问其用药情况、吸烟与否、有无其他基础疾病、平时运动习惯等。之后应对患者进行详细的检查,着重检查心、肺、外周脉搏和肌肉骨骼系统,根据上述综合情况选择试验类型和运动方案。试验前告知患者尽可能做最大运动,但如果过程中有任何不适可随时停止。

(3) 熟悉仪器:可以让患者事先体验一下仪器,熟悉踏板上的行走感觉,踏车应调整好座位高度和把手高度,使单脚踩到底时微屈曲,双臂保持伸直。

(4) 终止运动指征:急性心肌梗死或怀疑心肌梗死;中、重度心绞痛发作;严重心律失常;随功率递增血压较运动前水平降低>20 mmHg,或舒张压>120 mmHg,收缩压>250 mmHg;明显气促,呼吸困难;中枢神经系统障碍。ST段水平压低或下斜型压低>2 mm;胸痛且不断加重;严重疲乏及气促;下肢痉挛;室上性心动过速。

九、运动试验种类及方案选择

根据实验目的选择不同方案。最常使用的是踏车运动试验和平板运动试验。

1. 症状限制性最大功率递增运动试验

即极量运动试验,要求患者尽最大努力坚持运动直至不能再继续进行运动为止,此时尽管功率增加但 VO_2 不再增加。

(1) 功率递增强度的选择:综合考虑患者的病史、日常活动状况和静态肺功能,根据患者年龄、身高、体重估算恰当的功率自行车增加强度。使患者不会因为功率太小或太大而终止试验,最好运动时间在8~12 min。

(2) 静息期:清洁皮肤,贴好12导联心电图电极片后上踏车,调整好座位高度,戴好血压计和脉氧仪,连接心肺运动测试仪器,检查各参数是否正常,静息时间为3 min。

(3) 热身期:热身期为3 min无负荷运动,使患者匀速踏车,保持转速60 rpm,规律地经口腔呼吸。

(4) 运动负荷期:负荷开始递增,直至患者力竭不能继续运动。过程中,医师应密切观察 ECG和血压、气体代谢数据、脉氧仪的变化、患者面部表情、唇指颜色,若踏车转速低于40 rpm,或出现胸闷、胸痛、心悸、ST段下移>2 mm或出现其他需终止运动负荷的指征则停止。

(5) 恢复期:恢复期为无负荷运动,使患者心率和呼吸慢慢接近静息数据,有心肌缺血、严重心律失常、血压异常者需观察心电图和血压恢复至正常。

(6) 运动后再评估:试验结束后询问患者是什么原因停止运动,有无其他不适,指出具体位置和持续时间。分析患者是否有用力不足现象。

2. 平板运动试验

常用于检查心肌缺血。有 Bruce、Ellestad、Patterson、Balke 方案。

3. 恒定功率运动试验

恒定功率运动试验也称为稳态运动试验,是一种测定机体在相对稳定的运动状态时的方法,旨在评估在此状态下的生理参数变化,通常作为前述运动试验的补充检测。在前述的快速递增型的运动负荷试验中,各检测指标的变化速率各异,因此对于评估某一运动负荷强度下运动时的生理参数,有些局限性。在恒定功率运动试验选择多大的功率时,要根据需要解决问题的目的及可供选择的功率而定。恒定功率运动试验在确定 VO_2 峰值、乳酸性酸中毒阈值、测量气体交换动力学、诊断运动诱发哮喘、评估颈动脉体对运动过度通气中的作用均有帮助。低于极量水平的恒定功率运动试验用于评价治疗干预的结果如运动训练、氧疗、肺减容等手术效果。

低于极量水平下,同一功率的 VO_2 在恒定功率运动试验比递增功率运动试验(1 min 持续递增或阶梯递增)要高;而达 $VO_2\max$ 所需的功率,则恒定功率运动试验最低。

恒定功率运动试验包括踏车运动试验和平板运动试验,用于评定健康状况和运动耐力,为前后比较提供一个基础值。常用最大运动达到的峰值功率的 $60\%\sim100\%$ 作为试验功率,故常参考之前测定的最大运动试验结果。两次功率间可以有一个休息期。

(1) 确定最大摄氧量:较高的恒定功率用于测定 $VO_2\max$ 的优点在于:

① 根据受试者在前一次递增功率测试结果来选择强度较高的功率;一般选择递增功率测试结果中最大功率的 130% 强度;或根据检测目的预测。

② 如恒定功率试验以 130% 最大功率强度测试得出的摄氧量比前一次峰值摄氧量高 10%,说明之前测试的"最大摄氧量"不是 $VO_2\max$。

缺点在于:

① 重复试验花费很多时间;

② 试验令受试者精疲力竭,而且可能会导致受伤。

(2) 测定气体交换动力学:恒定功率试验可用于测定 VO_2、VCO_2、VE 等气体交换动力学。尤其是 VO_2,在从静息到低水平运动或两种不同的运动水平转换时,用逐次呼吸分析法可测定 VO_2 时间常数或半反应时的(half-time,$t_{1/2}$)。从运动开始时 VO_2 上升的速率就可以判断心力衰竭患者利用氧的能力。

(3) 检验无氧阈:如果递增试验不能确定 AT 值,可选择恒定功率试验,其做功水平期望接近受试者的 AT 值,若功率高于受试者的 AT,则 VO_2 在第 3 min 末将不会是一个平台,而是继续上升。VO_2 上升程度越大,说明功率水平越高于 AT 值点的功率,而且与发生乳酸性酸中毒程度高度相关。重复其他一到两个恒定功率水平的试验可准确测得 AT。

(4) 检测运动诱发的支气管痉挛:运动诱发支气管痉挛或哮喘(exercise-induced asthma,EIA)标准运动激发试验是平板运动试验。在 EIA 者,由于支气管系统在高气流量时(以及干燥气体)异常敏感,进行持续强烈运动时,气道阻力增加,因而出现 FEV_1 下降。受试者运动达预计最大功率的 80% 的状态下,持续运动 6~8 min,并吸入装满压缩空气袋中的干燥气体而不是室内气体。于运动停止后快速测定运动后第 1,3,5,7,10,15 和 20 min 的肺活量曲线。FEV_1 或 PEF 在运动后较运动前降低 >15% 为运动激发试验阳性。也可采用踏车试验方法。

虽然运动诱发的支气管痉挛在罹患者通常经递增试验即可诱发,但经过 6 min 接近最大常量负荷运动后会更明显。当检测出现阳性结果时,可酌情给予支气管 β-受体兴奋剂,再观察气道阻力变化,有助于明确/证实诊断,同时对治疗有指导意义。

(5)测定颈动脉体对运动通气的影响:颈动脉体对人延髓呼吸中枢产生的影响可通过到达颈动脉体的血液 PO_2 的改变来评估。如果颈动脉体显著影响通气驱动,则颈动脉体处氧分压的升高将会立即减少颈动脉体的神经输出,暂时抑制通气。这一现象可通过将吸入气体由空气改为 100% 氧气约 6~10 s 后,VE、VT 和 RR 立即降低、$P_{ET}CO_2$ 上升而检出。吸纯氧 1 min 后改吸空气,VE、$P_{ET}CO_2$ 值回到基线。由于上述通气变化运动时比静息时少,故选择在中等强度的恒定功率运动时做此检查。通常中等量运动在 5 min 内可获得稳态 VE。因此,改变吸氧浓度产生的影响可更清楚地检出和量化。通常 PaO_2 达到或超过 250 mmHg(33.3 kPa)时影响最显著。如果患者动脉血氧饱和度正常且反应正常,在转为 100% 氧气呼吸 1 min 期间,VE 将暂时下降 15%。如果使用呼吸气流流速计检查通气,须校正因纯氧黏度比空气大 11% 而产生的通气减少。

4. 臂式测功计

主要用于下肢不能运动的患者,用一改装的功率自行车测功计,该车轴与肩中齐或低于肩膀水平,让患者取坐位或站位转动踏板,双臂交替完全伸直,常用功率为 15~25 W/3 min 递增,频率 50 rpm。由于臂式测功计参与的工作肌相对较少,故测出的生理参数不同。同时,在与前述的试验比较,做同等级功率运动时,生理参数的变化一般更大。

第六节 心肺运动试验主要指标及其正常值

一、峰值摄氧量

在递增运动试验中尽最大努力运动的最高摄氧量,称之为峰值摄氧量(VO_2peak),VO_2peak 用于实测,而 VO_2max 则于实测或预计,可能等于或小于最大 VO_2。

实测值与预计值(见表 2-3-9):

在心肺运动试验中,实际测得的峰值 VO_2 通常以 ml/min 为单位表示,亦可用千克体重摄氧量表示,即 ml/(kg·min),以消除体重影响。

峰值 VO_2 预计值受民族、居住维度、基因、职业等多因素影响,难于统一。正常人运动时的峰值 VO_2 随年龄、性别、身材、平常的运动水平及运动的类型不同而变化。许多运动学家及临床工作者一直根据年龄、性别、身高、体重，用实测值与预计值相比较来估计患者的心肺功能。

表 2-3-9 预测成年人踏车运动时峰值 VO_2（L/min）的方程

参考	国家	峰值 VO_2 的方程
Hansen 等 Hansen/Wasserman 方程式	美国	**成年男性**： 理想体重(kg)＝0.79×身高(cm)－60.7 如果实际体重等于或超过理想体重： 峰值 VO_2＝0.033 7×身高－0.000 165×年龄×身高－1.963＋0.006×体重(实际－理想) 如果实际体重小于理想体重： 峰值 VO_2＝0.033 7×身高－0.000 165×年龄×身高－1.963＋0.014×体重(实际－理想) **成年女性**： 理想体重(kg)＝0.65×身高(cm)－42.8 峰值 VO_2＝0.001×身高×(14.783－0.11×年龄)＋0.006×体重(实际－理想) (对于年龄小于 30 岁的成年人，使用 30 岁年龄)
Glaser 等 SHIP 方程式	德国	**成年男性**： 峰值 VO_2＝－0.069＋0.0140 2×身高＋0.007 44×体重＋0.001 48×年龄－0.000 225 6×年龄×年龄 **成年女性**： 峰值 VO_2＝－0.558＋0.009 13×身高＋0.026 88×体重－0.011 33×年龄－0.000 12×体重×体重
Itoh 等	日本	**成年男性**： 峰值 VO_2＝0.9×体重×(0.052 1－0.000 38×年龄) **成年女性**： 峰值 VO_2＝0.9×体重×(0.040 4－0.000 23×年龄)

测量单位：峰值 VO_2，L/min；高度，cm；体重，kg；年龄，岁。

注：以上众多计算公式临床使用价值有限，多用于各种心肺测试系统的背景运算中。

影响因素：

峰值摄氧量的预计值受诸多因素影响，如年龄、性别、体重、日常活动水平和运动种类不同等诸多因素。

1. 年龄与性别

目前的研究已显示，峰值摄氧量在青年时期达到，然后整体而言，男性高于女性会随年龄增长而逐渐下降。控制其他影响因素，性别和年龄会对峰值摄氧量的变化产生主要影响，一般而言女性下降幅度慢于男性。

2. 活动水平

是可变性的影响因素中最重要的之一。除非运动过度，一般而言，运动强度越大，摄氧量越大，在运动者中，耐力训练者大于力量或速度训练者。对于长期运动人员、军人或者日常活动强度大的受试者峰值摄氧量一般都会偏高，与他们的活动模式有关。

3. 体重

最大摄氧量与肌肉量、心肺功能、循环功能相关,因此受试者的体型、体重会影响峰值 VO_2。我们一般使用年龄、性别、体重来估算峰值 VO_2 的预计值,但是对于超重和肥胖患者来说,这个值并不恰当。轻度甚至中度肥胖者,其峰值摄氧总量(L/min)可能接近于正常体重者,但相应于单位体重,一般还是明显降低。

4. 运动方式

运动方式也是峰值摄氧量的一项重要的决定因素,手臂屈曲测力计的峰值 VO_2 只有功率踏车的 70%,而功率踏车的峰值 VO_2 只有平板运动的 89%～95%,主要与试验时参与肌群的数量有关。

正常值参考:

男性或女性脑力劳动者踏车或平板运动时的峰值摄氧量平均值有如下统计数据:

Wasserman 等建议用预计峰值摄氧量平均值的 83%,作为中等身高患者 95% 可信限下限的合理估算值。身高较矮、体重较轻或年龄小的患者,特别是女性,峰值摄氧量可能比 95% 可信限下限还低。

报告的峰值 VO_2 应该使用峰值运动时 20～30 s 数据的平均值。SHIP 或 Hansen Wasserman 方程更适用于预测西方人群峰值 VO_2 的参考值。该参考值主要应用于久坐的男性和女性,运动员或平日有大量运动的人们的参考值应更高;对于具有较高身体素质的群体,推荐的预测可能偏低。相对健康的个体口服 β-肾上腺素受体阻滞剂,特别是较高剂量的药物很可能会降低峰值 VO_2。其中健康因素,包括健康、亚健康、疾病、医疗过程、用药等。

二、最大心率和心率储备

最大心率是指实测运动过程中可达到的最大心率,以及采用公式预计的成人峰值心率。心率储备(HRR)是指预计最大心率与峰值 VO_2 时实测心率的差值。

正常值参考:

$$预计最大心率(bpm)＝220－年龄(岁)或 210－0.65×年龄(岁)$$

$$心率储备 HRR＝预计最大 HR－实测最大 HR$$

由于其他因素影响,如通气受限、外周血管、骨骼肌病变,或使用 β-受体阻滞剂时,都会使得试验时的实际心率不能达到预计心率。

三、氧脉搏

氧脉搏是用摄氧量除以心率所得的值,在一定程度上反映的是心血管效能。其值主要受每搏量和动静脉血 O_2 含量差影响。而动静脉 O_2 差取决于血红蛋白的利用率、肺中的动脉血氧饱和度和外周摄氧能力。若实测氧脉搏较正常预计值高,说明患者心肺功能健康,反之则心肺功能较差,在试验过程中,若因为其他原因如关节疼痛、肌力不足等原因停止运动,也会造成氧脉搏低于预测值。心功能正常的个体或口服 β-受体阻滞剂的患者,他们的氧脉搏实测值可能明显高于正常预计值。

正常值参考：

（1）最大氧脉搏预计值（ml/HR）＝VO_2max pred（ml・min）/HRmax pred（bpm）

（2）实测峰值O_2pulse＞预计峰值O_2pulse 的 80％表示心血管功能正常。

（3）氧脉搏的变化模式以及绝对值均应考虑。

四、血压

最大运动时收缩压一般会上升 50～70 mmHg，舒张压一般变化不大，有可能会下降 4～8 mmHg，都是正常现象。在运动中，总体上疑为自动测量不准时，需要人工测量加以验证。可以较为精确、方便的测量运动时血压。平板运动会因受试者手臂摆动幅度较大而难以精准测量，踏车相对稳定，测量时手臂不要握把手太紧，避免等长运动的高血压效应。动脉导管测量也很精确但为有创性。

2012 年美国 AHA 关于特定患者心肺运动试验数据评估的临床建议中提到，运动时最高血压正常值男性应不超过 210 mmHg，女性不超过 190 mmHg。《中国心脏康复与二级预防指南（2018 版）》中指出收缩压高于 250 mmHg，舒张压高于 115 mmHg 为终止运动试验的相对指标。

五、无氧阈

无氧阈（AT）是出现乳酸酸中毒前所能维持的最大 VO_2，用摄氧量的单位表示，它反映的是机体耐受负荷的潜能，与峰值摄氧量有关。无氧阈值通常采用 V-斜率法、氧通气当量法确定。男性 AT 平均值范围为峰值摄氧量的 49％～63％。

六、摄氧量与功率的关系

采用踏车功率计进行心肺运动试验时，选斜坡式或阶梯式递增功率方案进行运动时，其 $\Delta VO_2/\Delta WR$ 反映做功效率斜率比较光滑，常用的计算公式为：

$$\Delta VO_2/\Delta WR＝（峰值 VO_2－无负荷时 VO_2）/[（T-0.75）\times S]$$

式中，VO_2 为摄氧量，单位为 ml/min；T 是运动递增的时间；S 是功率递增的斜率，单位为 W/min。

正常参考值：Wasserman 等测定的正常值为 6～12 min 功率递增踏车运动试验，惯于久坐成年人 $\Delta VO_2/\Delta WR$ 值为（10.3±1.0）ml/（W・min），95％ 可信限低限为 8.6 ml/（W・min）。许多运动员的 $\Delta VO_2/\Delta WR$ 值比平均值高[范围 11～12 ml/（W・min）]。正常人 $\Delta VO_2/\Delta WR$ 变化范围小，临床上对判断循环系统的异常非常有用。

循环系统（肺循环、外周循环及心脏）疾病患者，$\Delta VO_2/\Delta WR$ 下降，这是因为心血管疾病患者肌肉的氧摄取速度异常慢，或无法适当地增加肌肉的血流量以迅速满足肌肉的需要。许多冠心病患者 $\Delta VO_2/\Delta WR$ 均降低，在运动的后期表现得特别明显。

Wasserman 等人在功率递增试验中发现，摄氧量开始呈线性上升之前，$\Delta VO_2/\Delta WR$ 曲线可见一延迟相，$\Delta VO_2/\Delta WR$ 总值的计算中应减去这段动力学的延迟时间。

七、通气功能

1. 最大运动通气和呼吸储备

最大运动通气量（VEmax，理论上的最大通气量）可由 Cooper 提出的最大通气量＝$FEV_1×40$ 来计算。VEmax 在踏车和平板运动基本一致，臂力踏车会因参与肌群小使 VEmax 值较低。症状限制递增运动试验，VEmax 可由休息时的 $5～8$ L/min 增加至 $100～150$ L/min，呈 $20～30$ 倍增长。

极量运动时正常人的 VEmax 通常用其静息状态下的最大通气能力（MVV）的 $50\%～80\%$ 来估计。MVV 与最大运动通气量之间的差值，或差值占 MVV 的百分数，可用来衡量通气储备或呼吸储备，即 MVV－VEmax 或（MVV－VEmax）/MVV（$\%$）。

正常值参考：

① BR＝MVV－VEmax；$(38±22)$L/min，正常低限 11 L/min。

② BR＝（MVV－VEmax）/MVV；$>10\%$

许多学者均曾研究过 MVV 与最大运动通气量之间的关系，发现最大运动通气量约占 MVV 的 $50\%～80\%$，即呼吸储备有 $20\%～50\%$；2012 年美国 AHA 关于特定患者心肺运动试验数据评估的临床建议中指出，呼吸储备正常值应大于 20%。

呼吸储备较低意味着运动能力可能受通气能力的限制，中、重度限制性或阻塞性肺疾病患者，呼吸储备功能通常都是降低的。呼吸储备高见于心血管病患者在其尚有较高呼吸储备时因心血管因素被迫终止运动，此外，亦见于其他限制运动进行而提前结束运动试验的疾病。当呼吸储备＜11 L/min 时，Wasserman 认为患者可能存在通气受限，见于呼吸系统疾病如阻塞性及限制性疾病。马拉松运动员在充分发挥其心肺功能时，其 VEmax 可接近 MVV。

2. 潮气量和呼吸频率

运动时潮气量（VT）一般不超过深吸气量（IC）的 70%。通气量（VE）＝潮气量×呼吸频率（RR），当运动强度低时，VE 的增加主要是依靠 VT 的增加，当运动强度加大时，VT 达到 $50\%～60\%$ 的肺活量则很难再增加，这时 VE 主要依靠呼吸频率的增加。

正常值参考：

Wassermam 资料显示：VTrest 平均值为 $(0.71±0.26)$ L，AT 时增加到 $(1.44±0.43)$ L，VTmax 为 $(2.28±0.43)$ L。最大 f 为 $(41.6±9.6)$ bpm。最大 VT 平均值为 $70.0\%±10.7\%$ IC，$55.0\%±8.7\%$ VC。

但在限制性肺疾病患者 IC 降低，此时 IC 会成为限制 VT 增加的因素，VT 可增加到 IC 的 100%。运动时潮气量（VT）达到静息时的深吸气量（IC），或患者的呼吸频率超过 50 bpm，可认为该患者存在通气受限。阻塞性肺部疾病时，呼吸频率也可提高，但 VT/IC 或 VT/VC 值小。

3. 气体交换关系：VE/VCO_2 和 VE/VO_2

因为通气与 CO_2 排出量的关系比它与 O_2 摄取量的关系更密切，所以通气效率最好的定义为：每排出 1 L CO_2 与所需的通气量之间的关系。数学上可以将这种关系表示为比值或斜率。

VE/VCO_2 在 AT 和 VCP 之间的测定是最具可重复性的,是将 CO_2 从体内清除的通气效率的反映,即排出 1 L CO_2 所需要的 VE。其值越高,表示与肺血流完成气体交换的无效通气越多。

摄氧通气有效性斜率(OUES,即 VO_2-logVE 直线关系的斜率)在 1996 年首次由 Baba 等提出,主要用于评价心力衰竭患者。有研究指出它可以对心力衰竭患者早期死亡起预测作用。尽管 OUES 风险分级的切入点尚未建立,但很多文献均肯定了 OUES 对心力衰竭患者预后的预测价值,至于是否可以作为判断心力衰竭患者预后的重要指标仍不明确。OUES 也可以用来评价运动训练前后及心脏移植前后的效果,有研究表明,这些干预措施后,患者的 OUES 有所提高,这表明相较于临床变化,OUES 有望成为心肺运动试验的敏感指标。

八、生理无效腔-潮气量比

生理无效腔(VD)包括解剖和生理因素,而生理无效腔与潮气量比值(VD/VT)正常情况下与呼吸方式有关。静息时的浅快呼吸会使 VD/VT 增高,运动后调整呼吸方式会使 VD/VT 趋于稳定。测试前应首先对仪器的死腔进行校正,同时也要校正面罩的无效腔。另外,气体交换的测定,必须与动脉血样本的 $PaCO_2$ 测定同步进行。

正常值参考:

由于阀门死腔的存在,静息和直立运动时的 VD/VT 正常值如下所示:

(1) 40 岁以下男性:

VD/VT(均数±标准差)=0.29±0.06(静息时)
=0.17±0.05(无氧阈时)
=0.16±0.04(最大运动时)

(2) 40 岁以上男性:

VD/VT(均数±标准差)=0.30±0.08(静息时)
=0.20±0.07(无氧阈时)
=0.19±0.07(最大运动时)

(3) 40 岁以上男性的 95% 可信值的上限:

VD/VT =0.45(静息时)
=0.33(无氧阈时)
=0.30(最大运动时)

$P_{ET}CO_2$ 值或由 $P_{ET}CO_2$ 计算得到的值不能用于计算 VD/VT,而事实上许多运动和代谢类仪器的生产厂商仍然在用。VD/VT 计算只能通过动脉或动脉化的血标本中得到。耳垂或手指末端自由流动的微血管中的 PCO_2 值与直接从动脉血中测定的 PCO_2 值相接近,可以用来估算 VD/VT。

九、动脉血、潮气末和混合呼出气二氧化碳分压

静息 $P_{ET}CO_2$ 和 $PaCO_2$ 值受患者情绪影响较大,会因患者紧张过度通气而降低。$PaCO_2$ 由休息至轻度运动时会逐步上升,轻、中度运动时相对稳定,高强度运动时会下降,需要有创检测获得。

在中等强度运动中，$P_{ET}CO_2$ 值从静息水平上升数毫米汞柱，峰值出现在无氧阈（AT）与通气补偿点（VCP）之间，而后在向峰值运动的过程中逐渐降低。有严重通气受限的患者不能通过增加通气来对酸血症进行调节，在超过 AT 的运动中，潮气末二氧化碳分压是稳定的或是增高的。

正常值参考：

在海平面水平，成年男性的静息直立运动的正常值如下：

(1) $PaCO_2$：静息值为 $36\sim42$ mmHg；在轻至中度运动时保持稳定或略有升高；高负荷运动时下降。

(2) $P_{ET}CO_2$：静息值为 $36\sim42$ mmHg；在轻至中度运动时一般升高 $3\sim8$ mmHg（取决于呼吸方式）；高负荷运动时下降。

(3) $P(a\text{-}ET)CO_2$（均数±标准差）在无氧阈时为 (-3 ± 3) mmHg。在最大运动时 $P(a\text{-}ET)CO_2$ 为 (-4 ± 3) mmHg，而且 95% 正常男性在最大运动时 $P(a\text{-}ET)CO_2$ 为负值（$P_{ET}CO_2$ 超过 $PaCO_2$）。

(4) 运动 $P(a\text{-}ET)CO_2$ 和 $P_{ET}CO_2$ 的绝对值和二者比值的变化有助于运动中 COPD、PAH、LHF 与正常人间，以及它们互相之间的鉴别诊断。

十、动脉血、肺泡气、潮气末氧分压差和动脉血氧饱和度

正常静息时 PaO_2 取决于环境、个体体质以及健康状态，PaO_2 会由于年龄增加、肥胖、禁食和仰卧位而降低。高强度运动下 $P(A\text{-}a)O_2$ 增加的平均值为 30 mmHg。

正常值参考：

参考 Wasserman，海平面上直立位成年男性正常 PaO_2 及 $P_{ET}O_2$：

(1) PaO_2 静息时 $\geqslant80$ mmHg，高强度运动时通常轻度上升。

(2) $P_{ET}O_2$ 静息时 $\geqslant90$ mmHg，高强度运动时增加。

(3) 静息 $P(A\text{-}a)O_2$ 为 (7.4 ± 4.2) mmHg（均数±标准差），高负荷运动时为 (10.8 ± 3.6) mmHg。

十一、酸碱平衡

正常情况下高负荷运动会引起明显的代谢性酸中毒，因此试验终期的血乳酸水平和气体交换率（R）可以有效判断受试者是否尽最大努力运动。静息下血乳酸一般 <1 mmol/L，运动时血乳酸会上升，主要取决于肌群乳酸堆积和排除速率。在取最高血乳酸时一般选取恢复期 2 min 后，因为在负荷运动时乳酸会持续上升直至运动结束 2 min 后。一般来说，在不到预计最大摄氧量的 40% 时，血乳酸就开始增加为异常。

正常值参考：

(1) 正常 $34\sim74$ 岁男性的 R 值（均数±标准差）在运动结束时为 1.21 ± 0.12，在恢复 2 min 后为 1.59 ± 0.19，而 R 值取决于乳酸增加和 HCO_3^- 降低的速率，并不是功率本身。

(2) 在运动结束时，HCO_3^- 降低和乳酸增加值（都用"mmol/L"表示），年轻人大约为 6 ± 2，老年人为 4 ± 2.5；在恢复期的 2 min，所有男性大约为 8.4 ± 2.5。

第七节　心肺运动试验的应用范围

心肺运动试验在运动中测量功率输出气体交换的同时，还测量心电图、心率、血压等参数。由于一些心、肺疾病在静息状态下常处于代偿状态，只有在运动时才会诱发出各种病理生理改变，因此该项检测弥补了以往常规检查中只能监测静息状态下的心肺功能的不足。此外，随着传感技术的改进和计算机软件的开发，CPET 的测定能力有了很大的提高，临床上应用的范围越来越广泛。本章节主要介绍心肺运动试验在疾病的早期诊断、评估健康状况、运动处方的制定、疾病的预后与评估、药物疗效的评价、围术期的风险评估、指导和评价心肺疾病的康复、评估治疗效果等方面的应用。

一、评估健康状况、劳动能力鉴定

在评估个体健康状况方面，CPET 的优势在于它能够客观的获得机体做功能力峰值 VO_2、AT 等相关参数，使心肺功能判断标准得以量化，从而更准确地评定个体的心肺功能水平、鉴定劳动能力或进行鉴别诊断，避免了由于患者对症状感受的不同，以及医生对患者所描述的严重程度理解差异等主观因素造成的偏差，具体应用如下：

（1）运动耐力（最大有氧代谢能力）是否正常，是否达到 VO_2 max 的预计百分比及 AT 界点。

（2）心功能分级（见表 2-3-10）

表 2-3-10　心功能分级表

Weber Class		Ventilatory Class	
VO_2 peak(ml $O_2 \cdot kg^{-1} \cdot min^{-1}$)		VE/VCO$_2$ Slope	
A	＞20	Ⅰ	≤29.9
B	16～20	Ⅱ	30～35.9
C	10～16	Ⅲ	36.0～44.9
D	＜10	Ⅳ	≥45.0

注：A 级：无或轻度心功能损害；
　　B 级：轻度至中度心功能损害；
　　C 级：中度及重度心功能损害；
　　D 级：重度心功能损害。

（3）肺功能分级（见表2-3-11）

表2-3-11 肺功能分级表

参数 / 分级	1级	2级	3级	4级
VO$_2$(max/kg)	25	20～25	15～20	＜15

（4）有学者主张用峰值摄氧量占预计值的比值（%pred）对心力衰竭的严重程度进行分级,65%～79%为轻度,50%～64%为中度,35%～49%为重度,＜35%为极重度。

（5）评估表面健康的人的心功能水平:有氧运动能力是普通健康人群未来发生不良心血管事件的强预测因子之一。2013年,AHA发表了相关声明,建议普通人群进行有氧能力的测定,建立有氧运动能力的正常值,作为评估健康水平的重要因素。2016年,美国AHA更是把有氧运动能力作为人体的第五大生命体征,作为评价人体健康水平的重要因素。此外,对有氧运动时生理反应的观察也为评估潜在的异常提供了大量的信息。如果有异常发现,则可以在受试者被确诊或者发病前对危险因素进行处理。需要注意的是,看起来健康的人群并不一定具有良好的心肺适应性。事实上,大多数表面健康的人群大都存在不良的生活习惯（如活动过少、饮食习惯不佳、体重超标、吸烟等）及不健康的危险因素（血脂异常、高血压、高血糖）。

目前,虽然科学的证据已经出现,健康人的体检应该包含CPET的检查,但目前绝大多数的体检中心仍然未将此检查纳入常规体检。另外,在西方国家大规模的人群中得到的有氧运动能力的正常值已经公布,说明对于表面健康人群进行CPET评估的意义逐渐提升。在我国,还没有正常人有氧运动能力的大数据,所以目前仍然没有有氧能力的正常值可以参考。

表2-3-12 正常人CPET危险分层

主要CPX变量

峰值VO$_2$占预期百分比	VE/VCO$_2$斜率	EOV
≥100%预期值	Ventilatory Ⅰ级 VE/VCO$_2$斜率＜30.0	无相应表现
75%～99%预期值	Ventilatory Ⅱ级 VE/VCO$_2$斜率30.0～35.9	
50%～75%预期值	Ventilatory Ⅲ级 VE/VCO$_2$斜率36.0～44.9	有相应表现
＜50%预期值	Ventilatory Ⅳ级 VE/VCO$_2$斜率≥45.0	

标准运动试验变量

血流动力学	心电图	HRR
运动时收缩压升高 10 mmHg/3.5 ml·O_2·kg^{-1}·min^{-1} VO_2 上升,且舒张压无改变或轻微下降	在运动中和/或恢复期间,没有持续的心律失常、异位搏动和/或 ST 段改变	运动终止 1 min 心率恢复>12 次
高血压反应:运动时收缩压明显升高≥20 mmHg/3.5 ml·O_2·kg^{-1}·min^{-1} VO_2 上升,或舒张压升高,但未导致试验终止	在运动中和/或恢复期间有节律改变、异位搏动和/或 ST 段改变,没有导致试验终止	
高血压反应:运动时收缩压明显升高≥20 mmHg/3.5 ml·O_2·kg^{-1}·min^{-1} VO_2 上升,或舒张压升高,且导致试验终止 低血压反应:运动时收缩压反应平缓或下降,且导致试验终止	在运动中和/或恢复期间有节律改变、异位搏动和/或 ST 段改变,导致试验终止	运动终止 1 min 心率恢复≤12 次

患者终止试验原因

下肢肌肉疲劳	心绞痛或呼吸困难

如表 2-3-12 中所示,此类人群中的峰值 VO_2 变化范围较大,故以其占预计值的百分比的形式评价更为准确。通过同期效率的观察可以评价心肺偶联的功能,当其异常时,多数与有氧运动能力的下降有关系,并可能提示了存在亚临床的病理生理情况,需要进一步检查或者评估。出现异常血流动力学或者心电图的反应,以及心绞痛或者呼吸困难作为实验终止的原因的人群需要做进一步的检查。例如:在静息状态下血压正常但运动中出现高血压反应的人群在未来出现静息高血压的风险明显增高。值得注意的是,心率恢复、血流动力学、心电图及主观症状均可以通过无通气呼出气体分析的标准运动试验得到。因此,健康人群的 CPET 可以发现很多潜在或者隐匿的危险因素线索。

二、心肺疾病的诊断与鉴别诊断

Wasserman 等认为心肺运动试验对于某些疾病具有独特的诊断价值,有些疾病的特征可以从运动试验的气体交换反应或(和)心电图、氧脉搏等参数中得到提示,这些诊断包括:

① 无症状性心肌缺血导致的运动不耐受。

② 舒张性心力衰竭。

③ 不伴肺动脉高压的肺血管闭塞性疾病。

④ 运动中出现的右向左分流。

⑤ COPD 患者运动受限于肺血管疾病。

⑥ 肌肉生物能功能受损。

⑦ 心理性呼吸困难和行为(焦虑)导致的运动不耐受。

后面第八节已对心肺运动试验中这些疾病的病理生理改变特征做出了总结并对相关参数和,请参照流程图、Wasserman 九组图等有关章节,此处不再赘述。

三、鉴别不同原因的呼吸困难

CPET 可用于评估运动受限和劳力性呼吸困难的程度和病因,包括功能上损害程度(峰值 VO_2);运动受限因素、病理生理机制;区分心肺并存疾病的病因;静态心肺功能试验结果正常,但临床上难以诊断的症状等。在患有循环系统、呼吸系统疾病、血液系统疾病及精神因素等疾病的病人中可见呼吸困难,对于这些不同原因的患者,Wasserman 等提出通过 VO_2peak 占预计值的比值(%pred)、通气储备(VR)及 AT 等进行鉴别,具体如下:

若 AT≥40% VO_2peak pred,基本可以排除循环系统疾病,同时若 VR<30%,则认为与呼吸系统疾病相关;若 VR≥30%,则考虑肌肉组织疾病;若 VO_2peak≥85%pred,考虑与焦虑、肥胖相关;若 VO_2peak<85%pred,VR≥30%且 AT<40% VO_2peak pred,考虑为循环系统或血液系统疾病,若 VR<30%,则考虑心肺混合性疾病可能。

四、运动处方的制定

心肺运动试验在康复医学中的应用主要是为制定心肺康复计划和运动处方、监测康复治疗反应以及评估治疗效果提供客观数据。在监测康复治疗反应方面,康复过程中测量最大摄氧量、VE/VCO_2、AT 值、氧脉搏、代谢当量等指标可动态观察药物或运动处方的疗效,可用于各种治疗的疗效评价;在疾病的预后及评估方面,VO_2peak 或 VO_2max%、AT 和 VE/VCO_2slope 被认为是评估预后最敏感、最有意义的指标。对于心脏康复的患者来说,CPET 目的在于制定运动强度的安全范围,确定产生心律失常和心肌缺血的阈值,选择治疗方法和运动处方;对于呼吸康复的患者来说,CPET 的核心在于制定合适的运动强度以提高患者的峰值运动耐量。

我们以 CPET 指导制定心、肺疾病康复的运动处方为例:

在针对冠心病、心力衰竭、COPD 等心肺疾病患者的运动康复治疗前,需进行心肺运动试验得到相关数据,以制定合理的运动处方指导运动,通过 CPET 来制定运动处方的最大心率有以下几种标准:

① 心率储备法:该方法是通过 CPET 所测的最大心率,再计算目标心率,计算公式:(最大心率-静息心率)×运动强度+静息心率。

② 代谢当量法:该方法是通过 CPET 所测的受试者无氧阈时的代谢当量(METAT),再通过进行与此相匹配的日常生活活动、职业相关活动、体育锻炼活动、休闲活动的锻炼,以达到预期的康复运动效果。

③ 无氧阈法:无氧阈水平相当于约最大摄氧量的 60%,此水平运动是冠心病患者最佳运动强度。

此部分内容在本书第二部分第四章有详细的论述,此处不再赘述。

五、围术期和术后风险及远期预后评估

CPET 在外科手术风险的术前评估中的作用主要体现在肺切除术、肺减容术、高龄患者上腹部大手术的手术适应证、禁忌证、风险评估;预计手术后并发症;估计肺切除范围;客观提供高龄患者心肺储备能力,预测承受手术的风险等方面。

在运动中,心、肺系统和外周循环工作以满足代谢增加的需求,个体运动中氧运输增加的能力可能与维持术后各器官系统功能的能力相关,尤其是测定峰值和无氧阈时的VO_2对手术患者是非常有价值的。CPET 对于术前风险评估,特别是在老年人术前评估是有用的,能够识别潜在的心、肺疾病以及那些器官系统功能处于临界状态的患者,对手术风险进行分级,评估适应证,从而降低患者术后并发症的发生率和死亡率。

目前国内外大量的文献,已经证明术前 CPET 检查可以准确评估围术期间发生不良事件的风险,为手术的安全性提供重要的参考。通过术前评估,还能准确的预测手术后的预后,提供了有价值的指导意见。

1. 手术的风险评估与预后价值

CPET 在外科手术的风险和预后评估中有着显著的价值。包括腹主动脉瘤修补术、根治性膀胱切除术、肝移植、肝切除术、肺切除术、减肥手术,以及结直肠手术等。2007 年美国胸科医师学会的临床实践指南中,就已经推荐 CPET 用于肺癌切除手术的风险评估。2014 年美国心脏病学会/美国心脏病协会关于非心脏手术患者围术期的心血管功能的评估和管理指南中,CPET 检查是ⅡB 类推荐(证据等级 B 级)。指南指出,对于需要进行高风险手术但心血管功能未知的患者,推荐使用 CPET 检查进行心血管功能的评估。基于大量的文献证据,2016 年欧洲心血管预防与康复协会(EACPR)与美国心脏学会(AHA)关于"针对特定患者群体的心肺运动试验数据评估的临床建议"的科学声明中,推荐 3 个主要的 CPET 参数,用于手术风险和预后评估,包括:峰值摄氧量(VO_2 peak)、无氧阈值(VO_2 at VT)、分钟通气量/二氧化碳生成量(VE/VCO_2)关系(即通气效率)。目前大量的文献支持以无氧阈值(VO_2 at VT)作为术前风险评估的最重要参考指标,推荐广泛应用。同时,该声明还提供了一个危险分层标准,用以量化评估逐步增加的手术风险和预后风险(见表 2-3-13)。所有危险分层的参数都为绿色时,预示良好的预后和围术期/术后并发症的低风险;所有危险分层的参数都为红色时,手术前后发生重大不良事件或并发症的风险极高,且长期预后差。此外,血流动力学、心电图和主观症状的评估是 CPET 检查的标准操作,具有普遍的预后评估意义,因此也被纳入术前风险和术后预后的评估中。

表 2-3-13 外科手术的手术风险和预后评估

主要 CPCT 变量

VE/VCO₂ 斜率	VO₂ peak	无氧阈值(VO₂ at VT)
通气分级Ⅰ: VE/VCO₂ 斜率<30.0	Weber 运动心功能 A 级: VO₂ peak>20.0 ml/(kg·min)	≥11.0 ml/(kg·min)
通气分级Ⅱ: VE/VCO₂ 斜率:30.0~35.9	Weber 运动心功能 B 级: VO₂ peak=16~20 ml/(kg·min)	
通气分级Ⅲ: VE/VCO₂ 斜率:36.0~44.9	Weber 运动心功能 C 级: VO₂ peak=10.0~15.9 ml/(kg·min)	<11.0 ml/(kg·min)
通气分级Ⅳ: VE/VCO₂ 斜率:>45.0	Weber 运动心功能 D 级: VO₂ peak<10.0 ml/(kg·min)	

标准运动试验变量

血流动力学	心电图
运动中收缩压升高	运动中和/或恢复期没有持续心律失常,和/或 ST 显著改变
运动中收缩压反应平坦	运动中和/或恢复期出现心脏节律的改变,和/或 ST 的改变:但没有导致运动试验终止
运动中收缩压下降	运动中和/或恢复期出现心脏节律的改变,和/或 ST 的改变:导致运动试验终止

运动试验终止的患者原因	
下肢肌肉疲劳	心绞痛或呼吸困难

我们以肺切除手术和胸科、上腹部大手术为例:

(1)肺切除手术:这类患者在术后出现并发症的风险特别大,因为肺活量测定、放射性核素扫描和动脉血气不能准确地完全识别所有高危患者,而且可能漏掉有明显心血管疾病的患者,所以心肺运动试验是一个非常有价值的辅助检查。此外,因为肺切除术是肺癌最有效的治疗方法之一,即使他们的静息肺功能很差而认为不能耐受手术的患者,运动试验也可从中识别能够耐受肺切除术的患者。有学者综合研究认为:

① $VO_2 max\%>75\%$ 预计值或 $VO_2 max/kg>20\ ml/(kg \cdot min)$ 可承担肺切除手术;

② $VO_2 max\%$ 在 $60\% \sim 75\%$ 预计值区间或 $VO_2 max/kg\ 15 \sim 20\ ml/(kg \cdot min)$ 可接受手术风险;

③ $VO_2 max\%$ 在 $43\% \sim 60\%$ 预计值区间或 $VO_2 max/kg\ 10 \sim 15\ ml/(kg \cdot min)$ 为高危患者,需慎重考虑手术切除范围;

④ $VO_2 max\%<43\%$ 预计值或 $VO_2 max/kg<10\ ml/(kg \cdot min)$ 禁忌手术。

此标准维持手术病死率 $1.5\% \sim 4\%$,手术并发症 $11\% \sim 20\%$。

此外,$VO_2 max \geqslant 1\ L/min$ 可接受手术风险,$VO_2<1\ L/min$ 相当于 $VO_2 max/kg<15$ 为高危患者。

AT 不受主客观因素影响,较 $VO_2 max/kg$ 更具有优越性,$VO_2\ AT/kg \geqslant 11\ ml/(kg \cdot min)$ 为低危,$<11\ ml/(kg \cdot min)$ 为高危患者。

全肺切除手术 $VO_2 max$ 平均损失 28%,肺叶切除手术 $VO_2 max$ 平均损失 13%。

(2)胸科和上腹部大手术:应用 $VO_2 max/kg$ 和 $VO_2\ AT/kg$ 共同评估者能否耐受胸科手术和上腹部手术,具体分级如下:

① $VO_2 max/kg>20\ ml/(kg \cdot min)$ 术后并发症的发生率和死亡率很低。

② $VO_2 max/kg:16 \sim 19\ ml/(kg \cdot min)$,为低危患者。

③ $VO_2 max/kg:11 \sim 15\ ml/(kg \cdot min)$,为高危患者。

④ $VO_2 max/kg<10\ ml/(kg \cdot min)$,病死率接近 30%,并发症发生率接近 45%。

⑤ $VO_2 max/kg \geqslant 11\ ml/(kg \cdot min)$,危险性低;$VO_2 max/kg<11\ ml/(kg \cdot min)$,危险性高

（3）此外，CPET 也可用于心肺功能衰竭准备心、肺或心肺联合移植病例的选择，以及对手术时机、危险分层和风险的评估。

2. 康复评价与运动处方评价

对于术前风险评估高危的人群，建议术前进行运动疗法康复，以提高有氧能力，改善手术风险。待康复治疗后的术前危险分层改善后，再进行择期手术治疗。术前康复运动疗法的运动处方强度以无氧阈值下的运动负荷强度为目标强度，无氧阈值下的应答心率为靶心率。例如：无氧阈值下的功率为 35 W，心率应答为 105 bpm。那么在有氧踏车训练计划中，以 35 W 为设定的目标训练强度，然后增减瓦数，进行细微地调节以获得靶心率为≈105 bpm 的运动反应。

3. 注意事项

关于无氧阈值（VO_2 at VT）的确定，2016 年欧洲心血管预防与康复协会（EACPR）与美国心脏学会（AHA）的科学声明中，明确建议使用严格的方法进行。至少由 1 名经验丰富的检查员目测验证该检查结果，或者最好有 2 或 3 名检查员进行盲审；并在恰当采样（即 10 s 采样的平均值）的前提下，使用多种图形进行交互验证以确认无氧阈值。但对于很多心力衰竭患者，真实可靠的无氧阈值，往往很难确定。如果无氧阈值无法确认，需要保证峰值摄氧量测定的有效性，从而保证手术风险和预后评估的准确性。峰值摄氧量的有效性，要求心肺运动试验的呼吸交换比（RER）峰值≥1.15 或者因血流动力学或心电图运动反应异常而终止测试。

第八节　限制运动疾病的病理生理及心肺运动试验特征性表现

CPET 是临床重要的功能评估手段，主要进行各类人群的功能评估，而不是作为病因或病理机制为主的诊断。CPET 尤其是对于明确了诊断的疾病进行功能评估，十分敏感可靠，临床诊断中不宜单用。

一、心血管系统疾病

（一）冠心病

1. 冠心病的病理生理简介

心脏是耗氧量最多的器官之一，心肌纤维所含的线粒体是所有组织中最丰富的。心肌将葡糖糖、乳酸、丙酮酸、氨基酸、脂肪酸、酮体等用作能源，对各种物质分解的能力比骨骼肌更加旺盛，而且对脂肪酸、酮体的利用率也比一般组织都高。心肌是严格需氧代谢的组织，几乎所有心脏的能量供应都要靠氧提供；心肌细胞摄取血液氧含量达到 $65\%\sim75\%$，明显高于身体其他组织的 $10\%\sim20\%$。尽管如此，心肌组织液的氧分压仍然比其他组织低，这说明心脏的耗氧量很大而血液量相对仍然较低；心肌平时对血液中氧的摄取已接近最大量，一旦心肌负荷增加，需氧随之增加，如运动、心动过速时，心肌难以从血液中摄取更多的氧，只能依靠增加冠状动脉血流量来获得。正常健康人群中，心泵血功能具有一定的储备能力,主要取决于心率和以收缩期为主的搏出量储备,保障在运动等情况下机体的氧供。而冠状动脉粥样硬化的人群,动脉管腔狭窄、闭塞或者动脉发生痉挛,冠脉的供血与心肌的需血之间发生矛盾,冠脉血流量不能满足心肌代谢需求,引起心肌缺血缺氧,进而影响心脏循环、内分泌功能;体现在:① 心肌收缩力减弱;② 心脏内分泌功能下降;心血管调节肽如心源性激素心钠素、脑钠素、内源性洋地黄素、抗心律失常肽、肾素-血管紧张素、心肌生长因子等;心血管内皮细胞源性激素内皮素、内皮舒张因子、血管紧张素转换酶、血小板活化因子、各类生长因子等;心脏神经递质儿茶酚胺、乙酰胆碱、降钙素基因相关肽、神经肽酪氨酸、速激肽、血管活性肠肽、阿片肽等分泌下降,而上述神经内分泌激素对于心血管的功能代谢与生长发育起重要调节作用:如舒张血管、调节冠脉循环,增加心肌收缩力,促进心内交感神经末梢释放儿茶酚胺等。最终心脏泵血功能受限制,VO_2 提高受到影响;终末毛细血管氧分压降低,线粒体不能获取足够的氧进行氧代谢从而进行有效的有氧运动,一般来说,单支冠状动脉狭窄程度>70%以上就会严重影响血供,从而导致心肌缺血、缺氧,产生功能障碍。

正常情况下,心肌主要通过脂肪氧化的途径获得能量,供能的效率比较高。心肌活动需要的能量 2/3 以上由脂肪酸和酮体供应,1/3 由糖氧化供应。有氧运动中,供氧充分的心脏得到足够的脂肪酸供应,糖原氧化过程和酵解过程就要受到抑制;某些情况下(如糖尿病)心肌能源几乎可以全部都依赖于脂肪酸、酮体的氧化。但相对于对糖的利用供能来说,对脂肪的利用需要消耗更多的氧气。缺血缺氧引起心肌无法进行正常的有氧代谢,三磷酸腺苷(ATP)或肌酸磷酸(CP)产生的高能磷酸键减少,导致依赖能源的心肌收缩和膜内外离子平衡发生障碍。另外,缺血时由于乳酸和丙酮酸不能进入三羧酸循环进行氧化,无氧糖酵解增强,乳酸在心肌内堆积,而乳酸的堆积又限制了无氧糖酵解的进行,加重心肌能量产生障碍;以及乳酸积聚引起的心肌内乳酸性酸中毒,这些均可导致心肌收缩功能的下降,造成每搏输出量的减少。在 CPET 中典型表现为氧脉搏轨迹早期出现平台或出现平台后下降、$\Delta VO_2/\Delta WR$ 下降以及心电图 ST 段改变。

2. 冠心病运动心肺试验特征

(1)低功率时 $\Delta VO_2/\Delta WR$ 正常,在 AT 水平以上斜率变小,曲线变得低平:在功率递增运动试验中,低功率时 $\Delta VO_2/\Delta WR$ 比值正常,但是当患者出现心肌缺血,导致心肌收缩力减弱、每搏输出量减少时,$\Delta VO_2/\Delta WR$ 比值下降,此时不管有无胸痛,同时观察心电图与测定气体交换数值异常,有利于提高对早期冠心病的诊断能力。

(2)最大氧脉搏降低,氧脉搏曲线异常,运动后氧脉搏迅速升高:尽管功率增加,但是氧脉搏不能升高至正常预计值或是仅仅保持相对稳定,氧脉搏曲线早期出现平台或出现平台后下降,这可能是由于继发于心肌动力障碍导致每搏输出量减少,同时 $C(a-v)O_2$ 代偿性增高,以保持氧脉搏的相对稳定。

一般正常人运动后氧脉搏立即下降,但是在心肌缺血或心力衰竭的患者中,氧脉搏可能会出现反常升高。这可能是患者停止运动后,心脏左心室后负荷突然降低、心肌收缩力得到改善,从而使每搏输出量得以增加所导致的。

(3)HR-VO_2 呈非线性关系:因为心肌缺血,相较于 VO_2,HR 表现为陡峭上升,而不是一般的线性关系,在接近峰值 VO_2 时,斜率变得异常陡峭。

(4)运动终末出现代谢性酸中毒:由于心肌缺血,左心室明显受损、部分停止正常收缩时,患者的心输出量不能随着功率的增加而增加,影响氧气的输送,产生代谢性酸中毒。其程度取决于患者运动的强度、时间及心肌缺血的部位及范围。

(5)呼吸储备高:由于患者在相对较低的功率时就因胸痛等症状而停止运动,所以其呼吸储备正常或偏高,通气当量正常。其实是呼吸储备启用下降。

3. 心肺运动试验在冠心病领域的应用进展

最近的研究发现,心肺运动试验在评估运动性心肌缺血时,氧脉搏及 $\Delta VO_2/\Delta WR$ 的变化,这两个参数最有价值。在正常生理条件下,氧脉搏与耗氧量随着负荷量递增,呈现出持续而稳定的线性递增;然而,当由于心肌缺血引起的左心室功能障碍时,则会导致氧脉搏与耗氧量曲线随负荷功率的递增,出现递增减少或低水平不变或下降的非线性变化。Belardinelli 等人,对 202 名确诊为冠心病的患者进行了 CPET 检查和心肌缺血金标准的 SPECT 检查。Logistic 回归结果显示:随负荷递增,氧脉搏与耗氧量线性递增的平坦化改变,是心肌缺血的独立预判指标,敏感性为 87%,特异性为 74%。而通常的运动负荷试验中,用于运动诱导心肌缺血诊断的"至少在两个相邻导联中出现 1.0 mm ST 段水平压低"的标准,其敏感性为 46%、特异性为 66%。因此,带有呼气气体分析的 CPET 检查,有助于在运动过程中,帮助心电图假阳性的患者排除运动诱导的心肌缺血。2012 年欧洲心血管预防与康复协会(EACPR)与美国心脏学会(AHA)的科学声明中,推荐对疑似心肌缺血患者的进行诊断分层(见图 2-3-14),氧脉搏和耗氧量随功率变化曲线,是主要的参考变量;随着这些变量的数值向红色区域发展,运动诱发心肌缺血的可能性

表 2-3-14　疑似心肌缺血患者的诊断分层

主要 CPET 变量

氧脉搏曲线	VO$_2$ peak 占预计值的百分比	$\Delta VO_2/\Delta WR$ 曲线
运动中持续升高,直到最大运动负荷时可能出现平台	≥100%预计值	运动中持续升高
较早出现平台并持续	75%～99%预计值	较早出现平台并持续
	55%～75%预计值	
较早出现平台然后下降	<50%预计值	较早出现平台然后下降

标准运动试验变量

血流动力学	心电图
运动中收缩压升高	运动中和/或恢复期没有持续心律失常,和/或 ST 显著改变
运动中收缩压反应平坦	运动中和/或恢复期出现心脏节律的改变,和/或 ST 的改变:但没有导致运动试验终止
运动中收缩压下降	运动中和/或恢复期出现心脏节律的改变,和/或 ST 的改变:导致运动试验终止

运动试验终止的患者原因

下肢肌肉疲劳	心绞痛	呼吸困难

增加。鉴于这一类人群的峰值耗氧量的实测值的范围较宽,峰值耗氧量占预测值的百分比是更好的参考变量,峰值耗氧量占预计值的百分比从绿色逐渐下降到红色,表明有氧能力下降,和冠状动脉疾病严重程度的增加呈正相关。先前的研究表明,峰值耗氧量占预计值的百分比越低,表明预后不良的风险越高。此外,CPET 检查中,血流动力学指标血压和心电图随运动负荷增加变化的变量,如果进展到红色区域,则提示运动性心肌缺血,结合患者基线的体征、症状和危险因素均提示罹患冠心病可能性的增加。

(二) 心肌病

1. 心肌病的病理生理简介

心肌病主要侵犯心肌,临床以扩张型心肌病和肥厚型心肌病多见。扩张型心肌病的病理生理学表现为早期病变心肌收缩力减弱触发神经体液机制,发生水钠潴留、加快心率、收缩血管维持有效循环,但这一代偿机制也造成更多心肌损害,最终进入失代偿,扩张的心脏心排出量下降,心室充盈压、肺静脉压和体循环静脉压升高,变时性心功能不全者心率下降。肥厚型心肌病(HCM)患者舒张松弛延缓使心室壁张力升高,舒张功能障碍,肺动脉压力增高,有效肺通气降低(常表现为 VE/VCO_2 斜率、$P_{ET}CO_2$ 异常);肥厚心肌的小血管发生病变,心肌需氧量超过冠状动脉的供氧能力造成心肌缺血,心功能受限。肥厚型心肌病由于室间隔明显增厚和心肌细胞内高钙,使心肌对儿茶酚胺反应性增强,引起心室肌高动力性收缩,左室流出道血流加速,导致该处产生负压效应,从而造成左心室流出道进一步狭窄和二尖瓣关闭不全,形成左心室流出道收缩期压力阶差。压力阶差可引起反复性室壁张力增高和心肌需氧量增加,促使心肌缺血坏死和纤维化,从而形成恶性循环,引起心力衰竭。有研究显示,少部分肥厚型心肌病患者发生猝死和严重疾病相关并发症,如左室流出道梗阻、舒张和(或)收缩期功能障碍引起的心力衰竭和以房颤、室速、室颤为主的心律失常,大部分患者寿命正常没有任何功能限制,心源性病死率为 $2\%\sim3\%$。

由于心搏出量、心输出量下降,心肺功能下降,峰值 VO_2 和 AT 下降。严重者运动时心输出量无法上升造成血流动力学改变,血压下降;循环系统无法将足够的氧运送至骨骼肌,肌肉功能、代谢异常,运动耐力受损。因而对心肌病患者康复运动,除了改善心血管系统功能之外,呼吸、骨骼肌系统等机体功能的改善显得尤为重要。

2. 心肌病运动心肺试验特征

(1) 峰值 VO_2 与 AT 降低:心肌病患者氧气转运能力受损,在运动中不能有效将氧气输送至骨骼肌。相较于正常人,其 VO_2 随功率增加上升的缓慢,而不像急性心肌缺血患者那样突然减慢。由于运动中每搏输出量降低、心排出量减少,所以峰值 VO_2 降低,AT 通常也降低。氧转运能力受损,ATP 再生速率不能满足肌肉收缩所需,造成肌肉疲劳,患者被迫停止运动。

(2) 氧脉搏恒定低值,最大氧脉搏降低:由于心排出量相对降低,所以在低功率时,混合静脉血氧含量达到了最低值,$C(a\text{-}v)O_2$ 达到了最高值;患者在低功率时,氧脉 $[SV\times C(a\text{-}v)O_2]$ 就已经达到了稳定的低值且无法上升。

(3) HR-VO_2 斜率变大、最大心率降低:呈高心率-低氧耗关系,导致 HR-VO_2 斜率变大。如伴有变时性功能不全,或由于医源性的 β-受体阻滞剂,所以在心力衰竭患者中,最大心率也有可能降低。

（4）高通气需求、VD/VT 升高、VE/VCO₂ 斜率增大：相较于正常人，心肌病、心力衰竭患者对通气有高需求，以下 3 种原因造成了这种高通气的需求：

① 通气与肺血流灌注比例失调、气体交换率降低，通气代偿性增强以及呼吸频率加快，尤其是高 VA/Q 类型，从而导致 VD/VT 升高。

② 在较低的功率下即可产生代谢性酸中毒，该表现可能进展成慢性、在休息时即可出现，并伴有 $PaCO_2$ 的降低。此低值 $PaCO_2$ 需要高的分钟通气量维持，因此运动中 VE/VCO₂ 斜率增大。

③ 在低功率运动时，HCO_3^- 缓冲乳酸增加了 CO_2 的产量，使通气系统的酸负荷增加。

以上三种因素均使慢性心力衰竭患者在运动中有更高的通气需求以保持动脉血 H^+ 的动态稳定，并且很可能使患者出现呼吸困难的症状。事实上，与 CO_2 排出量相比，通气需求已经被用于判断存活者的预后。

（5）规律的振荡呼吸现象：VO₂、VCO₂ 和 VE 等相关变量升高与降低交替变化呈波浪式振荡改变，一般振荡的峰与峰之间的时间间隔为 45～90 s，运动测试时振荡模式≥60%，幅度≥休息平均值的 15%。此种现象可在一些较为严重的慢性心力衰竭患者中观察到，气体交换中的这种振荡现象在静息和低功率状态下较明显，接近最大功率时趋于减少甚至消失。在这种振荡呼吸中，VO₂ 的变化先于 VCO₂ 和 VE 的周期性变化，特别是先于后者，这提示气体通过肺循环时产生振荡。因此，动脉血气和 pH 振荡变化，进而使气体交换模式出现振荡表现。肺血流的振荡改变可反映衰竭的心脏对体循环动脉阻力有规律的周期性变化的适应，心排血量随左室后负荷节律性变化而发生节律性的变化（Traube-Hering 波），该节律起源于血管运动中枢。正常的心脏则与此相反，其前向输出（心搏量）是适应静脉回心血量（前负荷）的变化，而与全身动脉阻力（后负荷）的变化关系不大。

3. 心肺运动试验在肥厚型心肌病中的应用

心肺运动试验中通气的气体分析可用于界定功能的受限，对 HCM 具有鉴别诊断和评估预后的价值。峰值摄氧量不仅可以作为指导 HCM 治疗的指标，它也有助于区分与 HCM 相关的左室肥厚（LVH）和源于相对无害病因的 LVH。例如，运动员可能因体育活动而产生生理性的 LVH。在这种情况下，CPX 可以简单地根据运动中的表现，来鉴别生理性肥厚和 HCM 相关的病理性肥厚。运动员的峰值 VO₂ 通常超过了预计值，但只有 1.5% 的 HCM 患者的峰值 VO₂ 超过了预计值，这种实用的方法，在临床上可以帮助鉴别那些无症状的年轻的 HCM 患者。通气效率，特别是 VE/VCO₂ 斜率和运动的 $P_{ET}CO_2$ 峰值，对 HCM 患者也有重要价值。因为这些参数的异常与晚期 LVH 诱导的舒张功能障碍所导致的肺动脉压升高相关。此外，近年来越来越多的证据表明，有氧能力和通气效率是症状程度较轻的梗阻性 HCM 患者预后评估的重要参考指标。CPET 同时还能提供运动中心电图和血流动力学的变化。运动中收缩压递增不良（增加≤20 mmHg）或运动中低血压（运动收缩压＜静息收缩压），预示增加猝死的风险。当血流动力学反应异常合并峰值 VO₂ 低下时，则预示着更差的预后。虽然运动性室性心律失常比较少见，但在某些患者中，它可能与预后高风险相关。2012 年欧洲心血管预防与康复协会（EACPR）

与美国心脏学会（AHA）的科学声明中，提供了疑似或确诊的 HCM 患者的危险分层和预后评估的标准（表 2-3-15）。考虑到峰值 VO_2 的正常值在这一类人群的评估中范围过广，因此推荐使用峰值 VO_2 占预计值的百分比，作为危险分层和预后评估的参考变量。峰值 VO_2 占预计值的百分比逐渐下降，表明疾病严重程度的进展和预后的恶化。血流动力学（即收缩压）和心电图（即室性心律失常）的运动反应异常，逐步进展到红色区域，是疾病严重程度进一步恶化和不良事件风险（猝死等）进一步增加的迹象。随着 VE/VCO_2 斜率和运动的 $P_{ET}CO_2$ 峰值从绿色变为红色，HCM 诱发继发性肺动脉高压（PAH）的可能性增加。

表 2-3-15　疑似或确诊 HCM 患者的预后和诊断分层

主要 CPET 变量

VE/VCO_2 斜率	VO_2 peak 占预计值的百分比	运动的 $P_{ET}CO_2$ 峰值
通气分级 I： VE/VCO_2 斜率<30.0	≥100%预计值	>37 mmHg
通气分级 II： VE/VCO_2 斜率：30.0~35.9	75%~99%预计值	36~30 mmHg
通气分级 III： VE/VCO_2 斜率：36.0~44.9	55%~75%预计值	29~20 mmHg
通气分级 IV： VE/VCO_2 斜率：≥45.0	<50%预计值	<20 mmHg

标准运动试验变量

血流动力学	心电图
运动中收缩压升高	运动中和/或恢复期没有持续心律失常，和/或 ST 显著改变
运动中收缩压反应平坦	运动中和/或恢复期出现心脏节律的改变，和/或 ST 的改变；但没有导致运动试验终止
运动中收缩压下降	运动中和/或恢复期出现心脏节律的改变，和/或 ST 的改变；导致运动试验终止

（三）慢性心力衰竭

1. 慢性心力衰竭的病理生理简介

慢性心力衰竭始于心肌损伤，导致病理性心室重塑，出现左心室扩大和（或）肥大。起始，以肾素-血管紧张素-醛固酮系统、抗利尿激素激活和交感神经兴奋为主的代偿机制尚能通过水钠潴留、外周血管收缩及增强心肌收缩等维持正常的心脏输出；但这些神经体液机制最终导致直接细胞毒性，如肾素-血管紧张素-醛固酮系统激活促进心脏和血管重塑，加重心肌损伤和心功能恶化，交感神经兴奋可使心肌应激性增强而促心律失常的作用；因为心脏的代偿能力有限、代偿机制的负面影响、心肌细胞能量供应不足以及利用障碍导致心肌细胞坏死、纤维化，心肌细胞的减少使心肌整体收缩力下降；纤维化的增加又使心室顺应性下降,加重心室重塑,射血效应降低。这些机制最终引起了心脏不可逆的病理性改变,致心律失常以及泵衰竭,从而也极大地限制了运动能力。

左心室功能的降低引发一系列代谢事件,包括心率反应异常、收缩和(或)舒张功能碍引起的不同程度的氧供不足,导致外周循环血流分布和阻力异常;肺血管反应异常,VE/VCO_2 比值过大,肺血管高压及引发的肺血管损伤、纤维化、通气/血流比值失调(常可观察到 VD/VT 和 VE/VCO_2 的增加)、肺水肿;骨骼肌代谢和功能异常,包括去适应(即氧利用和肌肉代谢),如肌肉质量减少、Ⅱa/Ⅱx 肌纤维比值下降、ATP 合成酶活性下降;心输出量下降,循环无法将足够的氧气(O_2)从肺输送到肌肉,高能化合物合成延迟,肌肉必须比正常人更早地开始动用无氧代谢;交感神经活动加强、迷走神经活动减弱。由于这些因素中的一个或几个,与正常受试者相比,峰值功率和最大摄氧量通常降低,导致心力衰竭人群的运动能力受限除了受心血管系统影响,还和呼吸系统、神经系统及骨骼肌组织的机能紊乱密切相关。另外,心力衰竭严重程度、预后和移植筛选与 $VO_2 max$ 密切相关。

有研究显示,患者运动训练后 VO_2 峰值增加 18%～25%,运动能力峰值提高 18%～34%。心脏康复运动增加 NYHA Ⅱ/Ⅲ 患者左心室射血分数,逆转患者骨骼肌和血管舒缩异常状况。慢性心力衰竭患者通过康复运动训练可改善膈肌功能,增加肺通气。运动训练还抑制慢性心力衰竭时全身交感神经系统的激活,促进心交感神经功能恢复;提高副交感神经的功能;从而减少心律失常的发生,改善外周组织由于缺血缺氧而引发的炎症反应,调节氧化应激系统平衡发挥心脏保护作用。另外,运动可以恢复骨骼肌肌细胞代谢状态,改善内皮细胞功能,增加Ⅰ型纤维、毛细血管密度,改善骨骼肌功能状态。

2. 慢性心力衰竭运动心肺试验特征

① 峰值 ΔVO_2 及 AT 值降低。

② $\Delta VO_2/\Delta WR$ 降低。

③ 最大氧脉搏降低。

④ HR - VO_2 曲线陡峭。

⑤ 部分患者在静息及低功率时出现规律的振荡呼吸现象。

VO_2、VCO_2 和 VE 等相关变量升高或降低变化可持续 45～90 s,低功率时比较明显,接近最大功率时趋于减少甚至消失。

⑥ 运动后氧脉矛盾性增加。

一般正常人运动后氧脉立即下降,但心力衰竭患者的氧脉可出现反常升高。这可能是患者停止运动后,心脏左心室后负荷突然降低、延长左室射血时间,临床上由于心衰患者运动后的心率持续高位,所以氧脉反常增高并不明显,也不是很常见,从而使每搏输出量得以增加所导致的。

⑦ 恒定功率测试中,VO_2 动力学缓慢,超过 AT 后,ΔVO_2 升高。

⑧ AT 时 VE/VCO_2 增加,VE/VCO_2 斜率变大。

⑨ 呼吸储备正常或增高。

⑩ $P_{ET}CO_2$ 静息状态下低于正常,运动中上升 <3 mmHg。

3. 心肺运动试验试验在慢性心力衰竭中的应用

慢性心力衰竭患者的 CPX 的反应,常常是减少的 VO_2,AT 下的 VO_2 小于峰值耗氧量预计值的 40%，峰值氧脉搏<80% 的峰值预计值并常伴有平台出现，VE/VCO_2 斜率增加，氧摄取效率斜率（OUES）减小，呼吸储备增加，血氧饱和度正常。大多数 CPET 的临床应用研究，都是在收缩性心力衰竭患者中进行的。从 20 世纪 80 年代 Weber 等人的里程碑性研究开始，继 1991 年 Mancini 等人的经典调查之后，大量文献证明了关键的 CPET 变量，在诊断疾病严重程度和预测不良事件中有着重要价值。峰值 VO_2 和 VE/VCO_2 斜率是目前研究最多的 CPET 变量，对收缩性心力衰竭患者有着较强的独立预后价值。Ferreira 等人发现 VE/VCO_2 斜率≥43 是确定是否心力衰竭的理想切点值，它比经典的基于峰值 VO_2 的标准相比，可以正确地重新分类 18.3% 的患者。虽然相比峰值 VO_2，VE/VCO_2 斜率有着更强的单变量预测价值，但大量证据表明多变量方法则可以提高预测的准确性。VE/VCO_2 斜率≥45.0 且峰值 VO_2<10.0 ml（kg·min），预示未来 4 年内的预后特别差。此外，OUES 也具有独立的预后价值，切点值为 1.47 L/min。运动振荡呼吸（EOV），静息和运动时的呼气末二氧化碳分压（$P_{ET}CO_2$）对收缩性心力衰竭患者也有很强的预后预测价值。2012 年欧洲心血管预防与康复协会（EACPR）与美国心脏学会（AHA）的科学声明中，明确给出了预后和诊断分层的标准（见表 2-3-16）。随着这些变量逐渐进展到红色区域，疾病严重程度逐渐恶化，出现重大不良事件（即死亡，

表 2-3-16 心力衰竭患者的预后和诊断分层

主要 CPET 变量

VE/VCO_2 斜率	VO_2 peak	EOV	$P_{ET}CO_2$
通气分级Ⅰ：VE/VCO_2 斜率<30.0	Weber 运动心功能 A 级：VO_2 peak>20.0 ml/(kg·min)	无	静息：≥33 mmHg 且运动中增加 3~8 mmHg
通气分级Ⅱ：VE/VCO_2 斜率：30.0~35.9	Weber 运动心功能 B 级：VO_2 peak 为 16~20 ml/(kg·min)		
通气分级Ⅲ：VE/VCO_2 斜率：36.0~44.9	Weber 运动心功能 C 级：VO_2 peak 为 10.0~15.9 ml/(kg·min)	有	静息：<33 mmHg 且运动中增加 <3 mmHg
通气分级Ⅳ：VE/VCO_2 斜率：>45.0	Weber 运动心功能 D 级：VO_2 peak<10.0 ml/(kg·min)		

标准运动试验变量

血流动力学	心电图	HRR
运动中收缩压升高	运动中和/或恢复期没有持续心律失常，和/或 ST 显著改变	运动后 1 min 的 HR 恢复：>12 次
运动中收缩压反应平坦	运动中和/或恢复期出现心脏节律的改变，和/或 ST 的改变：但没有导致运动试验终止	运动后 1 min 的 HR 恢复：≤12 次
运动中收缩压下降	运动中和/或恢复期出现心脏节律的改变，和/或 ST 的改变：导致运动试验终止	

运动试验终止的患者原因

下肢肌肉疲劳	心绞痛	呼吸困难

心力衰竭失代偿到难治期）的可能性越来越大。关于心脏移植适应证，峰值耗氧量和 VE/VCO_2 斜率数值在红色区域应考虑为主要入选标准。大量研究表明，上述 CPET 变量对药物（西地那非、血管紧张素受体阻断剂、血管紧张素转换酶抑制剂）、手术（心脏再同步化治疗、左心室辅助装置植入和心脏移植）和生活方式干预（运动训练）等，有着明显的应答反应。此外，CPET 检查中，标准运动负荷试验的参数，血流动力学指标血压，心电图随运动负荷增加的变化，运动后 1 min 的心率变化（HRR）等，也提供关于临床稳定性和预测的进一步信息。

目前已有多项研究支持 CPET 用于测定射血分数保留的心力衰竭（HF-PEF）患者的舒张功能障碍水平和评估预后。此外，一些研究同样支持 CPET 对先天性心脏病患者预后的重要性。2012 年欧洲心血管预防与康复协会（EACPR）与美国心脏学会（AHA）的科学声明中的预后和诊断分层标准同样适合射血分数保留的心力衰竭患者和先天性心脏病患者。

（四）瓣膜性心脏病

1. 瓣膜性心脏病的病理生理简介

瓣膜性心脏病（valvular heart disease，VHD）是由多种原因引起的心脏瓣膜狭窄和/或关闭不全所致的心脏疾病，临床以二尖瓣和主动脉瓣病变较为常见。当瓣膜狭窄时，心腔压力负荷增加；瓣膜关闭不全时，心腔容量负荷增加，这些血流动力学的改变可导致心房或心室结构改变或功能失常，最终出现心力衰竭、心律失常等临床表现。左右心腔的瓣膜功能对有氧运动能力至关重要，4 个心脏瓣膜的任何一个瓣膜疾病或功能不全都可对心肺功能有显著影响。狭窄的二尖瓣口引起左房压力升高导致肺静脉和肺毛细血管压力升高，继而出现肺动脉高压，肺动脉高压增加右心室后负荷，引起右心室肥厚扩张，终致右心衰竭，导致心排出量下降。主动脉狭窄引起左心室肥厚，心室顺应性下降，左心室舒张末压进行性升高，且传导至左心房使左心房后负荷增加；长期左心房高负荷导致肺静脉压、肺动脉压升高，导致左心衰的症状；另外，肥厚的左心室射血时间延长，心肌耗氧量增加，心排量下降。

瓣膜心脏病影响有氧运动能力的两个主要结果是逆行压力升高（即 PAH）和心输出量减少（cardiac output，CO）。CPET 在 VHD 的任一疾病和任一阶段均有明确价值，特别是通过评估通气效率（VE/VCO_2）和有氧运动能力。

2. 瓣膜性心脏病运动心肺试验特征

（1）峰值 VO_2 和 AT 值降低：由于瓣膜性心脏病患者有效每搏输出量降低，故其峰值 VO_2 降低，无氧阈出现较早。

（2）$\Delta VO_2/\Delta WR$ 降低：由于瓣膜性心脏病患者每搏输出量降低，所以 VO_2 相对于功率增加的速度通常也是降低的。

（3）氧脉搏降低或不变，并在相对较低的功率时即达到平台。

（4）$HR-VO_2$ 呈低氧耗-高心率表现：曲线斜率变大，陡然线性上升。心率增加较 VO_2 增加更快（低氧耗-高心率），并且在相对低功率时即达到最大心率。

（5）在相对低的恒定功率测试中，VO_2 动力学减慢，ΔVO_2 升高。

（6）合并心力衰竭时，通气血流比例失调，AT 时 VE/VCO_2 增加，VE/VCO_2 斜率变大。

表 2-3-17 心脏瓣膜病或者瓣膜功能异常的 CPET 危险分层

主要 CPX 变量

VE/VCO₂ 斜率	VO₂ peak	峰值 VO₂ 占预期百分比
Ventilatory Ⅰ 级 VE/VCO₂ 斜率<30.0	Weber 分级 A VO₂ peak>20.0 ml/(kg·min)	≥100%预期值
Ventilatory Ⅱ 级 VE/VCO₂ 斜率 30.0~35.9	Weber 分级 B VO₂ peak16.0~20.0 ml/(kg·min)	75%~99%预期值
Ventilatory Ⅲ 级 VE/VCO₂ 斜率 36.0~44.9	Weber 分级 C VO₂ peak10.0~15.9 ml/(kg·min)	50%~75%预期值
Ventilatory Ⅳ 级 VE/VCO₂ 斜率≥45.0	Weber 分级 D VO₂ peak<10 ml/(kg·min)	<50%预期值

标准运动试验变量

血流动力学	心电图
运动时收缩压升高	在运动中和/或恢复期间,没有持续的心律失常、异位搏动和/或 ST 段改变
运动时收缩压反应平缓	在运动中和/或恢复期间有节律改变、异位搏动和/或 ST 段改变,没有导致试验终止
运动时收缩压下降	在运动中和/或恢复期间有节律改变、异位搏动和/或 ST 段改变,导致试验终止

患者终止试验的原因

下肢肌肉无力	心绞痛或呼吸困难

　　左右两侧瓣膜正常的功能对有氧运动能力至关重要。四处心脏瓣膜中任一存在疾病或功能障碍都会对心肺功能产生明显影响。反流压升高(如肺动脉高压)及心输出量(cardiac output,CO)下降是瓣膜心脏病(valvular heart disease,VHD)的两大主要危害。CPET 对于心脏瓣膜病的各个方面及分期均可能有价值,特别是通过评估通气效率对肺循环血流动力学状态的监测,以及评估有氧运动能力时对心输出量增幅的评估。其中,评价通气效率时使用的二氧化碳通气当量斜率在检测肺动脉压升高方面具有重要作用。由于肺动脉高压多继发于左心瓣膜病,所以对 VE/VCO₂ 斜率的评估是很有意义的。

　　对于存在严重主动脉瓣狭窄却无临床症状的患者来说,欧洲心脏病协会及欧洲心胸外科协会的指南认为,运动中出现症状或运动中出现血压较静息下降,为有价值的异常反应,提示需行主动脉瓣置换术(推荐级别分别为Ⅰ类和Ⅱa类,证据等级为 C)。Levy 等研究者在一些无症状的主动脉瓣严重狭窄的患者中发现,在运动中出现异常反应的患者,其 VE/VCO$_2$ 斜率多升高,且峰值 VO$_2$ 下降,随后多需行主动脉瓣置换术。另一项观察中发现 VE/VCO$_2$ 斜率的升高在这类患者中是失代偿心力衰竭及死亡的强烈预测指标。

二尖瓣膜疾病或功能不全与 CPET 结果之间的关系也被验证。Izumo 等研究者将心力衰竭患者按照是否存在运动诱发的二尖瓣反流分组,发现存在运动诱发二尖瓣反流组的患者在 CPET 中峰值 VO$_2$ 较另一组明显下降,并伴 VE/VCO$_2$ 斜率升高。Tanabe 等人分别对有症状的二尖瓣反流拟行手术治疗的患者在术前 2~4 天及术后 2~4 天行 CPET,并以健康人作为对照。结果发现,与健康受试者相比,二尖瓣反流患者的峰值 VO$_2$ 明显下降伴 VE/VCO$_2$ 斜率升高。手术并不能立即使峰值 VO$_2$ 提升,但可以显著降低 VE/VCO$_2$ 斜率,但较健康对照组仍较高。Banning 等在二尖瓣狭窄患者中也观察到手术可以迅速使 VE/VCO$_2$ 斜率显著下降。峰值 VO$_2$ 虽未在术后即刻明显改善,但在术后 10 周随访中发现其显著提升。De Meester 等人近期报道了在轻至中度肺动脉狭窄的患者中,与健康对照组相比,其峰值 VO$_2$ 显著下降,VE/VCO$_2$ 斜率显著升高。Chowdhury 等人评估了合并混合型肺动脉瓣疾病的患者置换术前后 CPX 结果的差异,发现术后 6 个月,患者的 VE/VCO$_2$ 斜率明显下降,但峰值 VO$_2$ 无明显变化。

表 2-3-17 说明了对心脏瓣膜疾病患者推荐的 CPET 方法。目前的证据提示通气效率(如:VE/VCO$_2$ 斜率)可能是评估该类患者疾病严重程度、预后及术后恢复的重要指标。峰值 VO$_2$ 也是评价这类患者心输出量受损程度及有氧运动能力的指标。但该指标对术后患者即刻恢复的评估似乎并不敏感,尽管术后较长时间可能有所改善。我们推荐按照通气功能分级系统对 VE/VCO$_2$ 斜率进行分级,<30 为正常值,当其数值越高,提示瓣膜病严重度越高,预后越差。由于心脏瓣膜病的患者峰值 VO$_2$ 变化范围较大,故建议同时使用 Weber 分级系统及 Wasserman 和 Hansen 等人推荐的预测公式评价患者峰值 VO$_2$。收缩压的评估也很重要,因为 CPET 过程中收缩压的下降对未来心输出量提升的临界阈值具有提示作用。在收缩压下降时的 VO$_2$ 及工作负荷将有助于了解心脏瓣膜病所致的功能受损程度。应对心电图反应进行标准评价,任何心电图的异常都应被记录并提示整体的心脏功能不全。最后,CPET 中如出现心绞痛或呼吸困难导致试验停止也被认为是异常反应。

(五)成人先天性心脏病

1. 成人先天性心脏病的病理生理简介

成人先天性心脏病根据患者有无发绀分为发绀型和非发绀型,根据血流动力学及分流方向分为无分流型(如肺动脉狭窄、主动脉缩窄)、左向右分流型(如房间隔缺损、室间隔缺损、动脉导管未闭)和右向左分流型(如法洛四联征、大血管错位)。

房间隔缺损对血流动力学的影响主要取决于分流量的多少,这和缺损口大小、左右心室顺应性和体、肺循环的相对阻力有关。左向右分流右心容量增加,发生右心房、右心室扩大,肺动脉不同程度扩张,肺循环血量增多,肺动脉高压。由于心排血量中相当大的部分通过低阻力分流,使有效心排血量下降,氧运输能力下降,峰值 VO$_2$ 和 AT 是降低的。随着病情的变化,肺血管阻力增大,肺动脉高压由动力性变为阻力性,左向右分流逐渐减少,晚期发生右向左分流,形成艾森曼格综合征(Eisenmenger's syndrome),出现缺氧、发绀、心力衰竭。发绀型先天性心脏病患者,血氧饱和度低的血流绕过肺脏经右向左分流进入左心循环,肺脏表现为过度通气以作代偿;右向左分流量超过心排出量 10% 时,可发生低氧血症,同时进入外周肌肉的氧下降,峰值 VO_2 下降。室间隔缺损分流量取决于缺损口大小和肺循环阻力。小缺损分流小,一般不会造成明显血流动力学紊乱,中等缺损以上常有明显左向右分流,肺循环血量增多,导致左心系统或双室扩大,发展成充血性心力衰竭、肺动脉高压、主动脉反流或心律失常,并容易发展成感染性心内膜炎,严重者最终亦发展成艾森曼格综合征,运动能力极大受限。

2. 成人先天性心脏病运动心肺试验特征

(1)右向左分流

① 峰值 VO_2 及 AT 值降低。

② AT 时 VE/VCO_2 升高,VE/VCO_2 斜率增高。Fredriksen 等人发现在非发绀型先天性心脏病患者中,VE/VCO_2 斜率≥38 者死亡率增加 10 倍。

③ 当伴有肺血管或瓣膜阻力增加时,I 期 VO_2 降低。

④ 恒定功率测试中,VO_2 动力学增加缓慢,ΔVO_2 升高。

⑤ 发绀型患者运动一开始即显示过度通气,VE 增加,$P_{ET}CO_2$ 降低。

⑥ 运动中低氧血症加重。

(2)左向右分流

① 峰值 VO_2 及 AT 值降低。

② AT 时 VE/VCO_2 正常。

③ 运动中动脉血氧正常。

④ 氧脉搏下降。

二、呼吸系统疾病

(一)阻塞性肺疾病

1. 阻塞性肺疾病的病理生理简介

阻塞性肺疾病患者因为持续性气流受限导致通气功能障碍,临床常见慢性支气管炎和肺气肿。造成患者呼吸困难、活动受限病理生理的主要原因是通气能力的降低、通气需求的增加和肌肉疲劳。

阻塞性肺疾病支气管收缩、气道内分泌物积聚而气道阻力增加、肺组织弹性减退,肺泡持续性扩大回缩障碍,使残气量及残气量占肺总量的百分比增加;膨胀的肺泡挤压周围毛细血管使血管大量减少导致血流减少,或者即使血流正常但是肺泡通气不良,生理无效腔增大($VD/VT\uparrow$),通气血流比失调($VE/VO_2\uparrow$、$VE/VCO_2\uparrow$),同时,肺泡及毛细血管大量丧失,弥散面积减少,进而导致换气功能发生障碍。通气和换气能力不足,致使缺氧发生和不能通过有效代偿机制排出过量产生的 CO_2,发生不同程度的低氧血症和乳酸性中毒,严重气道阻塞患者呼吸性酸中毒加重,$P_{ET}CO_2$ 下降,对通气需求大大提升。

肺弹性回缩力降低、过度充气的患者,呼气使胸腔内压增高,运动时为保持血气衡定,呼气肌加强收缩、呼吸频率增加以呼出气,$FEV_1\downarrow$,肺通气能力下降;同时使胸腔内压进一步发展,静脉回心血量减少,此外由于心排出量和肺血管阻力成反比,肺血管阻力升高使心排量下降;表现为运动时心排量降低(峰值 VO_2 和 AT 均降低)。由于 VO_2peak 降低,转运氧至肌群的能力与肌群对氧的需求失衡,以致不能满足肌肉对氧的需求并按一定速率产生 ATP,平时极少活动者在相对低的功率运动中就发生乳酸性酸中毒,患者因肌肉疲劳停止运动,故 COPD 患者很多存在下肢乏力感。另外,运动期间呼吸肌的疲劳也是一个限制因素:① 气流阻塞对呼吸肌的负荷均增加。② 由于持续性相对过度通气,膈肌处于机械劣势。③ 运动中的低氧血症可能使呼吸肌容易疲劳。

2. 阻塞性肺疾病运动心肺试验特征

① VEmax 下降,峰值 VO_2、最大心率及运动最大功率降低。

② 呼吸储备下降或耗尽、心率储备增高。

③ VD/VT 升高,AT 时 VE/VCO_2 升高,VE/VCO_2 斜率增高。

④ PaO_2 不定,$P(A-a)O_2$ 通常升高。

⑤ 运动中 $P(a-ET)CO_2$ 升高。

⑥ $P_{ET}CO_2$ 静息状态下低于正常,运动中上升<3 mmHg。

⑦ 运动中 IC 动态降低(空气滞留)并上移。

⑧ 运动中出现代谢性酸中毒时不能引发相应的呼吸代偿。

⑨ 呼吸气流模式异常。

NEP 显示流量受限,负压下潮气环呼吸段曲线不增加。COPD 患者运动潮气环处于 P-V 曲线高位接近平段。

表 2-3-18　慢性阻塞性/间质性肺病的诊断和预后分层

主要 CPX 变量

VE/VCO₂ 斜率	VO₂ peak	P_ET CO₂
Ventilatory Ⅰ 级 VE/VCO₂ 斜率<30.0	Weber 分级 A VO₂ peak≥20.0 ml/(kg·min)	静息 P_ET CO₂≥33.0 mmHg; 运动试验中增加 3～8 mmHg
Ventilatory Ⅱ 级 VE/VCO₂ 斜率 30.0～35.9	Weber 分级 B VO₂ peak16.0～20.0 ml/(kg·min)	
Ventilatory Ⅲ 级 VE/VCO₂ 斜率 36.0～44.9	Weber 分级 C VO₂ peak10.0～15.9 ml/(kg·min)	静息 P_ET CO₂<33.0 mmHg; 运动试验中增加<3 mmHg
Ventilatory Ⅳ 级 VE/VCO₂ 斜率≥45.0	Weber 分级 D VO₂ peak<10 ml/(kg·min)	

流量 容积环

exTv 环:正常	exTv 环:呼气流量受限

标准运动试验变量

血流动力学	心电图	心率恢复	脉氧
运动时收缩压升高	在运动中和/或恢复期间,没有持续的心律失常、异位搏动和/或 ST 段改变	1 min 心率恢复>12 次	SPO₂ 较基线无改变
运动时收缩压反应平缓	在运动中和/或恢复期间有节律改变、异位搏动和/或 ST 段改变,没有导致试验终止	1 min 心率恢复≤12 次	SPO₂ 较基线下降>5%
运动时收缩压下降	在运动中和/或恢复期间有节律改变、异位搏动和/或 ST 段改变,导致试验终止		

目前,支持在确诊 COPD 或 ILD 患者中使用 CPET 的证据正逐渐增加,故推荐将此类运动试验运用至该类患者中。几项研究已经证实峰值摄氧量是 COPD 或 ILD 患者不良事件的预测指标。与心力衰竭的患者类似,峰值耗氧量低于 10 mL/(kg·min)提示预后极差。正因为峰值摄氧量在评价肺病患者预后方面的价值,美国胸科医师学会推荐对拟行肺切除术的患者在术前行 CPET 以进行术后风险评估。同时有初步证据表明,对于拟行肺切除术的 COPD 患者,VE/VCO₂ 斜率也是术后预后情况的有力预测指标。另外,CPET 评估通气效率的能力在评价 COPD 或 ILD 患者有无合并继发性 PH 中具有一定价值。随着 VE/VCO₂ 斜率逐渐升高,P_{ET}CO₂ 逐渐下降,分别超过正常范围,可能存在继发性的 PH 逐渐上升。该类患者的诊断及预后分层表请见表 2-3-18。峰值耗氧量、VE/VCO₂ 斜率和 P_{ET}CO₂ 是该类患者行 CPET 时的主要观察指标。当上述指标进展至红色区域时,患者发生不良事件的风险及合并继发性 PH 的可能性升高。此外,标准运动变量进展至红色区域提示该类患者预后不佳。

(二)限制性肺疾病

1. 限制性肺疾病的病理生理简介

限制性肺疾病是一组不同病因的疾病,特征是正常肺组织最终被病变组织取代。病理变化是炎症侵犯肺泡壁和临近肺泡腔,造成肺泡间隔增厚和肺的纤维化(见图 2-3-18)。

限制性肺疾病早期,肺毛细血管床减少,许多毛细血管床在运动中不能募集。肺顺应性降低、肺扩张受限,表现为深吸气量、潮气量、肺活量和肺总量降低。由于肺泡受破坏、崩裂,肺血管阻力增加使氧输送受限、通气/血流灌注比率失调、RR 和 VD 增加、气体交换效率降低,有些弥散功能正常者,休息时和运动中 PaO₂ 尚可维持正常,但多数休息时已发生低氧血症。

运动受限主要是由于运动中不能增加有效通气和肺血流以应答运动的需要。运动中,当功率增加时,被限制的毛细血管床使红细胞在肺毛细血管中通过的时间缩短;心排量增加将进一步减少红细胞在肺毛细血管中停留时间,限制氧的弥散,导致 PaO₂ 降低。这种改变在阻塞性肺疾病中并不常见。严重的患者动脉血氧饱和度低,混合静脉血 PaO₂ 降低,输送至运动中肌肉的氧减少,导致乳酸性酸中毒加重,可能出现疲劳使运动受限。VT 随肺活量成比例下降,呼吸浅促。为适应运动通气需要,必须增加呼吸频率以提高 VE,故最大功率时呼吸频率超过 50 bpm,呼吸增加表现为气促、呼吸困难,导致运动受限。如果患者受约束的肺毛细血管床没有限制升高的心排量,最大运动通气量可以接近 MVV 值,峰值 VE/MVV 比率增加接近 1,提示呼吸储备下降。虽然 VD、VD/VT 在休息时及运动中均增高,但运动 $PaCO_2$ 基本不变或者轻度下降,可能是肺泡通气量有不同程度增加所致,$P(a-ET)CO_2$ 正常。患者肺纤维化,运动中吸气时胸膜腔负压增加比正常人增加明显,使左心室后负荷增加,从而导致心率增快、心肌耗氧量增加,运动中心率加快应该考虑伴有每搏输出量降低,提示心血管功能受损,表现为峰值 VO_2 和 AT 降低(图 2-3-18)。

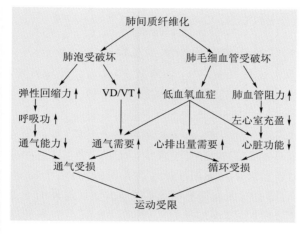

图 2-3-18 肺间质纤维化运动受限的病理生理

2. 限制性肺疾病运动心肺试验特征

① 峰值 VO_2、最大心率及最大运动功率均低。

② VD/VT、VT/IC 均高。

③ 呼吸储备低。

④ VE/VCO_2@AT 高。

⑤ 最大功率时呼吸频率>50 bpm,VTmax 减低,呈浅快型呼吸。

⑥ 随功率增加,PaO_2 减少,$P(A-a)O_2$ 增加。

⑦ $\Delta VO_2/\Delta WR$ 降低。

⑧ EILV 增加,ELLV/TLC 增加常>90%。

(三) 胸廓运动(呼吸泵)疾病

1. 胸廓运动(呼吸泵)疾病的病理生理简介

肌无力、胸壁畸形、胸廓僵硬(如强直性脊柱炎)、运动神经疾病和极度肥胖等呼吸泵疾病患者,肺脏虽然基本正常,但能使肺扩张的最大胸膜腔内压不能随功率增加而使潮气量正常增高,与限制性肺疾病一样,VT 增加受限;由于呼吸力学障碍引起的通气受限制导致呼吸储备降低,主要依靠增加呼吸频率以提高 VE 进行运动,患者 VEmax 会有增高且接近 MVV。肺功能受限影响氧运输系统,峰值 VO_2 降低,但是由于肺实质基本正常,所以 PaO_2 一般正常。

2. 胸廓运动(呼吸泵)疾病运动心肺试验特征

① 呼吸频率高,但 VT 低。

② 呼吸储备低,VEmax 接近 MVV:因为呼吸力学障碍,运动过程中无法通过增强通气来代偿乳酸性酸中毒。

③ 心率储备高:由于患者呼吸受限早于心血管系统满负荷的状态,所以运动最大负荷时心率储备较高。

三、肺血管病呼吸系统疾病

(一)肺血管病呼吸系统疾病的病理生理简介

肺血管疾病包括原发性肺动脉高压、肺栓塞、慢性血栓栓塞性疾病、肺血管炎等。是由多种疾病引起肺血管床受累而肺循环阻力进行性增加,最终导致右心衰竭的一类病理生理综合征。患者常常因为气促和运动能力下降而不耐受运动。

肺血管病、肺动脉高压病的患者,由于肺循环阻力升高,肺血流灌注受限,通气/血流灌注比率失调,有效通气的肺泡血流灌注减少,VD/VT↑,且这种变化在运动时更为明显,是造成 PO_2↓的主要原因。同限制性肺疾病相似的是:由于功能性肺血管床的破坏,为运动而募集的后备毛细血管床在休息时已经开放,导致运动时毛细血管血流转运时间急剧缩短;运动时心排量增加,血流加速进一步减少血氧不饱和的红细胞在血管床中停留的时间(VO_2 升高进一步加重低氧血症的常见原因);血管内皮细胞增殖引起的弥散膜厚度增加,限制氧的弥散;以及部分患者卵圆孔未闭,产生明显的右向左分流;以上都是造成 PO_2↓的原因。PO_2 的降低,刺激颈动脉窦感受器使通气增加;同时,由于通气/血流灌注比率失调,毛细血管正常的肺泡需要更大的通气以作代偿;这种代偿在 AT 点时,伴随着无氧代谢的加入,表现为 VE/VCO_2 的异常升高,呼吸气促。

运动中,随着耗氧量的增加,机体主要通过提高心输出量来满足氧供。由于肺循环阻力变大,右心室很难快速将血液运送至左心房,心输出量不增加或者增加很少。肺血管压力越高,最大摄氧量越低,仅靠加快心率来维持心输出量。而由于上述肺血管床破坏,这样的恶性循环最终形成 PO_2 随功率增加而降低,运动能力下降。

有研究显示肺动脉高压病存在肺通气功能异常,其外周气道阻塞性和限制性通气障碍。在因呼吸困难或疲劳行 CPET 的患者中,显示呼吸储备有所减少。而这与阻塞性肺病几乎耗尽的呼吸储备的区别在于后者是由各种原因所致的呼气性通气能力障碍,表现为肺过度充气,运动中常常因 VE 增加不多而发生代谢性酸中毒且不能引发呼吸代偿,运动受限于通气储备的耗尽。肺血管病则表现为高心率-低耗氧量,运动能力主要受限于心脏。

（二）肺血管病运动心肺试验特征

1. V_E 过度增加、V/Q 比率失调、气体交换异常

① 低氧血症。

② VD/VT 升高，运动中 $P(a-ET)CO_2$ 保持正值。

③ PaO_2 随 WR 增加而降低，$P(A-a)O_2$ 随 WR 增加而增加。

④ $VE/VCO_2@AT$ 异常增高。

2. 心排出量降低

① 峰值 VO_2 及 AT 降低。

② 接近最大功率时，$\Delta VO_2/\Delta WR$ 降低，曲线斜率变缓。

③ 氧脉搏降低。

3. 通气储备一般正常

（三）肺动脉高压

CPET 可以帮助临床医生在评估不明原因的呼吸困难患者时，判断患者是否存在疑似的肺动脉高压。PH 患者在 AT 值和峰值运动时的 VE/VCO_2 显著升高，高于同一运动耐量级别的心力衰竭患者。此外，PH 患者的 $P_{ET}CO_2$，在静息状态和运动状态下显著降低。在没有急性过度通气时，AT 值下的 VE/VCO_2 斜率大于 37 且 AT 值下的 $P_{ET}CO_2$ 小于 30 mmHg，提示可能存在肺血管疾病。运动中的 $P_{ET}CO_2$ 峰值过低（低于 20 mmHg）在其他疾病中并不常见，从而在评价有运动性呼吸困难的患者时，高度提示可能存在肺动脉高压。Wensel 等，关于特发性肺动脉高压的研究结果表明，峰值 VO_2 低于 10.4 ml/(kg·min)，峰值 SBP 低于 120 mmHg 的个体预后更差。与特发性肺动脉高压相比，慢性肺血栓栓塞所致肺动脉高压的 VE/VCO_2 斜率更高。但在慢性肺血栓栓塞所致的肺动脉高压中，VE/VCO_2 斜率与功能分级，以及疾病的严重程度无关。与肺动脉高压患者更差的生存率相关的 CPET 参数，是运动负荷试验中存在右向左分流的迹象。

虽然，肺动脉高压目前并不是心肺运动试验的临床标准适应证，但支持在疑诊或确诊肺动脉高压（PAH）和继发性 PH 患者中应用心肺运动试验的证据却在迅速增加。而且 CPET 通过运动中非侵入性的量化通气灌注的异常，对发现潜在的肺血管病变，和对确诊的肺血管疾病的严重程度进行评估都有着关键作用。2012 年欧洲心血管预防与康复协会（EACPR）与美国心脏学会（AHA）的科学声明中，明确给出了预后和诊断分层的标准（见表 2-3-19）。峰值氧耗量、VE/VCO_2 斜率和峰值 $P_{ET}CO_2$ 是主要观察指标。在没有确诊的患者中，随着 VE/VCO_2 斜率和运动中 $P_{ET}CO_2$ 峰值从绿色变为红色，肺血管病变的可能性逐渐增加。在确诊为 PH/继发性 PH 的患者中，上述通气效率变量和有氧能力的逐步恶化，表明逐渐增加的疾病严重程度。这些主要 CPET 变量的反应恶化，表明预后的不良事件的风险增加。此外，PH/继发 PH 患者常出现血氧饱和度异常降低的现象。血流动力学和/或心电图异常反应的进一步加剧，也表明这些患者的疾病严重程度和预后的恶化。

表 2-3-19 疑似或确诊的肺动脉高压/继发性肺动脉高压患者的预后和诊断分层

主要 CPET 变量		
VE/VCO$_2$ 斜率	VO$_2$ peak	运动的 P$_{ET}$CO$_2$ 峰值
通气分级 I： VE/VCO$_2$ 斜率<30.0	Weber 运动心功能 A 级： VO$_2$ peak>20.0 ml/(kg·min)	>37 mmHg
通气分级 II： VE/VCO$_2$ 斜率：30.0~35.9	Weber 运动心功能 B 级： VO$_2$ peak 为 16~20 ml/(kg·min)	36~30 mmHg
通气分级 III： VE/VCO$_2$ 斜率：36.0~44.9	Weber 运动心功能 C 级： VO$_2$ peak 为 10.0~15.9 ml/(kg·min)	29~20 mmHg
通气分级 IV： VE/VCO$_2$ 斜率：>45.0	Weber 运动心功能 D 级： VO$_2$ peak<10.0 ml/(kg·min)	<20 mmHg

标准运动试验变量		
血流动力学	心电图	SPO$_2$
运动中收缩压升高	运动中和/或恢复期没有持续心律失常，和/或 ST 显著改变	与基线相比，SPO$_2$ 没有变化
运动中收缩压反应平坦	运动中和/或恢复期出现心脏节律的改变，和/或 ST 的改变：但没有导致运动试验终止	与基线相比，SPO$_2$ 下降>5%
运动中收缩压下降	运动中和/或恢复期出现心脏节律的改变，和/或 ST 的改变：导致运动试验终止	

四、高血压

2016 年欧洲心血管预防与康复协会（EACPR）与美国心脏学会（AHA）的科学声明中关于健康人群未来不良事件的风险评估中指出：心肺运动试验中血压的正常变化值为 10~20 mmHg/METs。运动性高血压，是指在一定的运动负荷下，在运动过程中或刚刚结束时，血压值超出正常人反应性增高的一种现象。高血压患者在通过药物治疗，成功的控制安静状态下的血压的情况下，也常表现出运动中收缩压过度升高的现象，这种过度的收缩压升高增加了未来的心血管事件及死亡率风险。心肺运动试验，可以在运动过程中随着负荷量、氧耗量的增加，实时记录心率应答和记录每间隔 1 或 2 min 的血压变化。Kokkinos 等评估了 790 名高血压前期个体（收缩压：120~139 mmHg 和/或舒张压：80~89 mmHg）的超声心动图和运动参数。结果发现，5 METs 运动强度下的收缩压变化对左心室肥厚有着重要的预测作用，切点值为 150 mmHg。此外，该研究还发现运动耐量每提高 1 METs，左心室肥厚的发生率降低 42%。日本北里大学对 143 例服用降压药，安静状态血压维持在 140/90 mmHg 以下的无左心室肥厚的高血压患者，进行了纵向随访研究。结果发现：中等运动强度（目标心率为峰值运动心率 75% 的强度）时，收缩压过度升高是高血压患者新发左心室肥厚的重要独立决定因素,切点值为收缩压较安静状态上升 45 mmHg 以上。

五、外周动脉疾病

外周动脉疾病患者运动心肺试验特征:

(1) $\Delta VO_2/\Delta WR$ 降低:外周动脉疾病患者,由于动脉粥样硬化等病理改变,导致通向四肢的动脉管径变小,使运动中经过动脉的血流量减少,不能适当增加以满足代谢需求。结果是氧气输送不能适当增加以满足运动中有氧代谢的整体需求。造成在低功率水平时运动肌群氧气供需矛盾,$\Delta VO_2/\Delta WR$ 比值降低。

(2) 峰值 VO_2 及 LAT(乳酸盐阈值)降低:外周动脉疾病的患者由于运动肌群血液灌注量减少,乳酸盐进入中心循环非常缓慢,所以峰值 VO_2 及乳酸盐阈值降低,并且乳酸盐阈值还可能测不出。

(3) 低 AT 及低氧脉搏。

(4) 运动性高血压:外周动脉疾病的患者在进行低水平做功时即可出现高血压。

(5) 较低的最大心率:外周动脉疾病的患者在最大运动中其心率通常相对较低,是因为患者由于跛行而停止运动,功率太低不足以提供最大的心率刺激。

六、血液系统疾病

1. 贫血的病理生理简介

贫血患者由于血红蛋白浓度降低,不能携带和运输氧至运动肌肉细胞中的线粒体($VO_2\downarrow$),同时血黏度降低,机体通过加快血流速度部分代偿携氧能力降低造成的影响;心率加快促进心排量增加,但是静脉血和组织的 PO_2 下降,HR - VO_2 斜率变大。组织缺氧导致低功率运动时即出现氧供不足,有氧运动能力受限,常常提前进入无氧运动状态,通过无氧代谢产生 ATP 供能,乳酸盐浓度升高,导致代谢性酸中毒,血液 pH 下降,刺激颈动脉体开始加大加深呼吸代偿反应,分钟通气量相对增加。另外贫血患者通常心肺功能正常,所以心肺运动试验中 VD/VT、P(a-ET)CO_2 和 P(A-a)O_2 正常。

贫血患者运动心肺试验特征:

① 峰值 VO_2 及 AT 低;

② 氧脉搏低;

③ VD/VT、P(a-ET)CO_2 及 P(A-a)O_2 正常;

④ $\Delta VO_2/\Delta WR$ 降低。

2. 碳氧血红蛋白增多或血红蛋白病

碳氧血红蛋白增多或血红蛋白病患者运动心肺试验特征同贫血。

七、代谢、肌肉疾病和内分泌失调

(一) 慢性代谢性酸中毒

1. 慢性代谢性酸中毒的病理生理简介

慢性代谢性酸中毒常见于慢性肾衰竭、肾小管性酸中毒、糖尿病控制不良或者进食某些药物如碳酸酐酶抑制剂。慢性代谢性酸中毒时,血中碳酸氢根浓度(HCO_3^-)降低,为使动脉血和中枢 pH 化学感受器恢复正常,氢离子刺激通气,直至动脉血二氧化碳分压($PaCO_2$)降低至一个新的低水平点,所以休息时 HCO_3^- 和 $PaCO_2$ 均降低,通气量增加的幅度大致与和降低成正比。

运动时,VE 增加与二氧化碳产量增加成正比,VE/VCO_2 斜率较大,VE/VCO_2 和 V_E/VO_2 升高。代谢性酸中毒对通气的影响随功率增加而加强:随着运动功率增加,AT 之后,细胞内堆积的乳酸增加,加快了碳酸氢盐缓冲能耗竭,产生额外的 CO_2,机体提早启用呼吸代偿排出 CO_2,呼吸代偿点降低;因通气需求量常超过 MVV,最大通气量相对不足,呼吸储备减低,呼吸困难明显;由于此时通气能力决定了 VO_2 的上限,VO_2max 和 $VO_2/HRmax$ 均降低。心脏和肺功能正常,$P(a\text{-}ET)CO_2$ 和 $P(A\text{-}a)O_2$ 正常。

2. 慢性代谢性酸中毒患者运动心肺试验特征

① [HCO_3^-]降低。

② VE/VCO_2 斜率陡峭。

③ $P(a\text{-}ET)CO_2$ 和 $P(A\text{-}a)O_2$ 正常。

④ VD/VT 正常。

⑤ 呼吸储备降低。

⑥ 碳酸氢盐—缓冲能力用尽,呼吸代偿点(RC,VE/VCO_2 拐点)降低或前移。

(二)糖尿病

1. 糖尿病的病理生理简介

糖尿病病情控制不良时糖化血红蛋白升高,降低 2,3-DPG 的作用,氧离曲线左移,引起组织缺氧。

糖尿病糖原分解酶减少,脂肪酸-氧化酶和 3-羟酰-辅酶 A 脱氢酶增多,反映肌肉利用游离脂肪酸增加而碳水化合物利用减少,结果使代谢率降低。AT 和 VO_2max 均降低。

糖尿病患者易并发微血管和大血管病变,典型改变为微循环障碍和微血管基底膜增厚,侵及主动脉、冠状动脉、肢体动脉等的动脉粥样硬化,一定程度上限制了氧的输送,$\Delta VO_2/\Delta WR$ 降低。

2. 糖尿病患者运动心肺试验特征

① 无并发症时,峰值 VO_2 正常,与活动强度相同的正常人相似,高水平活动低于年龄、性别相同的健康人。

② $\Delta VO_2/\Delta WR$ 降低。

③ 心排出量受损伤时,AT 及 VO_2/HR 降低。

④ 若无肺部疾病,通气反应、通气当量及血气分析一般正常。

八、肥胖

肥胖患者的心肺运动试验特征:

① 以单位体重评估峰值 VO_2 及 AT 值偏低。

② 以单位身高评估峰值 VO_2 及 AT 值正常。

③ VD/VT 正常如果明显肥胖即降低 VT 和 VEmax、$P(a\text{-}ET)CO_2$ 和 $P(A\text{-}a)O_2$ 正常。

④ $\Delta VO_2/\Delta WR$ 轨迹上移，斜率正常。

九、用力不足

运动试验中，心率储备和呼吸储备均高并且未到达 AT 者，提示用力不足。在递增功率运动试验中，如果 AT 正常且心率储备和呼吸储备均高，而 RER 并不逐渐升高并超过 1.1 时，那么也提示用力不足。常规检测中，通气、潮气量和呼吸频率具有一定的规律，如果呼吸模式混乱或心理性呼吸困难也应考虑用力不足或伪装病。

此外，我们也可以对运动中动脉血进行连续地采集分析做出判断。运动情况下，乳酸值升高并且 $P(A\text{-}a)O_2$、$P(a\text{-}ET)CO_2$ 和 VD/VT 正常。另外，动脉血气分析和 pH 的测定，可以确定是正常人或是患者在运动中的反应，还是伪装的通气改变。在逐次呼吸监测测量中，$P_{ET}O_2$ 和 $P_{ET}CO_2$ 出现不稳定和不连续的变化，可为诊断为假动作、伪装病提供依据。

第九节　6 min 步行试验

1. 6 min 步行试验的特征及意义

6 min 步行试验是一简单的运动功能检查，是测定在特定的时间内一定水平过程中受试者可步行的距离。已越来越多地用于许多疾病范畴，主要用来评价机体的功能状态和治疗效果，作为一种生理储备指标，6 min 步行试验可以预测死亡的危险性或者手术治疗的预后。该检查的优点在于需用的设备少，并且适用于不能进行平板或者功率自行车运动试验者或者严重虚弱者，而且结果与最大运动试验的耗氧量相关，与功能状况相关。但是，方法的标准化是急待解决的、至关重要的问题。

6 min 步行试验适应于心肺功能受损较严重的患者，因为轻度功能受损时步行距离不受限制。12 min 步行距离与 6 min 步行距离呈显著正相关，12 min 步行试验和 6 min 步行试验一样能够预测千克体重耗氧量，可用来评价心肺功能中度至严重受损患者的运动耐量。其优、缺点与 6 min 步行试验大致相同（见下文）。

6 min 步行试验（6-Minute Walk Test，6MWT）是让患者采用徒步运动方式，测试其在 6 min 内以能承受的最快速度的行走距离，用来评价心力衰竭患者功能状态和心力衰竭严重性的一种测试方法。此方法简单，不需特殊设备，容易被患者接受，适合于年老、虚弱以及功能严重受限的慢性心力衰竭、肺动脉高压的患者，比经典、更剧烈的运动试验能更好地反映患者的日常活动量。

美国较早进行这项试验的专家将患者 6 min 步行的距离（6MWD）划为 4 个等级，级别越低心肺功能越差。1 级：<300 m，2 级：300～374.9 m，3 级：375～449.5 m，4 级：

＞450 m。因年龄、身高、体重和性别等均能影响 6MWD 的结果，故目前多推荐使用 6 min 步行距离绝对值变化比较。

评测运动能力的试验均需要操作者有很好的技术，且执行严格的操作规范。6MWD 的客观影响因素很多。试验过程本身导致的差异应该尽量控制，要采用指南的标准做法和质量控制。

2. 6 min 步行试验适应证

主要适用于测量中重度心脏或肺疾病患者对医疗干预的反应，也可以用于患者功能状态以及预测发病率和死亡率。其用于心血管疾病方面的适应证为：

（1）心力衰竭、肺动脉高压患者治疗前后比较；

（2）心力衰竭、血管病患者功能状态评价；

（3）心力衰竭、肺动脉高压患者心血管事件发生和死亡风险的预测。

3. 6 min 步行试验绝对禁忌证

近 1 个月出现过不稳定性心绞痛或心肌梗死。相对禁忌证：静息心率大于 120 bpm，收缩压＞180 mmHg，舒张压＞100 mmHg。

4. 6 min 步行试验的终止指征

测试过程中下列情况应该终止测试：① 胸痛；② 难以忍受的呼吸困难；③ 下肢痉挛；④ 步履蹒跚；⑤ 冒虚汗；⑥ 面色苍白；⑦ 患者无法耐受。

5. 6MWD 的影响因素

6MWD 缩短的因素：身材矮小；高龄；体重大；女性；认知障碍；走廊短；呼吸疾病；心血管疾病；肌肉骨骼疾病；6MWD 延长的因素：身材高大；男性；强刺激；曾进行过运动试验；试验前服药；吸氧。

6. 试验环境

没有交通障碍的连续的跑道，最小直线长度以 25 m 为限，标准是 30 m。有距离标记，两端掉转方向的标志。

7. 6MWD 需要的设备

倒数计时器或秒表，机械圈计数器，监测设备（HR，BP，SPO$_2$），氧气、急救药物及除颤器，供患者休息的椅子，Borg Scale（自我感觉气促/劳累评分表）。试验人员必须掌握心肺复苏技术。

8. 患者准备

（1）穿着舒适，穿适于行走的鞋。

（2）携带其日常步行辅助工具（如手杖）。

（3）患者应继续应用自身常规服用的药物。

（4）在清晨或午后进行测试前可少许进食。

（5）试验开始前 2 h 内应避免剧烈活动。

9. 6MWD 操作步骤

（1）患者在试验前 10 min 到达试验地点，于起点附近放置一把椅子，让患者就座休息。核实患者是否具有试验禁忌证,确认患者穿着适宜的衣服和鞋。测量血压、脉搏、血氧饱和度,填写工作表的第一部分(见附表1)。

(2)让患者站立,应用Borg评分对其基础状态下的呼吸困难情况做出评分(见Borg评分及其使用说明)。

表 2 – 3 – 19　Borg 呼吸困难量表

分级	呼吸困难程度	分级	呼吸困难程度
0	全无感觉	5	严重
0.5	非常非常微弱,仅仅可察觉	6	5～7 之间
1	非常轻微	7	非常严重
2	轻微	8	7～9 之间
3	中等	9	非常非常严重,接近顶点
4	有点严重	10	达到顶点

(3)按如下方式指导患者:

① "这个检查的目的是在 6 min 内尽可能走得远一些,您在这条过道上来回地走。6 min 时间走起来很长,所以您要尽自己的全力,但请不要奔跑或慢跑。

② 您可能会喘不过气来,或者觉得筋疲力尽。您可以放慢行走速度甚至停下来休息。您可以在休息时靠在这面墙上,一旦您觉得体力恢复了,就应尽快继续往下走。

③ 您需要绕着这两个圆锥形的路标来回走,绕这两个圆锥形路标时您不要有犹豫。

④ "您准备好了吗? 我们会记录您走过几个来回,您每次转身经过这条起点线时,我都会记录一次。请您牢记,试验需要您在 6 min 内走出尽可能远的距离,是现在开始,还是等您准备好之后咱们再开始?"

(4)将患者带领至起点处。测试过程中,操作者始终站在起点线附近。不要跟随患者一同行走。当患者开始出发时,开始计时。

(5)患者每次返回到起点线时,在工作表中标记出折返次数,要让患者看到这些行动。动作可以稍微夸张一些,就像短跑冲刺终点线上的裁判按下秒表一样。用平和的语调对患者讲话:

① 1 min 后,对患者说(语调平和):"您做得不错。您还要走 5 min。"

② 剩余 4 min 时,对患者说:"不错,坚持下去,您还要走 4 min。"

③ 剩余 3 min 时,对患者说:"您做得很好,您已经走完一半了。"

④ 剩余 2 min 时,对患者说:"不错,再坚持一会儿,只剩下 2 min 了。"

⑤ 只剩余 2 min 时,告诉患者:"您做得不错,只剩 1 min 了。"

⑥ 不要用其他言语鼓励患者,避免做出暗示患者加快步行速度的肢体语言。

⑦ 距测试结束只剩下 15 s 时,对患者说:"过一会儿我会让您停下来,当我喊停时,您就停在原地,我会走到您那儿。"

计时 6 min 时,对患者说:"停下!"走到患者处。如果患者显得很劳累,推上轮椅。在他们停止的位置做好标记,比如放置一个物体或画上标记。

如果患者在试验过程中停了下来并要求休息,对患者说:"如果您愿意,可以靠在这面墙上；当您觉得休息好了就尽快接着往前走。"不要中止计时器计时。如果患者未能走满6 min就止步不前，并且拒绝继续测试（或操作者认为不宜再继续进行测试），将轮椅推至患者面前让其就座，终止其步行，将其步行的距离、终止时间以及未能完成试验的原因记录在工作表上。

（6）试验结束后：向患者做出的努力表示祝贺，并给他一杯水。记录患者行走之后的Borg呼吸困难及疲劳程度评分，并询问患者："您觉得是什么原因使您不能走得更远一些？都有哪些不舒服？"测定SPO_2、脉搏、血压并记录。

（7）记录下患者最后一个来回中走过的距离，计算患者走过的总路程，数值四舍五入，以"米"为单位计算，并将计算结果记录到工作表上。

10. 6MWD注意事项

（1）将抢救车安放于适当的位置，操作者熟练掌握心肺复苏技术，能够对紧急事件迅速做出反应。

（2）出现以下情况考虑中止试验：a. 胸痛；b. 不能耐受的喘憋；c. 步态不稳；d. 大汗；e. 面色苍白。

（3）测试前不应进行"热身"运动。

（4）患者日常服用的药物不要停用。

（5）测试时，操作者注意力要集中，不要和其他人交谈，不能数错患者的折返次数。

（6）为减小不同试验日期之间的差异，测试应在各天中的同一时间点进行。

（7）如果一个患者在同一天进行2次测试，两次测试的间隔至少是2 h。同一天，患者不能进行3次测试。

当然，6MWT仍需严格标准化以提高其可重复性。它是一项用以反映人体功能的综合性测试方法，本身不具有具体的诊断意义。由于测定条件的限制，6MWT仅能反映整体功能，不能像心肺运动试验一样对单个器官或系统进行评价，不能完全代替心肺运动试验（图2-3-19、图2-3-20）。

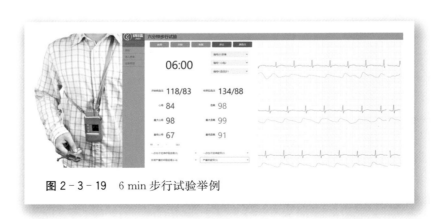

图2-3-19　6 min步行试验举例

武汉科技大学医院
6分钟步行试验检测报告

姓名：<u>陈博</u>　　性别：<u>男</u>　　年龄：<u>31</u>　　身高：<u>185</u>　　体重：<u>90</u>

□门诊 □住院　　　住院号：_____　　　床号：_____

时间(min)	心率(BPM)	血压(mmHg)	血氧饱和度(%)	症状描述(RPE)
休息	99	104/70	97	
1	91		97	
2	97		97	
3	111		97	
4	131		97	
5	139		96	
6	148		97	
恢复	149	148/76	97	
6分钟步行预测距离777.4 m,6分钟步行实际距离:654 m,实际距离占预测距离的84.1%				
代谢当量(METs):5.71METs				

注：自觉疲劳程度评分：_____

	休息	结束
呼吸困难程度评分	0	4
疲劳程度评分	6-8	17-18

试验过程中自觉症状描述：患者窦性心律,6分钟步行试验共运动8分6秒,自主步行654 m。患者步态平衡、步幅正常、步行速度正常,运动过程中患者无胸闷胸痛。

运动中心电监测：运动中心电监护 ST 段均无明显缺血型改变,无心律失常,运动试验前心率99次/分,运动中最高心率148次/分,运动停止即刻心率149次/分。

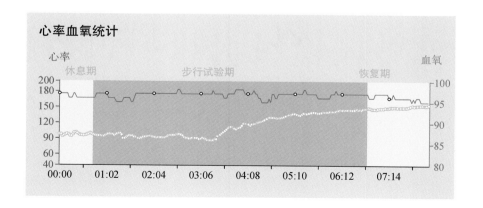

休息期心电

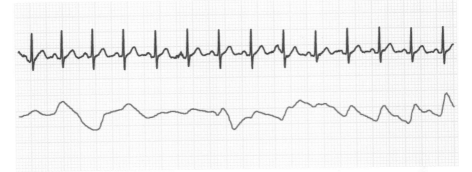

步行试验心电

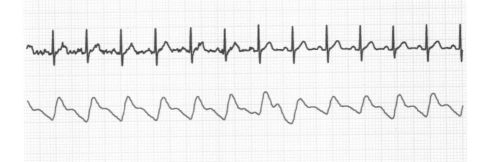

恢复期心电

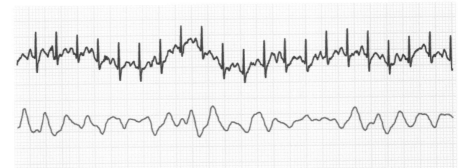

签名：_____

日期：2022-01-10

图 2-3-20　6 min 步行试验报告

第十节　骨骼肌力量评估

具有一定水平的肌力是患者进行心脏运动康复的基础条件,肌力的大小直接影响患者所能承受的运动负荷的大小,即运动强度。因此,通过肌力评估掌握患者的肌力水平,对全面了解患者运动能力,进一步制定运动处方以及判断疗效具有十分重要的意义。在具体评估肌群上,握力是全身肌力的指标之一,利用握力计测定,根据年龄和体格指数所定的基准值做比较,可以快速大致判断患者的整体肌力水平,常应用于患者初筛中;正式进入心脏康复程序中时,应选择主要评价基本动作和步行时起关键作用的股四头肌或小腿三头肌肌群。测试方法上常用 1 RM 法或 10 RM 法,操作简便快捷,对器械要求较低,并且可以直接作为制定力量训练强度的依据;利用等速运动装置(Biodex,Cybex 等)或 Dynanometer 等器械可以更加精确地测定肌力,适合观察肌力的时间动态变化,缺点是需要昂贵的设备、操作相对复杂和耗时、测试人员需经过更专业的培训、对患者本身的配合及运动能力也有更高的要求。

最大力量的评估(1 RM):

肌肉的最大力量通常用 1 RM 表示,指人体仅能完成一次的负荷重量,受试者只能抵抗该阻力一次就会感到疲累。任何肌肉的 1 RM 测试,都必须在不断地尝试与错误(trial and error)中测量。在成功抵抗某一阻力后,应逐渐增加 1～5 kg 的重量直至受试者无法再举起更大的重量为止,且每次测试间需要休息 1～5 min。对于青少年、小孩、老人、高血压或心脏病患者,1 RM 测试有较高的危险性,因此临床常使用低限阻力测试的值 10 RM 预测最大负荷量。一般未经训练者,10 RM 约为 1 RM 重量的 68%,受过运动训练后,新的 10 RM 则为新的 1 RM 重量的 79%;下面为推算 1 RM 的计算公式:

未受训练者:1 RM＝1.554×10 RM 重量－5.181

受训练者:1 RM＝1.172×10 RM 重量＋7.770 4

最大负荷量的测试方法常见有 1 RM 肩部前屈测试(可测得上肢主要肌群的最大肌力)和 1 RM 腿部推举测试(可测得下肢主要肌群的最大肌力)。对于心血管病患者,我们可以通过 10 RM 测试来换算出 1 RM 的值。如在进行 10 RM 上肢前屈测试时,我们可以采用哑铃来实施,我们可以让受试者采用自然站立位,选择合适重量的哑铃,伸直手臂缓慢平顺向前上举至 180°,再缓慢放下,重复动作。如果受测者可以轻松完成 10 次,则休息 2 min 后,换负荷大一级别的哑铃,直至找出受测者可以完成 10 次动作的哑铃,换算出 1 RM 的值,以此为基准。

10 RM 腿部推举测试我们可以采用弹力带(thera-band)来实施,我们可以让受试者采用坐姿,选择合适长度的弹力带,先选择负荷较小颜色的,一端固定在凳子上,另一端固定在踝关节附近,平顺地将脚踢直,应避免受试者使用将膝盖卡死在过度伸直位置(lock knee)的方式抵抗阻力,再请受试者缓慢且平顺地把脚弯曲,重复动作。如果受试者可以轻松完成 10 次,则休息 2 min 后,换负荷大一级别的颜色弹力带,直至找出受试者可以完成 10 次动作的颜色弹力带,换算出 1 RM 值,以此为基准。

第十一节　　其他相关评估

一、柔韧性评估

1. 柔韧性评估与训练的意义

柔韧性是指可动域范围内活动关节的能力,依赖于关节囊的伸展性和肌肉弹性、韧带、主动肌与抵抗肌的平衡等各种因素。柔韧性是体能的重要标志之一。由于运动的减少,心血管病患者的体质会逐渐下降,连接骨与骨的关节囊、韧带、肌腱等会逐渐发生变性、老化,柔韧性也越来越差。而很多心血管病患者却往往只注重有氧功能的锻炼,忽略了柔韧性、平衡能力等的锻炼。其实柔韧性对于预防跌倒,保持生活质量有着重要的意义。关节韧带柔韧性的减退常引起一些诸如颈椎病、腰椎椎间盘突出症、肩周炎、腰腿痛等退行性疾病,所以用简单易行的方法进行柔韧性锻炼是很必要的。

2. 柔韧性评估的方法

柔韧性素质测定指标包括评价躯干和下肢柔韧性的坐位体前屈试验,肩关节活动的持棍转肩、双手背勾试验,以及躯干旋转活动性的臂夹棍转体试验等。

由于心血管病患者的年龄普遍较大,不宜采用较为激烈的方式来进行评定,我们可以通过下列简单的方法来判断身体的柔韧性,在进行的时候应注意动作必须轻柔缓慢地进行。

（1）颈部:取坐位,背部紧靠椅背。尽量低头、抬头、左右转头、左右侧倾。观察两侧是否一致。

（2）躯干:取坐位,上体前屈时,躯干应能触到大腿;上体后屈时,观察被评定者在髋关节保持不动的前提下,上体能够向后屈曲的程度。上体的转动应能达到90°。

（3）肩关节:取仰卧位,去枕头。要求被评定者肩关节尽量屈曲,如能将上肢平放于床面,上臂贴近耳侧,说明肩关节屈曲、外展的 ROM 正常。坐或站立位,如果手可摸到颈后,说明肩关节外旋功能基本正常;如果向后可以摸到对侧的肩胛骨,说明肩关节内旋功能基本正常。

（4）肘关节:坐在桌旁,将上肢平放于桌面,掌心向上,如果手背能接触桌面,说明伸肘的 ROM 正常。如果屈肘,手指能触到同侧的肩部,说明屈肘的 ROM 基本正常。

（5）髋关节:仰卧位,抬起一侧下肢,膝关节伸直。如果被评定的下肢能达到垂直位,说明下肢的柔韧性正常。

（6）膝关节:仰卧于床上,两脚伸出床外。小腿远端如果可以平放于床边,说明伸膝功能 ROM 正常。膝关节有功能障碍者,可进一步观察两足跟是否同高,足跟较高的一侧,膝关节有伸膝功能障碍。坐位,双手抱膝,尽量使足跟靠近臀部。足跟能接近臀部,说明屈膝功能基本正常。观察两足尖位置,足尖在前的一侧,有屈膝功能障碍。

（7）踝关节:取坐位,两腿伸直,踝关节尽量跖屈、背屈,观察踝关节活动幅度。赤足或穿平底鞋全蹲,如果足跟不能平放于地面上,说明踝关节背屈 ROM 不足,需要进行锻炼。

（8）躯干下肢：坐位体前屈测试，参照《国民体质测定标准手册（老年人部分）》。

测试方法：使用坐位体前屈测试仪测试。测试时，受试者坐在垫上，双腿伸直，脚跟并拢，脚尖自然分开，全脚掌蹬在测试仪平板上；然后掌心向下，双臂并拢平伸，上体前屈，用双手中指指尖推动游标平滑前移，直至不能移动为止。测试两次，取最大值，记录以"厘米"为单位，保留小数点后一位。注意事项：测试前，受试者应做准备活动，以防肌肉拉伤；测试时，膝关节不得弯曲，不得有突然前振的动作；记录时，正确填写正负号。

二、协调性评估

1. 协调性评估对于心血管病康复的意义

协调（coordination）是完成平稳、准确和良好控制运动的能力。要求所完成运动的质量应包括按照一定的方向和节奏，采用适当的力量和速度，达到准确的目标等几个方面。心血管病患者由于运动能力的下降，肌力减退、柔韧素质的下降等，通常都合并有协调功能的障碍。因此对心血管病患者的协调性进行评估，对恢复心血管病患者的运动协调功能，提高动作的准确性有着十分重要的意义。

在人体的运动功能特性中，协调性训练通常来讲是比较困难的，它要求正确的节奏、方向、稳定和准确。影响协调性的因素除了遗传、心理、个性外，还有肌力与肌耐力、动作熟练度、运动速度和平滑性、身体平衡能力、肌肉柔韧性等。另外协调与平衡密切相关。可以防止心血管病患者因意外发生跌倒的可能性。

2. 协调性评估及训练的适应证和禁忌证

（1）适应证：所有人。

（2）禁忌证：意识障碍、认知障碍或不能主动合作者。

三、平衡能力测试

1. 平衡能力评估对于心血管病康复的意义

平衡（balance）在临床上是指身体所处的一种姿势状态，并能在运动或受到外力作用时自动调整并维持姿势的一种能力。心血管病患者由于运动能力的下降，肌力的减退、柔韧素质的下降以及协调能力的减退，从而导致平衡功能的减退。因此对心血管病患者的平衡能力进行评估和训练，对提高心血管病患者的运动功能，完成各类复杂的动作，防止意外跌倒等都有着十分重要的意义。

人体平衡可以分为静态平衡和动态平衡两大类。当平衡状态改变时，机体恢复原有平衡或建立新平衡的过程，包括反应时间和运动时间。反应时间是指从平衡状态的改变到出现可见运动的时间；运动时间是指从出现可见运动到动作完成、建立新平衡的时间。平衡反应使人体不论在卧位、坐位、站立位均能保持稳定的状态或姿势，是一种自主反应，受大脑皮层控制，属于高级水平的发育性反应。人体可以根据需要进行有意识地训练，以提高或改善平衡能力，例如体操、技巧等项目的运动员，或舞蹈、杂技演员的平衡能力明显高于普通人群。各种原因引起平衡能力受损后，通过积极的治疗和平衡训练，可以使平衡功能得到改善或恢复。保持人体平衡需要三个环节的参与：感觉输入，中枢整合，运动控制。而前庭系统、视觉调节系统、身体本体感觉系统、大脑平衡反射调节、小脑共济协调系统以及肌群的力量在人体平衡功能的维持上都起到了重要作用。

2. 平衡能力评估方法与操作步骤：

通常采用的平衡能力评估包括主观评定和客观评定两个方面。主观评定以观察和量表为主，客观评定主要是指使用平衡测试仪评定。

（1）观察法：观察坐、站和行走等过程中的平衡状态。

（2）量表法：虽然属于主观评定，但由于不需要专门的设备，评定简单，应用方便，临床仍普遍使用。信度和效度较好的量表主要有 Berg 平衡量表（Berg Balance Scale），Tinnetti 量表（Performance-Oriented Assessment of Mobility）以及"站起—走"计时测试（the Timed"Up&Go" test）。

（3）平衡测试仪：是近年来国际上发展较快的定量评定平衡能力的一种测试方法，其种类包括 Balance Performance Monitor（BPM），Balance Master，Smart Balance，Equitest等。平衡测试仪能精确地测量人体重心位置、移动的面积和形态，评定平衡功能障碍或病变的部位和程度，其结果可以保存，不仅可以定量评定平衡功能，还可以明确平衡功能损害的程度和类型，有助于制定治疗和康复措施，评价治疗和康复效果，同时，平衡测试仪本身也可以用作平衡训练，因此，临床应用范围广泛。

常用平衡测试量表——Berg 平衡量表测试（见附表 2）：

由 Berg 等人设计，发表于 1989 年，广泛用于临床，有较好的信度、效度和敏感性；为综合性功能检查量表，通过观察坐、站位下的动静态平衡来评价患者重心主动转移的能力。

常用平衡测试量表："站起—走"计时测试：

测试受检者从座椅站起，向前走 3 m，折返回来的时间并观察患者在行走中的动态平衡。

评分标准：

1 分：正常；

2 分：非常轻微异常；

3 分：轻度异常；

4 分：中度异常；

5 分：重度异常。

如果患者得分 3 分或以上，则表示有跌倒的危险。除了记录所用的时间外，对检查过程中的步态及可能会摔倒的危险性按以下标准打分（见表 2-3-20）：

表 2-3-20　站起-走计时测试记录表

次数	完成时间（s）	评分	助行具	备注
1			无/单脚杖/多脚杖/助行架	
2			无/单脚杖/多脚杖/助行架	
3			无/单脚杖/多脚杖/助行架	

注：使用助行具的评分标准：未使用，1 分；单脚杖，2 分；多脚杖，3 分；助行架，4 分。

3. 平衡能力评估的适应证与禁忌证

（1）适应证：所有人。

（2）禁忌证

① 严重的心肺疾患。

② 下肢骨折未愈合。

四、精神心理功能评估

精神心理障碍对疾病会产生负面影响并会导致疾病恶化。对于心脏病患者，精神和心理治疗干预有助于降低心血管疾病的突发或复发、改善生活质量、改善预后生命。因此在启动心脏康复项目以及实施时，进行有无精神和心理障碍的筛选评估很重要。

评估前首先应把意识障碍、药物不良反应、全身疾病的影响、脑血管障碍症状等器质性原因及统合失调症或抑郁症等内源性精神疾病排除，然后通过面谈、行为观察、心理检查等进行综合评价。在此介绍心血管疾病中常用的一些心理检查。

心理检查被分类为面试法、观察法、问卷调查法。其中问卷调查法具有短时间内筛选症状，比面试法少了因评定者不同而产生的偏差等优势，在不具备心理或精神科医师的临床现场比较实用，但对问卷调查法的解释和使用也需要多加注意。各种检查对通过日常观察得到的患者整体形象的定位具有意义。问卷调查法是精神症状或认知功能诊断的辅助材料，不能只凭问卷调查结果认定为精神疾病或痴呆。问卷调查法有时需要得到版权所有者的许可。在进行检查时要考虑到对象身体和精神的健康状态，不可负担过度，并且要选择符合目的的检查方法。各种检查根据目的或特征的不同被评价的面也不相同，也有进行组合式的检查。此外，心理状态较易受日常生活各方面的影响，单次的检查结果不能作为判断依据，要反复进行合适的检测。

1. 测定认知功能的量表

认知功能障碍，包括了记忆障碍、定向力障碍、注意或集中力下降、视觉空间功能的下降、交流障碍等。

国际上经常使用的简易精神状态检查量表（Mini-Mental State Examination，MMSE）（附表3），以及包括定向力、记忆、注意和计算、回忆能力、言语5个项目构成的蒙特利尔认知评估（MoCA）问卷（见附表4）。

以上量表评定只要有简单的道具就可以随时随地进行，利于快速评估和筛查患者。因为是通过面试评估，所以评估者的熟练程度会影响结果，评估者应以接受过训练为宜。

2. 测定生活质量的量表

生活质量（quality of life，QOL）的改善不只是心血管疾病，是所有疾病康复的最大目的之一。QOL通常被译为"生活质量""生存质量"等，其中包括了各种含义。在康复领域，除了社会环境因素之外的QOL，最重要的是健康相关的QOL。

Medical Outcome Study Story-Form 36-Item Health Survey（SF-36）（见附表5）是世界上最普及的健康调查量表，并已结合我国国情被翻译为中文版。SF-36有生理功能（PF）、生理职能（RF）、躯体疼痛（BP）、总体健康感（GH）、活力（VT）、社会功能（SF）、情感职能（RE）、心理健康（MH）8个分量表组成。这8个分量表都有各自的重要性，又被归纳成身体方面的 QOL 总分（PCS）、精神方面的 QOL 总分（MCS）、作用/社会方面的 QOL 总分（RCS）。8 个分量表也可以各自单独使用。

SF-36 是不限定疾病的广泛性量表，可对特定疾病患者同时使用特殊的量表和SF-36，或者是使用各种疾病独自的 HRQL 评价量表。例如：循环系统疾病独自的 HRQL 评价量表的代表是对心力衰竭患者使用 Minnesota Living with Heart Failure Questionnaire（自己填写，45 项，所需时间为 20 min）、Nottingham Health Profile（自己填写，45 项，所需时间为 10 min）等。

3. 测定焦虑的量表（见附录）

对焦虑的评估对于了解患者性格倾向或状态很重要。焦虑方面的检查较多，如显性焦虑检查（manifest anxiety scale，MAS；自己填写，所需时间为 15 min）（见附录）和状态/特质焦虑量表（state-trait anxiety inventory，STAI；自己填写，所需时间为 15 min）（见附表 6），这两个问卷的条目比较少，可以在短时间内实施，评分也比较简单而被广泛使用。

MAS 用于检查多面性人格特征，是从明尼苏达多项人格问卷（Minnesota multiphasic personality inventory，MMPI）到慢性焦虑的反映中抽出 50 项制成的问卷调查。

焦虑检查中测定"是否容易焦虑"较多，STAI 从"现在处于哪种焦虑状态"（状态焦虑）和"性格是否属于容易焦虑"（特质焦虑）2 个方面分别进行测试，由各 20 项合计 40 项的问题构成。分 5 个等级进行评价，分数越高焦虑程度越大。

广泛性焦虑量表（generalized anxiety scale，GAD-7）是世界卫生组织推荐的对焦虑诊断与疗效评估的自评量表（见附表 9），量表条项精简直观，是患者焦虑临床核心症状的综合归纳，能够较为集中地反映患者焦虑情绪心理变化，GAD-7 量表为 4 级评分的 7 个项目自评量表，因其简洁和对焦虑诊断敏感性与特异性可靠，被广泛应用于综合医院及基层医疗。

汉密尔顿焦虑量表（Hamilton anxiety scale，HAMA）包括 14 个项目，由 Hamilton 于 1959 年编制，它是精神科中应用较为广泛的由医生评定的量表之一，主要用于评定神经症及其他病人的焦虑症状的严重程度，由经过训练的两名评定员进行联合检查，采用交谈与观察的方式，检查结束后，两评定员各自独立评分。

汉密尔顿抑郁量表（hamilton depression scale，HAMD）是临床上评定抑郁状态时应用得最为普遍的量表（详见附表 10）。这项量表由经过培训的两名评定者对患者进行 HAMD 联合检查，一般采用交谈与观察的方式，检查结束后，两名评定者分别独立评分；在治疗前后进行评分，可以评价病情的严重程度及治疗效果。汉密尔顿抑郁量表在临床上方便实用。评定方法简便，标准明确，便于掌握，可用于抑郁症、躁郁症、神经症等多种疾病的抑郁症状之评定，尤其适用于抑郁症。

焦虑自评量表（self-rating anxiety scale，SAS）：由 Zung 于 1971 年编制，由 20 个与焦虑症状有关的项目组成，用于反映有无焦虑症状及其严重程度（见附表 8）。其应用范围广泛，适用于各种职业、文化阶层及年龄段的正常人或各类精神病人，包括青少年病人、老年病人和神经症病人等。

4. 测定抑郁的量表

抑郁的评估方法有 Zung 氏抑郁自评量表（Self-Rating Depression Scale，SDS）：自评

问卷,有 20 项内容,所需时间为 5～10 min(见附表 11);贝克抑郁调查表 Ⅱ(Beck depression inventory-second edition,BDI-Ⅱ;自评问卷,21 项,所需时间为 5～10 min),抑郁症自评量表(center for epidemiologic studies depression Scale,CES-D;自评问卷,20 项,所需时间为 3～10 min),汉密尔顿抑郁量表(Hamilton depression rating scale,HDRS;面谈,17 项,所需时间为 3～10 min)及以汉密尔顿抑郁量表为模板调整的面谈版(structured interview guide for the Hamilton depression rating scale,IGH-D;他评量表 21 项,所需时间为 5～10 min)等。兼有测定焦虑和抑郁的量表有医院焦虑和抑郁量表(Hospital anxiety and depression scale,ADS;自评问卷,所需时间为 5～10 min)。

9 项患者健康问卷(patient health questionnaire depression scale,pHQ-9)是国际通用抑郁检测量表之一(见附表 12),为 4 级评分的 9 个项目自评量表,具有抑郁状态检出率高,检测内容简单,花费时间少等特点,便于初次接受服务的案主完成,但是由于此量表能够获取的信息较少,在进行最终诊断时仍需要收集更多的信息来确定具体症状并制定治疗方案。

Zung 氏抑郁自评量表(SDS),是含有 20 个项目,分为 4 级评分的自评量表,其具有使用简便,并能直观地反映抑郁患者的主观感受。主要适用于具有抑郁症状的成年人,包括门诊及住院患者,是目前精神医学界最常用的抑郁自评量表之一。

5. 测定情感和情绪的量表

测定情感和情绪的检查有 POMS 心境量表(profile of mood state;自评问卷,所需时间约 15 min)。对过去一周的情绪状态的 65 项问题用(完全没有)到(非常多)5 个等 级来进行回答。回答结果分为紧张—焦虑(tension-anxiety,T-A)、抑郁—沮丧(depression-dejection,D-D)、愤怒—敌意(anger-hostility,A-H)、活力(vigor,V)、疲劳(fatigue,F)、混乱(confusion,C)6 类,根据这六类分为健康、对照其他症状判断是否接受专业医师的诊断、必须接受专业医师的诊断 3 个等级。也有 30 项更简便的缩减版 POMS(自评问卷 30 项、所需时间为 10～15 min),根据被检查者年龄和疾病的不同,适当选择缩减版。

6. 测定敌意、愤怒、攻击性的量表

作为检测敌意的检查方法,从明尼苏达多项人格量表 MMPI 中提取出被认定测定敌意的问项构成了 Cook&Medley hostility(HO)scale。HO scale 有 50 项,回答形式通过 5 个等级的评定。

敌意量表(Buss-Durkee hostility inventory,BDHI)以评价敌意性的各侧面为目的地。从 MMPI 中抽出 66 项加入虚假的 9 项条目共构成 75 项。以"是"和"否"两者择一的方式进行回答,对攻击性、间接敌意性、易刺激性、反抗性,对他人的嫉妒及厌恶感、猜疑心、言语攻击、罪恶感分量表进行评分。

Buss-Perry aggression questionnaire,BAQ 是 BDHI 的改编版,有 29 项构成。回答形式由 5 个等级来评定,对愤怒(anger)、敌意(hostility)、身体的攻击(physical aggression)、言语的攻击(verbal aggression)分量表进行评分。

测定愤怒表达的量表有状态-特质愤怒表达量表(state-trait anger expression inventory,STAXI)。STAXI 由状态愤怒(10 项)和特质愤怒(10 项)、愤怒表达(24 项)3 个准度构成。愤怒表达准度有 Anger-Out、Anger-In、Anger-Control 3 个分项目。之后

STAXI 被修订为 STAXI‐2,状态愤怒从 10 项增加到 15 项,愤怒情感(5 项)、愤怒反应(5 项)。愤怒表达(32 项)分类成愤怒表达(anger express,AX)和愤怒控制(anger control,AC)、愤怒表达的方向性[外(out)]和[内(in)]4 种组合方式,具有外在愤怒表达(8 项),内在愤怒控制(8 项)的分量表。回答结果分 4 个等级来进行评估。

五、危险分层

综合患者既往与现病史、冠心病危险因素、平常的生活方式和运动习惯以及常规辅助检查,如心肌损伤标志物、超声心动图、运动负荷试验以及心理评估等基础上的患者危险分层是进行心脏康复的前提与基础,也是后续心脏康复安全性的有效保证。目前,最常用的心脏运动康复危险分层是参照美国医师协会卫生与公共政策专业委员会提出的心血管疾病患者的危险分层方法(见表 2‐3‐21)。

表 2‐3‐21　心血管疾病患者危险分层

危险分层	运动或恢复期症状及心电图改变	心律失常	再血管化后并发症	心理障碍	左心室射血分数	功能储备(METs)	血肌钙蛋白浓度
低危	运动或恢复期无心绞痛症状或心电图缺血改变	无休息或运动引起的复杂心律失常	AMI 溶栓血管再通,PCI 或 CABG 后血管再通且无合并症	无心理障碍(抑郁、焦虑等)	>50%	≥7.0	正常
中危	中度运动(5.0～6.9 METs)或恢复期出现心绞痛症状或心电图缺血改变	休息或运动时未出现复杂室性心律失常	AMI、PCI 或 CABG 后无合并心源性休克或心力衰竭	无严重心理障碍(抑郁、焦虑等)	40%～49%	5.0～7.0	正常
高危	低水平运动(<5.0 METs)或恢复期出现心绞痛症状或心电图缺血改变	休息或运动时出现的复杂室性心律失常	AMI、PCI 或 CABG 后合并心源性休克或心力衰竭	严重心理障碍	<40%	≤5.0	升高

注:低危指每一项都存在时为低危,高危指存在任何一项为高危;AMI:急性心肌梗死,PCI:经皮冠状动脉介入治疗,CABG:冠状动脉旁路移植术,METs:代谢当量

主要参考文献

［1］Fredric J Pashkow，Willian A Dafoe. Clinical cardiac rehabilitation［M］. William & Wilkins，2007.

［2］Josef Niebauer. 心脏康复实践操作手册［M］.胡大一，译. 北京：北京大学医学出版社，2012.

［3］美国心肺康复协会.美国心脏康复和二级预防项目指南（第四版）［M］.王增武，译. 北京：人民军医出版社，2010.

［4］Oldridge N B，Guyatt G H，Fischer M E，et al. Cardiac Rehabilitation After Myocardial Infarction： Combined Experience of Randomized Clinical Trials［J］. The Journal of the American Medical Association. 1988，260(7)：945 - 950.

［5］O'Connor G T，Buring J E，Yusuf S，et al. An overview of randomized trials of rehabilitation with exercise after myocardial infarction［J］. Circulation. 1989，80(2)：234 - 244.

［6］Hammill B G，Curtis L H，Schulman K A，et al. Relationship between cardiac rehabilitation and long-term risks of death and myocardial infarction among elderly Medicare beneficiaries［J］. Circulation. 2010，121：63 - 70.

［7］Piepoli M F，U Corrà，Benzer W，et al. Secondary prevention through cardiac rehabilitation：from knowledge to implementation. A position paper from the Cardiac Rehabilitation Section of the European Association of Cardiovascular Prevention and Rehabilitation［J］. Eur J Cardiovasc PrevRehabil，2010，17(1)：1 - 17.

［8］Piepoli M F，U Corrà，Benzer W，et al. Secondary prevention through cardiac rehabilitation：from knowledge to implementation. A position paper from the Cardiac Rehabilitation Section of the European Association of Cardiovascular Prevention and Rehabilitation［J］. Eur J Cardiovasc PrevRehabil，2010，17(1)：1 - 17.

［9］Leon A S，Franklin B A，Costa F，et al. Cardiac rehabilitation and secondary prevention of coronary heart disease：An American Heart Assoc scientific statement from the Council on Clin Cardiol. (Subcommittee on Exercise，Cardiac Rehabil. and Prevention) and the Council on Nutr［M］. Phys Activit，2016.

［10］Balady G J，Ades P A，Bazzarre T，et al. Core Components of Cardiac Rehabilitation/Secondary Prevention Programs：Statement for Healthcare Professionals From the American Heart Association and the American Association of Cardiovascular and Pulmonary Rehabilitation［J］. Journal of Cardiopulmonary Rehabilitation and Prevention，2000，20.

［11］King M L，Williams M A，Fletcher G F，et al. Medical director responsibilities for outpatient cardiac rehabilitation/secondary prevention programs. A statement for healthcare professionals from the American Association for Cardiovascular and Pulmonary Rehabilitation and the American Heart Association［J］. Circulation，2005，112(6)：3354 - 60.

［12］E Söderman，Lisspers J，Sundin O. Depression as a predictor of return to work in patients with coronary artery disease.［J］. Social Science & Medicine，2003，56(1)：193 - 202.

［13］Ockene I S，Hayman L L，Pasternak R C，et al. Task force ♯4 - adherence issues and behavior changes：achieving a long-term solution. 33rd Bethesda Conference［J］. Journal of the American College of Cardiology，2002，40(4)：630 - 640.

［14］黄思贤，谭新洪.心肺运动试验的临床应用［M］.北京：人民卫生出版社，2007，86 - 87.

［15］American Association of Cardiovascular and Pulmonary Rehabilitaion. Guidelines for cardiac rehabilitation and secondary prevention programs [M]. 5th ed. Nabucco: Human Kinetics Publishers,2013:228.

[16] ATS/ACCP statement on cardiopulmonary exercise testing[J]. Am J Respir Crit Care Med, 2003, 167:211 - 277.

[17] Gibbons R J, Balady G J, Beasley J W, et al. ACC/AHA guidelines for exercise testing: a report of the American College of Cardiology/American Heart Association Task Force on Practice Guidelines (Committee on Exercise Testing)[J]. J Am Coll Cardiol. 1997,30:260 - 311.

[18] Arena R, Lavie C J, Milani R V, et al. Cardiopulmonary exercise testing in patients with pulmonary arterial hypertension: an evidence-based review[J]. J Heart Lung Transplant, 2010, 29:159 - 173.

[19] Mezzani A, Agostoni P, Cohen-Solal A, et al. Standards for the use of cardiopulmonary exercise testing for the functional evaluation of cardiac patients: a report from the Exercise Physiology Section of the European Association for Cardiovascular Prevention and Rehabilitation[J]. Eur J Cardiovasc Prev Rehabil,2009,16:249 - 267.

[20] Wasserman K, Hansen J E, Sue D Y et al. Principles of exercise testing and interpretation: Including pathophysiology and clinical applications[M]. 5th ed. Philadelphia, PA: Lippincott Williams & Wilkins, 2012.

[21] Guazzi M, Adams V,Conraads V et al. EACPR/AHA Scientific Statement:Clinical Recommendations for Cardiopulmonary Exercise Testing Data Assessment in Specific Patient Populations [J]. Circulation,2012, 126: 2261 - 2274.

[22] Guazzi M, Arena R, Halle M et al. 2016 Focused Update: Clinical Recommendations for Cardiopulmonary Exercise Testing Data Assessment in Specific Patient Populations [J]. Circulation, 2016,133:e694 - 711.

第四章 运动处方的制定

第一节 概述

　　心脏康复是一种综合治疗,包含内容很广。其中运动疗法是其核心内容,运动疗法主要包含运动形式、运动强度、运动时间、运动频率、运动注意事项等内容。从运动处方制定的逻辑上看,最重要的是运动目标和运动的功效两者的匹配,在心脏康复的运动治疗中,通过运动处方的形式体现出来。优秀的运动处方的制定前提是科学的评估,不能进行个体化的评估,就无法做好心脏康复。

第二节 心脏康复的运动内容

1. 心脏康复的运动形式

　　就目前关于运动与心血管病的研究成果来看,有氧耐力训练和力量性训练是心血管病患者运动方式的良好选择,建议心血管病患者的最佳运动方案为有氧耐力训练与间歇力量性训练相结合。有氧运动是心血管病患者康复的重要基础,有氧运动可以有效地提高患者的全身的有氧能力及生活质量。心血管病患者的有氧耐力运动项目以中低强度的节律性运动为好,可选择散步、慢跑、骑自行车、游泳以及全身肌肉都参与活动的中等强度的有氧体操:如医疗体操、健身操、木兰拳、太极拳等。还可适当选择娱乐性球类活动,如门球、保龄球、羽毛球等。每周最好进行 3 次以上的中等强度有氧运动。对于力量训练而言,每周最好进行 2 次肌肉运动如举重训练,训练时阻力为轻或中度。联合进行力量训练和有氧运动可获得更大程度地运动能力的提高。

2. 心脏康复的运动强度

　　心血管病患者运动时的运动强度以采用中等强度较为适宜,即相当于最大摄氧量的 40%～60%。心脏康复的运动处方,以运动负荷试验为依据,试验中的功率数据是最重要的。如果做了运动负荷试验,应该以功率负荷作为主要参考。此外,如果以心率为标准,应遵循以下原则。运动时有效心率范围为(220－年龄)×(50%～70%);而肥胖型心血管病患者运动时的运动强度以采用较低强度为好,以利于体内脂肪的利用和消耗,即相当于最大摄氧量的 $40\%\sim50\%$ 或（$220-$年龄）$\times(50\%\sim60\%)$ HRmax。其中（$220-$年龄）为最大心率。运动时运动强度的大小直接关系到心血管病患者不同的锻炼效果，应注意区别对待。为确保锻炼安全有效，运动强度必须控制在已确定的有效范围之内，超过 $80\%\mathrm{VO_2max}$ 的运动存在一定的危险性；小于 $50\%\mathrm{VO_2max}$ 的运动对老年人和心脏病患者适宜。老年心血管病患者，由于并发症较多，以 $50\%\sim60\%\mathrm{VO_2max}$ 的强度运动比较适宜（注：以上 $\mathrm{VO_2max}$ 的百分比均指所对应的功率数）。

自觉疲劳程度等级（RPE）分 20 级，其中 $12\sim13$ 级相当于最大心率的 60%，16 级相当于 90%，所以参与运动的心血管病患者应当在 $11\sim13$ 级之间的范围内运动。开始运动时，心血管病患者在一定的心率和 RPE 水平的运动强度运动，掌握了心率和 RPE 之间的对应关系后，就可以利用 RPE 来调节运动强度和修订运动处方。

3. 心脏康复的运动时间

心血管病患者运动时间开始阶段可以稍短每次 $5\sim10$ min，以后随机体对运动逐步适应，运动时间视患者身体条件不同逐渐延长。每次运动应有运动前 $5\sim10$ min 的准备活动及运动后至少 5 min 的放松活动。运动中有效心率的保持时间必须达到 $10\sim30$ min。由于运动时间和运动强度配合，影响运动量的大小，所以当运动强度较大时，运动持续时间应相应缩短；强度较小时，运动持续时间则适当延长。对于年龄小、病情轻、体力好的患者，可采用前一种较大强度、短时间的配合，而年老者和肥胖者采用一种运动强度较小，持续时间较长的运动较为合适。

4. 心脏康复的运动频率

心血管病患者防治依赖于有条理的生活模式，包括减少热量摄取（如每日减少 500 kcal）、规律的每日锻炼（30 min 的有氧锻炼）、运动应该持之以恒，研究发现，如果运动间歇超过 $3\sim4$ 天，已经获得的运动效果及积累作用就减少。运动频度一般以每周 $3\sim5$ 次为宜，具体视运动量的大小而定。如果每一次的运动量较大，可间隔一两天，但不要超过 3 天，如果每次运动量较小且患者身体允许，则每天坚持运动一次为最理想。

5. 心脏康复的运动一般注意事项

运动强度不可过大，运动量过大或短时间内剧烈运动，会刺激机体的应激反应，导致交感神经兴奋程度过高，儿茶酚胺等激素分泌增多，心率加快，血压升高，甚至诱发心绞痛或其他急性心血管事件，对控制心血管病病情是十分有害的。

若运动中患者出现了诸如心率血压下降，运动如出现疲劳感明显且难以恢复等不适应的情况，则应立即减小运动强度或停止运动。

第三节　运动处方制定的基本原则

1. 安全性

安全性指合理的运动治疗改善心血管病的同时，避免发生因不恰当的运动形式或强度造成的心血管事件(心绞痛发作、猝死等)、代谢紊乱以及骨关节韧带损伤。因此,心血管病的运动治疗要严格掌握患者的个体情况。对于心血管病患者来说,因为心血管病运动往往比患者日常生活的活动量要剧烈,应该首先咨询医生或者专业的运动医生根据各自的心率、血压、体能、用药和并发症筛查状况,进行运动前的 ECG 运动应激试验,以避免运动不当诱发 CVD 急性事件发生或加重并发症的进展。此外,制定心血管病运动处方时应当考虑患者的运动能力和水平,运动前后要有准备运动,以避免心脑血管意外或肌肉骨关节损伤,以保证运动过程的安全性。安排适合的运动时间以避免一些特殊情况,并防止运动过度造成的肝肾损伤。对患者的评估有困难或难以把握时,应该谨慎地从少到多,从低到高,密切观察过程中实施。

2. 科学性、有效性(终身性、趣味性、多样性)

心血管病患者的运动必须讲究科学性,以有氧训练为主,可适当辅以力量训练,对于肥胖的心血管病患者建议以消耗能量为目的,取长时间、低中强度的有氧耐力运动;而骨骼肌萎缩的以重建骨骼肌为主,取抗阻训练。并且运动间隔时间不宜超过三天。心血管病患者应该每周至少进行中等强度有氧体力活动(50%～70%最大心率)150 min。对无禁忌证的心血管病患者鼓励每周进行 3 次耐力运动。运动方式应根据患者自身实际情况和喜好选择,强调多样性和趣味性,运动项目要和病人的年龄、病情、社会、经济、文化背景及体质相适应,并将有益的体力活动融入日常生活中,才能有利于心血管病患者开始和维持运动治疗。心血管病患者进行运动训练应持之以恒并维持终身。

3. 个体化

个体化的运动治疗是指根据心血管病患者的病程、严重程度、合并症等心血管病本身的特征,并综合考虑患者的年龄、个人条件、社会家庭情况、运动环境等多种因素,制定的运动方案。每个人的生活方式和运动习惯各有差异,经济文化背景、居住环境以及病情特点如并发症情况也不相同,运动处方必须体现个性化的原则。个体化包含的内容:基础心脏疾病,心脏功能,运动负荷试验的数据,运动时的血流动力学反应,有无心肌缺血或缺血阈值,个体的运动史及运动能力和技能个体进行运动的条件等。心血管病患者存在下列情况时,绝对或相对禁忌进行运动锻炼:并发各种急性感染,特别是发热时,切忌强行运动,应待感染控制后再运动;合并未控制的高血压,血压超过 180/120 mmHg,应待药物治疗血压稳定后再运动;合并严重心功能不全,稍微活动一下就感觉胸闷、气喘的患者,有可能活动后加重,应待药物治疗心功能稳定后再运动;合并严重糖尿病肾病,应咨询医师后选择合适运动;合并严重的眼底病变,眼科检查提示有眼底出血者,应咨询医师后选择合适运动;合并新近发生的脑血栓,应先进行卒中康复训练,待病情稳定后再进行运动。此外要询问和调查患者的日常生活活动方式和运动习惯,掌握患者的运动能力和日常活动的类型,决定运动量和运动种类,制定出相应的运动处方。可供选择的运动形式包括步行、慢跑、游泳、划船、阻力自行车、有氧体操等,另外适当的球类活动、太极拳、木兰拳、原地跑或上下楼梯等也是有效的运动方法,可根据患者的兴趣爱好及环境条件加以选择。

4. 专业人员指导

专业人员包括心血管医师、康复医师、运动治疗师,依并发症不同可有选择性如神经科、肾科、眼科、心理科等医师。心血管病患者进行运动治疗首先应由运动医学或康复医学专业人员进行效益/风险评估，了解现病史、家族史以及现有主要并发症情况，调查患者的个人生活习惯、饮食营养状态、日常生活热量消耗分析，据此判断是否适合进行运动治疗；在此基础上根据运动耐力测试和心电运动负荷试验结果制定运动处方，包括运动强度、时间、频率、运动类型和注意事项。为此，作为运动治疗的专业指导人员必须具有心血管知识、基础疾病知识、运动生理学、运动生化学、运动营养学、运动医疗监督、运动损伤预防和处理等知识结构和应用技能，才能确保运动治疗的有效性和安全性（图2-4-1）。

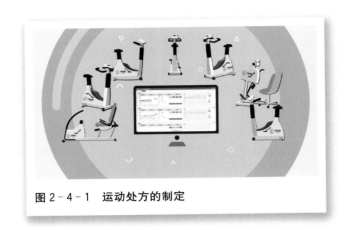

图2-4-1 运动处方的制定

第四节 有氧运动处方及具体实施方案

1. 运动方式选择

心血管病患者执行运动处方时所选择的运动方式应基于每个人的健康程度和平时运动习惯。其中最有效的有氧运动是运用大群肌肉完成持续或间歇的运动。主要包括走路、慢跑、快跑、自行车、游泳、跳绳、划船和爬楼梯。运动方式的选择还取决于是否有相关的运动设施可供使用，如体育场馆、游泳池、健身中心等。

2. 运动频率

德国的Ⅱ期康复，每周5天，每天6小时（至少4小时）包括休息时间，运动时间每天2小时左右。合理的运动频率是每周3～5次。尽管对体力不佳的患者来说每周训练1～2次可能改善心肺功能，但是会引发体重的轻微降低以及对精力和耐力的影响。对于条件允许的患者来说，如果每周运动次数小于2次，对心肺健康的改善作用可能会非常微弱。

3. 运动持续的时间

对于提高心肺功能和最大摄氧量的耐力训练的要求与强度要求成正比。强度越大，就越会缩短实现提高心肺功能的耐力训练时间。低强度、长时间的运动计划可以收到与高强度、短时间一样的效果。目前推荐 20～60 min 的有氧运动，但不包括热身和结束后的整理运动。因为频率的关系，如果耐力运动超过 45 min，会增加关节损伤的概率。为了避免急性损伤，应该在数周到一个月的周期运动后逐渐增加频率、时间和运动强度。

4. 运动强度

运动强度是一个运动处方中最重要的因素，运动强度应该根据病人的目标而量身定制。对于有氧运动来说合理的强度应该是最大摄氧量的 40%～85%。身体状况欠佳的患者应从最大摄氧量的 40%～50% 开始。

训练强度可以运用几种方式安排，最常用的包括 CPET 的无氧阈目标心率（THR）、血乳酸浓度、主观体力感觉范畴的设定。

经过 CPET 测试的患者应选取 AT 值对应的功率或心率作为起始运动强度，或选取 AT 值所对应功率或心率的 80% 作为起始运动强度。

经过平板运动试验的患者可选取最大运动负荷的 50% 或其相对应的心率作为起始运动强度。随着训练的深入，可以重新评估然后确定运动强度。

心率储备法：通过运动平板心电图或心肺运动试验得到实测的最大心率。

$$目标心率＝（最大心率－静息心率）×（0.5-0.7）＋静息心率$$

在运动实施过程中应遵守以下主观体力感觉（RPE）数值：

$$RPE<12（轻度），40\%～60\%最大心率$$

$$RPE：12～13（中等），60\%～75\%最大心率$$

$$RPE：14～16（重度），75\%～90\%最大心率$$

RPE 是一个非常实用的工具，尤其是对那些对测量脉搏感觉不适的人，主要包括心律失常患者（房颤、房扑）以及需要使用药物控制心率的病人（β-受体阻滞剂，钙离子通道拮抗剂）。RPE 可以在不干扰有氧运动的同时而有效且准确的评估（图 2-4-2）。

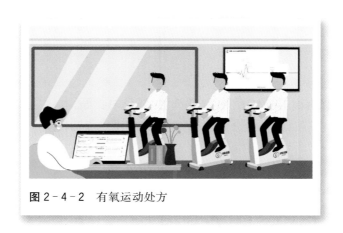

图 2-4-2　有氧运动处方

下面以不同运动方式为例分别给出不同强度运动处方的参考实例：

A. 低强度有氧耐力运动处方

（1）运动目的：增强有氧运动能力、降低心血管疾病风险、降低体重和减少体脂含量。

（2）运动项目：健身走或慢跑。

（3）运动强度：低。

（4）以目标心率（40％～60％最大心率）。

（5）主观身体感觉计算 RPE＜13（轻度）。

（6）最大摄氧量的 35％～45％。

（7）运动时间：30～60 min。

（8）运动频度：3～4 次/周。

B. 中强度耐力运动处方

（1）运动目的：增强有氧运动能力、增强循环呼吸功能、降低心血管疾病风险、减体重和降低体脂含量。

（2）运动项目：健身走或慢跑。

（3）运动强度：中。

（4）以目标心率（60％～75％最大心率）。

（5）主观身体感觉计算 RPE：12～13（中等）。

（6）最大摄氧量的 46％～63％。

（7）运动时间：30～60 min。

（8）运动频度：4～5 次/周。

C. 高强度间歇运动处方

（1）运动目的：提高有氧和无氧运动能力、增强循环呼吸功能，降低疲劳感。

（2）运动项目：功率车或中速跑。

（3）运动强度：高。

（4）以目标心率（75％～90％最大心率）。

（5）主观体力感觉 RPE：14～16（重度）。

（6）最大摄氧量的 64％～90％。

（7）运动时间：2～5 min，3～6 组，每组间间隔 1～2 min，间隔期可以休息，也可以把强度降低。

（8）运动频度：4～5 次/周。

D. 间隙性超高强度运动处方

（1）运动目的：重建骨骼肌，协调骨骼肌功能，减轻疲劳感。

（2）运动项目：功率车或者运动平板。

（3）运动强度：高以目标心率（90％～95％最大心率）。

主观体力感觉 RPE：14～16（重度）

最大摄氧量或运动测试最大功率的 90％～95％。

（4）间隙高强度：5 个循环 30 s/90 s 节律（30s 负荷，90s 停顿）；转速 80～100 rpm；强度：最大或接近最大功率（从运动评估得到）。恢复：10 min；功率：0～25 W；转速 60 rpm。

（5）运动频度：3～5 次/周。

第五节　力量训练处方及具体实施方案

针对心血管病患者的康复,AHA、ACSM 等研究机构发布的几项指南已阐述了抗阻力量训练实际应用的相关建议。早期进行抗阻力量训练的重点是给肌肉、骨骼适应的时间以减少肌肉过度疼痛和损伤的可能性。最初的抗阻负荷应设定在一个适度的水平,允许患者在没有训练的情况下达到指定的可重复范围,这对于心管疾病患者尤为重要。传统抗阻力量训练的每项训练包括 3 组动作。但在初级阶段,单组和多组项目对肌肉强度的改善程度相同。因此对初始训练者,建议每周至少 2 天进行单一项目训练,如果时间允许可增至每周 3 次的练习。抗阻力量训练实际应用应包括主要肌肉群的锻炼。对心脏病患者,训练强度应当适度降低,重复次数适当增加。一次包括 8～10 项综合性的训练,在 15～20 min 内完成,并且在充分的有氧锻炼后进行。近几年,价格便宜的训练方法已在大多数患者中得到应用,如弹力带练习、轮滑拉力器、哑铃和捆绑式沙袋等。在所有类型的抗阻力量训练中,建议参与者注意安全,预防过度训练。

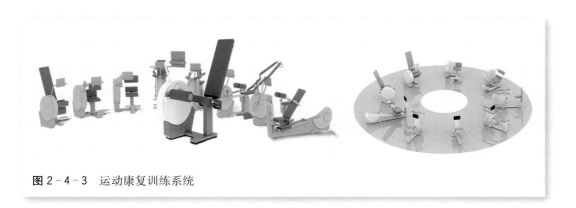

图 2-4-3　运动康复训练系统

一、力量训练的运动处方的实施

第一步:热身运动(warm up),包含全身大肌群的静态(static)或动态(dynamic)牵伸,包含肩部肌群、肱二头肌、肱三头肌、股四头肌、腘绳肌、腓肠肌、比目鱼肌、腰腹肌群,每次 15～30 s。

第二步:全身大肌群抗阻力量训练,如:坐姿上肢前推、肱二头肌屈伸抗阻训练、肱三头肌屈伸抗阻训练、下肢负重屈伸抗阻练习、腹肌练习、俯卧腿弯举抗阻练习、坐位下肢屈伸抗阻练习、腓肠肌训练等。

第三步:整理运动(cool down),包含全身大肌群的静态(static)或动态(dynamic)牵伸,包含肩部肌群、肱二头肌、肱三头肌、股四头肌、腘绳肌、腓肠肌、比目鱼肌、腰腹肌群,每次 15～30 s。

二、力量训练的注意事项

(1) 在有氧运动完成后进行以保证有充分的热身;

(2) 使用重量器材或仪器前,要知道如何操作;

(3) 低速或中速的有节律运动;

(4) 全关节的运动,通过在用力相呼气;

(5) 避免屏气和瓦氏动作;

(6) 上肢和下肢的运动交替进行以保证运动中有充分的休息;

(7) 由于训练效果的特异性,抗阻训练应包含所有大肌群的运动;

(8) 降低阻力的水平,增加重复的次数;

(9) 近期冠脉搭桥的患者应避免上肢的 $>50\%$ 最大收缩力量的抗阻运动直至 $8\sim12$ 周胸骨完全愈合;

(10) 需测定不同肌群的 1 次最大举重量(1 RM),然后上肢以 $30\%\sim40\%$ 1 RM 开始而下肢以 $50\%\sim60\%$ 1 RM 开始。

三、力量训练的运动处方举例

当出现肌力下降的情况,我们可以通过一些肌力训练的方法来增强患者的肌力,通常我们会根据个体情况以及不同的肌肉部位开出相应的运动处方。心血管病患者康复应当选择合适的运动负荷,每次锻炼应包括 $8\sim10$ 项综合性的训练,在 $15\sim20$ min 内完成,组间休息 $1\sim2$ min。

下面举例列出增强肌肉力量的一些运动处方:

A. 肱二头肌屈伸抗阻训练(图 2 - 4 - 4)

(1) 运动目的:增强臂部肌肉力量、防止日常活动减少后产生的肌力下降和肌萎缩,降低心血管疾病风险,提高生活质量。

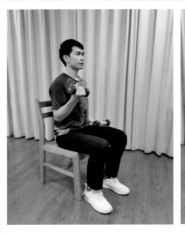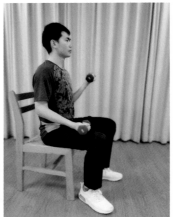

图 2 - 4 - 4 肱二头肌屈伸抗阻训练

（2）运动项目：身体自然站立位，起始位双手自然下垂，手握合适重量的哑铃（<50％1 RM），缓慢匀速屈肘至 90°，再缓慢放下，重复。

（3）运动强度：（10～15）次×1 组。

（4）运动时间：每次 3 组。

（5）运动频度：3 次/周。

B. 俯卧腿弯举抗阻训练（图 2－4－5）

（1）运动目的：增强大腿部位肌肉力量、防止日常活动减少后产生的肌力下降与肌萎缩，降低心血管疾病风险，提高生活质量。

（2）运动项目：俯卧位，选择合适负荷的弹力带（<40％1 RM），一端固定在床头，一端固定在踝关节附近，缓慢匀速屈膝至 90°，再缓慢放下，重复。

（3）运动强度：（10～15）次×1 组。

（4）运动时间：2 min。

（5）运动频度：2 次/周。

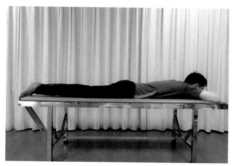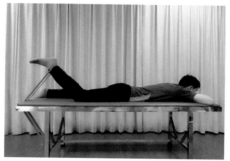

图 2－4－5　俯卧腿弯举抗阻训练

C. 上腹肌抗阻训练（图 2－4－6）

（1）运动目的：增强腹部肌肉力量、防止日常活动减少后产生的肌力下降与肌萎缩，降低心血管疾病风险，提高生活质量。

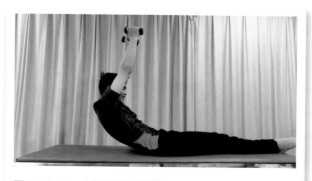

图 2－4－6　上腹肌抗阻训练

（2）运动项目：仰卧位，选择合适负荷的哑铃（<40% 1 RM），双手上举握住哑铃保持，缓慢匀速卷腹至上半身与床面呈30°，再缓慢放下，重复。

（3）运动强度：（10～15）下×1组。

（4）运动时间：2 min。

（5）运动频度：2次/周。

D. 腓肠肌抗阻训练（图2-4-7）

（1）运动目的：增强小腿后群肌肉力量、防止日常活动减少后产生的肌力下降与肌萎缩，降低心血管疾病风险，提高生活质量。

（2）运动项目：长坐位，选择合适负荷的弹力带（<40% 1 RM），一端手部固定，一端固定在脚掌，缓慢匀速做跖屈动作，即用脚掌踩弹力带，再缓慢放松，重复。

（3）运动强度：（10～15）次×1组。

（4）运动时间：2 min。

（5）运动频度：2次/周。

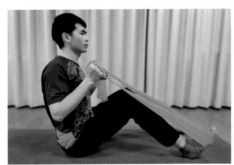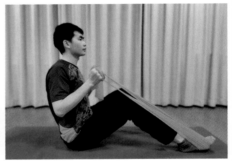

图2-4-7　腓肠肌抗阻训练

E. 桥式运动肌耐力训练（图2-4-8）

（1）运动目的：增强腰背肌肉耐力、防止日常活动减少后产生的肌耐力下降与肌萎缩，降低心血管疾病风险，提高生活质量。

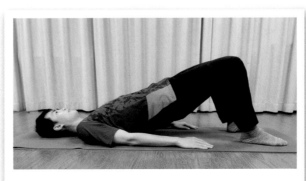

图2-4-8　桥式运动肌耐力训练

（2）运动项目：仰卧位，双腿屈曲 90°，然后伸髋、抬臀，并保持。抬臀的高度根据自己实际情况，如需增加负荷，可在腹部放置合适重量的沙袋，多次重复。

（3）运动强度：(30～50)次×1 组。

（4）运动时间：3 min。

（5）运动频度：2 次/周。

F. 踩踏功率车肌耐力训练（图 2 - 4 - 9）

（1）运动目的：增强腿部肌肉耐力、防止日常活动减少后产生的肌耐力下降与肌萎缩，降低心血管疾病风险，提高生活质量。

（2）运动项目：坐位，上身躯干挺直，双手握紧扶手，匀速踩踏功率自行车。自己实际情况，如需增加负荷，可再稍微加大功率车阻力。

（3）运动强度：心率 90～100 bpm。

（4）运动时间：10 min。

（5）运动频度：2 次/周。

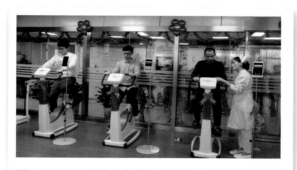

图 2 - 4 - 9　踩踏功率车肌耐力训练

G. 半蹲肌耐力训练（图 2 - 4 - 10）

（1）运动目的：增强腿部肌肉耐力、防止日常活动减少后产生的肌耐力下降与肌萎缩，降低心血管疾病风险，提高生活质量。

（2）运动项目：站立位，上身躯干挺直，背靠墙，匀速下蹲至膝关节合适角度再恢复直立位，多次重复。需根据自己实际情况增加负荷，增加下蹲深度即增加负荷。

（3）运动强度：(30～50)次×1 组。

（4）运动时间：3 min。

（5）运动频度：2 次/周。

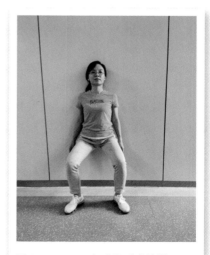

图 2 - 4 - 10　半蹲肌耐力训练

H. 站立推墙肌耐力训练（图 2 - 4 - 11）

（1）运动目的：增强手臂及肩背部肌肉耐力、防止日常活动减少后产生的肌耐力下降与肌萎缩，降低心血管疾病风险，提高生活质量。

（2）运动项目：面对墙壁站立位，上身躯干挺直，双手前举至肩高度放置墙壁，匀速屈曲手臂再恢复伸直位，多次重复。需根据自己实际情况增加负荷，双手前举降低高度即增加负荷。

（3）运动强度：(30～50)次×1 组。

（4）运动时间 3 min。

（5）运动频度：2 次/周。

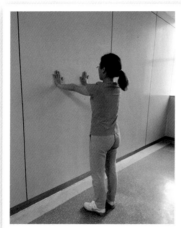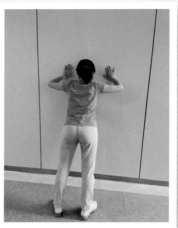

图 2 - 4 - 11　站立推墙肌耐力训练

第六节　柔韧性训练及实施方案

柔韧性锻炼能扩大关节韧带的活动范围，有利于提高身体的灵活性和协调性，在意外事件发生时有可能避免和减轻损伤。心血管病患者通过柔韧性锻炼可使僵硬的肌肉得到松弛，防止肌肉痉挛，减轻肌肉疲劳。在经过柔韧性锻炼后加强了肌肉韧带的营养供应，可以延缓肌肉韧带的衰老，还能延缓血管壁的弹性下降和皮肤的松弛。

A. 增强肩部柔韧性的训练（图 2 - 4 - 12）

（1）运动目的：增强肩部柔韧性、防止日常活动中产生肩部肌肉拉伤。

（2）运动项目：站立位，俯身寻找一个稳定的支持物，面对支持物，手扶一定高度，上体前俯，做下振压肩动作。

（3）运动强度：(5～8)次×(2～3)组。

（4）运动时间：每次柔韧性训练总时间 15 min。

（5）运动频度：3～4次/周。

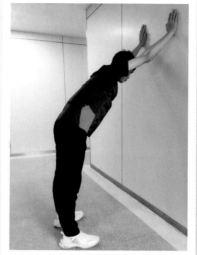

图 2-4-12　增强肩部柔韧性的
训练

B. 增强腰部柔韧性的训练（图 2-4-13）

（1）运动目的：增强腰部柔韧性、防止日常活动中产生腰部肌肉拉伤。

（2）运动项目：取坐位，坐在凳子上，双上肢伸直、挺胸，向前折体弯腰，两手尽量伸向前方，使胸部贴近腿部，并持续 15～30 s。

（3）运动强度：(5～8)次×(2～3)组。

（4）运动时间：每次柔韧性训练总时间 15 min。

（5）运动频度：3～4次/周。

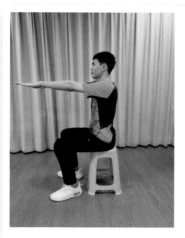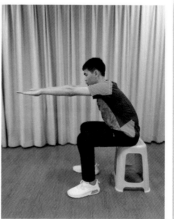

图 2-4-13　增强腰部柔韧性的训练

C. 增强腿部柔韧性的训练(图 2 - 4 - 14)

(1) 运动目的:增强腿部柔韧性、防止日常活动中产生腿部肌肉拉伤。

(2) 运动项目:站立位,面对肋木或高的支撑物,单腿提起,脚跟放在上面,两腿伸直、立腰、收髋,上体前屈,向前向下振压,左右腿交替进行。

(3) 运动强度:(5~8)次×(2~3)组。

(4) 运动时间:每次柔韧性训练总时间 15 min。

(5) 运动频度:3~4 次/周。

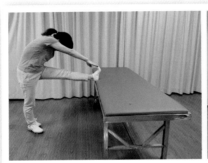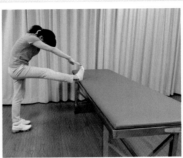

图 2 - 4 - 14　增强腿部柔韧性的训练

柔韧性训练注意事项:

1. 要持之以恒,循序渐进。

2. 训练前要充分做好准备活动,提高肌肉温度,避免肌肉、韧带拉伤。

3. 柔韧性训练要适度,要注意全面协调发展,防止过分发展柔韧性,引起关节和韧带变形。

第七节　协调性训练及实施方案

A. 增强肩部协调性的训练(图 2 - 4 - 15)

(1) 运动目的:增强肩部协调性、改善运动功能,降低日常生活中受伤的可能性,提高反应判断力,发展平衡能力及协调能力。

(2) 运动项目:肩部绕环(由直立双臂上举开始。一臂直臂向前、向下、向后、向上画圆摆动,同时另一臂向后、向下、向前、向上画圆摆动,均以肩关节为轴,依次进行)。

(3) 运动强度:(10~20)次×(2~3)组。

(4) 运动时间:每次协调性训练总时间 15 min。

(5) 运动频度:3~4 次/周。

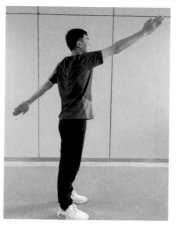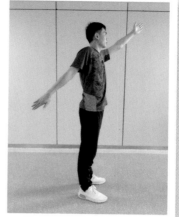

图 2 - 4 - 15 增强肩部协调性的训练

B. 增强腿部协调性的训练（图 2 - 4 - 16）

（1）运动目的：增强腿部协调性、改善运动功能，降低日常生活中受伤的可能性，提高反应力，发展平衡能力及协调能力。

（2）运动项目：交替屈髋（仰卧于床上，膝关节伸直，左右侧交替屈髋至 90°，逐渐加快速度）。

（3）运动强度：(10～20)次×(2～3)组。

（4）运动时间：每次协调性训练总时间 15 min。

（5）运动频度：3～4 次/周。

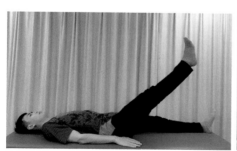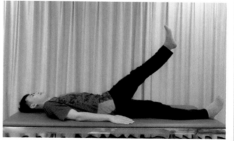

图 2 - 4 - 16 增强腿部协调性的训练

协调性训练注意事项：

1. 协调功能训练适用于具有协调功能障碍的患者。

2. 当患者具有严重的心率失常、心力衰竭、严重感染或严重的痉挛等，则暂不宜训练。

3. 训练前、训练中要注意协调功能评定，以了解问题所在，制定或修改训练方案。

4. 协调功能训练不是孤立进行的，要同时进行相应的肌力训练、平衡功能训练等其他训练。

第八节 平衡性训练及实施方案

A. 增强坐位平衡能力的训练（图 2 - 4 - 17）

运动目的：增强坐位平衡能力、改善运动功能，降低日常生活中跌倒的可能性。

运动项目：交替屈髋（练习者坐在椅子上，伸手去触摸训练者放置在正前方、侧前方、正上方、侧上方、正下方、侧下方等不同的方向的物件）。

运动强度：（10～20）次×（2～3）组。

运动时间：每次平衡性训练总时间 15 min。

运动频度：3～4 次/周。

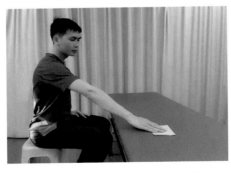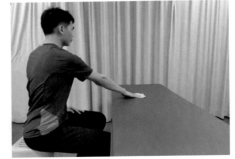

图 2 - 4 - 17 增强坐位平衡能力的训练

B. 增强站立平衡能力的训练（图 2 - 4 - 18）

运动目的：增强站立平衡能力、改善运动功能，降低日常生活中跌倒的可能性。

运动项目：抛接球（练习者自然站立，伸手去接训练者从不同角度抛来的球，并逐渐增加抛球的距离和力度）。

运动强度：（10～20）次×（2～3）组。

运动时间：每次平衡性训练总时间 15 min。

运动频度：3～4 次/周。

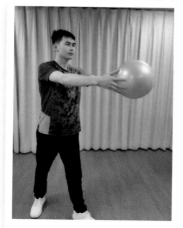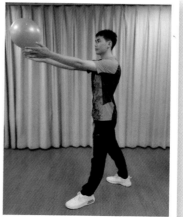

图 2 - 4 - 18　增强站立平衡能力的训练

第九节
<h2>运动处方的实施、注意事项及特殊人群</h2>

在运动处方的实施过程中,应在个体化基础上注意每一次训练课的安排、运动量的监控及医务监督。

一、训练课的安排

在运动处方的实施过程中,每一次训练课都应包括三个部分,即准备活动部分、基本部分和整理活动部分。

1. 准备活动部分

准备活动部分的主要作用是:使身体逐渐从安静状态进入到工作(运动)状态,逐渐适应运动强度较大的训练部分的运动,避免出现心血管、呼吸等内脏器官系统突然承受较大运动负荷而引起的意外,避免肌肉、韧带、关节等运动器官的损伤。

在运动处方的实施中,准备活动部分常采用运动强度小的有氧运动和伸展性体操,如:步行、慢跑、徒手操、太极拳等。

准备活动部分的时间,可根据不同的锻炼阶段有所变化。在开始锻炼的早期阶段,准备活动的时间可为 10～15 min;在锻炼的中后期,准备活动的时间可减少为 5～10 min。

2. 基本部分

运动处方的基本部分是运动处方的主要内容,是达到康复或健身目的的主要途径。运动处方基本部分的运动频率、运动强度、运动时间、运动方式以及总量和进度等,应按照具体运动处方的规定实施。

3. 整理活动部分

每一次按运动处方进行锻炼时,都应安排一定内容和时间的整理活动。整理活动的主要作用是:避免出现因突然停止运动而引起的心血管系统、呼吸系统、自主神经系统的症状,如:头晕、恶心、"重力性休克"等(图 2 - 4 - 19)。

常用的整理活动有:散步、放松体操、自我按摩等。整理活动的时间一般为 5 min。

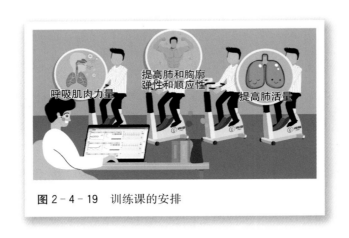

图 2 - 4 - 19　训练课的安排

二、医疗监督

1. 锻炼中运动强度的监控(图 2 - 4 - 20)

在运动处方的实施过程中,应注意对运动强度的监控。一般常采用的方法有:自觉疲劳分级(RPE)、靶心率等。

2. 运动中的医务监督

在运动处方的实施过程中,应该对治疗性运动处方的实施进行医务监督。具体注意事项如下:

(1) 在一个运动处方执行时,应检测病人运动前、运动中和运动后的血压和心率水平。

(2) 在运动开始前的 30～60 min 调节水分和糖的摄入,如血糖＜100 mg/dl(5.55 mmol/L)应适当补充糖水或甜饮料。

(3) 应注意前一天的运动和休息状态以及心绞痛的发作次数。

(4) 应注意所服用的药物对心血管的影响。

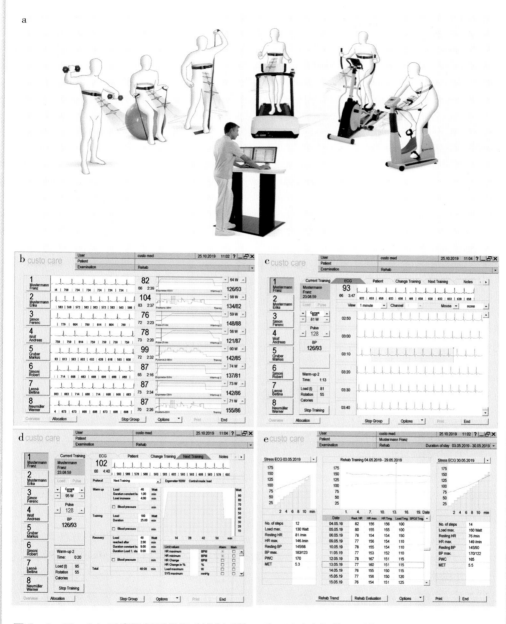

图 2 - 4 - 20 （a）医疗监督下的运动康复系统 （b）运动康复管理系统
（c）运动康复心电监测系统 （d）运动康复管理系统 （e）运动康复管理系统

三、运动资料的收集与管理

运动处方资料管理目前分为五大部分：个人状况调查、患者健康体适能评价、运动体适能干预、干预效果评估、体适能教育及指导。

（1）个人状况调查：以软件及互联网的形式收集将用于健康体适能管理和评估中涉及的个人基本信息、疾病危险性调查、运动和饮食习惯等客观信息。

（2）健康体适能评价：根据个人信息制定运动试验方案，选择测评设备，对心肺耐力、肌肉力量和肌肉耐力、柔韧性、人体成分、骨密度、国民体质监测项目、人体能量、血管机能等健康体适能及相关指标的测评得到个性化的评价。

（3）运动体适能干预：根据个人健康体适能评价，结合个人运动饮食习惯等客观信息综合制定个性化和科学化的运动处方和健身计划，并在执行过程中根据具体情况给予调整。

（4）效果评估：定期对患者健康体适能和相关指标进行测评，分析运动效果，调整运动处方和健身计划。

（5）体适能教育及指导：在以上所有过程中应安排不同程度的教育和指导，可以是一对一的，也可以是一对多的，形式可以是语言交流、纸媒、DIY 软件或互联网等。

实际运行中不同患者的健康体适能管理机构应有各自的特点，有移动式或固定健康管理机构的区别，有以患者健康体适能评价为主，与健康体适能干预机构的签约共享会员；也有以健康体适能干预为主，借助临床医院和运动医学研究机构配合完成患者运动疗效评价等。

232

四、合并常见慢性病人群的运动安排

1. 不同康复时期运动处方的制定原则

（1）Ⅰ期（住院期）

目标：促进患者功能恢复，改善其心理状态，帮助患者恢复体力及正常生活能力，使出院时能够生活基本自理，避免卧床带来的不良影响（如：运动耐量减退、低血容量、血栓栓塞性并发症）。缩短住院时间的同时，为Ⅱ期康复奠定基础。

运动方案：从床上被动运动开始，逐步过渡到床上坐位、坐位双脚悬吊在床边、床旁站立、床旁行走、病室内步行，上 1 层楼梯或踏车训练。运动强度控制在低强度（即：活动后心率较 HRrest 增加 20 bpm 左右，RPE 评分<12 分）。

注意事项：① 运动方案应循序渐进，病情较重、预后较差的患者运动的进展应缓慢；病情较轻、预后较好的患者运动进程可适度加快。一般来说，一旦患者脱离急性危险期，病情稳定，即：a. 过去 8 h 内无新发或再发胸痛；b. 心肌损伤标志物水平（肌酸激酶同工酶和肌钙蛋白）无进一步升高；c. 无明显心力衰竭失代偿征兆（静息时呼吸困难伴肺部湿啰音）；d. 过去 8 h 内无新发严重心律失常或心电图改变，即可开始运动康复治疗。② 运动康复应在心电监护下进行。③ 开胸手术术后，应进行呼吸训练，练习用力咳嗽，预防肺部感染。

（2）Ⅱ期（出院早期门诊康复）：大多数患者在出院后 1~2 周内就可开始执行有医务

监督的运动项目,在某些情况下基于医学的必要性可推迟到 12 周或更长时间。PCI 术后,只要患者穿刺部位伤口一旦愈合,有氧运动几乎可立即开始实施。

目标:进一步稳定和改善心血管状态,促进心脏的有益重构,完善用药,控制危险因素,增进体能,帮助重返工作岗位和回归社会及家庭。

运动方案:第一步:准备活动,即热身运动。一般进行 5～10 min 低强度的有氧运动,如:步行、慢跑、太极拳等,目的是放松和伸展肌肉、提高关节活动度和心血管的适应性,避免因机体突然承受较大强度的运动负荷导致心血管事件及运动损伤的。

第二步:训练阶段,包含有氧运动、抗阻运动、柔韧性运动、平衡功能等各种运动方式。其中以有氧运动为主,抗阻运动、柔韧性训练为辅。

第三步:放松运动,一般进行 5～10 min 慢节奏有氧运动的延续或柔韧性训练,目的是促进运动系统的血液缓慢回到心脏,避免心脏负荷突然增加诱发心血管事件。

(3) Ⅲ期(院外长期康复):也称社区或家庭康复期。为心血管事件 1 年后的院外患者提供预防和康复服务。为Ⅱ期康复的延续。这个时期,部分患者已经恢复到可以重新工作和恢复日常活动。为了减少心脏病发作或其他心血管疾病的风险,强化生活方式的改变,进一步的运动康复是必要的。因此此期的关键是维持已经形成的健康生活方式和运动习惯。另外,运动的指导应注意因人而异,低危患者的运动康复无须医学监护。仍为中危甚至高危患者的运动康复中仍需要医学监护。因此对患者的评估十分重要。低危患者及部分中危患者可以进一步Ⅲ期康复,高危患者及部分中危患者应转上级医院继续康复。纠正危险因素和心理社会支持仍需继续。

第十节　常见疾病心脏康复处方

一、高血压病

内容:有氧运动、抗阻运动。

频率:3～5 天/周的有氧运动,2～3 次/周的抗阻运动。

强度:从低-中等强度开始,循序渐进,逐渐增加至中-高强度的有氧运动[即:40%～80%的储备摄氧量(VO_2R)或心率储备(HRR),主观疲劳感觉(RPE)12～16 分],中等或较大强度的抗阻运动(即:60%～80%1-RM)。

时间:每天持续 30～60 min 的持续性有氧运动或间歇运动,需保证超过每天 10 min,每天 30～60 min。抗阻运动需保证至少 1 组,每组重复 8～12 次。

方式:以有氧运动为重点,如步行、慢跑、骑车和游泳。抗阻运动可使用器械或自由负重,作为有氧运动的补充。这些训练计划应该由 8～10 种涉及全身主要肌肉群的不同训练动作组成。

注意事项:① 运动应该循序渐进,根据病人情况逐渐加大强度、延长时间。② 根据病人的血压控制情况、降压药物调整情况、药物副作用和并发症等调整运动处方。任何运动处方中的运动进度都应是循序渐进的,尤其是高血压病人更应注意这一点。③ 抗阻运动应避免 Valsalva 动作。④ 每次运动前应有 5～15 min 的准备活动(即小强度的有氧运动和伸展性体操,如:步行、慢跑、太极拳等),以防止机体因突然承受较大强度运动而出现意外及肌肉、韧带、关节等损伤。结束后应有 5～10 min 的整理活动(如:散步、放松体操、自我按摩等),以防止因突然停止运动而出现头晕、恶心、虚脱等症状。⑤ 钙离子拮抗剂、β-受体阻滞剂及扩血管药物可能会引起运动后血压突然降低或体位性低血压,需延长整理活动时间,密切监控血压变化直到血压恢复正常水平。⑥ 超重或肥胖的高血压患者的运动处方应着重以降压减重为目的。

二、急性心肌梗死

1. Ⅰ期(急性期,住院期的运动康复)

内容:早期的离床活动(包括床上、床旁活动)和病房内外的活动,不建议进行抗阻运动。从床上的被动运动开始,逐步过渡到坐位、坐位双脚悬吊在床边、床旁站立、床旁行走、病室内步行以及上 1 层楼梯或固定踏车训练。其中根据患者病情,鼓励患者床旁坐位如厕,避免卧位如厕增加心肌氧耗量。CABG 患者需进行呼吸训练,预防肺部感染。

强度:低～较低强度的康复训练(心率较静息心率增加 20 bpm 左右或 RPE 评分＜12 分)。如果运动或日常活动后心率增加＞20 bpm,患者感觉费力,则应减少运动量或日常活动。

频率、时间、方式:见表 2 - 4 - 1。

表 2 - 4 - 1　Ⅰ期心肌梗死患者活动类型与强度

234

	代谢当量(METs)	活动类型	心率反应适合水平(与静息心率比较)
第 1 步	1～2	被动运动;缓慢翻身、坐起;床边椅子坐立、床边坐便	增加 5～15 bpm
第 2 步	2～3	床边坐位热身;床旁行走	增加 10～15 bpm
第 3 步	2～3	床旁站立热身;大厅走动每次 5～10 min,每天 2～3 次	增加 10～20 bpm
第 4 步	3～4	站立热身;大厅走动每次 5～10 min,每天 3～4 次;上一层楼梯或固定踏车训练;坐位淋浴	增加 15～25 bpm

注意事项:① 临床实践中可根据患者对康复运动的反应和能力做出个体化的调整术后恢复良好的患者,可以提前第 4 步,制定下一步Ⅱ期运动康复计划。对于病情较重、对其中某一步有异常反应时,应将每一步或某一步延长,直到不再出现异常反应时,再进行下一步;② 对心肌梗死后心绞痛,有严重的合并症(如严重感染、糖尿病、血栓和栓塞症、急性心包炎、呼吸功能或肾衰竭等)和并发症(如严重心律失常、心源性休克、心力衰竭等)时,应减少活动或推迟至病情稳定后再开始进入康复程序;③ 患者的运动康复训练应在心电、血压监护下进行,运动量控制在 HRmax-HRrest＝20 bpm 左右,且患者 RPE 评

分<12 分。

2. Ⅱ期(出院早期门诊康复)应根据心肺负荷试验制定运动处方。

内容:有氧运动、抗阻运动、柔韧性训练

频率:3~7 天/周的有氧运动,2~3 天/周或隔日一次的抗阻运动,3~5 天/周的柔韧性训练。

强度:较低~中等强度的有氧运动(即:40%~60% VO_2 max,RPE 评分 12~14 分),中等强度的抗阻运动(即:RPE 评分 12~14 分),有牵拉感觉同时不感觉疼痛的柔韧性训练。

时间:有氧运动开始时 10 min×2 次/天,逐渐增加至 20~30 min×2 次/天,稳定期为 30~60 min×1 次/天。抗阻运动应注意训练前必须有 5~10 min 的有氧运动热身或单纯的抗阻训练热身运动。柔韧性训练 10~15 min×1 次/天。

方式:进行推进大肌群持续性有韵律的有氧运动,如步行、慢跑、游泳、自行车等。抗阻运动需每次训练 8~10 组肌群,躯体上部和下部肌群可交替训练。柔韧性训练应缓慢、循序渐进地进行,逐渐加大活动范围,每一部位拉伸时间 6~15 s,逐渐增加到 30 s,如可耐受可增加到 90 s,期间正常呼吸,每个动作重复 3~5 次。着重进行有增强肩部、腰部和腿部作用的柔韧性训练。尽可能在医院(住院或门诊)进行,有医学指导,有医疗监护。

注意事项:

① 每次运动前应有 5~10 min 的准备活动(即小强度的有氧运动和伸展性体操,如:步行、慢跑、太极拳等),以放松、伸展肌肉,提高关节活动度和心血管适应性,防止突然的运动诱发心血管事件及运动型损伤。结束后应有 5~10 min 的整理活动(即慢节奏有氧运动的延续或柔韧性训练),促进运动系统的血液缓慢回到心脏,防止心脏负荷突然增加而诱发的心血管事件;② 抗阻运动应避免 Valsalva 动作;③ 根据运动负荷试验测得的 METmax 及目标活动时的 METs 值,评估患者最大运动能力和活动的安全性,指导患者日常生活活动,早日回归社会。尽可能在社区组织进行,医疗监护不必直接在现场。

3. Ⅲ期(维持期门诊康复)

与Ⅱ期运动处方相似,是Ⅱ期康复的延续。关键在于维持已形成的健康生活方式和运动习惯。包括有氧运动、抗阻运动和柔韧性训练,需在复查心肺运动试验的基础上调整运动强度。可根据患者条件,选用高强度间歇训练方法。

三、心绞痛/PCI 术后

1. Ⅰ期(院内康复)

内容:有氧运动

频率:早期阶段(住院的第 1~3 天):2~4 次/天、后期阶段(住院第 4 天开始):2 次/天。通常康复干预于入院 24 h 内开始,如果病情不稳定,应延迟至 3~7 天后进行。

强度:根据患者不同情况调整运动强度的上限。

① 无症状时尽量坚持;② 6~20 级的 RPE 评分≤13;③ 急性心肌梗死行 PCI 术后以 HR≤120 bpm 或以静息心率(HRrest)超过 20 bpm 为上限

时间:开始时在能耐受的范围内进行间歇运动,每组持续 3~5 min,间歇期患者可根据自己的情况选择慢走(或完全休息),且休息时间短于每段运动的时间,尝试以 2 : 1 的运动/休息时间比进行,当运动持续达 10~15 min 时,逐渐增加强度至能够忍受的程度。

方式:患者可以逐渐从自理活动增加到 3~4 次/天、短到中距离的 50~500 步(15~152 m)最小限度或无协助的慢走,直至可以完成步行活动以外的活动。

2. Ⅱ期(住院或门诊早期康复)

内容:有氧运动、抗阻运动。

频率:一般 3~5 次/周,根据患者危险分层和自身情况也可增加到 5~7 次/周。热身部分时间约 5~10 min。

强度:较低或中等强度的运动训练,低危及训练后期可根据患者情况适当增加为较大强度有氧运动(即:40%~80% VO_2max 量,RPE 评分 12~16 分),以出现缺血症状(如缺血表现:心绞痛症状、缺血性 ST 段改变、缺血性心律失常、缺血性引起的血压升高或降低)的 80% 强度为上限。低危患者,开始时强度为最大运动能力的 55%~70%(即 55%~70%峰值 METs)或出现症状时的心率。中高危患者,频度和时间与低危患者一样,但开始时强度为最大运动能力的 50%(即 50%峰值 METs)以下逐渐增加。如果已知心绞痛或 PCI 术后患者的缺血阈值,则制定的运动强度所对应的心率应低于该缺血阈值 10 bpm 作为安全靶心率减少运动相关的心血管事件。对于稳定型心绞痛或心绞痛无干预可能者,在严密监护下可进行缺血阈以上强度的运动,以提高缺血阈值,改善侧支循环。

时间:10~60 min,最佳运动时间为 30~60 min(不包括热身和结束整理时间,热身时间约 5~10 min)。对于刚发生心血管事件的患者,开始时,运动时间可控制在 5~10 min,每次增加 1~5 min 的有氧运动时间,或每次增加的时间为每周的 10%~20%,最终达到 30~60 min 的运动时间。根据患者的运动能力可采取连续运动或间歇运动。

方式:耐力型有氧运动为主,抗阻运动为辅。有氧运动包括步行、慢跑、骑自行车或健身车、游泳、有氧运动操及太极拳等。抗阻运动可采取弹力带等。

注意事项:① 每次运动前应有 5~10 min 的准备活动(即小强度的有氧运动和伸展性体操,如:步行、慢跑、太极拳等),以放松、伸展肌肉,提高关节活动度和心血管适应性,防止突然的运动诱发心血管事件及运动型损伤。结束后应有 5~10 min 的整理活动(即慢节奏有氧运动的延续或柔韧性训练),促进运动系统的血液缓慢回到心脏,防止心脏负荷突然增加而诱发的心血管事件。② 抗阻运动应避免 Valsalva 动作。③ 根据运动负荷试验测得的 METmax 及目标活动时 METs 值,评估患者最大运动能力和活动的安全性,指导患者日常生活活动,早日回归社会。

3. Ⅲ期康复(家庭社区康复)

与Ⅱ期康复训练相似,是Ⅱ期康复的延续。关键在于维持已形成的健康生活方式和运动习惯。包括有氧运动、抗阻运动和柔韧性训练,需在复查心肺运动试验的基础上调整运动强度。可根据患者条件,选用高强度间歇训练方法。

四、慢性稳定性心力衰竭

内容:有氧运动、抗阻运动、柔韧性训练。

强度:① 有氧运动:A. 开始早期:室内步行以 50～80 m/min×(5～10)min,或功率自行车以 10～20 W×(5～10)min 的运动强度开始;以自觉症状和身体表现为标准,1 个月左右缓慢增加强度;以静息心率增加 30 bpm(服用 β-受体阻滞剂患者以静息心率增加 20 bpm)为目标心率。B. 稳定期:较低～中等强度(即:40%～60% VO₂max、30%～50% HRR、50%～70%HRmax、RPE 评分 11～13 分),或以无氧代谢阈值(AT)水平的心率为目标心率的运动强度。② 抗阻运动:由低强度逐渐增加至较大强度抗阻运动。其中,上肢从 40%1RM 增至 70%1RM,下肢从 50%1RM 增至 70%1RM,分别重复 8～15 次,RPE 评分<15 分。每次训练保证动作正确,防止肌肉骨骼损伤。③ 柔韧性训练:一般关键肌肉群牵拉 3～5 次,每次 20～30 s。

频率:3～5 天/周(单纯有氧运动),或 2～3 天/周(有氧运动联合抗阻运动),且抗阻运动两次运动之间休息超过 48 小时。柔韧性训练:2～4 次/周。

时间:① 有氧运动:从 5～10 min/次×2 次/天逐渐增加至 20～30 min/次×2 次/天(包括 5～10 min 的热身和整理运动,即运动训练时间应超过 20 min)。而体力衰弱的患者,建议热身运动时间延长至 10～15 min。② 抗阻运动:每次运动仅推荐 1～2 组肌肉群,不超过 3 组,组间休息 30～120 s,每组重复 8～10 次,一般需要 20～25 min。③ 柔韧性训练:牵拉肌肉群和肌腱每次持续 20～30 s。

方式:步行(早期在心电监护下进行),功率自行车,轻缓的有氧体操,抗阻运动可采用包括自由举重/哑铃、踝部重量袋、弹力带、滑轮或力量训练机等。柔韧性训练包括动力拉伸和静力拉伸。有氧运动忌快跑、游泳、剧烈的有氧体操等。抗阻运动时动作正确,不屏气,避免 Valsalva 动作,一次训练一个主要肌肉群:主要有推胸练习、肩上推举、肱三头肌伸展、肱二头肌屈曲、下背部伸展训练、背阔肌下拉、腹部紧缩、股四头肌伸展、腿(腘筋)屈曲、小腿抬高。

注意事项:① 每次运动前应有 5～10 min 的准备活动(即小强度的有氧运动和伸展性体操,如:步行、慢跑、太极拳等),以防止机体因突然承受较大强度运动而出现意外及肌肉、韧带、关节等损伤。结束后应有 5～10 min 的整理活动(如:散步、放松体操、自我按摩等),以防止因突然停止运动而出现头晕、恶心、虚脱等症状;② 抗阻运动应避免Valsalva 动作;③ 根据患者临床用药的调整及症状变化及时调整运动处方,运动中密切监测血压、心率变化及患者出现的症状,必要时停止运动;④ 对于心功能明显降低的患者,近年来采用 HIIT,即高强度间隙性训练,如 20 s/40 s(负荷/休息)其原理是短时间高强度刺激外周,在心脏负荷增大之前,运动已停止;⑤ 对于心衰严重者,建议运动时监测指脉氧饱和度。

五、左心室辅助装置(LVAD)

1. 植入前康复

应参照心力衰竭患者康复指南。一些急性血流动力学不稳定和/或近期心力衰竭的患者若已经熟悉运动模式和训练课程,能够迅速开始训练计划,而由于长期久坐不动引起骨骼肌萎缩或不耐受运动的患者可能需要一种更慢、更谨慎的方法。

2. 植入后康复

LVAD 植入后,患者因住院时间延长后出现衰弱,严重心力衰竭导致的功能限制,胸骨预防措施,以及持续的液体过载,围术期并发症(如中风),是急性期患者进行心脏康复的原因。

当代 LVAD 的连续流动设备能够提高流量达到 10 L/min,可以提高患者运动时的心输出量。与心脏移植后比较,LVAD 植入 3～6 个月后体能有明显的提高。植入时间越长,运动效果越好。理想情况下,LVAD 接受者应尽快启动锻炼计划。早期动员的最终目的是预防卧床休息引起的术后并发症,最大限度地减少活动能力丧失,提高独立性,促进呼吸机脱机。

LVAD 植入后需要遵循一系列循序渐进的康复步骤:病人应该首先由物理治疗师评估,由康复师制定个体化的治疗方案。到目前为止,没有大型前瞻性的运动试验评估 LVADs 患者准确的训练效果。因此,最佳的训练处方还没有建立。运动主要包括被动和主动,并辅以有效的呼吸训练,以促进肺部分泌物廓清。一旦患者能够站立,则可开始步行训练,最初可在患者房间内进行,逐渐进展至在病房间的公共区域中。

内容:有氧运动为主,辅以呼吸训练,开胸手术超过 12 周的患者可以加以抗阻运动。

强度:中等强度(即:RPE 评分 11～13 分)。

频率:3～5 次/周。

时间:由 20～30 min/次逐步增加至 30～40 min/次。

方式:一旦患者能够站立,则可开始步行训练。待血流动力学稳定动后,可采用快走、功率车、平板跑步机、较轻松的健美操等。

注意事项:遵循循序渐进的原则。应有心血管专科医师直接参与。

由于新的 LVAD 模型中有非搏动性血流,听诊血压评估既困难又不可靠。取而代之的是,临床医生可能考虑通过超声测量平均动脉血压。如果 LVAD 患者失去意识,记住不要做胸外按压,这点是非常重要的,因为这可能会损坏 LVAD,弄乱连接心脏上的导线。致命性心律失常时可执行紧急除颤,不过,大多数的 LVAD 患者都配备了植入型的心律转复除颤器(ICD)。

虽然有研究讨论了 LVAD 放置后患者状态的结果,但所有类型的 VAD(如 RVAD 和 BIVAD)都需要探索安全有效的运动参数。未来的研究需要基于更大的患者群体,包括随机对照试验在内的高质量研究,来建立一个标准的运动训练方案。

随着越来越多的晚期心力衰竭患者接受 LVAD 植入,作为心脏康复的一部分,康复师必须成为 LVAD 患者运动生理学、医学管理和康复方面的专家。LVAD 放置后的生理变化会增加出血、血栓栓塞和卒中的风险,但也会提高心脏和呼吸效率,从而改善晚期心力衰竭患者的运动耐受性和功能。对于这些患者群体来说,康复是安全的,但需要足够的知识、培训和 LVAD 护理资源,并为患者自行管理该设备设定适当的目标。工作人员的培训和舒适的设备是住院病人康复的成功关键。医疗管理涉及高级心力衰竭优化、MAP(平均动脉压)、创面护理监测、抗凝。预防如出血、血栓栓塞、中风和感染等并发症是关键。需要与植入设备的医疗中心和 LVAD 团队密切配合,在设备出现故障或其他并发症时进行故障排除,以及安排快速再入院。尽管医学上的复杂性,LVAD 患者在急性住院康复后的预后与其他认知、功能和生活质量良好的长期心脏康复的人群相当。

六、动脉粥样硬化症

内容:有氧运动。

强度:中等～较大强度(即:5～8 METs,50%～80%VO$_2$max,60%～85%HRmax)。

频率:3～5 次/周。

时间:30～60 min/次。

方式:快走、慢跑、骑自行车、登山等。

注意事项:① 每次运动前应有 5～10 min 的准备活动(即小强度的有氧运动和伸展性体操,如:步行、慢跑、太极拳等),以防止机体因突然承受较大强度运动而出现意外及肌肉、韧带、关节等损伤。结束后应有 5～10 min 的整理活动(如:散步、放松体操、自我按摩等),以防止因突然停止运动而出现头晕、恶心、虚脱等症状。② 在运动程序开始前,需采集所有患者的完整病史并进行体格检查,以评价神经系统并发症和运动禁忌证。每个患者开始运动前接受心电图运动负荷试验,评估患者的运动能力和对运动的心血管反应。③ 当患者在训练时出现心率、血压、血氧饱和度的明显变化,或出现明显胸闷、气短、晕厥、胸痛时,应停止或调整训练强度。

七、老龄心血管疾病

老年高龄心血管病患者有其本身的生理特点,如反应慢,恢复期长,合并症多,以及运动系统脆弱容易造成运动损伤。

内容:有氧运动、抗阻运动。

强度:较低～较大强度的有氧运动(即:50%～80%的运动耐量),中等～较大强度的抗阻运动(即:50%～80%1RM)。

频率:① 有氧运动:3～5 日/周;② 抗阻运动:2～3 日/周。

时间:① 有氧运动:20～60 min/次;② 抗阻运动:每次运动 1～2 组肌群,不超过3 组,每组 8～15 次,避免屏气或力竭运动。

方式:有氧运动包括步行、骑脚踏车、划船等连续性或间歇性运动训练;抗阻运动包括弹力带、举哑铃、拉力器等。

注意事项:① 每次运动前应有 5～15 min 的准备活动(即小强度的有氧运动和伸展性体操,如:步行、慢跑、太极拳等),以防止机体因突然承受较大强度运动而出现意外及肌肉、韧带、关节等损伤。结束后应有 5～10 min 的整理活动(如:散步、放松体操、自我按摩等),以防止因突然停止运动而出现头晕、恶心、虚脱等症状。② 抗阻运动应避免Valsalva 动作。③ 应考虑到老年人的肌肉骨骼功能日渐衰退,活动能力下降,反应迟钝,短时记忆力减退,平衡功能下降,感官能力下降以及并存的疾病较多,应做好负面防滑处理,运动设备增加安全配件,如上下自行车时有可供踩踏的凳子,保证足够的活动空间、时间,关注日常生活能力、感兴趣的娱乐活动、独立生活能力等。

八、糖尿病

内容:有氧运动、抗阻运动。

强度:中等强度的有氧运动(即:40%～60%VO$_2$R、RPE 评分 11～14),参与规律运动的患者可以根据自身情况提高有氧运动强度至较大强度(即：$>60\%VO_2R$)。

频率：有氧运动：3～7 日/周。

时间：>10 min/次，>150 min/周。

方式：强调动员大肌肉群有节奏的、持续性运动。鼓励没有禁忌证、视网膜病和近期激光治疗的糖尿病病人和糖尿病前期人群进行抗阻训练。

注意事项：① 每次运动前应有 5～10 min 的准备活动(即小强度的有氧运动和伸展性体操，如：步行、慢跑、太极拳等)，以防止机体因突然承受较大强度运动而出现意外及肌肉、韧带、关节等损伤。结束后应有 5～10 min 的整理活动(如：散步、放松体操、自我按摩等)，以防止因突然停止运动而出现头晕、恶心、虚脱等症状。② 抗阻运动应避免 Valsalva 动作。③ 考虑患者降糖药及胰岛素使用情况，包括药物使用时间、剂量，运动前后监测血糖。运动中密切关注患者症状，防止出现低血糖症状，如头痛、颤抖、虚弱、异常出汗、神经质、焦虑、口唇和手发麻、饥饿等。配备葡萄糖 1 袋(20 g)。

九、脂代谢紊乱

内容：有氧运动、抗阻运动。

强度：中等至较大强度的有氧运动(即：40%～$75\%VO_2R$ 或 HRR)，参与规律运动的患者可以根据自身情况提高有氧运动强度至较大强度(即：$>60\%VO_2R$)。

频率：5～7 日/周。

时间：30～60 min/d。或增加运动时间至 50～60 min 以促进减重及维持体重。

方式：以动员大肌肉群的有氧运动为主，适量抗阻运动为辅。

注意事项：① 每次运动前应有 5～10 min 的准备活动(即小强度的有氧运动和伸展性体操，如：步行、慢跑、太极拳等)，以防止机体因突然承受较大强度运动而出现意外及肌肉、韧带、关节等损伤。结束后应有 5～10 min 的整理活动(如：散步、放松体操、自我按摩等)，以防止因突然停止运动而出现头晕、恶心、虚脱等症状。② 抗阻运动应避免 Valsalva 动作。③ 注意患者降脂药(如：他汀类药物)服用情况，询问患者是否有肌肉酸痛和肌肉无力降脂药物，关注其在运动期间是否有异常的肌肉酸痛等情况出现。

十、代谢综合征

内容：有氧运动、抗阻运动。

强度：由中等强度(即：40%～$60\%VO_2R$ 或 HRR)的运动开始，逐步增加至中等、较大强度(即：50%～$75\%VO_2R$ 或 HRR)的运动。

频率：5～7 日/周。

时间：由 150 min/周或 30 min/d，7 日/周逐渐增加至 300 min/周或 50～60 min/d，5 日/周。也可根据患者个人情况逐渐增加运动时间至 60～90 min/d，以促进减重及维持体重。

方式：以动员大肌肉群的有氧运动为主，适量抗阻运动为辅。

注意事项：① 每次运动前应有 5～10 min 的准备活动(即小强度的有氧运动和伸展性体操，如：步行、慢跑、太极拳等)，以防止机体因突然承受较大强度运动而出现意外及肌肉、韧带、关节等损伤。结束后应有 5～10 min 的整理活动(如：散步、放松体操、自我按摩等)，以防止因突然停止运动而出现头晕、恶心、虚脱等症状。② 抗阻运动应避免

Valsalva 动作。③ 在制订运动处方时应注意代谢综合征多种疾病的影响和病人的健康状况,制订运动处方的目的是降低 CVD 和 DM 相关的多种危险因素并降低体重。

十一、超重和肥胖

内容:有氧运动、抗阻运动和柔韧性练习

强度:由中等强度(即:40%~60%VO$_2$R 或 HRR)开始,逐步增加至中等、较大强度(即:≥60%VO$_2$R 或 HRR)的运动。

频率:5~7 日/周

时间:由 30 min/d,150 min/w,逐渐增加至 60 min/d,300 min/w。在运动初期也可选择每次>10 min 的间歇运动。

方式:以动员大肌肉群的有氧运动为主,适量抗阻运动和柔韧性练习为辅。

注意事项:① 每次运动前应有 5~10 min 的准备活动(即小强度的有氧运动和伸展性体操,如:步行、慢跑、太极拳等),以防止机体因突然承受较大强度运动而出现意外及肌肉、韧带、关节等损伤。结束后应有 5~10 min 的整理活动(如:散步、放松体操、自我按摩等),以防止因突然停止运动而出现头晕、恶心、虚脱等症状。② 抗阻运动应避免 Valsalva 动作。严重肥胖者,应该注意运动时体重对运动系统的不良作用,如步行或跑步时对膝关节的影响。可以考虑有承重设备的运动,如踏车功率计。

第十一节　不同类型心脏康复的选择

一、心脏康复和门诊心脏康复

心脏康复是通过综合的康复医疗,包括采用主动积极的身体、心理、行为和社会活动的训练与再训练,改善心血管功能,在生理、心理、社会、职业和娱乐等方面达到较佳的功能状态,使病人在身体、精神、职业和社会活动等方面恢复正常和接近正常。同时强调积极干预心脏病危险因素,阻止或延缓疾病的发展过程,减轻残疾和减少再次发作的危险。

随着人们对冠心病认识的提高,发现该病是多重危险因素综合作用的结果,既包括不可改变的因素(如年龄和性别),也包括可以改变的因素(如血脂异常、高血压、糖尿病和吸烟等)。而且冠心病造成的损害不仅仅局限在心脏部位,同时也包括了对肺功能下降、全身骨骼肌功能损害、活动能力下降、心理障碍等等。因此,通过综合的心脏康复治疗可以减轻患者的症状,提高参与体力活动和社会活动的能力,改善整体的生活质量。因此,冠心病的治疗不能仅仅局限于急性期的药物,手术或者介入治疗,而应该在冠心病的稳定期开展一系列综合的心脏康复治疗。

一般情况下,心脏康复的实施包括 2 种方式,一种是住院康复模式,一种是门诊康复模式。从康复内容的角度,这两种方法并没有明显的区别,只是住院康复的病人在整个康复的周期内同其他住院病人一样住在医院里进行康复;而门诊康复病人住在自己家里,每天到门诊进行相关的康复治疗。

二、门诊心脏康复同住院心脏康复的比较

门诊康复是一种心血管病人的康复方式,与住院的心血管病人相比具有相同康复效果从某种程度上说是住院病人康复治疗的一部分。在医院没有床位,不需要住院。门诊和住院病人的指征是相同的,门诊和住院病人的康复治疗方法是相同的,但是门诊病人和住院病人的康复治疗有着不同的要求。

1. 门诊心脏康复的优点

(1) 接近于家庭:在现实社会生活中进行康复。门诊心脏康复的病人每天像正常人一样生活,有着熟悉的生活环境,保持和家人的密切联系,有家庭、亲友和朋友们的支持,同时也有完整的社交交际,并可以保持一定的保持工作状态。

(2) 鼓励病人对自己负责的精神:门诊心脏康复往往能够调动病人对康复治疗的积极性,病人能够过正常人的生活,病人能够更多的自我约束、自我管理。病人能够每天在活动和康复之间平稳过渡。有利于病人保持良好的心态,去除焦虑情绪。

(3) 紧凑的个人治疗方案:门诊康复的病人往往有较好的治疗氛围,能够根据病情分小组治疗,有着较为高效的治疗程序,保持与康复人员的频繁接触。

(4) 高度的安全性:门诊心脏康复有着同样的安全性,治疗科室一般比较靠近急诊科或与急诊科整合在一起,易于到达急诊室,有专业的医护人员进行治疗。

(5) 与康复后的治疗调养紧密结合:心脏康复是一个长期过程,最终还要依靠病人在家庭和社区的康复。门诊康复有利于病人更好地适应,理解康复过程。并且来源于同一科、诊室的病人容易联合形成心脏康复小组,易于长期坚持康复。也能与医护人员更好交流,方便转往长期康复治疗中心。

(6) 更高的成本效率:门诊心脏康复相比而言更加简便易行,但需要临床各个部门的协作,也方便于转院治疗。

2. 门诊心脏康复的缺点

(1) 必要条件:门诊心脏康复的开展需要有一定的基本条件,包括家庭条件,居住地同医院的距离,同时也容易受到人口流动性的影响。受到地理条件的限制比较大。

(2) 治疗的病人的相关信息可能会有所缺失,病人流动性较大,不易长期坚持。

3. 门诊心脏康复的效果与成本效益核算

许多研究已经表明,门诊心脏康复同住院心脏康复的效果没有差异,甚至有研究证实门诊心脏康复的效果在某些方面优于住院心脏康复。总体上说,门诊和住院心脏康复都能明显的降低心血管病发病率和病死率,提高了人们的生活或生命质量,对生存的诠释不再是单纯的时间延长或苟延残喘地活着,而是通过减少残障率,使人们获得继续工作,创造价值,体现自我的心理满足,精神世界豁然开朗。从长期看,两种康复的方法都可以大大减少被动治疗所需费用,提高花费一效应比,不但节省个人、单位的经费开支,也是对社会的主动贡献。研究表明,心脏康复对于心脏病患者具有广泛的社会和经济效益。现有资料的统计学分析,通过对 8 440 例冠心病患者的康复程序追踪显示,与没有进行康复治疗的患者相比,所有原因死亡率降低 20%~27%,而冠心病死亡率减少 31%,致残率降低 20%。门诊康复同心脏康复相比,病人的活动能力更强,生活质量感觉更高,精神的愉悦程度更高,更加能够重返社会和工作岗位。研究还表明,参加门诊心脏康复

治疗的病人,其死亡风险和 3 年再梗死的风险相比没有康复的病人更低。与心脏康复治疗相关的生存获益越到后期越高。美国门诊心脏康复的病人平均 2～3 个月后就能够重返工作岗位。

从经济的角度上看,门诊心脏康复的费用更低,同一个病人在德国门诊康复的费用比住院康复低 30％左右,从长期和发病人群来看,这是一笔非常大的费用。在我国尤其如此,门诊心脏康复的费用更易被病人和家庭接受。

主要参考文献

[1] 美国运动医学学会.ACSM 运动测试与运动处方指南(第十版)[M].王正珍,译.北京:北京体育大学出版社,235 - 237.

[2] 中国康复医学会心血管病专业委员会.中国心脏康复与二级预防指南 2018 精要[J].中华内科杂志,2018,57(11):9.

[3] 中华医学会心血管病学分会预防学组,中国康复医学会心血管病专业委员会.冠心病患者运动治疗中国专家共识[J].中华心血管病杂志,2015,43(7):575 - 588.

[4] 丁荣晶,吕安康,等.心血管患者戒烟处方中国专家共识[J].中华心血管病杂志,2013,41(增刊 1):9 - 148.

[5] 中华医学会心血管病学分会,中国康复医学会心血管病专业委员会,中国老年学学会心脑血管病专业委员会.冠心病康复与二级预防中国专家共识[J].中华心血管病杂志,2013,41(4):267 - 275.

[6] 胡大一.中国心血管疾病康复/二级预防指南[M].北京:北京科学技术出版社,2015.

[7] 庄琦,毛家亮,李春波,等.躯体化症状自评量表的初步编制及信度和效度研究[J].中华行为医学与脑科学杂志,2010,19(9):847 - 849.

[8] Lichtman J H, Bigger J T Jr. Blumenthal J A, et al. Depression and coronary heart disease, recommendations for screening, referral, and treatment: a science advisory from the American Heart Association Prevention Committee of the Council on cardiovascular Nursing, Council on Clinical Cardiology, Council on Epidemiology and Prevention, and Interdisciplinary Council on quality of care and outcomes research: endorsed by the American Psychiatric Association. Circulation[J], 2008, 118:1768 - 1775.

[9] Yang Y, Ding R, Hu D, et al. Reliability and validity of a Chinese version of the HADS for screening depression and anxiety in psycho-cardiological outpatients[J]. Compr Psychiatry, 2014, 55(1):215 - 220.

[10] 黄希庭.人格心理学[M].杭州:浙江教育出版社,2002.

[11] 沈渔邨.精神病学[M].5 版.北京:人民卫生出版社,2009.

[12] 解亚宁,戴晓阳.实用心理测验[M].北京:中国医药科技出版社,2006.

第一节　早期康复

一、早期康复的重要性

根据心脏康复的分级,本章节所提到的早期康复,即为心脏Ⅰ期康复(急性期心脏康复),包括心脏内科一期康复及心脏大血管外科Ⅰ期康复。

急性期心脏康复的目的是:避免并发症,及早向离床活动过渡,使用个体化合理的康复处方,帮助患者完成基本生活自理能力相关的活动,向Ⅱ期康复过渡。而在急性期心脏康复时,我们面临的最大的两个问题是:何时开始康复,以及如何进行安全的训练。

1. 制动产生的危害

过往的对于急性期心脏病患者的临床处理是:嘱患者卧床休息,避免危险。但是,无论是心内科住院期患者,还是心脏外科术后患者,长期卧床或制动,都可能会造成患者各系统功能下降和(或)产生各种并发症。轻者降低患者心肺耐力水平、影响生活质量,重者可能导致患者病情加重、延长住院周期、甚至导致残障或死亡(尤其是心功能、综合情况较差,或心脏大手术术后患者)。导致患者产生制动的原因,见表 2-5-1。

表 2-5-1　导致患者产生制动的原因

1. 患者接受镇静剂	
2. 特殊治疗措施	a. 连接人工机械通气支持
	b. 使用持续性血液透析治疗
	c. 进行主动脉气囊反搏治疗
	d. 患者身体连接导管、电线(影响活动或患者因管线产生的心理制约)
3. 病危初期	a. 虚弱状态、疼痛、恐惧
	b. 血流动力学不稳定
4. 高龄尤甚	

某些患者因病情危急,需要入住 ICU,因为制动,可能产生 ICU 获得性衰弱综合征(ICU-acquired weakness,ICU-AW)。ICU-AW 是 ICU 患者常见的一种获得性神经肌

肉功能障碍疾病,由于引起后果重(并发症多,致残率、死亡率高),临床发现病例数越来越多,越来越被临床所关注。其症状表现为无明显原因的四肢不对等性肌无力、下肢重于上肢、反射消失。多数研究证明,早期康复介入是有效预防、改善该综合征的手段,在排除患者风险的情况下,越早介入,制动对患者的影响越小(Ⅰ级 A 类)。制动对各系统产生的影响,见表 2 - 5 - 2。

表 2 - 5 - 2　制动对各系统的影响

影响系统	表现
骨骼肌系统	1. 肌组织改变: ◆ 肌纤维数量几乎无变化 ◆ 制动 48 h:肌肉组织开始出现废用性萎缩 ◆ 制动 72 h:肌纤维蛋白溶解出现,尤其是下肢肌群 ◆ 膈肌病变速率是骨骼肌的 6~8 倍,可在机械通气>8 h 出现病变
	2. 肌力↓: ◆ 完全制动下,每天肌力下降 1%~1.5% ◆ 第一周肌力下降最快,约可达 40%
	3. 肌耐力↓: ◆ 肌肉峰值耗氧量↓(VO_2max) ◆ 肌肉血供↓
	4. 骨质改变: ◆ 下肢骨骼影响明显 ◆ 骨质吸收↑ ◆ 骨结构改变:骨小梁>骨密质 ◆ 骨质疏松↑
心血管系统	1. 心肌质量改变:心肌厚度↓(短期内不会出现)
	2. 血流动力学改变: ◆ 静息血压↓:静息心率↑、血管收缩度↓ ◆ 全身血流阻力↓ ◆ 循环血量↓ ◆ 肺血管压↓ ◆ 卧床 2~4 周后:心搏出量↓
	3. 静息心率↑、活动心率反应↑、副交感活跃度↑
	4. 血管内皮压力反应↓、直立反应迟钝 ◆ 完全制动 3~4 d 即出现 ◆ 对血压改变反应↓ ◆ 易发生体位性低血压 ◆ 体位改变后,血压忽高忽低
	5. 静脉血栓栓塞症风险↑

影响系统	表现
呼吸系统	1. 肺内状态改变: ◆ 功能性残气量↓ ◆ 肺不张可能性↑ ◆ 肺容积↓:前胸阔塌陷、膈肌失去重力性辅助效应 ◆ 制动:肺与胸廓顺应性↓ ◆ 肺活量↓ ◆ 通气/灌注比↓
	2. 呼吸肌力量↓: ◆ 膈肌↓尤为明显
	3. 分泌物潴留: ◆ 平卧位腹肌初长度拉长,降低咳嗽效能 ◆ 肺内分泌物向重力方向沉积 ◆ 纤毛清除能力↓
泌尿系统	泌尿系统炎症可能性↑:导尿管留置、制动
消化系统	◆ 积食、反流 ◆ 腹胀、便秘:肠道机械动力↓
代谢变化	◆ 代谢缓慢 ◆ 高血钙 ◆ 骨质疏松
免疫系统	抗炎因子↓
神经系统	◆ 谵妄可能性↑、时间↑ ◆ 睡眠—觉醒周期紊乱 ◆ 异常心理现象:焦虑、抑郁 ◆ 认知水平↓、感觉异常
皮肤	压疮可能性↑

2. 早期康复介入的效应与安全性

（1）心内科早期康复的效应与安全性:心肌梗死是心内科最常见适应证之一,并逐渐成为我国致死率排名较高的疾病之一。患者发生急性心肌梗死（acute myocardial infarction,AMI）,进行经皮冠状动脉介入治疗（percutaneous coronary intervention,PCI）后,如不进行合适的康复治疗,或康复介入时期过迟,仍可能发生严重问题。

PCI后,心肌有一个适应再灌注和重建期,以及血管床改善的过程,早期康复训练可有益于这一过程,因此可以预防支架术后的血栓形成。运动是预防血栓形成的重要方式,合理的康复训练,既可避免术后血栓形成,还可以预防术后心力衰竭、心律失常、肺部感染等并发症（Ⅰ级A类）。

其次,PCI术后虽然可以解决该支堵塞冠脉的狭窄问题,但是冠心病患者粥样硬化的生物学进程是PCI不能逆转的变化,多数研究已证明康复训练可改善患者血管内皮功能,冠心病患者PCI术后早期进行康复训练是非常必要的。同时,患者虽然进行了PCI治疗,但还是可能因为不完全血运重建,或微血管病变导致心绞痛发生,早期康复的介入可以通过运动对血供改善的效应,降低心绞痛发生的次数与时长,预防恶心心绞痛的发生(Ⅰ级A类)。

有研究指出,运动可以改善左心室功能,而并非传统概念中的运动增加心肌耗氧量、恶化心功能(Ⅰ级A类)。并且,运动可降低交感神经兴奋性,提高副交感兴奋性,可有效降低快速性室性心律失常,降低心源性猝死风险(Ⅱ级B类)。

很多患者在术前即存在心肺耐力水平下降,术后因为虚弱,运动耐受度更低,影响术后生活质量。早期康复介入可以因人而异的设定运动处方,帮助患者逐渐提高运动耐量,改善日常生活能力(activities of daily living,ADL)。多数患者在术前就可能存在焦虑、抑郁等心理问题,术后精神压力进一步增加。早期进行康复训练,可增加多巴胺分泌,改善患者异常心理问题,促进患者更好地进行自我管理,增加二级预防能效性。

除此以外,心力衰竭患者脱离急性期后开始早期康复训练,可改善神经—激素系统效应,降低血管紧张素、醛固酮释放。这一效应可以降低血管阻力、减少病理重构,达到提高左室充盈度、改善心肌收缩功能,最终提高心输出量,促进心力衰竭恢复(Ⅱ级C类)。

其他心脏相关疾病,如心肌炎、心包炎、心内膜炎、风心病等,在临床治疗改善急性期症状、无进一步疾病进展后(通过心肌酶谱、心超、心电图检查),评估排除风险后,应尽早开始康复训练流程。

心脏辅助设备(心脏起搏器、植入式转复除颤器、左室辅助装置)植入术后,患者由于心输出量与异位起搏等问题改善,心脏器质性问题对运动耐量的影响降低,早期运动安全性大大提高。为了改善心肺耐力水平、提高患者活动表现、生活质量,更应早期进行康复训练,帮助患者重归社会、家庭。

(2)心脏大血管外科围术期早期康复的效应与安全性:心脏瓣膜疾病由于长期血流动力学改变,影响患者心肺耐力,术前即对患者造成活动影响,围术期康复训练对患者预防术后并发症、改善心肺耐力、提高生活质量水平是非常重要的。随着快速康复外科(enhanced recovery after surgery,ERAS)的概念在全球推广,围术期康复训练作为其中的重要环节,越来越得到临床的重视。根据各国ERAS指南,高危患者需要术前即进行一段时间的预防性康复训练,即使是低危患者,也应至少进行入院宣教和一次性术前康复训练指导。

心脏围术期康复不仅只包括术后康复,择期手术患者,尤其是高危患者〔心脏康复患者危险分层见第三节,围术期气道高危风险可参考《多学科围手术期气道管理中国专家共识(2018版)》〕,进行术前预康复训练是非常重要的。术前预康复可大大降低患者术中、术后风险。

围术期康复介入对手术患者的效应,主要在于:① 预防术后并发症;② 减少侵入性干预措施、缩短介入时间;③ 降低麻醉对机体的影响;④ 促进术后疼痛管理效应,减少不必要镇痛使用;⑤ 改善机体氧合效应、促进对氧的转运和利用;⑥ 缩短住院时间、降低医疗花费;⑦ 通过宣教使者理解手术相关问题、增进患者自我管理能力、促进患者尽快回归正常生活。

除此以外,心脏手术的围手术期康复介入,还可产生心脏专科性效应。心脏术后患者进行早期康复训练,可改善患者生活质量、减少心血管事件发生概率(Ⅰ级A类)。根据北美、日本心脏康复指南中提出,冠状动脉旁路移植术(coronary artery bypass grafting,CABG)后、心脏瓣膜术后进行早期康复训练,可改善患者的自觉症状与运动耐量(Ⅰ级A类)。

心脏移植术后的患者,由于术前长期心功能障碍、心肺耐力水平低下,术后早期进行康复训练是非常必要的。心脏移植术后患者进行早期康复训练,可有效降低术后肺部并发症、改善移植后心排量、心肺耐力水平,提高运动最大心率、增加最大耗氧量和最大负荷量。还能较术前降低患者静息心率、延长运动时到达AT的时间(Ⅱ级B类)。

血管性外科手术的患者,同样适用于心脏外科ERAS早期康复。动脉瘤患者术前因安全性制动(降低活动量、防止破裂)和患者心理问题,术前即存在活动能力下降。尤其是主动脉夹层患者,病情凶险,术前和术后24~48 h制动可能性大,并发症风险进一步增高。早期心脏康复介入可以降低静息和活动时外周血管阻力,改善冠脉和外周动脉血管内皮功能(Ⅱ级C类)。

胸带固定等限制胸廓活动、或制动等情况,会影响患者运动耐量的恢复,甚至增加并发症风险(Ⅱ级C类)。心脏术后,若无禁忌证情况下,应尽早开展康复训练。早期康复训练对心脏外科术后患者功能的影响,如表2-5-3所示。

表2-5-3 早期康复训练对心脏外科术后患者功能的影响

改善方面	原理与表现
1. 改善心血管危险因素	➢ 术后早期康复可改善血压、脂类(HDL-C、总胆固醇、三酰甘油)、血糖、胰岛素抵抗
2. 改善心功能、外周循环	➢ 术后第一天开始介入康复训练,可增加每搏量,同时通过对骨骼肌的改善,共同促进外周血流量
3. 改善CABG术后血管通畅性	➢ 活动可增加血流对血管的剪切力,促进tPA活性,降低PAI-1抗原表达、活性;运动降脂
4. 改善自主神经兴奋性	➢ 活动能改善自主神经活性,通过降低交感兴奋性、提高副交感兴奋性,减少心律失常发生,降低静息心率预防心力衰竭
5. 提高运动耐量	➢ 通过运动提高心率、$VO_2 max$、肺通气量、血管舒张功能、降低VE/VCO_2 slope,同时可改善骨骼肌效能 通过提高机体的效能,降低同等负荷下的耗氧量及心脏负荷
6. 改善呼吸系统功能	➢ 术后早期康复可通过增加肺通气量、改善气道廓清能力,降低术后肺部感染概率;同时提高摄氧量,改善心肌供血
7. 改善异常心理情况	➢ 运动可促进多巴胺分泌,同时通过运动耐量改善、减少术后并发症,改善患者术后焦虑、抑郁
8. 改善生活质量	➢ 术后早期康复训练,可促进患者进行过渡性离床活动,降低制动产生的风险,并提高患者术后生活质量

(3)静脉血栓栓塞症与早期康复:静脉血栓栓塞症(venous thromboembolism,VTE)包括是深静脉血栓形成(deep venous thromboembolism,DVT)和肺血栓栓塞症

（pulmonary thromboembolism，PTE）。PTE 是以体循环内血栓阻塞肺动脉或其分支为其发病原因的一组疾病或临床综合征，制动或外科手术患者具有较高的发病风险。由于 PTE 发现较难、诊断难、治疗难、致残致死率高，需要提高警惕性是心内科重症与心脏外科术后常见的严重并发症。

传统观念认为，运动是造成体循环栓子脱落、诱发肺栓塞的原因，故有 PTE 风险的患者需要制动；同时发生 PTE 后，需要长时间绝对制动。运动确实有可能诱发肺栓塞，但是合理、合适的早期活动，其实往往是预防 PTE 的重要方式之一。相对于运动预防 PTE，运动诱发 PTE 属于小概率事件；同时使用适宜的运动处方，基本不会诱发 PTE。新鲜血栓运动时脱落风险较高，应与血管科认真交流，患肢运动不宜过早。除了抗凝治疗、弹力长袜等措施以外，应密切医学监视，必要时装防护网，避免患肢剧烈运动，密切观察病人情况，一旦出现相应的症状，则应首先排除或确定 PTE 对 DVT 患者应做仔细的心脏超声检查，以排除如房间隔缺损等造成逆行栓塞导致中风等。

ESC2018 共识：《急性深静脉血栓形成的诊断和管理》中提出，制动是诱发 VTE 的风险之一。根据中华医学会呼吸病学分会的《肺血栓栓塞症诊治与预防指南（2018 版）》指出，VTE 的预防包括：基本预防、药物预防、机械预防，其中基本预防中包括注意活动。内科住院患者推荐进行 Padua 评分，进行 VTE 风险分级，推荐通过早期活动预防 VTE。对于急性 PTE，若血流动力学稳定，在充分抗凝的基础上，建议尽早下床活动（Ⅱ级 C 类）。

二、早期心脏运动康复的禁忌证

安全、有效的治疗，离不开治疗前、中、后，治疗人员精准、及时的评估，评估是贯穿整个治疗流程的。进行治疗前，需排除治疗禁忌证与相关风险因素。早期心脏康复介入绝对禁忌证与相对禁忌证，见表 2 - 5 - 4。

表 2 - 5 - 4　早期心脏康复介入绝对禁忌证与相对禁忌证

绝对 禁忌证	◆ 急性冠脉综合征早期（<48 h） ◆ 急性心力衰竭（血流动力学不稳定） ◆ 近期发生心肌缺血：运动会导致骨骼肌和心肌"夺氧"现象，影响心肌恢复，甚至造成新发心肌梗死 ◆ 急性心肌炎、心包炎 ◆ 未控制的高血压 ◆ Ⅲ度房室传导阻滞 ◆ 严重梗阻性肥厚型心肌病 ◆ 心内血栓 ◆ 急性全身性疾病 ◆ 确认 DVT 和肺栓塞（轻微肺栓塞与肌间静脉血栓不影响） ◆ 近期发生急性心肌梗死 ◆ 血栓性静脉炎 ◆ 新发房颤、房扑 ◆ 高危糖尿病 ◆ 进行性呼吸困难加重 ◆ 进展性肺部感染 ◆ 合并急性肾衰竭 ◆ 低负荷训练即出现严重心肌缺血状态

相对禁忌证	◆ 训练当天体重增加＞1.8 kg ◆ 运动时收缩压降低 20 mmHg ◆ NYHA 心功能分级Ⅳ级 ◆ 接受持续、间断性多巴酚丁胺治疗 ◆ 出现复杂性室性心律失常 ◆ 手术切口状态不佳,应避免对此处不利的运动 ◆ 任何原因引起的休克伴有乳酸 4 mmol/L 以上

三、开始早期心脏康复的实施流程

1. 开始早期心脏康复的指征

根据《中国心脏康复与二级预防指南(2018 版)》,我国心血管病急性期住院时间在 7 天左右。Ⅰ期康复的目标为:① 缩短住院时间;② 促进日常生活能力及运动能力的恢复;③ 增加患者信心,避免异常心理症状出现,④ 避免不必要卧床造成的不利影响:术后肺部感染、血栓栓塞并发症、运动耐量减退、低血容量;⑤ 指导术后生活活动;⑥ 持续戒烟处方;⑦ 为Ⅱ期康复做准备。

患者开始训练的首要指征在于:疾病无新发进展、生命体征稳定、血流动力学稳定。在康复介入之前,需评估排除训练绝对禁忌证后,应尽早开始个体化、针对性的康复训练。相对指征为:① 过去 8 h 内未发生新、再发胸痛;② 肌钙蛋白水平无进一步升高;③ 未出现新的心功能失代偿,未出现静息时呼吸困难伴湿啰音;④ 未出现新发心律失常或心电图缺血改变;⑤ 50 bpm≤静息心率≤110 bpm;⑥ 静息血压:收缩压≤150 mmHg、≥90 mmHg,舒张压≤100 mmHg、≥60 mmHg;⑦ SPO_2≥95%;⑧ 呼吸频率≤35 bpm。

Ⅰ期康复所有进行早期心脏康复的患者,无论是心内科还是心脏大血管外科,在排除绝对禁忌证后,应根据患者危险分层,进行个体化合适的早期康复运动处方的设定,以确保安全。危险分层见第二部分第三章。除此以外,由于心内科、心外科临床治疗方法的特异性,治疗流程应有所区别,详见下述。

2. 当日不适合、暂停训练的指征

患者处于亚急性期时,虽然已经可以进行康复治疗介入,但因病情相对危重、变化频繁,甚至每日都会出现病情恶化或改善。治疗人员在进行每日训练前,需积极查阅患者当日临床检查参数,积极与患者管床医生进行交流沟通,确定患者病情变化情况,或有无特殊临床治疗介入。同时,每日治疗前,还需对患者进行安全性评估,确定患者当日是否适合介入治疗;并根据患者当日情况,及时调整运动处方。

(1) 当日不适合进行训练的指征:为了确保治疗安全、运动量合适,治疗人员在治疗时可利用医疗设备对患者进行生命体征监控,如使用床边、移动监护仪,或至少使用指脉氧夹。每日、每次训练前,治疗人员需记录患者静息状态下基础生命体征参数(HR、RR、SPO_2、BP),以便在训练过程中监测患者状态,及时调整合适的运动量。若患者治疗前即出现下表各参数时,当日不可进行康复训练。当日禁止康复训练的具体参数标准,见表 2-5-5。

表 2 - 5 - 5　当日禁止康复训练的具体参数标准

相应参数	具体数值
静息心率	HR≤40 bpm 或≥100 bpm
血压	◆ 收缩压>180 mmHg ◆ MAP<65 mmHg 或>110 mmHg
氧饱和度	SPO₂≤90%
机械通气	◆ 吸入氧浓度(FiO₂)≥0.6 ◆ 呼气末正压(PEEP)≥10 cmH₂O
呼吸频率	RR>40 bpm 或<5 bpm
镇静等级评分	RASS 评分>3 bpm,或≤−4 bpm
强心药剂量	◆ 多巴胺≥10 mg/(kg·min) ◆ 去甲/肾上腺素≥0.1 mg/(kg·min)
当日体温	≥38.5 ℃或≤36 ℃
呼吸机	FiO₂≥60%,PEEP≥10 cmH₂O

（2）中止训练指征：患者不能耐受当前训练强度时,会出现生命体征变化,这些我们可以通过监护仪和呼吸机观察到。同时我们还需要注意一些主观指征,出现这些指征往往也说明患者已经力竭或不能耐受当前训练强度。

在治疗中,患者出现运动不耐受的指征时,需暂停治疗、进行休息与观测。患者短暂休息后,若生命体征恢复至接近静息状态,可继续进行治疗;若休息后不能恢复、出现情况持续加重时,及时向管床医生、手术医生汇报,并及时记录当日情况与参数。中止训练指征,见表 2 - 5 - 6。

表 2 - 5 - 6　中止训练指征

客观参数	心率	◆ HR≤40 bpm,或≥120 bpm ◆ 心率>年龄预测最大 HR 的 70% ◆ 心内科运动峰值心率:静息心率+20 bpm ◆ 心外科运动峰值心率:静息心率+30 bpm ◆ 比安静心率下降 20%
	血压	◆ 收缩压>180 mmHg ◆ MAP<65 mmHg 或>110 mmHg ◆ 出现体位性低血压 ◆ 收缩压、舒张压下降 20%
	呼吸频率	RR>40 bpm,或<5 bpm
	氧饱和度	SPO₂<88%～90%,下降 4%
	呼吸机	出现人机不同步
	气道	◆ 听到主气道痰鸣音,吸痰或咳嗽后继续 ◆ 患者主观咳嗽欲望明显,1 次连续咳嗽>10 个

主观参数	意识状态	意识、认知水平降低,出现反应迟钝
	出汗	患者明显出汗
	异常面色	面色异常红润、苍白、口唇发绀
	疼痛	治疗不应引起任何明显疼痛
	疲劳	改良主观疲劳量表(Rating of Perceived Exertion,RPE)>13 分

3. 心内科早期康复实施流程

(1) 急性心肌梗死早期康复流程(PCI 术后):美国 PCI 术后康复一般在 1 周,超过 1 周患者病情不适合出院,则进入Ⅱ期继续康复。我国常规 PCI 的Ⅰ期康复结束一般在术后 4～7 天,以缓解急性症状、并恢复到 3～4 METs 作为出院目标。应当注意的是,康复宣教其实是贯穿整个康复训练全程的,详见第二节。国内 PCI 术后临床路径,见表 2-5-7。PCI 术后早期康复训练流程示意图如图 2-5-1。

表 2-5-7　国内 PCI 术后临床路径

	第一阶段	第二阶段	第三阶段	第四阶段	第五阶段	第六阶段
病程(术后)	第 1 天	第 2 天	第 3 天	第 4 天	第 5 天	第 6～7 天
能耗	1～2 METs	1～2 METs	2～3 METs	3～4 METs	3～5 METs	4～5 METs
生活自理	术后 12 h 绝对卧床,辅助进食,术后 18 h 离床活动过渡	自主进食,辅助洗漱,离床活动过渡,使用马桶	独立坐位适应,站位适应,基础生活自理,卫生间如厕,离床活动 1～3 h	辅助擦洗,离床活动 2～4 h	离床活动增加至 3～5 h,自主擦洗	生活大部分自理,正常日常生活
步行训练、肢体训练	① 穿刺部位加压包扎 12 h ② 术后 12 h 开始体位适应训练 ③ 呼吸训练 ④ 被动活动穿刺侧,主动辅助活动非穿刺侧	① 床上呼吸操训练 ② 主动活动非穿刺侧,穿刺侧主动辅助活动 ③ 床边坐位训练每次 20 min,2～3 次/天	① 坐位体操训练 ② 非穿刺侧抗阻训练 ③ 站位训练,床边迈步训练,床边步行 10～50 m	① 站位体操训练 ② 抗阻训练,注意保护穿刺侧 ③ 病房内慢速步行 50～100 m ④ 尝试爬楼	① 病区内步行 200～300 m ② 上下 1 层楼梯	① 病区内步行 300～500 m ② 上下 1、2 层楼梯
其他	康复宣教、股动脉制动较桡动脉更长	患者转出 CCU	最好在监测下训练(最低配置脉氧夹)	患者自我脉率监测	低水平运动试验	适合患者应进行 CPET 测试

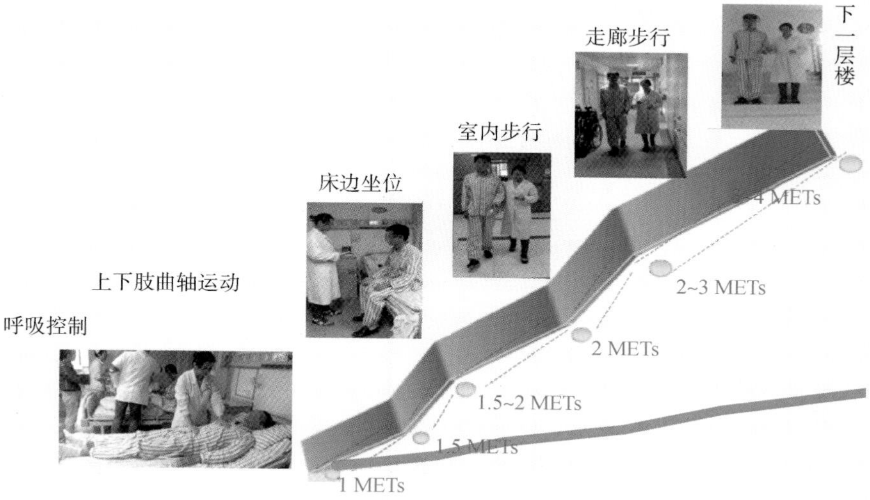

图 2-5-1 PCI 术后早期康复训练流程示意图

（2）心力衰竭、心肌炎症早期康复流程：发生急性心力衰竭后，自主神经变化是急性心力衰竭的重要代偿机制（具体机制见疾病章节），进行早期康复时，一定要注意监测心率、血压、患者疲劳度、异常表现等变化。急性期心力衰竭康复的主要目的在于：病情不稳定时，预防并发症、开展离床路径，为病情稳定后的康复训练做准备。

康复评估对训练处方的设定尤其重要，是避免风险和调整每日训练量的重要因素。特别需要注意的就是没有新发心力衰竭进展，其他相关评估同样重要，分为首次综合性评估和每日训练前评估。心力衰竭急性期康复前评估事项，见表 2-5-8。

表 2-5-8　心力衰竭急性期康复前评估事项

	基础病史	◆ 明确现病史、既往史： ➢ 心脏基础疾病 ➢ 肺部合并症/呼吸困难表现 ➢ 其他合并症：糖尿病、高血压、肝功能损害、肾病、内分泌疾病、心脑血管疾病等 ➢ 运动耐量：精准-处方-参考之前运动试验结果；相对强度-NYHA 分级 ➢ 既往住院史 ➢ 明确此次心力衰竭诱因
首次评估		
	用药记录	◆ 强心药使用期间，禁止主动、阻抗训练，或谨慎进行主动训练 ◆ 目前用药情况，有些用药会影响运动运动耐量 如：β-受体阻滞剂、钙拮抗剂、硝酸酯、他汀、曲美他嗪等（见临床章节）

首次评估	是否缺血	明确此次心力衰竭是否是缺血性,缺血性患者运动量设定需严格把控 (峰值运动心率、终止训练指标、遵循少量多次原则)
	血流动力学	◆ 心脏彩超 ◆ 心导管 ◆ 动脉血气
	影像学	X线片: ◆ 心影 ◆ 是否存在肺水肿、肺淤血 ◆ 胸腔积液
	心力衰竭量表	◆ 合并心梗:Killip 分级 ◆ Forrester 分级 ◆ Stevenson 分类法 ◆ Clinical Senaria 分类法
每日评估	心力衰竭指标	◆ 血 BNP/pro-BNP 值 ◆ 心梗患者需关注心肌酶谱
	心电图	12 导联心电图,监测是否有缺血、心律失常情况
	体液潴留	◆ 每日监测体重: ➢ 比昨天体重超过 2 kg,暂停治疗,汇报医生处理 ➢ 3 天总体重超过 2 kg,监测下谨慎训练、汇报医生处理 ➢ 7 天总体重超过 2 kg,监测下训练
	呼吸困难	◆ 呼吸频率≥35 bpm,当日暂停治疗 ◆ 静息下气短,分析原因,根据情况暂停治疗或谨慎训练 ◆ 运动下气短,监测下训练
	心力衰竭表现观测	出现以下情况,需高度观测心力衰竭指标: ➢ 肺部湿啰音增多 ➢ 颈静脉怒张 ➢ 下肢水肿 ➢ 末端肢体发冷
	基础生命体征	见上文
	辅助治疗手段	明确辅助治疗手段是否会影响活动和训练: ➢ 体外膜氧合(extracorporeal membrane oxygenation,ECMO) ➢ IABP ➢ 连续性肾脏替代治疗(continuous renal replacement therapy,CRRT)

心力衰竭早期康复训练禁忌证见上文。运动强度:安静心率增加 20～30 bpm 作为训练靶心率(服用 β-受体阻滞剂患者强度稍低,安静心率增加不超过 20 bpm)。运动疲劳度控制在:11～12 分(RPE)。心力衰竭急性期康复训练流程,见表 2-5-9。

表2-5-9 心力衰竭急性期康复训练流程

阶段	1	2	3	4	5	6
训练场所	CCU/ICU内	CCU/ICU内	病房床边	病房内	病区\训练室	病区\训练室
活动水平	床上	端坐位	床边	病房内	病区(80 m)	病区
离床活动时间	床上改善体位	床上、床边坐位1 h	床边2 h	3 h	3~5 h	3~5 h
训练项目	➤ 体位改善 ➤ 呼吸训练 ➤ 床上被动活动 ➤ CPM，卧位自行车 ◆ 肺部感染患者持续肺康复训练、至症状改善	◆ (使用辅助设备)： ➤ 床上主动辅助活动（之后同前，后几阶段默认为未使用者） ➤ CPM ◆ (未使用 IABP/CRRT/ECMO患者)： 卧位自行车 床边坐位训练 呼吸训练 床边主动辅助活动 坐位呼吸操	➤ 坐位呼吸操 ➤ 独立坐位训练 ➤ 床边踩车 ➤ 站位训练 ➤ 迈步训练 ➤ 步行：床边10 m ➤ 轻微阻抗训练	➤ 坐、站位呼吸操 ➤ 床边踩车 ➤ 站位训练 ➤ 迈步训练 ➤ 步行：30 m×2~3次 ➤ 轻微阻抗训练	➤ 站位呼吸操 ➤ 十二导联监控下：功率自行车[(10~20)W/(5~10 min] ➤ 步行训练： ✓ 病区走廊50 m×4 ✓ 步行平板：以50~80 m/min 的速度×(5~10)min 轻微阻抗训练	➤ 站位呼吸操 ➤ 十二导联监控下：功率自行车[(10~20)W/(5~10)min] ➤ 步行训练： ✓ 病区走廊80 m×4 ✓ 步行平板：以50~80 m/min 的速度×(5~10)min 阻抗训练
进阶负荷试验	坐位	步行试验：自由速度10 m	步行试验：自由速度40 m	步行试验：自由速度80 m	步行试验：自由速度80 m×(2~3次)	低水平运动试验：6MWT

（注：训练在监护下进行，严格控制运动量、疲劳度）

心肌炎、心包炎、风心病等心脏炎性疾病患者,在炎症进展期,需严格禁止主动、抗阻训练,避免病情加重。但可进行体位改善、被动活动、呼吸训练,避免制动并发症,预防获得性萎弱综合征。经过临床治疗,病情不再进展后,早期康复同心力衰竭康复原则,训练时应严格注意运动强度,避免发生心律不齐等事件。风心病患者需要进行心脏赘生物稳定性评估,以免活动、训练造成栓子脱落,引发心脑血管事件。

(3)起搏器植入术后早期康复流程:起搏器植入后,可有效缓解或抑制慢性心律失常及心力衰竭对于患者的影响。但由于患者术前因心力衰竭或缺血性心脏病对活动造成限制,导致患者心肺耐力水平下降、活动能级下降,这些不是装完起搏器后就能解决的问题,康复训练才是解决这些问题的必要方式。同时,为了避免术后制动并发症,及术后上肢活动障碍,进行早期康复的意义极大。

起搏器植入术后早期康复可参考其他心内科早期康复流程进行。由于存在活动导致电极脱落的可能性,并且心律失常临床用药调整需要一段时间观察(药物会影响运动安全性和运动耐量),多数医疗机构的主要关注点与分歧点,在于术后活动和上肢活动限制。

术前宣教对于患者尤其重要(见下章讲解),可缓解患者术前紧张,并教导患者术后如何进行合理活动。

生活活动影响应在患者入院时,或至少在出院前充分告知患者及家属:① 起搏器植入术后,需使用沙袋压迫术口 4～6 h,并在 24 h 内严格观测术口情况,术后 7 天拆线。该手术创口小,术后疼痛对患者活动影响不大,但患者视觉疼痛评分(visual analogue scale,VAS)≥5 分时需告知医务人员,无伤口影响时,根据情况使用止痛措施。② 临时起搏器植入后,由于电极导线漂浮在心腔内,右侧卧位可能因为重力因素,导致电极导线脱出(起搏不良或感知障碍),故睡眠时采取左侧卧位;永久起搏器电极固定在心肌上,睡眠等体位变化不会造成影响。③ 为防止电极脱落,一般需术侧肩关节外展 90°位制动 1 周左右时间,嘱患者不可做过渡上举(肩前屈≥120°)或扩胸动作。④ 嘱患者不要抚弄起搏器,避免"旋弄综合征"(导线电极旋转、脱位,产生起搏障碍)。⑤ 为避免磁场、电流对起搏器的影响,嘱患者术后打电话用对侧手和耳朵接听,手机、收音机、任何含磁性物体,远离起搏器≥15 cm。⑥ 嘱患者出院后定期随访:首次随访在术后 1 个月,之后每 3 个月随访 1 次,至起搏器预期寿命终止前半年,可半年至 1 年随访 1 次;发现电池接近耗竭时,应及时住院更换;随访过程中出现不适、或发现问题应缩短随访间期。⑦ 保管好起搏器"身份证"以便出现突发状况时临床随诊。永久起搏器示意图见图 2-5-2。

建议:关于起搏器植入病人的日常活动和注意事项,需要遵循心血管医师的医嘱,必要时与心内科医师咨询。

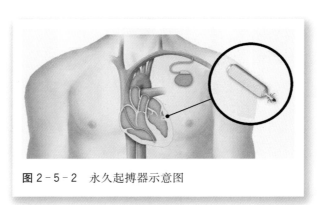

图 2-5-2 永久起搏器示意图

进行康复训练时注意事项：① 术后即可下床，下肢活动对患者无任何影响；老年患者、综合情况较差的患者，可进行循序渐进的离床训练。② 术后第一天上午进行深呼吸训练及体位改变训练。③ 术后 1 周内仍可能出现心律不齐，同时由于慢性心力衰竭的存在，康复训练尽量在心电监护下完成。④ 术后 1 周内避免运动中闭气，术侧上肢过度伸展活动（同上文），避免任何扩胸运动、躯干扭转运动（twist/对角线运动），无论健侧、患侧上肢的抗阻运动慎重进行；下肢运动方式不受限。⑤ 术后 2～3 周内，进行肩关节全范围训练指导，避免制动造成的肩关节活动受限，但术后半年内仍存在导线撕脱风险，需嘱患者注意。⑥ 术后及时进行运动试验对患者运动处方的精准设定非常重要，术后 3～4 天可在监控下进行低水平运动试验，术后 1 周根据患者情况进行 CPET 试验，可先从功率车开始。

四、心脏大血管外科围术期早期康复实施流程

1. 心脏大血管外科围术期早期康复的评估

在开始康复之前，需进行具体评估，除了患者基础生命体征以外，相应术式对患者的影响也应明确。术式、术中状态、麻醉、疼痛、围术期管理，均对患者术后康复的进行有很大影响。影响进行心脏大血管外科围术期早期康复需要注意的要素，如表 2-5-10 所示。

表 2-5-10　进行心脏大血管外科围术期早期康复需要注意的要素

手术基本信息	1. 手术类型：目的、部位、术式 2. 手术过程 ◆ 术中持续时间：>180 min，术后肺部感染高危 ◆ 体位：侧卧位非术侧可能因为压迫臂丛神经，术后影响活动
术中辅助措施	1. 麻醉情况：麻醉方式、镇静状态 2. 体外循环使用情况 3. ECMO 使用情况
术后躯体状态	1. 切口状态 ◆ 切口基本信息：纵/横/胸骨正中，切口长度、状态、位置 ◆ 缝合情况：缝合方式 ◆ 管线：引流数量、位置、方式、留置情况 ◆ 外固定情况：胸带，伤口敷料，包扎 2. 呼吸辅助 ◆ 有无人工机械通气支持：术后肺不张，肺部感染高危 ◆ 氧疗与湿化 3. 监测与基础生命体征 4. 连接管线
围术期管理	1. 患者异常心理状态：焦虑、抑郁 2. 体液平衡管理 3. 疼痛控制：包括术后镇痛使用状态 4. 是否高凝或存在出血风险 5. 体位管理与术后活跃情况

2. 心脏外科择期术围术期心脏康复流程

术前预康复训练,对降低术中、术后风险非常重要。由于篇幅问题,该章节仅表现流程,不详细讲解术前预康复训练具体内容。心脏外科择期手术术前预康复,可根据患者综合情况参考心内科相应疾病急性期、慢性期康复执行,但应注意风险评估与运动量把控。心脏外科择期手术围术期心脏康复流程,图2-5-3。

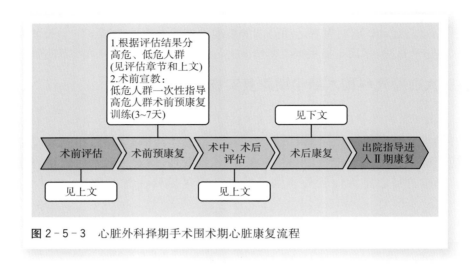

图 2-5-3　心脏外科择期手术围术期心脏康复流程

3. 心脏术后早期康复流程

术后第一天即可开始术后康复,但训练开始前,需明确以下几个问题:① 患者基础生命体征是否稳定;② 体温≤38.5 ℃,无进展性炎症;③ 无新发房颤、心房扑动;④ 无明显心包、胸腔积液;⑤ 训练前确认术口、其他切口、引流管、侵入性辅助设备的位置、情况,训练不会引起出血、渗液;⑥ 血红蛋白≥80 g/L;⑦ 患者疼痛情况,镇痛使用方式。

心脏术后早期康复流程,见表2-5-9。

根据不同手术类型、患者综合因素,考虑运动处方强度和具体阶段时间。例如CABG术后、大血管术后(胸、腹主动脉瘤)、瓣膜修补术后、左室辅助装置术后,在术后2~4天即可进行步行训练,而心脏移植或患者综合情况较差(合并症多、高龄),需根据患者病情进行进阶训练。

心脏术后康复注意事项:

(1)术后宣教到位,增强患者自我管理能力,避免异常心理(担忧、焦虑、抑郁)对生活和恢复的影响。

(2)非术前、术后存在呼吸系统并发症的患者,没有必要进行预防性呼吸物理治疗;但心脏术后患者多数都可能需要经历重症支持阶段,接受呼吸支持、不可避免长时间制动的患者,治疗师需在1~3阶段呼吸训练和气道廓清管理,改善氧的循环代谢、降低心肌负担、避免分泌物潴留造成呼吸系统并发症。患者可进行下床活动后,躯体活动对通气的改善远大于单纯呼吸训练,除非患者存在呼吸系统并发症,否则不必再继续进行呼吸训练。

表 2－5－11　心脏术后早期康复流程

阶段	1	2	3	4	5	6	7	8
训练地点	SICU	SICU	SICU/普通病房	SICU/普通病房	普通病房/治疗室	病区/治疗室	病区/治疗室	病区/治疗室
活动能级	卧床,床上体位转移	床边坐位(根据手术、综合情况)	独立坐位、床边站位、迈步训练	床边站位、迈步训练、床边步行	病房内步行	病区内步行	病区内步行	上下一层楼梯
生活活动	◆床上排便 ◆辅助清洁	◆床上排便 ◆辅助清洁	◆便盆 ◆床边清洁—注意切口	◆卫生间 ◆坐位清洁	◆生活基本自理		◆生活大部分自理	◆生活完全自理
康复训练	◆呼吸训练 ◆体位适应 ◆转移训练 ◆被动活动(意识不清、衰弱,术侧肢体) ◆主动辅助活动(非术侧、能配合) ◆器械运动~术侧不可(CPM,床上踩车)	◆呼吸训练 ◆床边坐位训练20 min×(1~2)次/日 ◆术侧被动活动 ◆非术侧主动辅助活动 ◆床上、床边辅助医疗体操	◆呼吸训练 ◆独立坐位训练20 min×(2~3)次/日 ◆迈步训练(站位可维持3 min) ◆术侧主动辅助活动、 ◆非术侧主动、抗阻训练 ◆坐位辅助医疗体操	◆床边站位训练、 ◆迈步训练、 ◆床边步行10 m/日(2~3)次/日(可使用助行器) ◆术侧主动辅助活动、 ◆非术侧部分抗阻训练 ◆坐、站位辅助、监护下医疗体操	◆病房内步行20~30 m×(2~3)次/日(衰弱、老年患者可使用助行器) ◆术侧监护下活动、 ◆非术侧部分抗阻训练 ◆站位监护下医疗体操	◆病区内步行80~100 m×(2~3)次/日(衰弱、老年患者可使用助行器) ◆术侧监护下活动 ◆非术侧部分抗阻训练 ◆站位监护、医疗体操、低水平运动试验	◆病区内步行200~500 m×(2~3)次/日(衰弱、老年患者可使用助行器) ◆治疗室内有氧活动为主的训练 ◆适合患者进行运动负荷试验	◆上下一层楼梯 ◆治疗室内有氧活动为主的训练 ◆适合患者进行运动负荷试验 ◆出院宣教

（3）注意活动不要引起侵入性辅助设备的移动（有创呼吸机管路、IABP、漂浮导管、引流管）。

（4）术侧肢体：术后1～2日内注意适当制动、活动需极其注意，但末端泵式运动还需完成，避免 VTE 风险；术后半年内需注意避免一定程度的阻抗活动。

（5）切口与引流管：胸骨正中切口的患者，早期康复不可做扩胸运动和螺旋对角运动，避免伤口对位不齐、渗血，造成术后伤口愈合缓慢、骨不连等情况。存在引流的患者，胸部引流患者，避免单独性上肢外展<100°，必要时行前屈联合外展，防止引流管松脱；腹部切口、引流患者注意避免体位、活动引起的腹压过高，尤其是瓣膜修补术和夹层术后患者。

（6）训练中要注意尽量避免任何闭气行为，患者在训练过程中不应出现 RPE≥13 分、明显气喘、不适的情况。合理利用多种形式进行训练，但应严格把控运动量（参考上文禁忌、终止训练部分）。

（7）主动脉瓣修复术后1周，训练时需持续监测生命体征，尤其是血压监控，避免活动引起的血压过高，造成缝合线裂开。

（8）患者出院前进行出院指导是非常必要的，为患者进入Ⅱ期心脏康复或Ⅲ期心脏康复做准备。患者必须了解，手术做完不是治疗的终点，术后还需长期、持续进行监控、回访，以及康复训练（意义见宣教章节）。出院指导还可以规避患者归家活动可能造成的风险，改善患者自我管理能力、降低患者术后异常心理活动对生活的影响。

4. 心脏移植术后早期康复注意事项

根据美国器官获取和移植网络 2008—2015 年数据显示，心脏移植术后一年存活率在 89.8%～91.2%（IA 级），术后5年存活率在 77.8%～79.1%（IA 级）。围术期康复及后期持续性康复，对心移植患者存活率十分重要。

心脏移植术前规范性康复训练非常重要（尤其是心肺联合移植患者）：配型等待供体需要时间，术前训练可有效增加术前存活率和生活质量；术前患者存在心肺功能障碍，术前康复可降低术中、术后并发症和死亡率。心脏移植术前康复可参照严重的冠心病、以及心力衰竭患者Ⅱ期康复。

影响心脏移植术后患者活动和运动训练比较重要的因素有以下几点：

（1）最重要的在于移植时切除了神经，由于神经的切断，患者会出现自主神经障碍，导致自主神经-肾素-醛固酮系统减弱，安静心率增加、心率储备下降，同时运动峰值心率低于正常值的 20%～30%，患者需使用儿茶酚胺调整心率与血压。早期康复训练时，应严格监护下进行，并需注意运动强度应选择中等以下（1日内少量多次训练为佳），峰值运动心率不应超过安静心率＋20 bpm，REP 在 11～13 分内、甚至更低（不应出现明显疲劳感）。

（2）除此以外，由于术后排异反应（排异高峰期为术后第二个月），患者会出现低热、无力，有可能出现心动过缓及心律失常等现象。活动正常，并临床治疗稳定时，康复训练应正常进行。运动时应时刻注意防止强度过大造成的心律失常，或训练中心率快速下降 10 bpm，应及时中止训练（预防心排量降低引起的低血容量性休克）。

（3）患者术前因为心功能低下，活动受限，骨骼肌系统也受到影响，术后恢复比其他心脏疾病患者需要更多的时间。同时在移植后，可能会出现外周氧循环下降，骨骼肌活动会受到一定限制。为了改善骨骼肌状态，除了有氧训练，阻抗训练也是不可替代的，早期可以因地制宜地进行低强度阻抗训练（利用病房内 250 ml、500 ml 水袋、后期进展至低强度弹力带、抗自身重力）。

（4）心脏移植术后训练各阶段时间较长于其他心脏术后患者，但运动方式无明显差异性。第 3～4 阶段时，可循序渐进的通过更低水平的负荷试验确定患者运动量（如起站走，100 m，200 m 步行试验，2 min、6 min 步行试验，逐渐过渡到运动负荷试验—先从功率车开始）。

第二节　向离床活动过渡的主、辅助训练技术

一、被动活动

患者处于阶段 1 时，因病情原因意识不清或身体虚弱不能进行肢体活动，这样可能产生一系列制动并发症（见上一节），并影响患者恢复速率、增加病重率及死亡率。为防止这些不利因素的出现，同时促进患者恢复，医护人员需尽早进行被动活动介入。

被动活动主要的目的在于：① 预防、减缓四肢肢体因制动产生的肌肉萎缩、神经肌肉病变；② 维持关节正常活动度，避免重力、体位、其他因素引起的肌腱挛缩，关节变形；③ 通过活动预防、减缓制动导致的骨质疏松；避免制动引起的压疮。被动活动介入的方式分为医护人员人工参与的肢体辅助活动，以及器械辅助活动。

1. 人工肢体辅助活动

人工肢体辅助活动的目标是：四肢术侧肢体、术口限制、侵入性辅助治疗设备限制活动以外，应尽量做到上肢肩关节、肘关节、腕关节，下肢髋关节、膝关节、踝关节各轴向活动均需在被动活动中完成。

被动活动的原则是：中等速度匀速完成各关节活动轴向、尽量全范围活动。对治疗师的要求是：活动时禁忌双手均为动力手，一侧手为动力手，负责给予该肢体活动的动力；一侧手为辅助手，控制、保护活动的肢体处于其关节腔内，活动时不产生附属运动，感知该活动关节活动范围终末端产生的弹性、刚性阻力，避免不恰当活动或过度活动产生损伤。

进行被动活动前，治疗师还需充分评估，以免出现医疗事件。心脏早期康复被动活动前评估事项，见表 2-5-12。

被动活动处方为：每日 2 次，每次每关节、每活动轴向各活动 2 组，每组 15～20 个动作。具体活动轴向为：肩关节前屈、内收/外展；肘关节屈伸、旋前/后；腕关节屈伸，掌指关节屈伸；髋关节屈伸、内收/外展；膝关节屈伸；踝关节背/跖屈。

需要注意的是，意识不清或使用镇静剂、肌松药的患者，被动活动不可活动到当前情况下的 PROM 水平。此状态下患者软组织松弛，当前情况下的 PROM 非生理状态下 PROM，若活动到终末端，可能导致软组织损伤。

被动活动一般不会对患者造成病情影响,但治疗时仍需严密观测监护设施,若出现生命体征波动,及时中止治疗。

表 2 - 5 - 12　心脏早期康复被动活动前评估事项

心内科	PCI 术后	➤ 经桡动脉:术后加压包扎 8~10 h 期间,术侧上肢肩关节、肘关节制动,腕关节辅助缓慢活动;之后 24 h 被动活动谨慎屈肘、旋前、旋后 ➤ 经股动脉:术后加压包扎 12~15 h 期间,术侧下肢髋关节、膝关节制动,踝关节辅助缓慢踝泵;之后 24 h 被动活动谨慎屈髋
	起搏器植入术后	术侧上肢: ➤ 避免扩胸、牵伸、胸廓扭转动作 ➤ 前屈≤140°,避免前屈联合外展动作>110°
心外科	CABG 术后	注意取血管的肢体,活动时避免造成术口出血 ➤ 桡动脉 ➤ 乳内动脉:避免牵伸胸廓动作 ➤ 大隐静脉
	胸骨正中切口	避免扩胸、胸廓扭转动作
	左室辅助装置	➤ 外置式避免 30°~45°体位 ➤ 避免扩胸、牵伸、胸廓扭转动作 ➤ 前屈≤140°,避免前屈联合外展动作>110°
	腹主动脉瘤	➤ 避免躯干前屈 60°以上体位 ➤ 避免任何腹腔压力增高体位
辅助侵入设备	输液	输液临近关节避免过度屈伸、旋转,以免肌肉泵活动影响输液,或挤出输液针
	人工机械通气	活动上肢时,注意避免移动机械通气管道,尤其是有创式管道,避免气切管道松动、滑出
	◆IABP ◆CRRT	术侧下肢: ➤ 治疗期间尽量避免髋关节活动,在未上机时完成被动活动 ➤ 治疗期间完成踝泵活动 ◇CRRT 术口为颈静脉时,术侧上肢活动基本不影响,注意活动不要拉扯管线
其他	影响活动的合并症、既往史	明确入院前是否存在任何影响活动的并发症: ➤ 神经肌肉功能障碍:肌张力、肌肉挛缩 ➤ 骨折史 ➤ 骨质疏松高风险
	高凝	(长期制动高凝、创伤性高凝),D-二聚体>2 mg/L 的患者,如果凝血五项检查中,还有其他 1~2 两项存在指标超过正常范围的情况,需进行下肢深静脉彩超排除 VTE 风险
	出血倾向	(植入支架、术后使用抗凝),避免因活动过量产生 DIC

2. 器械辅助活动

（1）卧位电动自行车：患者在虚弱或意识不清时，可采用机械被动活动帮助其维持关节活动度、避免肌肉萎缩、肌腱挛缩。但目前国际对于萎弱患者或意识不清患者是否可以使用 CPM 锻炼产生了部分质疑，部分研究认为，患者意识不清时行 CPM 可能导致出现牵拉伤。

行卧位电动自行车锻炼前，需根据患者胫骨长度调节卧位自行车下肢托距，粘牢胫骨、踝部、足部固定器，避免产生附属运动。患者存在部分活动能力时，可采用部分辅助模式。

运动处方：每日 2 次，每次 20～30 min。

禁忌证：血流动力学不稳定，PCI 术口为下肢，CABG 术使用大隐静脉，行 IABP、CRRT 治疗时。

（2）神经肌肉电刺激：神经肌肉电刺激（neuromuscular electrical stimulation，NMES）是一种通过脉冲电流被动刺激患者肌腹，达到目标肌肉被动活动的治疗方式。大量研究证实，患者可能产生制动的期间进行神经肌肉电刺激治疗，可以帮助患者预防、减缓肌肉萎缩，维持关节活动度。尤其是慢性心脏疾病患者，由于心功能对活动的制约，多数患者存在肌肉功能障碍，尤其下肢重于上肢，早期介入 NMES 是非常有意义的。

心脏康复患者进行 NMES 治疗的目标肌肉主要是股四头肌，除非患者在入院前存在长期活动受限、上肢也受到影响，否则不进行上肢 NMES 治疗。

操作要求：

① 患者取舒适体位，暴露治疗位点。

② 连接电极线与电极片，并置两电极片于目标肌肉运动点上（股四头肌为髌骨上缘 5～10 cm），两电极片之间距离不宜过远，也不宜过近（至少 0.5 cm），电极片不可置于伤口或皮肤不完整、红肿处。

③ 两电极片不应靠近其他需要电源的辅助设备（起搏器植入患者的左上肢尽量不要进行 NMES）。

④ 启动电源，缓慢调节至可引起肌肉明显收缩并不引起疼痛的强度（意识不清患者一般强度设为常规治疗强度，或根据该肢体出现目标动作、且生命体征稳定）。

⑤ 治疗过程中不可随意取下电极片，注意固定患者肢体，避免移动造成治疗影响或电击伤。

⑥ 治疗前观察监护仪，记录患者静息生命体征，治疗过程中不应引起心率、血压升高、减少 10～20 个单位，若出现以上情况或患者疼痛反应，应及时停止治疗。

NMES 的运动处方为：每日 2 次，每次每部位 20 min，设置电流频率 60 Hz，脉冲宽度 200 μs，输出波形为方波，强度 0～60 mA，波升/波降比为 1 s/1 s，通电断电比为 5 s/5 s。

禁忌证：血流动力学不稳定，治疗区域皮肤不完整、不能耐受电流，治疗区域附近存在其他电子辅助治疗设施。

二、呼吸训练

一般而言呼吸训练主要包括基础呼吸训练、有效咳嗽、使用器械的呼吸训练。脱机困难的患者还需进行吸气肌阻抗训练和气道廓清技术,若患者存在肺不张情况,应增加肺复张训练(辅助、主动)。

需要注意的是,如果患者术前、术后未出现呼吸功能障碍(包括肺部感染),不需进行呼吸功能锻炼。还要注意的是,呼吸训练不仅限于肺部靶向性训练,全身性有氧训练的效应(改善全身氧运、循环)远大于单纯进行肺部靶向性训练,患者一旦综合情况稳定、能耐受肢体活动时,应尽早进行肢体、全身性训练。

1. 基础呼吸训练

基础呼吸训练可帮助患者改善氧运、缓解运动造成的呼吸急促,吸气时使用膈式呼吸,呼气时使用缩唇呼气。膈肌参与的腹式呼吸,强调吸气时膈肌主动参与效应,由于该呼吸方式比胸式呼吸做功低、潮气量、通气灌注比优,推荐在心脏早期康复患者中使用。呼气时强调缩唇呼气,能提高呼气期支气管内压力,防止小气道过早塌陷闭塞,有利于肺泡气的排出。同时缩唇呼气可防止气管的过早塌陷,是有效排出痰液的重要因素。

其要点可总结为如下几句口诀:思想集中,全身放松;先呼后吸,吸鼓呼瘪;呼时经口,吸时经鼻;细呼深吸,不可用力。吸与呼时间之比为1:2,慢慢地呼气达到1:5作为目标。为了增加膈肌参与的效应,治疗人员或患者,可将一侧手置于上腹部,诱导吸气时腹部隆起,膈肌下沉,气流向低容量肺段移动,该技术在国际上称为 SCOOP 技术。SCOOP 诱导膈式深呼吸技术,图 2-5-4。

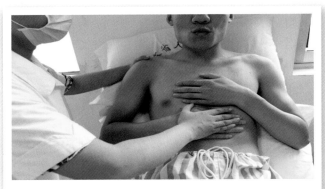

图 2-5-4 SCOOP 诱导膈式深呼吸技术

2. 气道廓清技术

气道廓清技术是帮助患者有效排出肺内分泌物的一系列技术总称,因篇幅问题本章节仅介绍心脏早期康复常用的有效咳嗽与主动呼吸循环技术。

(1)有效咳嗽

存在肺部感染、肺淤血、肺部合并症的患者,学会有效咳嗽非常重要。单个有效咳嗽流程如下:① 嘱患者做深吸气;② 达到必要吸气容量后短暂闭气(急性期病情未缓解、缺血性心脏病、不宜做闭气,做深长吸气即可),关闭声门,适当维持肺内压;③ 咳嗽前,维持腹内压以促进胸膜腔内压进一步增加(腹主动脉瘤、腹部存在侵入性辅助设备、腹压高、或腹部存在术口时,不可进行腹内压维持);④ 尽量用力呼气,产生高呼气流速;⑤ 开放声门,嘴唇放松,咳出爆发性气流。

需要注意的是,肺部感染急性加重期或术后1周内,治疗师应每天指导、监管患者咳嗽,严格控制咳嗽强度,避免患者过度用力或无效咳嗽,以免造成风险或分泌物清除无效。

当患者咳嗽力弱时,教会患者辅助手法或治疗师进行辅助很重要。治疗师可通过胸部叩击与胸廓震颤、前胸廓按压(胸廓存在术口时,不可行任何胸廓辅助技术)、腹部推压(腹主动脉瘤、腹部存在侵入性辅助设备、腹压高、或腹部存在术口时,不可进行)。使用排痰促进机器(如机械振动排痰、肺内叩击、呼气正压等)也可帮助患者排痰,但急性期患者病情不稳定、血流动力学不稳定、肺淤血时,不可进行。腹部加压辅助咳嗽,见图2-5-5。

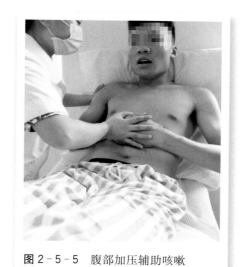

图 2-5-5 腹部加压辅助咳嗽

(2) 主动呼吸循环技术

该技术可有效清除支气管分泌物、改善肺容积,同时不加重低氧血症(胸部叩击可能造成)。该技术由三个子技术组成:胸廓扩张、用力呼气技术、呼吸控制。治疗人员可根据患者综合情况,选择构成方式,并进行反复循环。

胸廓扩张操作方法为:将患者或治疗师的手置于被鼓励进行胸部运动的那部分胸壁上,通过本体感觉刺激,进一步促进胸部扩张、增加该部分肺通气及胸壁运动;在呼气相时,治疗师可进行胸部摇动、振动手法,进一步松动痰液。

用力呼气技术:由一到两个"呵气"组成,"呵气"动作类似于对玻璃吹雾或呼气清洁眼镜。通过呵气,可使更多外周分泌物随呼气气流向上级气道移动,当分泌物到达更大、更近端的气道时,通过呵气或咳嗽可排除分泌物。

呼吸控制是介于两个主动部分之间的休息间歇:鼓励患者放松上胸部和肩部,按自身的速度和深度进行潮式呼吸。为防止气道痉挛,各阶段间须进行呼吸控制。

一种主动呼吸循环技术流程图,如图 2-5-6 所示。

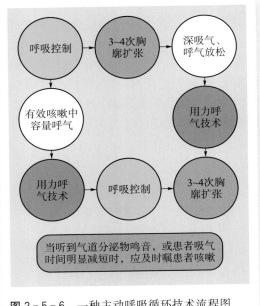

图 2-5-6 一种主动呼吸循环技术流程图

3. 使用器械的呼吸训练

（1）激励式肺量计与三球训练器

常用的肺容积维持训练器有激励式肺量计与三球训练器,这是一种患者主动的肺复张技术。两者的差别在于激励式肺量计重点在于通过吸气容积的变化,激发患者改善肺通气;三球训练器重点在于通过不同级别每秒/每分钟流速,激发患者达到目标吸气容积。

一般,激励式肺量计仅适用于吸气训练,更适用于局限性肺通气障碍,所以多用于围手术期呼吸训练,特别效应在预防术后肺不张;三球训练器可进行吸气/呼气训练(正/反向)、并可设置阻力,多用于合并慢性呼吸系统疾病、肺功能较差的患者。

激励式肺量计要求患者缓慢吸气,吸气时间尽量长,以低流速高容量为目标。使用方法:① 患者一手持训练器,刻度面正对视线,一手持吸管,含住训练器口件,进行吸气;② 先根据黄色流速浮标调整吸气流速,小球维持在优势流速格内,说明流速合适;③ 再注视白色容量浮标,以当前吸气流速,尽量做深长吸气,使容量浮标逐渐接近设定的目标容量(心脏疾病患者尽量不要闭气,或根据情况低程度闭气)。

三球训练器要求患者缓慢吸气,尽量使目标流速小球达到刻度,维持小球悬浮尽量长的时间。使用方法:① 根据使用者情况调节吸气/呼气阻力盘(该阻力下,患者稍努力时-RPE 在 11~13 分内,可达到目标刻度);② 患者一手持训练器,流速腔面正对视线

（吸气正向持，呼气反向持），一手持吸管，含住训练器口件，进行吸气；③ 观察流速腔内小球，吸气/呼气引起小球上浮，尽量达到目标；④ 尽量长时间吸气/呼气（心脏疾病患者尽量不要闭气，或根据情况低程度闭气），维持小球悬浮。激励式肺量计、三球训练器使用示意图，见图 2-5-7。

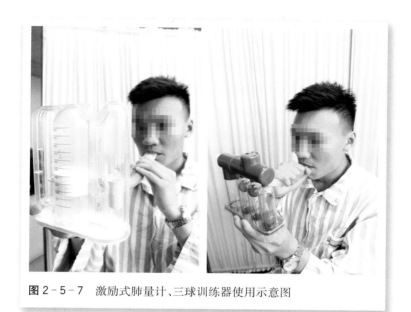

图 2-5-7　激励式肺量计、三球训练器使用示意图

（2）呼气正压训练器

患者存在肺内分泌物难以排出（衰弱，痰液黏稠，量大）时，可使用呼气正压训练器帮助排痰。其原理为：通过振荡气流产生呼气正压，振动气道，达到一定气道支撑效应，再通过高呼气流速，松动痰液、移除分泌物。目标国际主流使用的呼气正压训练器有：Flutter（需垂直体位进行）与 Acapella（体位不限）。

具体操作措施为：含住设备口件，嘱患者行膈式呼吸，吸气后屏气 2～3 s，做缓慢、尽量长的呼气，激发钢珠或弹簧，引起呼气正压气流；该流程行 10～15 次为 1 次循环，移除设备，做用力呼气技术、咳嗽，移除分泌物；共进行 3～4 次循环，每循环间，进行短暂休息再进行下一个循环。Acapella 使用示意图见图 2-5-8。

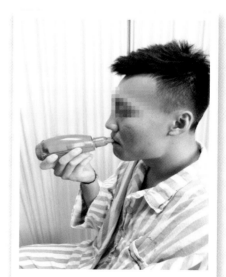

图 2-5-8　Acapella 使用示意图

4. 吸气肌力量训练

当患者衰弱、吸气肌力量很弱时,可以采用膈神经电刺激进行早期被动训练,患者可主动配合或吸气肌可主动运动时可采用激励式肺量计(见上文);吸气肌功能再强一些时可采用抗阻运动:如三球呼吸训练器或阈值压力负荷锻炼。

（1）体外膈肌起搏

阶段 1~2 时,综合情况较差、衰弱患者,若存在机械通气、肺部并发症、或术前即有呼吸系统合并症,可预防性的进行呼吸训练。体外膈肌起搏是国内根据体内膈神经起搏研发的一种技术,通过对浅表膈神经进行神经电刺激,达到膈肌的活动加强,尤其适用于上述患者,存在脱机困难或呼吸衰竭的患者也可使用膈肌起搏配合训练。

使用方法为,刺激电极置于胸锁乳突肌下端 1/3 外缘与锁骨上窝交界处,循环电极置于锁骨中线与第二肋间隙交界点。起搏处方设定为:脉冲频率 40 Hz,脉冲宽度0.2 ms,刺激脉冲幅度 80 V,每次电刺激脉冲包络 1 s,起搏频率 10~12 bpm,强度最好根据影像学下能引起患者膈肌活动增加的初强度进行设定。体外膈肌起搏示意图见图 2 - 5 - 9。

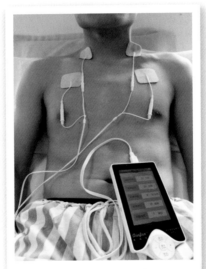

图 2 - 5 - 9　体外膈肌起搏示意图

（2）阈值压力负荷锻炼

阈值压力负荷锻炼需借助特定器材进行训练,负荷压力调节呈线性,基本不受吸、呼气流量影响,具有可调节性和稳定性的特点。初次训练强度设定为 40%~60% 最大吸、呼气压,训练过程中可根据情况调整。使用阈值压力负荷训练器进行吸气肌训练,图 2 - 5 - 10。

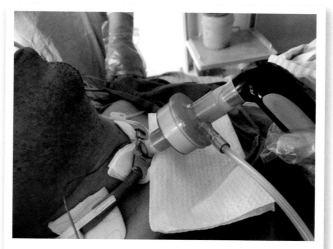

图 2-5-10　使用阈值压力负荷训练器进行吸气肌训练

三、向离床活动过渡的体位改善

1. 体位改善

患者病情不再进展、生命体征稳定,并且血流动力学稳定的情况下,即可开始进行体位改善训练。可先在床上进行体位适应,呼吸训练、有氧、阻抗运动的适应训练。患者能耐受时,治疗师应教会患者在保护临床管线、设施的情况下,进行主动或主动辅助下的翻身、坐起、坐站转移训练。需注意的是,患者进行这些活动时,应注意生命体征的监测。

体位改善的目的在于:增加离床活动时间,逐步向回归正常生活靠近。

体位改善的益处:

① 提高急性期患者的氧转运;

② 预防制动引起的负面作用(见上文);

③ 床头抬高至少 30°,可促进重力对心脏的机械作用,降低心肌需求量。体位改善分为以下几个方面:平卧位向垂直体位适应(期间学习床上转移技巧),床边、独立坐位维持,坐站过渡,站位训练,步行训练。

(1) 适应体位(30°~45°靠坐位):该体位患者耐受度高,在此体位进行其他康复训练(呼吸、有氧、阻抗训练)往往是整个早期康复的第一步。需要注意的是,不仅需要摇高患者床头至 30°~45°,在摇高前对膝关节部先摇高 10°~15°水平,不仅可以防止患者重力性下滑,也可增加膈肌、腹肌本体感觉输入,促进呼吸加深、改善咳嗽。需注意的是,当IABP 及 CRRT 治疗进行时,要避免 30°以上体位,防止管道弯折,影响治疗。适应体位,见图 2-5-11。

(2) 60°靠坐位至床边坐位维持:30°~45°体位患者能较好适应后,可尝试 60°靠坐位(腹主动脉瘤围术期要避免该体位)。进行 60°直腿坐位前,需注意观察患者腹部压力情况,因为该体位会进一步增加腹压,需避免该体位对患者术口造成影响,排便不畅、肠梗阻患者需避免此体位。

床边坐位相对 60°床上靠坐位而言,腹压影响低,但体能消耗增加。因术口影响、腹腔压力高,不能进行 60°靠坐位的患者,30°～45°适应后、病情允许下,尽早过渡到床边坐位。60°靠坐位下,患者生命体征稳定,RPE<13 分的情况,可尝试辅助床边坐位。患者体能较差时,在医护人员监护、辅助下,给予小桌板帮助患者维持舒适坐位(躯干前倾、前臂支撑桌面、肘关节 80°～120°),脚不能着地时,应给予矮脚凳等支撑辅助,如图 2-5-12。

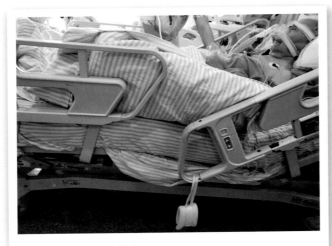

图 2-5-11 适应体位

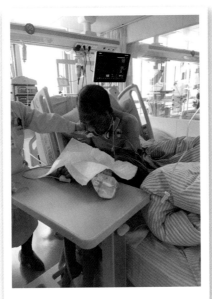

图 2-5-12 床边支持坐位

（3）体位转移训练向离床活动过渡

患者处于阶段2～3时，可进行独立坐位训练。端坐位可以在医护人员监护下完成，也可在有保护的治疗椅上完成，治疗辅助设施并不是患者不能进行独立坐位训练的限制，如图2-5-13。

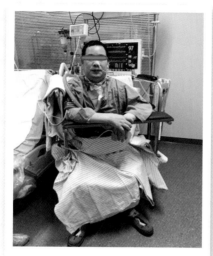

图2-5-13　独立坐位（保护椅）

患者病情稳定，一般处于阶段3～4时，可开始进行离床活动训练（独立坐位—站位），除此以外，需确定患者双下肢肌力均≥3级，或单侧下肢肌力≥4级，可开始站位平衡训练。站位平衡≥2级，可进行步行训练（阶段4～6）。步行训练应根据患者阶段分期，循序渐进的开展：床边步行（10 m）—病房内步行（20～50 m）—病区内步行（50～100 m）—病区内步行（100～200 m）—病区步行（200～500 m）—上下1层楼梯。还可采用传统的拳功操来帮助患者进行早期有氧活动，可充分利用ICU环境，进行坐位、站位有氧操训练。具体步行、有氧操训练方式，见第四节有氧运动处方。

阻抗训练亦是不可或缺的一部分，早期进行阻抗训练时，需注意避免术侧肢体参与等张训练，或过负荷的等长持续阻抗训练。患者早期体能较差时，可进行单关节或单肢体辅助阻抗训练。具体阻抗训练内容，见第四节阻抗训练。

第六章　体外反搏

第一节　体外反搏的发展史与原理

1. 体外反搏的定义与发展

体外反搏（external counterpulsation, ECP）：是一种缺血性疾病的无创性辅助循环的治疗技术。通过人为地在心脏舒张早、中期增加心脏外周阻力，达到提高早中期血压的目的。这种使主动脉血液反向流动的方法称为反搏。反搏主要特点是气囊内加压与消压与心脏搏动同步，不是正搏、乱搏。

1962 年由哈佛大学 Soroff 教授研制出初代体外反搏器，为液压驱动的非序贯机器，由于其体积庞大、疗效差（舒张期反搏波振幅不高），很快被淘汰。

1972 年，中山大学郑振声教授研制出四肢序贯性体外反搏，之后在此基础上改良为增强型体外反搏。增强型体外反搏（enhanced external counterpulsation, EECP）取消了上肢气囊，增加了臀部气囊，加压方式为从下肢远端至近端的序贯加压模式，被广泛用于卒中与缺血性心脏病的治疗。1992 年，EECP 开始应用于急性心肌梗死，稳定、不稳定性心绞痛，心源性休克。2002 年开始应用于充血性心力衰竭。2013 年起，稳定性冠心病纳入其适应证范畴。EECP 已被多项研究证实有效、无创、可及性佳，目前在临床广泛使用，下文所提及的体外反搏均为 EECP（图 2-6-1）。

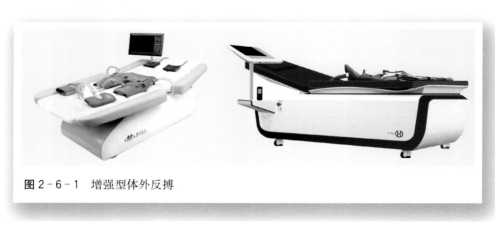

图 2-6-1　增强型体外反搏

2. 体外反搏的工作原理与作用机制

EECP 的工作原理是：装置分为臀部、大腿、小腿三对气囊。以人体心电图的 R 波为触发信号，在心脏舒张期，自肢体远端气囊向近端气囊序贯充气，压迫肢体，促进双下肢动脉血液回流至主动脉，提高主动脉的压力和血容量，以增加心、脑、肾等重要器官血液灌注量。在心脏收缩期前，气囊快速排气，由于受压的肢体血管突然放松，外周阻力急剧下降，能促进心室射出的血液经主动脉快速流入肢体动脉。EECP 根据监测患者的心动周期，不断充气排气重复以上操作，从而达到治疗目的。

EECP 的作用机制为：

（1）改善即时血流动力学：在原有收缩期脉搏的基础上，产生一个"舒张期增压波"（亦称为反搏波）。通过挤压双下肢静脉，提高舒张压，增加回心血量，改善心肌供氧，提高心输出量。由于下半身反流的血液量很大，此反搏波比原有心脏收缩所产生的脉搏波还要高大，与收缩波的比值≥1.2，增加血液灌注压和灌注量，达到改善器官组织供血，尤其使冠状动脉供血得到显著增加。

（2）降低收缩压而减少心肌耗氧量。EECP 降低收缩压的机制在于：① 通过提高主动脉收缩压，降低后负荷；② 通过舒张压升高，刺激颈动脉窦压力感受器，抑制交感、兴奋迷走，降低血压；③ 增加回心血量，促进心钠素分泌；④ 增加右心房压力、兴奋心肺感受器，促进迷走张力升高、降低血压；⑤ 增加冠脉侧支开放；⑥ 增加其他器官侧支血量、外周血管阻力降低、血压下降；⑦ 增加肾血流量、降低肾素-血管紧张素-醛固酮分泌；⑧ 促进前列腺环素分泌、扩张管、降血压。

（3）增加血管活性物质释放、调节血管张力，改善血流因素的血管舒张功能、增加外周血管顺应性：EECP 治疗后，冠心病患者循环内一氧化氮（NO）水平升高，内皮素-1（ET-1）水平降低。

（4）抑制炎性物质释放：降低循环内肿瘤坏死因子（TNFα）、单核细胞趋化蛋白-1（MCP-1）的水平。

（5）改善血液黏度，加快血流速度：预防新发血栓形成，减少心脑血管意外风险。

（6）抑制动脉粥样硬化、动脉内膜增殖、促进循环内皮祖细胞生长：通过驱动血液流动，提高了血流切应力（血流对血管内皮细胞的冲刷力），促进了血管内皮细胞的功能与结构修复。

3. 体外反搏与主动脉球囊反搏

临床上提到缺血性心脏病的治疗方法，大家都会想到主动脉球囊反搏术。主动脉球囊反搏术（intraaortic balloon pump，IABP），经股动脉将球囊插入降主动脉，球囊内充氦气，随着心脏的节律膨出打开。通过主动脉舒张压升高，提高冠状动脉压，增加心肌供血供氧；心脏收缩前气囊排气，主动脉压下降、心脏后负荷下降、射血阻力减小，降低心肌耗氧量。

EECP 的工作原理与 IABP 极其类似的，最主要的不同在于，EECP 可同时挤压双下肢静脉，增加静脉回心血量，提高心输出量，IABP 无此作用。IABP 是一种有创治疗方式，而 EECP 是一种体外辅助装置、可反复长期使用，减少了对于血管内皮的刺激和感染风险，EECP 临床适用性更优。下面从四个方面解释 EECP 与 IABP 的差异性：

（1）对动脉血压的影响：IABP 通过心脏舒张期主动脉内球囊的充盈增加主动脉舒张压，观察图形时，可看见基本压力波形后又出现一个增压波，同时平均舒张压也增加。心室收缩时，球囊同时放气，主动脉收缩压降低，左室后负荷随之降低。使用 IABP 可提高 30%～70% 主动脉舒张压，降低 5%～15% 峰值主动脉收缩压及平均收缩压。

EECP 通过心脏舒张期序贯加压下肢，增加回心血量、产生舒张期增压波，如图 2-6-2 所示，红色曲线即舒张期产生的增压效应。研究显示，EECP 可提高 26%～157% 的动脉舒张压，改善冠脉血供；同时还可降低 6.3%～11% 的收缩压，达到降低心率、减少心肌耗氧量的效果。

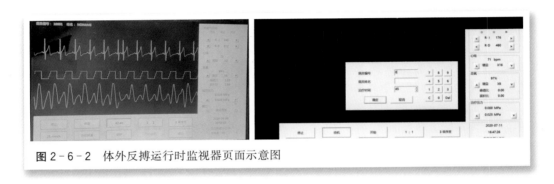

图 2-6-2　体外反搏运行时监视器页面示意图

（2）对左室功能的影响：使用 IABP 时，球囊放气可在心室舒张末期降低 5%～30% 的主动脉压。同样由于球囊的泵吸作用，可增加左心室泵功能，降低左室舒张末压和容积，促进心输出量增加。心输出量和心搏量增加的同时，心率可能随之增加。

通过 EECP 的序贯收缩，促进回心血量增加、产生舒张期增压波，反搏所造成的反搏波是该患者原有脉搏波的 1～1.2 倍以上，大幅增加回心血量。由于回心血量的增加，左室射血阻力下降，可增加 10%～50% 的心输出量，故 EECP 可显著改善冠脉血供，改善心肌血氧灌注，改善缺血性心肌病症状，尤其是心源性休克。

（3）对冠状动脉的影响：IABP 可通过主动脉舒张压升高，促进冠脉血供。但也有研究指出，IABP 可能不能增加冠脉血流：① 灌注压较大时（45～125 mmHg），冠脉血流为自主调节，不会因治疗而改变；② 当存在冠脉严重固定狭窄时（≥90%），IABP 主导的效应不能传递至狭窄后冠脉段，并不会增加该段冠脉血流。

同 IABP，EECP 也可增加患者冠脉血供。多个研究显示，EECP 治疗时使用多普勒导丝或压力导丝，可观察到冠脉平均压上升 10%～20%，同时冠脉血流流速增加 75% 以上。

（4）对外周循环的影响：IABP 造成的主动脉舒张压升高可进一步促进静脉压增高，从而增加外周循环量。同时心输出量的增加，也可刺激主动脉压力感受器，延迟血管收缩反射，导致外周血管阻力降低，改善外周循环。

一些研究指出，EECP 通过下肢前、逆向血流速度增加，可改善下肢外周循环。加压时由于气囊压迫血管、外周血流降低，治疗结束 1 h 后，外周血流增加。有研究指出 EECP 可改善血管内皮功能，如对高血压患者治疗后，肱动脉内径、扩张效能达到部分改善。

第二节 体外反搏的适应证、禁忌证、注意事项

1. 体外反搏的适应证

由于以上提及的作用机制,体外反搏在血流动力学障碍方面均可达到一定效果,可适用于多种因供血不足引起的缺血性疾病范畴,包括:心血管疾病、脑血管疾病、眼底病变、周围血管病变、大手术后、失眠头痛等。

经过美国 FDA 认证批准的 EECP 治疗适应证:

① 慢性稳定性/不稳定性心绞痛;

② 急性心肌梗死(梗死后);

③ 心源性休克;

④ 充血性心力衰竭。

2. 体外反搏的禁忌证

(1) 绝对禁忌证:以下情况为 EECP 的绝对禁忌证,进行治疗前需进行排除:

① 严重的主动脉瓣关闭不全;

② 夹层动脉瘤,需要外科手术的主动脉瘤;

③ 严重的肺动脉高压,平均肺动脉压>50 mmHg;

④ 各种出血性疾病或出血倾向,或用抗凝剂,INR>2.0;

⑤ 失代偿性心力衰竭合并肺水肿,中心静脉压>12 mmHg;

⑥ 活动性静脉炎;

⑦ 下肢深静脉血栓形成;

⑧ 各种心瓣膜病或先天性心脏病并有心脏功能不全;

⑨ 孕妇;

⑩ 有腹主动脉瘤破裂风险的患者(直径≥4 cm)。

(2) 相对禁忌证:以下情况为相对禁忌证,治疗前应降至相应安全值内,或治疗过程中进行严密监测(心率、血氧饱和度、呼吸频率、肺部听诊),超过安全值应立即停止治疗:

① 血压过高≥170/100 mmHg;

② 频发期前收缩(>10~15 bpm),心房颤动、阵发性心动过速,心率>100 bpm 或<50 bpm;

③ 左心功能不全;

④ 严重下肢阻塞性疾病;

⑤ 严重高血压:高于 180/110 mmHg 的患者,需在治疗前将血压降至 140/90 mmHg;

⑥ 因静脉回流增加,可能产生并发症的患者,如心室充盈压增加的情况;

⑦ 植入心脏起搏器与除颤器的患者:需在心电监护下进行治疗,治疗中若产生触发起搏器引起心动过速时,需及时关闭频率应答功能(进行 EECP 时,可能因为震动导致应答器错误应答)。

3. 注意事项

患者合并其他疾病时,使用 EECP,剂量与使用情况需要注意的有:

① 患者存在破裂风险的腹主动脉瘤时(尤其是存在≥4.0 cm 的腹主动脉瘤时,需血管外科评估破裂风险性),为 EECP 禁忌证;

② 肥胖患者(BMI≥30)使用 EECP 也可产生疗效,但是要注意配备适合的绑带,并注意适宜的绑带松紧程度,以免加压不充分,影响疗效;

③ 合并糖尿病的患者,不是 EECP 的禁忌证,但治疗前需注意当天血糖情况,血糖高于 14 mmol/L 以上需要高度注意,或不适合治疗;

④ 高龄不是 EECP 的禁忌证,但高龄患者做治疗前需充分评估患者综合情况,避免其他合并症风险;

⑤ 房颤患者进行 EECP 治疗时,心室率需控制在 50～100 bpm 内;

⑥ 有研究指出,距离前次 EECP 治疗 2 年内,18%患者可能再度出现心绞痛等症状,需再次进行 EECP 治疗;

⑦ 注意评估冠心病患者在治疗中,可能因为心理问题产生的不适感,治疗前应充分和患者解释治疗流程中可能出现的问题与感觉。

第三节　治疗方案

1. 治疗前风险评估

每个患者首次治疗前,需进行详细问诊与相关检查,以规避治疗风险;再次治疗前也需进行常规风险评估。

(1) 首先排除绝对禁忌证患者,对于亚急性期患者需明确近期无疾病加重等情况,具体可查阅患者近期心肌酶谱参数。治疗人员需对患者进行危险层级分层,高危患者可能需要在每次治疗前增加必要评估,如 12 导联心电图等。

(2) 常规风险评估:每次治疗前、治疗后 5～10 min,需对患者心率、呼吸频率、血压、SPO_2、有无存在心绞痛、呼吸困难等不适症状进行评估与记录。存在近期频繁相关不适、或不规范性心绞痛,治疗前、后自觉不适时,需进行心电监测。另外,患者常规用药也需进行询问记录。

2. 操作方法

(1) 治疗前宣教

治疗前除了充分进行风险评估以外,需对患者进行治疗说明,以免治疗中因患者紧张、惊恐造成的心动过速,影响反搏频率与治疗效果。

① 该治疗整个流程将持续 30 min 至 1 h;

② 治疗前不要大量饮水,排二便,以免中止治疗或因震动加剧便感;

③ 治疗时会从小腿顺序向上加压,加压时会产生肢体紧束感、震动感,但不会造成任何危险;

④ 治疗前穿着合适衣裤,取出口袋内物体;

⑤ 治疗当日避免使用扩血管药物,以免患者血管扩张过快,引起不适;

⑥ 出现不适时,及时与治疗师进行沟通。

（2）连接电极与脉搏传感器

EECP 的工作原理是根据患者心电中 QRS 波中 R 波作为触发信号,治疗前需先连接心电电极。嘱患者敞开上身衣物,使用酒精擦拭电极处皮肤(减少油脂和皮屑产生的电阻),连接 3 个监测电极:左胸前心尖部(锁骨中线与第 5 肋间隙交界点)连接 LL 电极,胸骨柄左侧与第二肋间隙交界处连接 RA 电极,于 LL 电极对称位置连接 LA 电极。同时连接脉搏传感器于患者手指(图 2 - 6 - 3)。

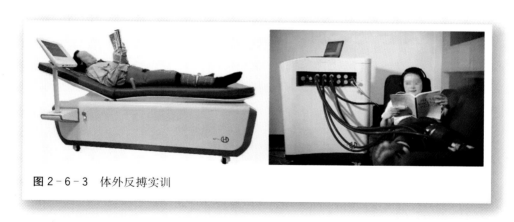

图 2 - 6 - 3 体外反搏实训

连接电极时需注意:

① 保证心电波形 R 波主波向上;

② 心电波不发生或少发生漏、误触发;

③ 电极位置不可影响包扎气囊;

④ 电极连接处选择不震动或少震动处;

⑤ 不可增加患者痛苦;

⑥ 红、白电极不可靠近。

（3）穿戴气囊:在患者躺下前,先摆放好气囊,患者尾骨相对臀部气囊中点。穿戴气囊顺序为:大腿—小腿—臀部。气囊包扎时,需注意松紧适度,一般以气囊与患者肢体间能插入 2 指为宜,囊套表面无褶皱,同时注意气囊连接软管不可过于扭转或拉长。患者过瘦时,在气囊间需加垫毛巾。包扎大腿时,上缘平齐腹股沟;包扎小腿时,上缘平齐膝关节下缘。注意包扎瘦小患者时,不要包扎住胸部与肋骨;包扎大腿内侧时应注意不要包裹住男性生殖器。

（4）充、排气调整：充气信号为 T 波顶峰，即心脏开始进入舒张期时。排气信号为 P 波之前或 P 波顶峰。但患者心率<50 bpm 时，因气囊充气过长可能造成患者不适，可适当减少充气时间，或调整配合相应用药再进行 EECP。完全性左束传导阻滞的患者，需根据波形调节充排气时间。

（5）注意事项：治疗时需随时询问患者是否存在不适感，观察患者心率、呼吸频率、SPO_2、D/S。初次治疗的患者，治疗时间可稍短，循序渐进增加压力，初次压力可设在 0.030~0.045 MPa 之间。治疗时注意观察反搏波与收缩波，尽量使反搏波与收缩波的比值应>1.2，面积比 1.5~2.0。治疗过程中，患者若出现心率过快伴气促，同时 SPO_2 迅速下降，需立即停止治疗，并报告医生进行处理。出现心绞痛、胸闷、或恶性心律失常时，除了停止治疗，还需进行血压、心电图检查。

3. 按三级心脏康复分期的治疗方案

（1）Ⅰ期康复：患者处于亚急性期或恢复期，治疗仍需非常注意，可通过对患者进行危险分级设定合适处方（使用低水平运动试验、或心肺运动试验进行评估）。在监护下对缺血性心力衰竭患者可进行 30 min 至 1 h 的 EECP，次日循序渐进至 1 h。

低危患者可使用 EECP 结合床上活动、离床活动训练；高危患者可以 EECP 作为训练起始，待心肺耐力水平改善后，逐渐增加其他运动训练。

（2）Ⅱ期康复：Ⅱ期患者相对危险因素降低，运动耐量优于Ⅰ期患者，在监测患者生命体征下，根据患者情况进行每周 3~5 次，每次 1 h 的 EECP 治疗，同时配合其他运动训练。根据研究显示，对于 2 周患者，EECP 可提高患者运动耐量，帮助患者更好地适应运动训练、增加离床活动时间。

（3）Ⅲ期康复：高危患者还需注意在治疗中严格监测生命体征，1 周进行 1~2 次 EECP 治疗，每次 45 min 至 1 h，并注意合并用药的选择，根据运动耐量的提高，逐渐增加治疗频率。低、中危患者可进行每个疗程 15~20 天，每天 1 h 的 EECP 治疗。疗程结束后，根据随访情况，遵医嘱进行下次疗程。

主要参考文献

[1] Juultje Sommers, Raoul H H Engelbert, Daniela Detting-Ihnenfeldt et al. Physiotherapy in the intensive care unit: an evidence-based, expert driven, practical statement and rehabilitation recommendations[J]. Clin Rehabil. 2015 Nov;29(11):1051-1063.

[2] Sosnowski Kellie, Lin Frances, et al. Early rehabilitation in the intensive care unit: An intergrative literature review[J]. Aust Crit Care. 2015 Nov;28(4):216 – 225.

[3] Needham D M. Mobilizing patients in the intensive care unit: improving neuromuscular weakness and physical function[J]. JAMA, 2008, 300(14): 1685-1690.

[4] Boitor M, Martorella G, Arbour C, et al. Evaluation of the preliminary effectiveness of hand massage therapy on postoperative pain of adults in the intensive care unit after cardiac surgery: a pilot randomized controlled trial[J]. Pain Manag Nurs, 2015, 16(3): 354 – 366.

[5] Jones Alice Y M, Dean Elizabeth. Body position change and its effect on hemodynamic and metabolic status[J]. Heart & Lung, 2004, 33:114 – 118.

［6］ Ramos Dos Santos，Aquaroni Ricci，N，et al. Effects of early mobilisation in patients after cardiac surgery：a systematic review［J］. Physiotherapy,2017,103(1)：1-12.

［7］ 中华医学会心血管病学分会,中国康复医学会心血管病专业委员会,中国老年学学会心脑血管病专业委员会.冠心病康复与二级预防中国专家共识［J］.中华全科医师杂志,2014,13,5：340-348.

［8］ 中国医师协会心血管内科医师分会预防与康复专业委员会.经皮冠状动脉介入治疗术后运动康复专家共识［J］.中国介入心脏病学杂志,2016,24,7：361-369.

［9］ Brasher P A,et al. Does removal of deep breathing exercises from a physical program including pre-operative education and early mobillisation after cardiac surgery alter patient outcome［J］. Aust J Physiother,2003,49：165-173.

［10］ Tegtbur U,et al. Time course of physical reconditioning during exercise rehabilitation late after heart transplantation［J］. Heart Lung Transplant,2005,24：270-274.

［11］ Hulzebos E H,Helders P J,Favie N J,et al. Preoperative intensive inspiratory muscle training to prevent postoperative pulmonary complications in high-risk patients undergoing CABG surgery. A randomized clinical trial. JAMA,2006,296：1851-1857.

［12］ Thomas R J,King M,Lui K,et al. AACVPR/ACC/AHA 2007 Performance Measures on Cardiac Rehabilitation for Referral to and Delivery of Cardiac Rehabilitation/Secondary Prevention Services. Cardiovascular Nurses Association，and the Society of Thoacic Surgeons［J］. J Am Coll Cardiol,2007,50：1400-1433.

［13］ Hanekom S,Gosselink R，Dean E,et al. The development of a clinical Management algorithm for early physical activity and mobilization of critically ill patients：synthesis of evidence and expert opinion and its translation into practice. Clin Rehabil,2011,25：711-787.

［14］ Sellier P,Chatellier G，D'Agrosa-Boiteux M C,et al. Use of non-invasive cardiac investigations to predict clinical endpoints after coronary artery bypass surgery in coronary artery disease patients：results from the prognosis and evaluation of risk in the coronary operated patient（PERISCOP）study［J］. Eur Heart J,2003,24：916-926.

［15］ Lanfranconi F,Borrelli E，Ferri A,et al. Noninvasive evaluation of skeletal muscle oxidative metabolism after heart transplant［J］. Med Sci Sports Exerc,2006,38(8)：1374-1383.

［16］ Lewis L K，Williams M T，Olds T S. The active cycle of breathing technique：a systematic review and meta-analysis［J］. Respir Med. 2012,106(2)：155-72.

［17］ Fischer A，Spiegl M，et al. Muscle mass，strength and functional outcomes in critically ill patients after cardiothoracic surgery：does neuromuscular electrical stimulation help? The Catastim 2 randomized controlled trial［J］.Crit Care. 2016,29；20：30.

［18］ Feldman A M，Silver A M，Francis G S，et al. Treating heart failure with enhanced external counterpulsation（EECP）：design of the prospective Evaluation of EECP in Heart failure（PEECH）trail［J］.J Card Fail,2005,11：240-245.

［19］ Braith R W，Casey D P，Beck D T. Enhanced external counterpulsation for ischemic heart disease：a look behind the curtain［J］. Exerc Sport Sci Rev 2012,40：145-152.

［20］ Gloekler S，Meier P，de Marchi S，et al. Coronary collateral growth by external counterpulsation：a randomized controlled trial［J］. Heart，2010,96：202-207.

第七章　中国传统医学的运动疗法与心脏康复

第一节　概述

　　中国传统医学(中医学)是以古代哲学为起源的,在阴阳五行理论指导下,从动态、整体角度研究人体生理、病理及其与自然环境关系,寻求防治疾病最有效方法的一门医学。从概念的表述中不难看出,中医学注重人体是一个有机的整体,对疾病的发生、发展有着动态认识,是一门涵盖从预防到康复全程的较为完善的理论系统。

　　中医学强调"整体观"和"辨证论治"。"整体观"是强调人体自身是一个有机的整体,同时人与外界环境、社会也具有统一性。这在认识疾病发病原因方面扩宽了视野;同时中医学强调"辨证论治",同样的疾病,证型不同,治疗的方法也不同,这与现代医学所提倡的个体化差异以及精准医学有着异曲同工之处。

　　中医学强调"治未病"理论。早在 2 000 多年前的《黄帝内经》中就提出此概念,《素问·四气调神大论》曰:"圣人不治已病治未病,不治已乱治未乱,此之谓也"。后经历代医家的发展,中医"治未病"已发展为"未病先防、既病防变、愈后防复"三个层次,基本对应了现代医学中的预防、治疗、康复三个系统。

　　无论是中医学的"整体观"还是"治未病",都可以看出,中医学在认识疾病、促进疾病恢复的理念上,与目前心血管疾病二级预防及心脏康复一脉相承。随着全球对心血管疾病诊疗认识的不断加深,中医学势必会因其独特的理论和临床大量行之有效的方剂及康养方法,成为心脏康复的重要组成部分。

第二节　中国传统医学对心脏生理和病理的认识

　　由于理论起源的不同,在中医学中,对心脏和血管系统的认识不完全来自解剖学知识,很大一部分是对心血管系统功能认识的总结和归纳。

一、中医学对心生理功能的认识

1. 心的位置

　　位于胸中,两肺之间,膈膜之上,外有心包络卫护,其形圆而下尖,如未开之莲蕊。心在体合脉,其华在面,在窍为舌,在志为喜,在液为汗。五行属火,为阳中之阳,与自然界夏气相通应。

2. 心的主要生理功能

(1)心主血脉:心主血脉,是指血液在心气的推动与调控下,在脉中运行,流注全身,发挥营养和滋润作用。心、脉、血三者组成一个循环于周身的系统,循环往复,如环无端,在这个系统中,心起主导作用。心主血脉包括主血和主脉两个方面。

① 心主血:《素问·宣明五气论》曰:"心主血",其内涵包括两个方面,一是指在心气的推动与调控下,血液在脉中运行,输送营养物质到达全身脏腑形体官窍;人体的五脏六腑、四肢百骸、皮毛肌腠以及心脉自身等,均有赖于血液的濡养。心脏的搏动依赖于心气的推动与调控,只有心气充沛,心阴与心阳协调,心脏才能搏动有力,节律均匀,频率适中,血液正常输布全身,发挥其濡养的作用;二是指心能够化赤生血,脾胃运化饮食水谷,生成水谷精微,水谷精微经过心火的"化赤"作用,才能够化为血液。

② 心主脉:血液的正常运行除了需要心气充沛、血液充盈等基本条件外,还需要满足脉道通利的条件,心主脉就是心气推动和调控心脏的搏动和脉管的收缩,维持脉道通利的作用。心脏有搏动有节律,脉道收缩自如,血运才能流畅。

(2)心藏神:《灵枢·大惑论》曰:"心者,神之舍也";《素问·灵兰秘典论》曰:"心者,君主之官,神明出焉";《素问·六节藏象论》曰:心者,生之本,神之变也。"心藏神"主要指心具有主宰人体五脏六腑、形体官窍的一切生理活动和人体精神意识、思维活动的功能。因此,中医学的心是一个系统,而非一个孤立的脏器,是和外周血管、神经以及精神情志有密切联系的一个脏器。

3. 心的主要生理特性

(1)主通明:心的主要生理特性为主通明和心气下降,心为阳脏而主通明,"通"指心脉以通畅为本,"明"指心神以清明为要;心阳的温煦和推动作用与心阴的宁静和凉润作用相互协调,维持心主血脉、心藏神的正常功能,从而保证心脉的畅通,心神的清明。

(2)心气下降:心位于胸中,两肺之间,膈膜之上,其气宜下降。心气中的心阴与心阳相互制约,维持人体上下的寒温平衡与动静协调。

二、中医学对心血管疾病及其成因的认识

1. 中医学对心血管疾病的认识

《内经》最早描述冠心病的临床表现,《素问·脏气法时论》曰:"心病者,胸中痛,胁支满,胁下痛,膺背肩甲间痛,两臂内痛"。《素问·缪刺论》中又有"猝心痛""厥心痛"之称,《素问·厥论》中将心痛严重、迅速造成死亡的疾病,类似于急性心肌梗死,称为"真心痛"。汉代张仲景著作《金匮要略》中正式提出"胸痹"一名,并作专篇论述,《伤寒杂病论》亦对多种心脏疾病的特点及治疗方法进行了系统的介绍。宋、金、元时期,关于胸痹的论述与治疗方法更为丰富,《太平圣惠方》收集了众多治疗心病的方剂;宋代《圣济总论·心痛统论》对内经心痛的病因病机有所发展,并指出心痛与真心痛的鉴别方法;明清时期,医家对胸痹的认识有了进一步的提高,将胸痹分虚实两端,《时方歌括》记载以丹参饮治疗心腹诸痛,《医林改错》中也有血府逐瘀汤治疗胸痹的介绍。

2. 中医学对心血管疾病成因的认识

在对疾病病因的认识方面,中医学很早就发现,疾病的生成,尤其是非感染性疾病(瘟疫类),是多种因素的共同作用的结果,这在世界医学史中有着重要的价值。如《素问·上古天真论》中提出"上古之人,其知道者,法于阴阳,和于术数,食饮有节,起居有常,不妄劳作,故能形与神俱,而尽终其天年,度百岁乃去。今时之人不然也,以酒为浆,以妄为常,醉以入房,以欲竭其精,以耗散其真,不知持满,不时御神,务快其心,拟于生乐,起居无节,故半百而衰也"即疾病的发生及衰老的加剧多是不良生活习惯所导致的结果;《素问·调经论》中所述"夫邪之生也,或生于阴,或生于阳。其生于阴者,得之风雨寒暑;其生于阳者,得之饮食居处,阴阳喜怒"也明确说明不同疾病的成因不同。

以冠心病为例,冠心病归属中医学"胸痹"等范畴,主要病机为心脉痹阻,病位在心,与肝、脾、肾三脏有关;病理变化为本虚标实,虚实夹杂。实为寒凝、痰浊、气滞、血瘀等病理因素痹阻心脉,不通则痛;虚为阳衰、阴伤、气虚、血虚,肝、脾、肾亏虚,心脉失养,不荣则痛。本病证的发生多与外邪侵袭、饮食失调、情志失节、年老体衰、劳损过度等因素有关。

(1)外邪侵袭:外邪多指代外部气候的剧烈变化,如《素问·至真要大论》曰:"寒淫所胜,血变脉中,民病厥心痛",提示寒冷气候是心绞痛的发病原因之一。

(2)饮食不节:"节"为不节制的意思。《素问·生气通天论》曰:"味过于甘,心气喘满";《素问·五脏生成论》曰:"多食咸,则脉凝涩而变色",明·秦景明《症因脉治·胸痹》中说:"胸痹之因,饮食不节,饥饱损伤,痰凝血滞,中焦浑浊,则闭食闷痛之症作矣",即饮食过于甜腻、盐摄入过多或暴饮暴食,都会导致胸痛发作。

(3)情志失调:晋·王叔和《脉经·心手少阳经证》述:"愁忧思虑则伤心,心伤则苦惊,善忘、善怒……其人劳倦则头面赤而下重,心中痛彻背",明确提出不良情绪会导致心绞痛、心悸等症状发作。

(4)年老体衰:《素问·上古天真论》述:"五八,肾气衰,发堕齿槁;六八,阳气衰竭于上……天癸竭,精少,肾脏衰,形体皆极";唐·孙思邈《千金要方》中指出:人年五十以上,阳气日衰,损与日增,心力渐退,年老体衰,导致肾阳不足,无以温阳心脉,加之肾阴不足,无以上滋,心阴不足,不荣而痛。心绞痛的发作更多见于老年人,与年龄有着很大的联系。

(5)劳损过度:明代《玉机微义·心痛》曰:"病久气血虚损及素作劳羸弱之人患心痛者,皆虚痛也。过劳易致气耗血亏,久则伤肾,心脉失养,痹阻不畅则发为心病。"明·张景岳所撰《景岳全书》曰:"然必以积劳积损及忧思不遂者,乃有此病"。提示胸痛的发展和过度的劳损有着密切的联系。

三、中医学对心血管疾病治疗方法的认识

1. 丰富的中药、方剂

中医学数千年延续数至今的有记载、可追溯的病例和数量庞大的中药方剂组成,是治疗心血管疾病的巨大医学宝库,尽管当中良莠不齐,但不乏经典的方剂组成,如目前仍

在临床使用的"冠心苏合丸""麝香保心丸"来源于宋《太平惠民和剂局方》；"稳心颗粒"源于汉张仲景《伤寒杂病论》中的"炙甘草汤"等。

2. 多样的治法

中医学的治疗从来都不单由中药草构成，而是包括了食疗、针灸、导引等在内的多种治疗方法的汇总，正如汉·张仲景《金匮要略·脏腑先后病脉第一》所述："四肢才觉重滞，即导引、吐纳、针灸、膏摩，勿令九窍闭塞……服食节其冷、热、苦、酸、辛、甘，不遗形体有衰，病则无由入其腠理。"不同治法之间的相互补充，不仅减少了长期服用大量药物所带来的不良反应，而且在改善症状、减少医疗支出以及增加患者依从性上均有着显著的作用。一项纳入 232 例急性心肌梗死患者，在标准的血运重建外，联合中医药综合治疗的患者，心绞痛、高血脂等临床症状以及焦虑状态均得到了明显的改善，且随访依从性更高。

不难看出，中国传统医学对于疾病的认识早于现代的预防医学，对于心血管疾病的成因更加强调是多种因素共同作用的结果，对心血管疾病的治疗更强调了全面和协调统一，在现代医学目的正在变革的当下，中医学能够提供有价值的理论，同时在循证医学的支持下，能够发挥更多中医学的特色，不拘泥于一种中药、一个方剂，而是提供更多的干预手段，最终达到疾病的康复目的。

第三节	**中国传统医学对康复的认识**

由于理论体系的不同，中国传统医学中并未对"康复"进行明确的定义和说明，但相关的描述却十分丰富。战国时期的《尔雅·释诂》中曰："康，安也"；汉《说文解字》曰："复，往来也"。康复即可以理解为恢复康健、平安之意，又如《素问·五常政大论》中所述："其病久者，有气从康，病去两瘥，奈何……养之和之，静以待之，谨守其气"，明确说明了从疾病状态到健康状态的过程，即康复的过程。中国传统医学中关于康复的内容与心脏康复中的内容颇为相似，都是涵盖了饮食、心理、运动等多方面内容的综合干预方法，如《素问·藏气法时论》中提出膳食原则——"五谷为养、五果为助、五畜为益、五菜为充"；明·张景岳在《景岳全书》中提出心理干预的理念："凡思虑不解而致病者，非得情舒愿遂，多难取效。"明·沈金鳌《杂病源流犀烛》记载不同疾病的导引方法："每病方论后，有导引运央之法，可以却此病，即附载于末，总期医者、病者，展览及之，以备采用，庶获万病回春也"，同时还指出"其法有专一病者，既分载于各病之后，而又有总法数条，不必每病皆为遵用"，提出有适用于多种疾病的导引方法，也有专门对某一疾病的导引方法，参考使用，更符合疾病康复的特点。

虽然将心脏康复单独成篇进行论述的古籍文献报道很少，但是其理念已经嵌入到疾病的预防和诊治中。中国传统医学中的康复内容不拘泥于方法和形式，不拘泥时间和疗程，而最终的目的就是将人体恢复到一个更加理想的功能水平，也就是中医学中的"阴平阳秘""阴阳调和"的状态。从现代医学对疾病、健康以及医学的重新定义中，中国传统医学更早的认识了康复的目的，不得不说这是传统医学的优势所在。

第四节　中医学在心脏康复中的发展契机

一、中国传统医学理论特征

1. 整体观

以整体观指导患者的综合干预,重视人体的和谐统一、人与自然的和谐统一、人与社会的和谐统一。以血液生成及运行为例,中医藏象学中正常的血液生成依靠肾的先天之精、脾胃吸收的后天之精以及肺吸入的清气,血液的运行需要在脉管之中,需要心气的推动作用,肺朝百脉的回纳作用以及肝主疏泄的协调作用,任何一个脏腑功能的失调都会导致血液在人体生成及运行障碍。同理,各个脏器之间的功能亦相辅相成,无法割裂,只关注单一脏器结构和功能的改变,无疑是事倍功半,重视各个系统之间的联系,重视内脏与肌肉、骨骼、神经甚至是精神的系统康复,才能最终达到改善预后的目的。

2. 治未病

《黄帝内经》之《素问·四气调神大论篇》即提出"圣人不治已病治未病、不治已乱治未乱",《素问·八正神明论》曰:"上工救其萌芽",即在疾病未发生之时进行治疗;至汉·张仲景《金匮要略·脏腑经络先后病脉篇》又曰:"见肝之病、知肝传脾,当先实脾"。"治未病"理论一直是中国传统医学中最先进的系统理论之一,时至今日仍有相当的科学价值,其思想包含未病先防、既病防变、瘥后防复三个方面,内容与现代心血管疾病分级预防的内容基本一致,同时在"治未病"理论之下有丰富的治疗方法和康养技术,均是心脏康复可以借鉴和探索的内容。

3. 阴平阳秘

《素问·生气通天论》曰:"阴平阳秘,精神乃治;阴阳离决,精气乃绝"。阴阳理论是中医理论的基础和核心,而"阴平阳秘"一直被认为是对人体最佳生命活动状态的描述和概括,其中重要的内涵之一就是——平衡、稳态。平衡的概念显然有别于物理、化学的物质能量平衡,且不能单纯用数或者量的相等来判断,强调的是互动机制和互制机制。因此在疾病的康复中,中医学更加注重身体功能恢复的协调性,强调在慢性疾病调养过程中所处的平衡状态。从生命维度来看,在心血管疾病诊疗的过程中,强调动态的平衡模式将是未来中医学为整个康复理论体系再做贡献之处。

二、中医药的独特优势

1. 有效辅助

根据近两年的文献报道,无论是 PCI 术后的早期康复,还是心肌梗死后的二级预防,中成药物均显示出较好的临床应用价值,从陈可冀团队的血府逐瘀制剂到张伯礼院士主持的芪参益气滴丸,均能够明显改善冠脉循环、降低心血管死亡风险、降低终点事件,且不增加临床不良药物风险,是心脏康复药物处方中的重要组成部分。

2. 有效补充

在缓慢性心律失常的治疗中,稳心颗粒、参松养心胶囊以及心宝丸,有效弥补了尚不符合起搏器植入标准的、但存在临床不适症状的缓慢性心律失常患者的治疗需求,改善症状的同时延缓了疾病的进程。不仅如此,中成药在改善心力衰竭症状、改善焦虑、抑郁状态等方面,也有着较为理想的疗效,成为现代药物治疗学中的有效补充。

三、中医外治法优势

中医外治疗法是通过人体体表、孔窍、穴位等给予不同制剂的药物或者物理治疗,在辨证论治的基础上,通过整体调节,多环境发挥效能,具有疗效确切、使用安全、不良反应小等优点,适用于心脏康复Ⅰ～Ⅲ期。中医外治的方法有整体治疗、皮肤官窍黏膜治疗、经络腧穴治疗等。随着体外反搏技术的引进,经穴体外反搏疗法成为近年来中医外治的特色疗法之一,研究表明,经穴体外反搏应用冠心病稳定型心绞痛能够显示进一步的治疗效益。除外体外反搏技术,熏洗疗法、耳压疗法、中药穴位贴敷疗法以及针刺疗法均在临床中得到一定的应用,具有进一步开发的可能性。

四、发挥中国传统功法的优势

1. 中国传统功法的历史与发展

运动的理论在中医学中源远流长,《素问·六微旨大论》中曰:"出入废则神机灭,升降息则气力孤危",即阐明了中医学中的运动观——人体无时无刻不是在变化和运动当中。《脉书》曰:"夫流水不腐,户枢不蠹,以其动。动则实四肢,而虚五脏,五脏虚,则玉体利",明确指出运动对身体的必要性;陈寿所著《三国志·魏书·华佗传》中所载:"人体欲得劳动,但不使极耳。动摇则谷气消,血脉流通,病不得生,譬犹户枢不朽是也",并有华佗所创五禽戏,时至今日仍有广大受众。隋唐时期是传统运动疗法发展的鼎盛时期,隋太医巢元方撰写《诸病源候论》中广泛吸收前人导引治病的具体经验与方法,全书所载具体术式和操作方法280多条,不载一方一药,可以算是中国首部运动医学专著。

中国传统运动疗法起源于导引术,是以主动的肢体运动、配合呼吸运动和自我按摩,其特点是以"动以养生、静以养神"的"动静结合"方式,达到预防疾病、促进疾病康复以及延长寿命的目的。本土的创造和外来的结合,是中国运动疗法的重要形式,如唐代《千金方》、宋代《云笈七签》和明代《遵生八笺》都记录了印度瑜伽婆罗门导引法,促进了中国成套医疗导引法的陆续发展,形成了我国独特的风格和体系。随着科学的研究,越来越多的数据显示,无论是太极拳、八段锦等都是融合了有氧、抗阻、呼吸训练等多元素在内的有效的运动方式,也已经被国内外越来越多的医学专家和运动康复专家所认可。中国传统运动疗法大多无特殊场地和设备要求,便于开展,且符合东方人群运动习惯,成为目前社区及居家心脏康复中可以大力推广的运动模式。

2. 中国传统功法举隅

中医传统运动,如太极拳、八段锦、五禽戏等,具有动静结合、形神和谐、刚柔并济等特点,是结合了呼吸训练、有氧训练、抗阻训练以及平衡训练等在内的综合运动方法,且无特殊场地和设备要求,便于开展,为患者提供更加符合东方人群习惯的运动康复训练模式。随着近年来体育以及医学对上述运动疗法临床数据的积累,太极拳、八段锦等已经被国内外越来越多的医学专家和运动康复专家所认可。

(1)太极拳:太极拳是我国重要的民族文化遗产,是一种中低强度的有氧运动,具有中正安舒、轻灵圆活、松柔慢匀、开合有序、刚柔相济的运动特点,其动中有静,静中有动,一动一静,互为其根。注重"形""意""气"三者的修炼且以"意"为先,"形微停,意不断",能够帮助练习者达到一种恬淡虚无的精神状态,最终达到"阴平阳秘,精神乃治"的境界。循证医学证据表明,太极拳训练能够改善心血管疾病患者的心肺功能、调节血压、改善睡眠状态、提升生活质量等。

(2)八段锦:八段锦形成于12世纪,后在历代流传中形成众多各具风格的流派,与太极拳相比,八段锦套路较少,动作也不复杂,简单易行。其动作舒展如锦缎般优美、柔顺,故古人把这套动作比喻为"锦",此功法分为八段,每段一个动作,故名为"八段锦"。八个动作口诀分别是两手托天理三焦、左右开弓似射雕、调理脾胃须单举、五劳七伤往后瞧、摇头摆尾祛心火、两手攀脚固肾腰、攒拳怒目增气力、背后七颠百病消,整套动作柔和连续,滑利流畅;有松有紧,动静相兼。其柔筋健骨、增强体魄,具有调和气血、协调五脏六腑之功能。研究表明,八段锦能改善神经体液调节功能、促进机体血液循环,对心血管系统、呼吸系统消化系统等都有良好的调节作用,是一项适合于男女老少,各个年龄阶段的体育运动。

(3)易筋经:"易"是变通、变化、脱换之意,"筋"指筋骨、筋膜、肌肉,"经"则带有方法、指南、法典之意。易筋经就是改变筋骨,通过锻炼打通全身经络、活血行气的内功方法。易筋经通过形体导引,调畅经络气血,促进气血的循行;通过牵拉运动筋经、肌肉,改善脏腑机能,增强心主血脉的功能;易筋经将人的精神,形体和气息有效地结合起来,经过循序渐进、坚持认真的锻炼,使人体的五脏六腑及全身经脉得到充分的调理,从而达到强身健体,防病治病,延年益寿的目的。易筋经包括内经和外经两种锻炼方法,各有十二势。它是在持续保持一定肢体姿势下和调息、调心相配合的静止性肌肉锻炼,是持续性的肌肉等长收缩。有研究表明长期练习易筋经能够促进血液循环,增加心肌收缩力及改善心脏的后负荷等;还可以改善老年人心脏和血管的顺应性,降低动脉血压和心肌耗氧量,对于心血管及神经系统有着良好的作用。

(4)五禽戏:五禽戏为名医华佗所创,是一种模仿虎、鹿、熊、猿、鸟的动作和姿态的功法。《三国志·华佗传》记载:"吾有一术,名五禽之戏,一曰虎,二曰鹿,三曰熊,四曰猿,五曰鸟。亦以除疾,兼利蹄足,以当导引。体有不快,起作一禽之戏,怡而汗出,因以着粉,身体轻便而欲食。"其模仿猛虎猛扑、小鹿飞奔、熊的行走、猿猴跳跃、鸟儿飞翔等动作,以动为主,动中求静,根据形体的升降开合,外以形体引气,内以呼吸合形,起吸落呼,开吸合呼,先吸后呼,蓄吸发呼,影响人体气机的变化。通过这一系列的动作来活动四肢关节,舒经活络,调和气血,壮腰健肾,疏肝健脾,补益心肺,增强心肺功能,提高人体的身体素质。

五、发挥中医药膳调理特色

《黄帝内经》言:"空腹食之为食物,患者食之为药物",反映出"药食同源"的思想。药膳,既非单纯的药疗,亦非纯粹的食养,是药物和食物有机结合的产物。药借食味,食助药效,相辅相成而发挥其协同作用。药膳合用,能够使药性更平和,还能增加药物的疗效,促进药物的吸收,从而促进疾病的康复。与现代营养学不同的是,中医药膳调理是在中医药理论的指导下来认识和使用的。包括四气、五味、归经、升降浮沉、毒性、功效,以及中医病因病机、辨证施膳等基本理论,不是仅仅着眼于营养成分本身,而是从整体观出发,从阴阳、气血、脏腑功能等方面入手,在慢性疾病和重病的恢复期,科学合理的辨证施膳,能达到事半功倍的效果,如龙眼肉粥治疗心悸,龙眼肉养心安神,红枣粳米开胃悦脾,共奏补脾益心之功;人参粥、黄芪粥等可用于病后气虚者;米粥配合中药,有利于调理脏腑,纠正阴阳气血的偏盛偏衰等。药膳的食用应遵循辨证施膳、辨病施膳、因人施膳、因时施膳、因地施膳五大原则,同时也要考虑中药与食物之间的配伍禁忌,这样才能够更好地服务于临床。

六、发挥中医五音疗疾法特色

音乐与人的生理、心理关系密切,它能够影响人的情绪,继而通过自主神经反应,影响人的内脏器官。临床研究发现,通过特定的音乐频率、声波,能放松人体的神经系统,促进新陈代谢,调整由于疾病、压力而产生的机能失调。五音疗法,就是根据中医传统的阴阳五行等理论和五音对应,用角、徵、宫、商、羽五种不同的音调的音乐来治疗疾病的一种音乐疗法。《黄帝内经》记载:"肝属木,在音为角,在志为怒;心属火,在音为徵,在志为喜;脾属土,在音为宫,在志为思;肺属金,在音为商,在志为忧;肾属水,在音为羽,在志为恐。"心病者选徵音,徵音抑扬咏越,通调血脉,抖擞精神;根据五行相生相克的原理,心气虚者,可配合舒畅调达的角音,以木生火,补益心气;心火亢盛者,可配合羽音,以水克火,制约心火过旺等。目前,中医五音疗法在心脏康复中的应用很少,其确切疗效还需大量临床研究来证实。

七、发挥中医精神调摄法的特色

由于身体状况的衰退、生活角色、方式、重点的转变或是疾病的影响,一些中老年人常常面对焦虑、抑郁等精神心理问题,这种情况在冠心病(尤其是心脏支架术后)等心血管疾病患者的身上尤为多见。精神因素能够诱发和加重心血管疾病,对患者治疗的依从性、生活质量以及临床预后等有着重要影响。中医的精神调摄法注重养心,《灵枢·口问》曰:"悲哀愁忧则心动,心动则五脏六腑皆摇",中医认为怒伤肝,喜伤心,思伤脾,忧伤肺,恐伤肾,情志与健康的关系密不可分。因此,在康复过程中,不仅要重视形体的恢复,更要重视病人情绪的变化,及时进行心理调节及疏导。使患者要形神兼养,避免思虑过度、暴怒等不良情绪,保持平静的心境,知足常乐。恬淡虚无,真气从之,精神内守,病安从来? 此外,老年人培养正确的消遣方式,比如挥笔着墨、欣赏名家书法绘画、种植花草树木等,不仅有利于打发无聊的时间,排遣不良的情绪,同时还可以陶冶情操,锻炼身体,使心神安定,这也符合现代人的养生观念。

八、自然环境疗法

自然环境疗养法是一种充分利用自然环境的各种条件促进人体身心疾病康复的方法。运用大自然环境中的阳光、空气、温度、泉水、泥土、芳香、园艺等因素对患者进行不同方式的治疗与调养,对多种慢性疾病有重要的作用。

第五节　中国传统医学在心脏康复医学中的发展困境

　　尽管中国传统医学有着独特的理论系统和诊疗方法,但对于心脏康复,无论是传统中医还是中西医结合,目前都还没有更加科学和规范的诊疗标准。在对临床文献的回顾中,不难看出更多的是不规范的临床设计、机械的干预手段的组合。中国传统医学的融入不是将中医疗法和西医疗法的简单组合和叠加,而是理论的糅合和优势的互补,在对疾病转归、预后判断以及生活方式改善等方面,发挥中国传统医学的优势,用循证医学方法,来探索一条更符合国民需求的、具有良好推广性的、可持续改善和进步的心脏康复之路。

主要参考文献

[1] 徐丹萍.基于循证的中西医结合心脏康复模式实践[J].中国实用内科杂志,2017,37(7):609－612.

[2] 毕颖斐,毛静远,王贤良,等.基于古籍浅探中医心脏康复的理论内涵[J].中华中医药杂志,2018,33(8):3657－3659.

[3] 郭健,白艳杰.浅谈对中医康复学的认识[J].陕西中医,2009,30(2):185－186.

[4] 李军,陈光,王阶,等.中医药是心脏康复的新动力[J].中医杂志,2018,59(17):1460－1463.

[5] 国家心血管病中心《中西医结合Ⅰ期心脏康复专家共识》专家委员会.中西医结合Ⅰ期心脏康复共识[J].中华高血压杂志,2017,25(12):1140－1148.

[6] 中华中医药学会介入心脏病学专家委员会.经皮冠状动脉介入治疗(PCI)术后胸痛诊疗专家共识[J].中医杂志,2013,55(13)1167－1170.

[7] 中国中医药研究促进会中西医结合心血管病预防与康复专业委员会.稳定性冠心病中西医结合康复治疗专家共识[J].中西医结合心脑血管病杂志;2019;17(3):321－329.

[8] 国家心血管病中心,中西医结合Ⅰ期心脏康复专家共识委员会.中西医结合冠状动脉旁路移植术Ⅰ期心脏康复专家共识[J].中国循环杂志,2017,32(4)314－317.

[9] 张莹,苏敬泽,李庆祥.中医药综合干预对急性心肌梗死患者心脏康复的影响[J].中西医结合心脑血管病杂志,2015,13(16):1830－1832.

[10] Lei Yan, Chen Ke-Ji, Liu Jian-gang, et al. Effect of Xuefu Zhuyu Pill(血府逐瘀丸) on platelet activating factor expression in patients with unstable angina pectoris[J]. CJIM, 2002:8(4):267－270.

[11] Yang X, Xiong X, Yang G, et al. Chinese patent medicine Xuefu Zhuyu capsule for the treatment of unstable angina pectoris: a systematic review of randomized controlled trials[J]. Complement Ther Med. 2014;22(2):391－399.

[12] Huang J, Tang X, Ye F, et al. Clinical therapeutic effects of aspirin in combination with Fufang Danshen Diwan, a Traditional Chinese Medicine Formula, on coronary heart disease: a systematic review and meta-analysis[J]. Cell Physiol Biochem, 2016;39(5):1955－1963.

[13] Dal G H, Zhang B L, Guo Z X. Application of central randomized system in project of clinical trial for secondary prevention of myocardial infarction by Qishen Yiqi Drop pill[J]. ZhongGuo Zhong Xi Yi Jie He Za Zhi. 2007;27(7):653－656.

288

[14] Wang X，Hu D，Dang S，et al. Effects of Traditional Chinese Medicine Shensong Yangxin Capsules on heart rhythm and function in congestive heart failure patients with frequent ventricular premature complexes：a randomized，double-blind，multicenter clinical trial[J]. Chin Med J (Engl)，2017，130(14)：1639－1647.

[15] 何穗智，高学东，魏聪，等.参松养心胶囊治疗心律失常随机对照试验的系统评价[J].中国中医基础医学杂志，2010，16(2)：76－78.

[16] 聂应红，李黎明.步长稳心颗粒抗心律失常疗效评价[J].山东医药，2007，47(28)61.

[17] 彭广操，朱明军，王永霞，等.心宝丸治疗病态窦房结综合征的系统评价[J].中国实验方剂学杂志，2012，18(7)286－289.

[18] Wang X Q，Pi Y L，Chen P J. Traditional Chinese exercise for cardiovascular diseases：systematic review and meta-analysis of randomized controlled trials[J]. J Am Heart Assoc，2016，5(3)：e002562.

[19] Yen G Y，Wang C，Wayne P M，et al. Tai Chi exercise for patients with cardiovascular conditions and risk factors：a systematic review[J]. J Caidopulm Rehabil Prev，2009，29(3)：152－160.

[20] Liu T，Chan A W，Liu Y H. Effects of Tai Chi-based cardiac rehabilitation on aerobic endurance，psychosocial well-being，and cardiovascular risk reduction among patients with coronary heart disease：A systematic review and meta-analysis[J]. Eur J Cardiovasc Nurs，2018，17(4)：368－383.

[21] 中国中医药研究促进会中西医结合心血管病预防与康复专业委员会.中医外治技术在心脏康复中应用的专家共识[J].中西医结合心脑血管病杂志，2017，15(1)：53－58.

[22] 张杰，郭航远，迟菊芳.中西医结合在心脏康复中的优势分析[J].中国全科医学，2019，12(22)：1392－1395.

[23] 陈汉裕，关卓骥，黄丹烁，等.近5年心血管疾病中医外治法的临床研究现状与展望[J].现代中医结合杂志，2018，27(22)2495－2499.

[24] 张继.《千金方》中传统导引和外来导引关系探源[J].医学与哲学，2011，32(4)：65－66.

[25] 王丹文，徐桂华，王会梅.传统中医运动养生研究评述[J].河南中医学院学报，2008，23(3)：73－76.

[26] 江巍，姚萍，周凯欣，等.陈可冀院士"动静结合"康复理念在心脏康复中的指导意义[J].中国中西医结合杂志，2018，38(5)：608－610.

[27] 于子凯，陈可冀，吴永健.中西医结合运动康复在老年人心血管病中的作用[J].中华老年医学杂志，2019，38(5)：492－495.

[28] 于美丽，陈可冀，徐浩，等.心脏康复的未来：全程管理、多位一体、中西医结合[J].中国中西医结合杂志，2018，v38(5)：93－96.

[29] 冯雪.心脏康复科持续发展的医疗模式探索[J].中国实用内科杂志，2017，37(7)：605－608.

[30] 宋乃光.传统运动疗法[M].北京：中国中医药出版社，2001.

[31] 吴勉华，王新月，冼绍祥，等.中医内科学[M].3版.北京：中国中医药出版社，2012.

[31] 孙广仁，郑洪新，王承平，等.中医基础理论[M].3版.北京：中国中医药出版社，2012.

心脏康复的核心内容是运动锻炼，由于大多数心血管病患者机体功能受损，或者由于药物与治疗的影响，造成在运动锻炼过程中存在一定风险，心脏康复患者还有一大部分群体是中老年人，同时可能并发很多其他方面的退行性疾病，如慢性肺部疾病及慢性代谢系统疾病（包括代谢综合征，如糖尿病），再加上老年人是跌倒的高危险人群，因此心血管病患者除了要重视心脏问题以外，其他的运动损伤问题也必须引起重视。如果患者在康复过程中，经常发生运动不适或损伤，不仅影响康复的效果，也会造成不良的心理影响。因此，在心脏康复过程中，患者对运动损伤的预防比治疗更为重要，要预防运动损伤的发生，运动时的主动与被动的保护具有非常重要的意义。

第一节　心脏康复过程中预防运动损伤的基本原则

心血管病患者应该首先选择适合于自己的运动项目和健身方式。每项运动都有自己的技术特点。每位患者的身体条件也各不相同。要根据自身的年龄、性别、肌肉力量、关节灵活程度及伤病情况选择正确的活动方式。这部分内容可以根据评估的结果进行调整，前文已述。

心血管病患者运动前需进行充分的准备活动。在每次运动前，要充分活动各个关节、肌肉，使各个关节最大限度地得到充分活动，以增加关节的柔韧程度和灵活度，天气越冷，热身的时间需要越长。只有经过充分的准备活动才能使肌肉和关节达到最佳的状态并投入运动中，以此减少运动伤害。

遵循科学的运动方法：

（1）拟定合理而可行的运动康复目标，尤其避免操之过急，定标太高。同时，在运动康复时，应循序渐进，先易后难，运动量应先小后大，逐渐加量。

（2）在运动康复时要注重身体基本素质锻炼。要适当进行肌肉力量练习，以加强肌肉力量，增加肌肉感受性，这样可以更好的保持关节稳定性，延长运动时间。

（3）加强运动安全教育，克服麻痹思想，提高预防意识。

（4）合理拟定运动与恢复之间的平衡关系。

心脏康复过程中应该防止过度疲劳和劳损：身体某一部分组织进行长期的、单调的练习时，如果不注意调整，容易损伤。这种损伤多见于关节、肌腱的附着部和负重的骨组织。防止积累性损伤，单纯地依靠医学治疗往往难以收到理想的效果。

心脏康复过程中注意运动细节:如穿着轻便、舒适的运动鞋和运动服,以避免关节因运动受限而引起肢体损伤。

在心脏康复的运动训练中,更加重要的是运动场地的管理,运动器材的检查,使用方法的指导以及创伤预防的模拟示教。

第二节　心脏康复过程中常见运动损伤

一、软组织损伤

发生运动损伤时,立刻对病人进行仔细检查,不可大意,必要时加以辅助检查及专业咨询。这类损伤可分为开放性损伤和闭合性损伤。前者有擦伤、撕裂伤等;后者有挫伤、肌肉拉伤等。

1. 擦伤

(1)原因与症状:因运动使皮肤受挫致伤。运动时身体擦摩器械或者摩擦鞋子受伤。擦伤后皮肤出血或组织液渗出。心脏康复的患者常见于耐力训练的上下肢关节的突出部位,足部与手部最为常见。

(2)处理:小面积擦伤,可以用碘酊涂抹伤口即可。大面积擦伤,先用生理盐水洗净,再涂抹碘酊,再用消毒布覆盖,最后用纱布包扎。面部擦伤最好不用亚甲紫等染色剂涂抹,因为用后可能在数月内染色不退,有碍美观。如膝关节处皮肤擦伤,先要洗净,然后用消炎油膏涂抹,盖上无菌纱布,胶布固定,必要时缠上绷带。对于抗凝治疗及有出血倾向者,宜适当加压包扎。

2. 撕裂伤

(1)原因与症状:常发生在剧烈运动或者未做好充分的热身运动时。在剧烈运动时,造成肌肉撕裂。主要以闭合性损伤为多见。常见有跟腱撕裂、大腿肌肉撕裂等。闭合伤触及时有凹陷感和剧烈疼痛。

(2)处理:先明确诊断。轻中度闭合伤,应立刻停止运动,静养制动,加压包扎,促进血肿吸收,伤口修复;如未吸收,则可以抽出血肿,加快愈合速度。重度闭合伤,可以手术治疗。一般闭合性浅部损伤的 RICE 原理:

R:rest 休息　　　I:Ice 冰敷　　　C:compression 加压　　　E:elevation 抬高

3. 挫伤

(1)原因与症状:康复运动过程中,因撞击器械或康复者之间相互碰撞而造成挫伤。单纯挫伤会在损伤处出现红肿,皮下出血,并有疼痛。内脏器官受伤时,则会出现头晕、脸色苍白、出虚汗、四肢发凉等现象,严重者甚至出现休克。

(2)处理:在 24 h 内冷敷或加压包扎,抬高患肢或外涂中药。24 h 以后,可按摩或理疗。进入恢复期可进行一些功能性锻炼。如果怀疑内脏损伤,则临时处理后,送医院检查和治疗。

4. 肌肉拉伤

（1）原因与症状：通常在外力直接或间接作用下，使肌肉过度主动收缩或被动拉长时引起肌肉拉伤。特别是由于准备活动不充分，动作不协调以及肌肉弹性、伸展性、肌力差者更易拉伤，损伤后伤处肿胀、压痛、肌肉痉挛，触诊时可摸到硬块。严重的肌肉拉伤是肌肉撕裂。

（2）处理：轻者可即刻冷敷，局部加压包扎，抬高患肢。24 h 后可施行按摩或理疗。如果肌肉已大部分或完全断裂者，在加压包扎急救后，固定患肢，立即送医院手术缝合。

二、关节、韧带扭伤

扭伤是由于受到外力的冲击，使关节和韧带产生非正常的扭动而致伤。

原因与症状：

受外力的触击或撞击；运动时身体落地重心不稳向一侧倾斜或踩在他人足上或高低不平的地面上而致伤。伤后局部能力立即丧失，有明显肿胀、疼痛等。

处理：

（1）伤后立即抬高患肢，伤情严重的要立即冷敷或用自来水冲淋，加压包扎，固定休息；使毛细血管收缩，防止肿胀。

（2）24 h 后即可拆除包扎，可采用热敷、理疗，使毛细血管扩张，促进血液循环。

（3）严重扭伤；如韧带断裂，关节脱位，应尽快到医院缝合或做固定处理。

第三节　家庭和社区心脏康复运动的注意事项

社区心脏康复运动，重在康复患者的组织和管理，而运动本身，应遵循前述的尤其是运动处方的制定。

1. 晨练不宜过早

心血管患者晨练应安排在太阳出来后 1 h，并且不宜在车流较多的马路旁、树林密集的地方晨练，因为这些地方聚集有大量的二氧化碳，无益健康。其次，早晨冠状动脉张力较高，交感神经兴奋性也较高，早晨 6 时至中午 12 时心血管病发病率最高。第三，空腹晨练易造成低血糖。

2. 与饮食协调

饭后立刻运动易造成消化不良，且饭后大量血液进入胃肠道导致脑部供血减少，会使人有困意。而且，饭后人的心脏负荷增加，餐后立刻运动对心血管系统有明显的负面作用。因此，应该避免在饱餐后立即进行运动锻炼。空腹 4 小时以上，宜适当补充营养。

3. 避免运动剧烈

太过剧烈的运动会造成心肺超负荷运转，对于有心血管病的人来说有一定的危险性。应遵照医生的运动处方。

4. 避免运动过度

心血管患者运动的目的不是使人疲劳,而是促进血液循环,增强肌肉和心脏的能力。过度运动会促使身体释放大量激素来分解蛋白产生能量来补充过度运动的需要,造成身体组织的过多消耗,加速器官的衰老。而且过度运动会加重心脏的过度使用,超出其负荷能力。长期下去,会造成心脏功能衰退,反而有害于身体。

5. 避免自感运动

心血管患者运动康复前进行运动平板试验或运动心肺试验,科学掌握患者在极量或亚极量运动试验时的心率情况,并在医生制定科学的运动处方,防治自我感觉的盲目运动。

6. 避免随意增加运动量

心脏康复运动应循序渐进,不能突然增加运动强度和运动量,因为突然增加运动量可能会增加心血管事件的发生率。

7. 避免体感不适强行运动

身体状况不好或没有休息好时,或者在运动中出现不适甚至心绞痛的症状时,应当适当减少运动量,不要强行运动。

8. 避免运动替代药物或药物替代运动

心血管患者的康复运动是建立在心血管药物治疗基础之上的,两者有各自的临床治疗作用,且不能相互替代。

9. 一般注意事项

(1)个体感觉。

(2)运动场地,安全舒适,与家距离适当。

(3)尽可能结伴或结成小组。

(4)知晓家人和亲友。

(5)携带关键的医学资料。

(6)最好接受过急救训练。

(7)遵照医生的运动处方。

(8)定期复查。

第九章 心脏病患者的日常生活指导

第一节 日常生活质量评价

生活质量(quality of life,QOL)强调生活的满足感、幸福感,不仅包括生活的量,还包括生活的质。生活的质可理解为由身体健康度、躯体功能、性功能、躯体症状、药物等所引起的症状、情绪、认知、社会功能、日常生活活动、自立性、满足度、幸福感、生活水平等,因为其受各种因素影响,是一个综合性的复杂概念。QOL 的改善不只是心血管疾病,也是所有疾病康复的最大目的之一。

心脏康复领域最常用的健康相关 QOL 的评估方法是 Medical Outcome Study Short-form 36 – item Health Survey(SF – 36)。SF – 36 包括生理功能(Physical Functioning,PF)、生理职能(Role Physical,RP)、躯体疼痛(Bodily Pain,BP)、一般健康状况(General Health Perceptions,GH)、精力(Vitality,VT)、社会功能(Social Functioning,SF)、情感职能(Role Emotional,RE)、精神健康(Mental Health,MH)8 个维度组成。这 8 个分量表有侧重,被归纳成:生理方面的 QOL 概要评分(Physical Component Summary,PCS);精神方面的 QOL 概要评分(Mental Component Summary,MCS);职能/社会方面的 QOL 概要评分(Role/Social Component Summary,RCS)。8 个分量表也可单独使用。

SF – 36 是不限定疾病的综合性量表,最近对特定疾病患者同时使用特殊量表和 SF – 36,或者是使用各种疾病特有的 HRQL 评价量表。心血管系统疾病的代表性 HRQL 评价量表是针对心力衰竭患者的 Minnesota Living with Heart Failure(MLHF)。MLHF 由 21 个问题组成,其内容是评估关于最近 4 周因心力衰竭日常生活受到的影响。

在心血管疾病领域较常用的代表性 QOL 问卷有 Sickness Impact Profile(SIP;自己填写或面谈,136 项,需要时间为 30 min)、MacMaster Health Index Questionnaire(自己填写,45 项,所需时间为 20 min)、Nottingham Health Profile(自己填写,45 项,所需时间为 10 min)等。

第二节　日常生活指导

一、戒烟

戒烟对所有患者都很重要,除了降低自身罹患恶性疾病、心血管疾病风险,还能减少被动吸烟造成的心肌梗死风险。医疗人员应当向吸烟、曾经吸烟和不吸烟等所有人宣传戒烟必要性。

1. 戒烟指导

首先要了解患者戒烟意愿;患者对吸烟的危害知识不足或存在误解时,应当进行适当的宣教和指导。戒烟时出现难以耐受的戒断症状导致不能戒烟时,应考虑药物治疗。

2. 尼古丁依赖—躯体和心理依赖

躯体依赖表现为吸烟者在停止吸烟或吸烟量减少后,出现一系列难以忍受的戒断症状(表2-9-1、表2-9-2),包括吸烟渴求、焦虑、抑郁、不安、头痛、唾液腺分泌增加、注意力不集中、睡眠障碍等。戒断症状通常在停止吸烟后数小时出现,最初14天最强烈,之后逐渐减轻,直至消失。大多数戒断症状持续1个月左右,部分患者对吸烟渴求持续1年以上。

心理依赖又称精神依赖,表现为主观上强烈渴求吸烟。烟草依赖者出现戒断症状后,若再吸烟该症状会减轻或消除,破坏戒烟进程。

戒烟门诊,针对躯体依赖可以进行药物治疗,心理依赖应通过心理疗法或非药物治疗的行为改变两方面治疗。

表 2-9-1　5A 戒烟干预方案

> 询问(Ask)并记录所有就医者的吸烟情况。
> 建议(Advise)所有吸烟者必须戒烟。
> 评估(Assess)吸烟者的戒烟意愿。
> 提供戒烟帮助(Assist)。
>> □向吸烟者提供实用的戒烟咨询。
>> □向吸烟者提供戒烟资料,介绍戒烟热线(全国戒烟热线:400-888-5531、400-808-5531,卫生热线:12320)。
>> □推荐有戒烟意愿的吸烟者使用戒烟药物。
> 安排(Arrange)随访:吸烟者开始戒烟后,应安排随访至少6个月,6个月内随访次数不宜少于6次。随访的形式可以是要求戒烟者到戒烟门诊复诊或通过电话了解其戒烟情况。

表 2-9-2　戒烟辅助药物的使用特点

	尼古丁贴剂	尼古丁口香糖	伐尼克兰
优点	1. 使用方法简单(贴剂) 2. 安定后可维持血中浓度 3. 有抑制食欲作用	1. 短时间内可有效果 2. 可以自己调节尼古丁摄入量 3. 可填补口腔的空闲 4. 有抑制食欲作用 5. 无处方也可购买	1. 使用方法简单(口服药) 2. 不含尼古丁 3. 不仅抑制戒断症状还可抑制吸烟满足感 4. 循环系统疾病患者也可使用
缺点	1. 面对有突然吸烟要求的不能处理 2. 对出汗、进行体育运动的患者不适用 3. 需要医生的处方	1. 需要指导咀嚼方法 2. 由于牙齿状况和职业种类选择是否适用	1. 面对有突然吸烟要求的不能处理 2. 需要医生的处方

＊尼古丁贴剂虽然是一般的医药用品,在此仅仅对医用的尼古丁贴剂进行说明。

表 2-9-3　戒烟辅助药物的主要副作用及处理方法

	副作用	处理方法
尼古丁贴剂	皮肤发红或瘙痒	每天改变贴的位置,必要时使用抗维生素药物或外用激素,有水泡等严重皮肤症状时停用
	失眠	确认并更换使用贴剂时间,指导晨起更换;失眠时,可以早晨贴睡前取下
尼古丁口香糖	有口腔内和喉头刺激感、恶心、口内炎、腹部不适	确认咀嚼方法是否正确。症状严重时可考虑选择其他药物或停用
伐尼克兰	恶心	服用初始 1~2 周向患者详细说明使用方法,在饭后服用,必要时使用止吐药或减少药量
	头痛、便秘、失眠、多梦、肠胀气	考虑止痛药、便秘药、安眠药的使用剂量是否合理,或考虑减少药量

注意:1. 尼古丁贴剂和伐尼克兰的副作用发生率为 5% 以上。尼古丁口香糖的副作用发生率 3%~5%。

2. 有研究显示戒烟无论有无接受治疗,都有抑郁、不眠、急躁、欲求不满、发怒、不安、注意力不集中、心跳减缓、食欲增加伴体重增加,可伴基础病的精神病恶化。有研究显示使用伐尼克兰尝试戒烟时,可能会出现抑郁、焦躁、亢奋、行为和心理变化、精神障碍、心情变动、有攻击行为、敌意、自杀倾向及自杀报道。停药后这些症状仍然存在,所以使用本药时要密切观察患者状态。出现以上症状时,应立即停药,至相关专科就诊。

3. 研究报道服用伐尼克兰可出现头晕、嗜睡、意识障碍,甚至车祸,因此应用药期间避免开车及其他危险性器械操作活动。

3. 戒烟指导的实施

临床上戒烟指导实施参考(表 2-9-1)。

药物治疗包括伐尼克兰(varenicline)口服药物和尼古丁代替疗法(NRT)。伐尼克兰是作用于中枢,而 NRT 是通过尼古丁的补充减轻烟草戒断症状。NRT 中尼古丁口香糖和低剂量尼古丁外贴剂为非处方药,在药店直接购买。高剂量尼古丁外贴剂和伐尼克兰需要医师开具处方。

虽然很多研究证实伐尼克兰和尼古丁替代疗法戒烟成功率高,但在有抑郁倾向、自杀念头,或有意识障碍等精神方面问题的患者应慎用。表 2-9-2 所示药物的使用方法和副作用。

二、入浴

1. 入浴对心血管系统的影响

入浴不仅可清洁身体,也可放松身心。入浴对心血管系统的影响主要包括温热及静水压上升作用。

2. 温热的影响

温热使动静脉扩张[*],动脉扩张末梢血管抵抗低下,血压下降,左心室后负荷减轻,左心室输出率上升,心输出量增加;末梢血管抵抗下降,血压下降,刺激压力感受器,反射性出现心动过速,促进心输出量增加。

温热使静脉扩张,增加了末梢静脉血潴留,回心血量下降,前负荷减少;温热使肺血管扩张,导致左心室前负荷也减轻。

3. 静水压的影响

静水压是指体表面积为 $1 cm^2$,深度为 $1 cm$ 时 $1 g$ 重量所产生的压力。入浴深度不同,作用到体表的静水压也不同[**]。入浴时身体进入水中较深,静水压压迫血管,外周血管阻力增加,回心血量增加,使心内压上升,心脏负荷增大。此外,静水压压迫胸廓和腹部,引起呼吸困难,因此心肺功能障碍者入浴时,从浸泡到胸部以下的"半身浴"开始,用热水冲洗肩背部,或披毛巾。

4. 入浴的负荷量

入浴的动作不仅是泡在浴缸里面还包括换洗衣物、洗身体、出入浴缸等一系列动作。41 ℃的温水入浴 10 min 深部体温上升 1.0~1.2 ℃,能量消耗 1.3~1.5 METs,换衣服、洗身体、出入浴缸等动作可消耗 4~5 METs,相当于快走(5 km/h)程度的运动强度。淋浴可消耗 3~4 METs,与普通速度的步行(4 km/h)消耗热量相同。

浸泡入浴后立即清洗身体时,收缩压和心率上升最快,耗氧量达到高值。对于心功能较差的患者,要根据心功能给予帮助。

5. 适合心脏病患者的入浴方法

(1) 温度:36~38 ℃对皮肤刺激作用最弱,过高或过低都会引起交感神经兴奋。入浴温度设定在 35~41 ℃时,可降低血压,放松身心。温热使心输出量增加,35~38 ℃时深部体温上升少,温热效果持续时间短,所以水温最好在 39 ℃以上。42 ℃以上时血小板

---

[*] 注:温热对血管的影响:血管扩张使血流增加,剪切力使 eNOS 活化产生 NO 导致血管扩张。

[**] 注:静水压的计算:假设入浴至颈部时水中体表面积为 1.5 m²,按照坐位(平均深度 25 cm)和立位(平均深度 50 cm)计算静水压,坐位时 375 kg、立位时 750 kg 压力作用到体表。

被活性化,47 ℃高温水浴纤溶系统减弱,血栓风险增加。因此,心血管疾病的患者的入浴温度最好是在 39～41 ℃。

(2) 不增加心脏负担的入浴方法:入浴对心脏负荷影响最大的就是水压,而且在前后 2 分钟之内,水深压臀部可增加心脏负荷高达 5%,最好是逐级入水,2 分钟一级,出浴也是一样。入浴时,要先往身体上撩热水,再在浴缸中浸泡,这样可以减少皮肤刺激。入浴时间 10 min 内,温度 40～41 ℃为宜。为避免直立性低血压,起立时要慢。冬季特别是寒冷地区,要保证浴室和更衣室温暖(表 2-9-4)。

表 2-9-4 不增加心血管负担的入浴方法

① 水温:39～41 ℃。(42 ℃以上或 34 ℃以下不可)
② 时间:40～41 ℃时入浴时间小于 10 min
③ 深度:半身浴对心脏负荷小
④ 入浴时活动:换衣服、进出浴缸要慢,根据疾病严重程度,必要时需要帮助
⑤ 其他

- 出浴时注意直立性低血压。此外,出浴过快,外因血管失去水压而充盈,短时间内急剧减少回心血量。
- 入浴后喝 1～2 杯水。
- 老年人浴盆内要放置防滑垫、或安装声音装置以确认安全,最好设置内部对讲机。

三、饮食

营养指导的必要性

以前心脏康复对象包括急性心肌梗死和冠状动脉搭桥术等急性期患者。但是近几年研究发现运动治疗能有效提高慢性心力衰竭患者生存率和无事故生存率。心脏康复是综合治疗,不仅包括运动疗法,还包括防止再发的生活指导以及纠正冠状动脉危险因子的患者教育和营养指导。

1. 缺血性心脏病的一级预防和二级预防

缺血性心脏病主要由动脉硬化造成,动脉硬化性疾病的危险因素包括肥胖、脂质异常、高血压、糖尿病、慢性肾脏病(CKD)等,应对这些危险因素综合管理。

(1) 预防动脉硬化性疾病的饮食治疗:饮食是降低冠状动脉疾病死亡率的重要影响因素。表 2-9-5 所示是预防动脉硬化性疾病的饮食。

表 2-9-5 预防动脉硬化性疾病的饮食

① 控制摄入热量与身体活动量,维持标准体重。

② 控制脂肪能量比例在 20%～25%,饱和脂肪酸 4.5%～7%,胆固醇的摄取量低于 200 mg/d

③ 增加 n-3 系多不饱和脂肪酸的摄入

④ 碳水化合物的能量比例在 50%～60%,增加食物纤维的摄取

⑤ 食盐的摄取低于 6 g/d 为目标

⑥ 尽量不饮酒

(引自:日本动脉硬化性疾病预防指南 2012)

① 标准体重的维持：为了预防动脉硬化性疾病，饮食的基本目标是达到标准体重，维持与身体活动量相应的能量摄入，保持营养平衡。

每天预计能量消耗用基础代谢量和身体活动水平(physical activity level，PAL)的乘积表示。

$$预计能量消耗＝1天的基础代谢量×身体活动水平$$
$$1天的基础代谢量＝基础代谢标准值(根据性别和年龄)×体重$$

身体活动水平为生活活动强度，其活动内容分为(Ⅰ)低、(Ⅱ)中、(Ⅲ)高三个级别(见表 2-9-6)。

表 2-9-6　不同身体活动水平下活动内容和活动时间的代表举例(15～69 岁)

身体活动水平	低(Ⅰ)	中(Ⅱ)	高(Ⅲ)
	1.50 (1.40～1.60)	1.75 (1.60～1.90)	2.00 (1.90～2.20)
日常生活的内容	大部分生活以坐位，安静为为主	以坐位为主的工作，包括在职场的移动或立位工作、接待客人等，或上下班、买东西、干家务活、轻量体育运动	从事移动或多以立位为主的工作，或有体育锻炼等运动习惯
活动分类(h/d)* 睡眠(0.9)	7～8	7～8	7
座位或者立位的静态活动[1.5：(1.0～1.9)]	12～13	11～12	10
缓慢步行或家务等低强度活动[2.5：(2.0～2.9)]	3～4	4	4～5
长时间持续运动和劳动等中等强度活动(包括一般性步行)[4.5：(3.0～5.9)]	0～1	1	1～2
需要频繁休息的运动和劳动等高强度活动(7.0：6.0 以上)	0	0	0～1

*括号内为 METs 值(代表值：下限-上限)。

② 合适的营养素比例：根据身体活动量摄入相应热量并保证营养平衡，脂肪能量比例为 20%～25%，碳水化合物能量比例在 50%～60%，各种维生素、矿物质的摄取量参考《中国居民膳食指南》。

③ 脂质：脂质食物摄入标准以占总热量的比例，即能量比例(%能量：%E)表示。作为供能饱和脂肪酸、n-6 系多不饱和脂肪酸的摄入标准也以能量比例(E%)表示。脂质含量 20%以下时可能增加糖、血甘油三酯(TG)、食盐的摄取。在《日本人的食物摄入标准

2010》中建议脂质能量比例 29 岁以内为 20%～30%,30 岁以上为 20%～25%。饱和脂肪酸(S)主要包括肉类和乳制品,单不饱和脂肪酸(M)以橄榄油含量丰富,多不饱和脂肪酸(P)在植物油和鱼油中含量丰富。饱和脂肪酸摄入增加,可加重胰岛素抵抗,使 LDL-C 升高;饱和脂肪酸摄入过低可导致脑出血的发病率增高。因此,饱和脂肪酸占总热量 4.5%～7% 为宜。为了减少饱和脂肪酸及胆固醇,应控制肥肉摄入量,避免过量使用乳制品、鸡蛋等。

多不饱和脂肪酸包括 n-6 系和 n-3 系脂肪酸,这些是人体无法合成的必需脂肪酸。植物油中含量丰富的亚油酸属于 n-6 系脂肪酸,植物油中含量丰富的亚麻酸或者鱼油中含量丰富的二十碳五烯酸(EPA)和二十二碳六烯酸(DHA)属于 n-3 系脂肪酸。因此,n-6 系和 n-3 系脂肪酸的目标值不受摄入总热量的限制,以绝对值(g/d)表示。指导患者减少饱和脂肪酸摄入,增加 n-3 系脂肪酸摄入。n-3 系脂肪酸通过降低 TG(甘油三酯)降血压、抑制血小板凝集和改善内皮功能,抑制冠状动脉疾病或者心肌梗死的死亡率。目前已经证实在 EPA 和 DHA 摄取量多人群或服用 EPA 人群中冠状动脉疾病发生率低。

反式脂肪酸摄入过多,会导致氧化型 LDL-C 上升、HDL-C 降低,增加冠状动脉疾病风险。反式脂肪酸并不是人体必不可缺少的物质,应尽量减少摄入。

④ 碳水化合物和膳食纤维:碳水化合物包括可消化吸收的糖和不能消化的膳食纤维等。糖的种类和摄入会影响糖代谢、甘油三酯和 HDL-C 的水平。膳食纤维中的水溶性膳食纤维可降低 LDL-C。为了预防动脉硬化性疾病,应保证足够膳食纤维摄入,推荐摄取未精制的五谷杂粮、蔬菜类、海藻类、水果类和薯类等。

⑤ 食盐、酒精:过量摄入食盐使血压上升促进动脉硬化。食盐摄入量应小于 6 g/d。但过量摄入可使血压升高,促进肝脏合成甘油三酯。若有高脂血症,应严禁饮酒。

⑥ 改善冠脉危险因素饮食:在女性中大豆、豆制品以及其主要成分异黄酮的摄入可能与冠状动脉疾病或脑梗死发病负相关。水果、蔬菜、豆类、五谷、绿茶、咖啡和乌龙茶等可降低冠状动脉疾病发病率,特别是绿茶摄取增加与冠状动脉疾病导致的死亡率的降低相关。推荐多摄取蔬菜和水果,其热量低,且膳食纤维、维生素和矿物质含量丰富。

⑦ 关于与药物的相互作用:服用抗凝药(华法林)时,摄入含有维生素 K 的食物可减弱其抗凝作用。因此,服用华法林时,需不过量食用纳豆、小球藻和青汁等维生素 K 含量丰富的食物。

2. 充血性心功能不全

心功能不全是各种心脏病的终末期表现。心功能不全按照发病经过分为急性心功能不全和慢性心功能不全。慢性心功能不全主要表现为淤血症状,也叫充血性心功能不全。心力衰竭患者因儿茶酚胺、交感神经、肾血流下降导致肾素-血管紧张素-醛固酮系统亢进引起的水钠潴留和血管收缩,炎症因子合成和分解亢进导致心肌损伤。心功能不全会使呼吸循环系统能耗增加,最终导致重症心功能不全患者的营养不良(心脏恶病质)。

表 2-9-7 列出了充血性心功能不全的饮食疗法的要点。

表 2 - 9 - 7　充血性心功能不全的饮食治疗的要点

① 限水、限盐
  • 轻症患者仅限盐(以低于 6 g/d 为目标)
  • 重症(NYHAⅢ以上)患者必要时限水

② 合适的热量和蛋白质摄入
  • 维持标准体重的热量摄入[标准体重×25～30 kcal/(kg·d)]
  • 蛋白质 1.0～1.2 g/(kg 标准体重·d)

③ 维生素和矿物质的摄取
  • 因为利尿剂会增加锌、铜、镁、钙、维生素 B_1 等的丧失,需补充维生素和矿物质
  • 注意肾功能障碍可引起活性维生素 D 缺乏

④ 原则上禁止饮酒

(1) 水分和盐分的限制:轻度(NYHAⅠ-Ⅱ级)心功能不全患者以盐分限制(食盐 6 g/d 未满)为主,无须限制水分摄入量,重度(NYHAⅢ-Ⅳ)患者在限盐基础上,限制水分摄入(饮水量 500～1 000 ml/d)。限水不是由 NYHA 的重症程度决定,而是参考前一天的尿量决定。限水时应监测体重,确认有无心功能不全恶化、脱水。此外,重度心功能不全患者可限制盐分摄取 3～5 g/d。

(2) 能量和蛋白质的摄取:重度心功能不全代谢亢进,伴有消化道充血,强心药和抗心律失常药导致食欲不振,常常摄入不足。食欲下降时,蛋白质的摄取不足也常见。摄入优质蛋白质(0.85 g/kg 标准体重);但肾脏功能障碍时注意不要过度摄入蛋白质。

(3) 维生素和矿物质的摄取:利尿药使锌、铜、镁、钙等矿物质和水溶性维生素(特别是维生素 B_1)丧失增加,需适当补充。袢利尿剂和噻嗪类利尿剂会引起低钾血症。醛固酮拮抗剂(保钾利尿药)会引起高钾血症,注意监测血钾。心功能不全引起肾功能障碍时,会出现铁、维生素 B_{12}、叶酸、维生素 D 等缺乏,应适当补充。

3. 高血压

通过饮食、减盐和减量,可以明显降压。生活习惯的修正项目在表 2 - 9 - 8 中表示。

表 2 - 9 - 8　高血压的生活习惯的修正项目

① 食盐	＜6 g/d
② 食盐以外营养	积极摄取蔬菜水果 * 控制胆固醇以及饱和脂肪酸的摄取 积极摄取鱼(鱼油)
③ 减量	BMI[体重(kg)÷身高(m)²]＜24
④ 运动	以没有心血管疾病的高血压患者为对象,定期(以每天 30 min 以上为目标)进行以中等强度有氧运动为中心的运动。

⑤ 节制饮酒	不提倡饮酒
⑥ 戒烟	

﹡严重肾功能障碍患者有高钾血症风险,不推荐积极摄取蔬菜水果。特别是肥胖或糖尿病患者应限制热量摄入,不推荐过量摄入糖分多的水果中。

(1) 食盐限制:减盐目标值为低于 6 g/d。高于 6 g/d 时没有降压效果。

(2) 蔬菜、水果和鱼的积极摄取以及胆固醇、饱和脂肪酸的限制:欧美进行了一项关于 DASH 饮食(以蔬菜、水果和低脂肪乳制品为主,低饱和脂肪酸,低胆固醇,富含钙、钾、镁和食物纤维的饮食)的临床研究,结果显示 DASH 饮食有明显降压效果。机制可能是由钾促进钠利尿和由镁促进钙拮抗作用等。因此积极摄入蔬菜、水果并控制胆固醇及饱和脂肪酸摄入(表 2-9-9)。此外,增加鱼油摄入量有降压效果,推荐积极摄取鱼类 n-3 系多不饱和脂肪酸,每天摄入 3 g 以上时有降压效果。从一人份鱼中,摄取 n-3 系多不饱和脂肪酸达到 3 g 的鱼种类比较少,如秋刀鱼 90 g(一条),鰤鱼(黄甘鱼)90 g(切一大块),鰤的幼鱼 90 g(生鱼片 6 块左右)等。但是仅靠吃鱼保证每天 n-3 系多不饱和脂肪酸摄入量达到 3 g 比较困难。可增加 n-3 系多不饱和脂肪酸摄取量的途径包括食用 α-亚麻酸含量高的豆油替代 n-6 系多不饱和脂肪酸含量多的色拉油和芝麻油。

(3) 维持合适的体重:肥胖是高血压的重要危险因素。肥胖者以 BMI<24,非肥胖者以维持体重为目标。肥胖引起胰岛素抵抗,导致高胰岛素血症,通过多种机制引起血压上升。因此,BMI 即使正常,内脏脂肪过多时也应减重。

(4) 控制饮酒:长期饮酒使血压上升,应避免饮酒。

(5) 与药物的相互作用:服用钙拮抗剂时,葡萄柚和葡萄柚汁使钙拮抗剂血中浓度上升,应当控制。

表 2-9-9 富含饱和脂肪酸的食品

食品名	能量 (kcal/100 g)	饱和脂肪酸量 (g/100 g)	食品名	能量 (kcal/100 g)	饱和脂肪酸量 (g/100 g)
牛腰,含肥肉(生)	498	16.3	仔鸡的鸡翅(带皮,生)	211	4.2
牛五花肉,含肥肉(生)	517	15.5	仔鸡的鸡腿(带皮,生)	200	4.3
牛腿肉,含肥肉(生)	246	5.7	鸡蛋的全卵(生)	151	2.8
牛肝脏(生)	132	0.9	普通牛奶	67	2.3

食品名	能量 (kcal/100 g)	饱和脂肪酸量 (g/100 g)	食品名	能量 (kcal/100 g)	饱和脂肪酸量 (g/100 g)
猪里脊肉， 含肥肉(生)	263	7.8	酸奶 (全脂无糖)	62	1.8
猪五花肉， 含肥肉(生)	386	13.0	酸奶 (脱脂加糖)	67	0.1
猪腿肉， 含肥肉(生)	183	3.6	天然干酪 (奶油味)	346	20.3
猪培根	405	14.8	天然干酪或 卡芒贝尔味	310	14.9
猪腊肠 和香肠	321	10.1	加工干酪	339	16.0

4. 糖尿病

饮食疗法是基本治疗。一是摄取维持日常生活所必需的营养素,二是纠正糖代谢异常,预防并发症和疾病进展。需要保持饮食、运动、用药等的平衡。因此应保证:① 合理的能量摄入量;② 营养均衡;③ 饮食规律。合理能量摄入及营养素配比如表 2-9-10。

表 2-9-10 糖尿病饮食疗法的要点

① 合适热量摄入
• 摄取热量＝标准体重×身体活动量
• 身体活动量:低强度劳作 25～30 kcal/kg 标准体重
　　　　　　　中等强度劳作 30～35 kcal/kg 标准体重
　　　　　　　高强度劳作 35 kcal/kg 标准体重

② 三大营养素的比例:碳水化合物 50%～60%,蛋白质 10%～20%(标准体重 0.85 g/kg),剩余的为脂质。结合患者性别、年龄、体格、身体水平和病情状态考虑。

③ 脂肪酸摄取比例(量)·胆固醇量:参照《中国糖尿病的膳食指南》

④ 维生素和矿物质:参照《中国糖尿病的膳食指南》

⑤ 食物纤维:20～25 g 以上/d

⑥ 食盐:男性低于 9 g/d,女性低于 7.5 g/d,高血压患者低于 6 g/d

⑦ 有并发症的情况:糖尿病肾病、脂质异常、高血压等并发时参照各自的指南

(1) 合适热量摄入:根据身体活动量决定能量摄入量(表 2-9-11)。肥胖患者为了减重,身体活动量设定为 20～25 kcal/kg(标准体重)。

(2) 营养平衡:饮食中碳水化合物、蛋白质和脂质均衡,摄入能满足人体需要的适量

维生素和矿物质。内脏脂肪堆积、胰岛素抵抗强患者,需限制总热量和选择低碳水化合物饮食。

(3) 规律饮食,考虑血糖生成指数:为了防止餐后高血糖,一天的食物应该尽可能分成 3 等份进食。对于内脏脂肪堆积、胰岛素抵抗强患者推荐难以引起餐后血糖上升的低血糖生成指数和低血糖负荷的饮食。

5. 脂质异常

脂质异常的饮食治疗同预防动脉硬化的饮食疗法。根据异常脂质种类不同,食物的选择方法不同。脂质异常饮食疗法要点见表 2 - 9 - 11。

表 2 - 9 - 11　脂质异常饮食疗法的要点

① 摄入适量总热量
- 25～30 kcal/(kg 标准体重 · d)

② 适当的营养素分配比例
- 碳水化合物 50%～60%,蛋白质 10%～20%(1.0～1.2 g/kg 标准体重),剩余的为脂质。但是要结合患者的性别、年龄、体格、身体水平和病情状态考虑。

③ 高 LDL - C 血症
- 限制胆固醇 200 mg/d
- 限制饱和脂肪酸、反式脂肪酸摄入
- 积极摄取食物纤维

④ 高 TG 血症
- 限制酒精摄入
- 限制单糖(蔗糖、果糖等)的摄取
- 降低碳水化合物的比例

(1) 高 LDL - C 血症和饮食:饱和脂肪酸、胆固醇、反式脂肪酸可使 LDL - C 上升,减少摄入。限制饱和脂肪酸摄入,能量比低于 7%,胆固醇 200 mg/d。鸡蛋胆固醇含量高,每天摄入量 20 g(2 个/周),鱼卵类含盐多,要控制。控制饱和脂肪酸含量多的食品,水溶性食物纤维可降低 LDL - C,增加摄入。水溶性食物纤维:海藻类中含量丰富的海藻酸,魔芋和芋头中葡甘露聚糖含量丰富,水果中果胶含量丰富。

(2) 高 TG 血症和饮食:首先纠正过量饮酒、过度摄取蔗糖或者果糖、过多吃零食、吃夜宵等不良生活习惯。增加 n-3 系不饱和脂肪酸摄入,限制酒、单纯碳水化合物摄入,如果积极摄取 n-3 系不饱和脂肪酸仍然不能改善高 TG 血症,则降低碳水化合物摄入比例。

(3) 低 HDL - C 血症和饮食:如果 TG 在正常范围,则不需要限制饮酒。低 HDL - C 常常通过降低 TG 改善。高 TG 患者应进行饮食治疗,TG 即使小于 150 mg/dl,低 HDL - C 血症患者也应当注意饮食。此外,限制反式脂肪酸以和 n-6 系不饱和脂肪酸的过量摄取(表 2 - 9 - 12)。

表 2 - 9 - 12 反式脂肪酸含有量

食品名	反式脂肪酸(g/100 g)			外出就餐种类	反式脂肪酸(mg/一餐)		
	平均值	最大值	最小值		平均值	最大值	最小值
人造黄油、食用涂脂	7	13.5	0.36	汉堡	717.1	1159.3	357.8
起酥油	13.6	31.2	1.15	披萨	1105.1	2119.3	817.3
饼干类[1]	1.8	7.28	0.04	西餐	818.9	1860.2	143.7
小吃、米果子	0.62	12.7	<LOQ	中餐	265.3	555.7	109.6
蛋糕、糕点类[2]	0.71	2.17	0.26	日餐	306.2	564.1	168.1
面包	0.16	0.27	0.05				
牛奶等[3]	0.09	0.19	0.02				

[1] 饼干类包括饼干、曲奇、咸饼干、派、半生蛋糕。

[2] 蛋糕、糕点类包括泡芙、西式蛋糕、甜甜圈

[3] 牛奶等包括普通牛奶、浓醇牛奶、低脂牛奶

6. 肥胖

肥胖的饮食疗法的要点见表 2 - 9 - 13。

表 2 - 9 - 13 肥胖饮食疗法的要点

① 合适的能量摄入
24≤BMI<30　　　标准体重×25 kcal
BMI≥30　　　　　标准体重×20 kcal
② 脂质摄取 20 g/d 以上,确保必须脂肪酸的摄入
③ 确保蛋白质 0.85 g/kg 标准体重/d
④ 为了预防酮症酸中毒和促使能量有效利用,糖分摄取 100 g/d 以上
⑤ 1 000 kcal/d 未满的饮食疗法中,使用考虑了营养组成配比的超低热量食谱或者处方食谱

（1）适宜的能量摄入:根据身体活动水平综合考虑,24≤BMI<30 时 3～6 个月减重 5%左右,BMI≥30%时减重 5%～10%为宜,根据体重变化调整能量摄入。24≤BMI<30 时 1 个月减重 2 kg 以内为宜,BMI≥30 时个体差异大,应评估是否酮体产生过量、除脂肪体重明显下降等,视情况调整能量摄入量。

（2）蛋白质、脂质和碳水化合物的摄取量:为了防止脂肪量减少(肌肉蛋白质的分解),蛋白质按 1.0～1.2 g/(kg 标准体重·d),尽可能摄入优质蛋白。总热量减去蛋白质热量,剩余部分通过碳水化合物和脂质摄取。脂质 20 g/d 以上,脂肪能量比为 20%～

25％。碳水化合物比为 40％～60％,选择血糖生成指数(GI)和血糖负荷(GL)偏低的食物为宜。

(3)处方饮食:低于 1 000 kcal/d 的饮食治疗,难以保证足够蛋白质、矿物质和维生素。因此要考虑营养配比,选择低热量富含矿物质或膳食纤维的海藻类、菌类和各种蔬菜、低脂肉、鱼的超低热量饮食;或以蛋白质为中心,限制脂质、糖分摄入,补充维生素和包括微量元素在内的矿物质的饮食处方。

四、嗜好

下面将叙述这些以茶、咖啡、酒精类饮料为例对于健康,尤其是动脉硬化疾病的影响。

1. 酒精类饮料

酒精类饮料的乙醇含量如表 2-9-14 所示。

表 2-9-14　酒精饮料中的乙醇含量

	啤酒	红酒	烧酒	威士忌
酒精浓度(％)	5	12	25	40
分量(ml)	500	200	100	60
乙醇容量(ml)	25	24	25	24
乙醇重量(g)	20	19	20	19

根据糖尿病发病与饮酒量研究显示,男性每日乙醇摄入量达 23 g 人群糖尿病发病风险增高。特别是 BMI＜22 的男性,随着饮酒量增加糖尿病发病风险也增加,每天乙醇摄入量 23.1～46 g 群体糖尿病发病风险是不喝酒群体的 1.9 倍,每天乙醇摄入量 46.1 g 以上群体是不喝酒群体的 2.9 倍。饮酒可引起中性脂肪增高。中性脂肪增高,会增加低密度脂蛋白胆固醇含量,促进动脉硬化。因此推荐乙醇摄入应控制在每日 25 g 以下。

痛风发病风险和饮酒量的关系如表 2-9-15 所示。每日乙醇摄取量超过 50 g 人群较不饮酒人群痛风发病风险高达 2.53 倍。在各种酒精饮料中,啤酒引发的痛风发病的风险最高。含酒精饮料无论其碱基有无,都会导致自身代谢相关的血清尿素值上升,不论种类酒过量摄取的行为应该慎重。特别是啤酒,它不仅含有大量碱基,且在等量乙醇含量比较下,其能量含量更高,有可能会导致肥胖,因此应注意。为了保证对血清尿素值的影响达到最低限度,每天的安全量为啤酒 500 ml,威士忌 60 ml,即乙醇 25 ml 的摄入量。

由日本《冠心病危险因子预防指南》所标示的乙醇摄入安全量如表 2-9-16 所示,从休肝日开始以日本酒换算约 100 ml 的量较为合适。

表 2 - 9 - 15　酒精摄取量和痛风发病的相对危险度

酒精摄取量(g/d)	相对危险度
0	1
0.1~4.9	1.09
5.0~9.9	1.25
10.0~14.9	1.32
15~29.9	1.49
30~49.9	1.96
50 以上	2.53

表 2 - 9 - 16　各指南的酒精摄取量

糖尿病	控制在低于 25 g/d 较安全,不能每天都饮酒。	糖尿病指南
高血压	按照乙醇换算,男性应控制在 20~30 ml/d 以下,女性应控制在 10~20 ml/d 以下	高血压治疗指南
高尿酸血症	为了保证不影响血尿酸,限度为每天日本酒一瓶,啤酒 500 ml,威士忌 60 ml 左右的程度	高尿酸血症和痛风治疗指南
动脉硬化性疾病	酒精摄取控制在 25 g/d 以下	动脉硬化性疾病预防指南

2. 咖啡、绿茶

咖啡可以降低心血管事件发生风险。但在饮用咖啡中大量使用蔗糖可能会影响血糖、中性脂肪。

绿茶中含有的儿茶素可降低血清胆固醇,对餐后高甘油三酯血症有抑制作用,还可降低内脏脂肪。此外,有研究显示让健康男性每日饮用七杯绿茶并连续两周,其结果表明绿茶能有效抑制 LDL 氧化,抑制动脉硬化。

第三节　患者自我管理

良好生活习惯养成的重要性(纠正冠脉危险因素),具体方法请参照本书前面章节。

一、心脏病发作症状的早期识别

(1) 心脏病发作时的对策

胸痛发作持续 15 min:紧急联系救护车。

心脏病随时可能发作:平时外出时应携带医保卡、病历本和 1~2 顿口服药物。

发作时应当冷静判断症状。症状无法缓解时,血压不低时,试服用硝酸甘油。如果症状缓解,应及时医院就诊,向医生汇报发作的时间和经过。如果服用药物 5 min,症状仍未缓解者，再服用一次；5 min 后症状仍不缓解者，或未服药症状持续 15 min 以上者，考虑心梗可能，应及时送往有 CCU 的医院。

二、慢性心功能不全的自我管理

1. 症状监测和自我管理

监测有无气短、水肿、体重增加、夜尿增多等症状，将症状什么时候出现、怎样的变化告知医生；此外，应充分理解怎样调节利尿剂、饮水量；医生应根据患者情况进行相应的患者教育。例如气短、水肿加重，或体重 3 天增加 2 kg 以上时，应告知患者电解质情况不明及时到医院就诊。

2. 药物

自行停止服药是心功能不全急性加重的诱因之一，遵医嘱服用药物是治疗成功的关键。应告知患者药物效果，剂量和副作用及药物治疗的重要性。心力衰竭治疗药物中血管紧张素转换酶抑制剂或血管紧张素受体拮抗剂、β-受体阻滞剂，药品说明书上所写的适应证为降压药。具体应向医生咨询，充分理解药物作用。

3. 理解医疗设备的适应证及治疗目的

了解起搏器或除颤设备(ICD)等的适应证和治疗目的。定期到医院检查设备，了解设备使用情况。

4. 饮食和饮酒

① 禁止过度饮水，但是环境湿热或呕吐时，应充分饮水。

② 保证食盐摄入量＜6 g/d 以维持体重。

③ 限制饮酒：啤酒(500 ml)、烧酒或清酒(180 ml)、威士忌(60 ml)、1 杯红酒(120 ml)。一般和啤酒、红酒相比，零食或下酒菜的盐分含量高。限制饮酒同时，应注意控制食盐摄入量。

5. 运动

慢性心力衰竭急性加重期应暂停或调整运动。稳定期长期静养可使心肺耐力下降，活动时易疲劳，呼吸困难加重。老年人随着年龄增加，出现退行性及废用性改变。特别是下肢肌力、平衡能力显著下降，步行、上下楼梯、转移时易摔倒，影响上厕所、做家务和参与社会活动等日常生活活动。因此应避免过量活动，同时进行适度运动。应到医院康复科进行相应评估，在内科医生、康复科医生和治疗师的评估及指导下进行运动。

6. 吸烟

吸烟是心脏病的危险因素，心力衰竭患者戒烟可降低死亡率和再住院率。有效利用门诊戒烟或认知行为治疗等方法可帮助戒烟。

7. 旅行和娱乐活动

根据身体情况咨询医生制定旅行或活动方案。根据饮食、天气变化调整饮水量，维持水分平衡。此外，随身携带口服药物清单(包括药物名称和剂量等)，以免漏服药物。长途旅行，特殊地理(如高原)等，需作医学评估和医生咨询。

8. 睡眠和呼吸

睡眠障碍和心力衰竭相关,调整睡眠环境或使用助睡眠设备等。

9. 精神层面

心力衰竭患者常有认知障碍或抑郁,该类患者应积极治疗。生活方式的变化、药物、设备置入、人工心脏、心脏移植等治疗均可能引起精神问题,应早期识别并进行干预。家属及医务工作者及相关领域专家应共同参与,促进患者身心健康。

10. 记录血压和体重

建议患者规律测量并记录体重、血压、脉搏。就诊时,医生或护士根据记录内容可早期发现患者病情变化。

家庭血压的测定

① 将血压计置于和心脏相同高度。测血压前 1~2 min 应安静坐位,调整呼吸。

② 避免饭后、洗澡后、运动后测定。

③ 每天固定的时间测定(起床后 1 h 内、小便后、早饭前、服药前)。

④ 上衣或 T 恤不要压迫胳膊,尽量穿单衣。

⑤ 记录测定的血压和心率。

体重的测定

① 体重增加是心力衰竭恶化的早期表现。

② 体重计平放在地板上,每天相同条件下测量体重。

③ 每天固定时间测量体重(晨起小便后最佳)。

④ 尽量穿单衣测量。

⑤ 记录测量的体重结果。

11. 预防便秘

便秘的心力衰竭患者排便时血压上升,使心脏负担增加。此外服用利尿剂,限水患者容易便秘。

预防便秘注意事项:

① 每天固定时间上厕所。

② 摄入富含食物纤维的蔬菜。

③ 咨询相关医生,必要时服用治疗便秘的药物。

④ 即使便秘,也应当遵医嘱限制水分摄入。

⑤ 运动。

12. 预防感染

感染后,心脏负担加重,易引起心力衰竭恶化。为预防感染,感觉身体异常时(发热,咳嗽咳痰时)应尽早至医疗机构就诊。

预防感染注意事项:

① 加强营养,适度运动,增强免疫力。

② 勤洗手。

③ 养成刷牙的好习惯。

④ 接种流感或肺炎链球菌疫苗。

第四节　开展心脏康复的要求

1. 人力

最基本的团队成员包括心血管医师、康复科医师、运动治疗师和护士、营养医师,心理医师,社会医学工作者。医师应经过心内科和康复专业训练,能熟练实施和解释CPET及应对运动过程中的紧急情况,并可以对患者进行抢救和心肺复苏。小组成员应熟练掌握运动康复适应证与禁忌证,能恰当地危险分层、正确解读心肺运动试验的相关数据并制定实施个体化运动处方。大的康复室还可兼有临床药师、营养师和心理医师,以开展更完善的心脏康复。所有团队人员均需熟练认知心电图、具备心肺复苏操作能力,并周期性开展心肺复苏等相关操作的培训考核。

运动康复室成员应与心脏介入医师保持良好的沟通和协作关系,隶属于心内科的康复室更容易安全地开展工作,康复科开展运动康复应在医院层面上有政策上的支持,保证有心内科医师的参与和起主导作用,并配备有时效的抢救设备。

2. 设备与场地要求(表2-9-17)

表2-9-17　设备与场地要求

项目	基本设备要求	高级设备要求
训练设备及其他	<ul><li>瑜伽垫</li><li>便携式呼吸肌训练器</li><li>有氧训练设备,如家庭健身用功率自行车、跑步机</li><li>平衡训练设备,如巴氏球,平衡板</li><li>抗阻设备,如弹力带、弹力管、哑铃、小沙袋等</li></ul>	<ul><li>瑜伽垫</li><li>呼吸肌训练器</li><li>有氧训练设备,如医疗用精准功率自行车、跑步机、划船机、四肢联动机、椭圆机</li><li>平衡训练设备,如平衡训练仪、巴氏球、平衡板</li><li>抗阻设备,如液阻训练车、弹力带、弹力管、哑铃、小沙袋等</li></ul>
监护设备	<ul><li>活动场地近护士站/病房心电图室急诊科</li><li>听诊器</li><li>血压计</li><li>心电图机</li><li>便携式快速血糖仪</li></ul>	<ul><li>活动场地近护士站/病房心电图室急诊科</li><li>听诊器</li><li>血压计</li><li>心电图机</li><li>便携式快速血糖仪</li><li>血压监测设备</li><li>心电监测设备</li><li>血氧监测设备</li><li>便携式快速血糖仪</li></ul>

项目	基本设备要求	高级设备要求
抢救设备	• 抢救车(内备抢救药物) • 氧气 • 环境条件:评估室及运动训练室房间 60～100 m² 左右,采光和通风良好,温度控制在20～22 ℃,相对湿度50%。室内墙面上悬挂 Borg 积分表	• 抢救车(内备抢救药物) • 氧气 • 除颤仪 • 拓展设备:如无创动态心排量监测系统、气体交换测定系统、等速肌力测训系统及平衡功能测训系统 • 环境条件:独立的评估室,面积 40～60 m² 左右,运动训练室 2 000 m² 以上(可按功能分为有氧训练室、抗阻训练室、体操室、休息室等)采光和通风良好,温度控制在 20～22 ℃,相对湿度50%。室内墙面上悬挂 Borg 积分表

第十章

心脏康复典型案例举例与分析（各类心血管疾病康复举例）

1. 冠心病患者心肺运动试验特征及运动处方

[临床表现]

男性,51 岁,职员,有 20 余年吸烟史,平均 30～40 支/日。主诉为活动后胸闷 2 个月,位于心前区,每次持续时间大约 5 min,休息后可自行缓解,无胸痛、气喘表现。其间没有进行相应检查和治疗。体检没有心脏杂音和异常心音,静息 12 导联心电图正常。门诊考虑为冠心病稳定型心绞痛申请心肺运动试验检查。

运动表现:患者在功率踏车上完成运动试验,他以 60 rpm 的速度在无负荷状态下踏车 3 min,然后功率以 20 W/min 的速度递增,直至其症状限制的最大运动量,因腿酸终止负荷,峰值运动时有胸闷发作,程度较轻,无胸痛,终止运动负荷 3 min 后缓解。恢复期第 1 min 心电图开始出现 Ⅱ、Ⅲ、aVF 导联、V5、V6 导联 ST 段压低 0.1～0.2 MV,持续 4 min 后 ECG 恢复正常,运动中未见心律失常。

[分析]

评注:呼吸功能检测结果提示肺通气功能正常。

静息肺功能检查:

表 2-10-1　静息肺功能数据

部分肺功能数据			
测量项目	实测值	预计值	百分预计值
年龄(岁)	51		
性别	男		
身高(cm)	165		
体重(kg)	68.5		
VC(L)	3.15	3.81	83
FEV_1(L)	2.55	3.1	82
FEV_1/FVC(%)	89.43	83.77	107

[分析]

患者峰值摄氧量和峰值功率均明显下降,无氧阈相对于同年龄组比较下降,低功率时 $\Delta VO_2/\Delta WR$ 正常,在 AT 以上斜率变小,曲线变得低平,同时伴有心电图 ST 段压低,呼吸储备正常,从而诊断支持心肌缺血。在峰值运动时,VO_2 出现平台期且处于较低值,脉搏轨迹较早出现平台，且始终未达到正常值，终止运动负荷后短暂氧脉搏升高，说明心肌缺血引起每搏输出量的下降。在无氧阈值点 CO_2 通气当量>30，但未超过35，目前尚无依据支持慢性心力衰竭。

心肺运动试验部分数据：

表 2-10-2 心肺运动试验数据

测量项目	实测值	预计值	百分预计值
峰值 VO_2[ml/(min·kg)]	16.7	31.6	53
峰值负荷功率(W)	104	157	66
最大心率(bpm)	125	168	74
最大氧脉搏(ml/beat)	9.1	12.9	71
$\Delta VO_2/\Delta WR$[ml/(min·W)]	7.6		
AT[ml/(min·kg)]	14.4		45
呼吸储备(%)	41		
VE/VCO_2@AT	34.4		
VE/VCO_2 slop	34.2		
血压(mmHg)(静息,最大)	153/71 196/86		
血氧饱和度(%)(静息,最大运动)	99 99		

[结论]

本病例显示了冠心病心肌缺血患者气体代谢异常和典型缺血心电图的表现。患者住院后行冠脉造影术提示左主干末端狭窄70%，前降支、回旋支分别狭窄30%和50%，右冠近中段斑块浸润，后降支近段狭窄30%，左室侧支无狭窄，在左主干末端植入支架1枚。在递增运动负荷试验中，其 O_2 流量明显异常，同时伴有 ECG 异常和胸闷，强烈支持心肌缺血的诊断。

运动处方：

表 2-10-3 运动处方

项目	强度	时间(min)	频率(次/周)
热身		5~10	5~7
有氧训练	以 40%的运动能力强度开始，用 HRR、VO_2R、VO_2peak 表示，循序渐进，逐渐增加至80%的运动能力强度，RPE 分级 13~15 级	20~40	5~7
阻抗训练	40%~80% 1 RM，RPE 分级 13~15 级,8~12 个/组,1~3 组/(肌群·次)	15~10	2~3
柔韧性训练		5~10	5~7

注:有氧训练、阻抗训练、柔韧性训练的方式请参考第四章运动处方的制定。

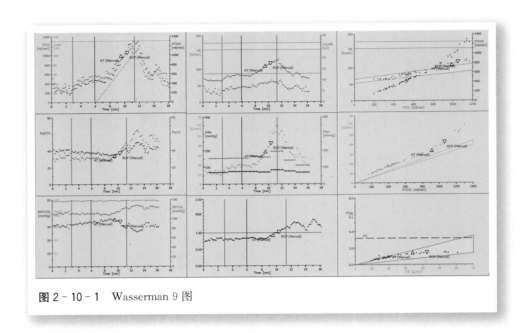

图 2-10-1　Wasserman 9 图

2. 心肌病患者治疗前后心肺运动试验特征对比及运动处方

[临床表现]

男性,50 岁,工人,既往没有慢性病史,有 10 余年吸烟史,平均 20 支/日,现已戒烟 2 年余。主诉为活动后气喘、心悸、乏力 4 个月,偶有咳嗽、咳白痰,没有出现过夜间阵发性呼吸困难和端坐呼吸,没有劳力性心绞痛表现。心脏彩超提示:双心房增大,左心室增大,三尖瓣轻度反流,二尖瓣中度反流,左室收缩功能减低,EF 值 31%。动态心电图提示异位心律-心房颤动(最快心室率 214 bpm,平均心室率 120 bpm),频发室性期前收缩。住院期间曾行冠脉造影检查提示冠脉无狭窄。住院诊断考虑心动过速性心肌病,后行房颤射频消融术,术后转为窦性心律。出院服用的药物:福辛普利钠、苯磺酸氨氯地平、螺内酯片、盐酸胺碘酮片、利伐沙班片,进行抗心力衰竭、降压、抗凝治疗。经治疗 5 个月后门诊复查心肺运动试验及心脏彩超。

运动表现:

第一次运动表现:患者在功率踏车上完成运动试验,他以 60 rpm 的速度在无负荷状态下踏车 3 min,然后功率以 18 W/min 的速度递增,直至其症状限制的最大运动量,因双下肢疲劳终止负荷,峰值运动时伴有心悸、气喘,ECG 全程为持续型心房颤动,最高心室率 218 bpm,未出现其他类型心律失常。

[分析]

评注:呼吸功能检测结果在正常范围内。

静息肺功能检查:

表 2－10－4　静息肺功能检查

部分肺功能数据			
测量项目	实测值	预计值	百分预计值
年龄(岁)	50		
性别	男		
身高(cm)	159		
体重(kg)	60		
VC(L)	3.11	3.52	88
FEV_1(L)	2.60	2.90	90
FEV_1/FVC(%)	83.55	84.02	99

[分析]

第一次测试患者峰值摄氧量和峰值功率均明显下降,呼吸储备增高,在无氧阈值点 CO_2 通气当量增高,VE/VCO₂ slope 亦增高,$P_{ET}CO_2$ 从静息至 AT 之间无明显上升趋势,提示 VD/VT 增高,考虑为左心室功能衰竭导致肺血流相对淤滞引起的高 VA/Q 不匹配。氧脉搏轨迹早期出现平台,且在运动过程中无明显上升趋势,每搏心输出量下降的表现。典型左心室衰竭患者多伴有 AT 下降,但患者的 AT 处于正常低值,考虑与患者平时工作性质与重体力活有关。运动过程中无明显血氧饱和度下降表现,这是与肺动脉高压相区别的重要特征。

在九图板块中,患者在静息及运动早期出现明显的振荡呼吸模式。这种振荡周期两次峰值之间的距离多在 1 min,在静息和轻-中度运动时振荡最明显。VO_2 的振荡是因为 VE 的振荡引起,这是运动中肺血流受损的表现,与患者心输出量减少、循环延迟导致通气驱动增加、化学感受器感应触发的局部 $PaCO_2$ 水平增加等有关,是疾病死亡率增高的预测指标之一。

心肺运动试验部分数据:

表 2－10－5　心肺运动试验数据

测量项目	实测值	预计值	百分预计值
峰值 VO_2[ml/(min · kg)]	20.8	33.4	62
峰值负荷功率(W)	109	146	74
最大心率(bpm)	218	170	128
最大氧脉搏(ml/beat)	5.7	11.8	48
$\Delta VO_2/\Delta WR$[ml/(min · W)]	8.21		
AT[ml/(min · kg)]	15.2		46
AT 时对应的功率(W)	55		
呼吸储备(%)	41		

续表

测量项目	实测值	预计值	百分预计值
VE/VCO$_2$@AT	38.7		
VE/VCO$_2$ slope	36.94		
血压(mmHg)(静息,最大)	168/110 234/139		
血氧饱和度(%)(静息,最大运动)	99 99		

[分析]

第二次测试为患者射频消融术后 6 个月,患者出院后心电图一直维持为窦性心律。第二次测试时峰值摄氧量接近正常,无氧阈值与氧脉搏正常,无氧阈值点 CO_2 通气当量正常,VE/VCO$_2$ slope 亦正常,提示 VD/VT 正常,与患者慢性心力衰竭改善有关,同步查心脏彩超,提示左心室大小已恢复正常,左心房较前减小,EF 值正常。第二次测试已无震荡呼吸出现。测试过程中心电图全程为窦性心律。

心肺运动试验部分数据:

表 2-10-6 心肺运动试验数据

测量项目	实测值	预计值	百分预计值
峰值 VO$_2$[ml/(min·kg)]	25.9	32.1	81
峰值负荷功率(W)	142	151	94
最大心率(bpm)	151	169	89
最大氧脉搏(ml/beat)	11.2	12.4	90
ΔVO$_2$/ΔWR[ml/(min·W)]	9.41		
AT[ml/(min·kg)]	14.3		45
呼吸储备(%)	38		
VE/VCO$_2$@AT	29.6		
VE/VCO$_2$ slope	30.06		
血压(mmHg)(静息,最大)	144/93 236/121		
血氧饱和度(%)(静息,最大运动)	98 98		

[结论]

该病例显示了快室率型房颤引起心动过速性心肌病心肺运动试验特点,临床表现与扩张型心肌病相似,经射频消融术治疗 6 个月后心脏功能恢复正常。

运动处方:

表 2-10-7 运动处方

项目	强度	时间（min）	频率（次/周）
热身		5～10	5～7
有氧训练	以 40% 的运动能力强度开始，用 HRR、VO₂R、VO₂peak 表示，循序渐进，逐渐增加至 60% 的运动能力强度，RPE 分级 13～15 级	20～30	5～7
阻抗训练	50%～70% 1 RM，RPE 分级 13～15 级，8～15 个/组，1～3 组/（肌群·次）	15～20	2～3
柔韧性训练		5～10	5～7

注：有氧训练、阻抗训练、柔韧性训练的方式请参考第四章运动处方的制定。

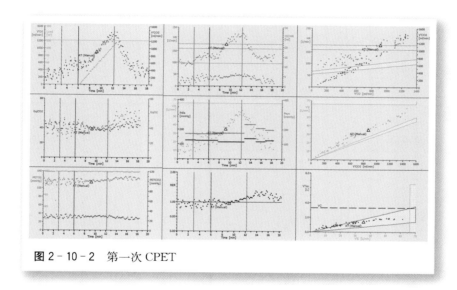

图 2-10-2 第一次 CPET

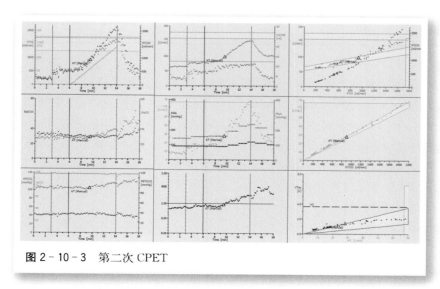

图 2-10-3 第二次 CPET

3. 瓣膜性心脏病患者心肺运动试验特征及运动处方

[临床表现]

男性,45岁,农民,无烟酒史。主诉为劳力性气喘、乏力4个月余。多发于活动后及夜间,行走约200 m气喘明显加重,经休息后可缓解,有夜间阵发性呼吸困难,伴刺激性咳嗽、咳痰、痰黄黏稠。心脏彩超:风湿性心脏病,二尖瓣重度狭窄。心电图:① 窦性心律;② 完全性右束支传导阻滞;③ ST段压低;④ T波异常;⑤ $ptfV_1$ 异常。冠脉造影提示前降支中段肌桥(收缩期狭窄70%),余冠脉无狭窄。

运动表现:患者在功率踏车上完成运动试验,他以60 rpm的速度在无负荷状态下踏车3 min,然后功率以14 W/min的速度递增,直至其症状限制的最大运动量,因气喘、腿酸终止负荷。运动中心电图未见明显ST段动态改变,运动中未见其他类型心律失常。

[分析]

评注:呼吸功能检测结果提示中-重度限制性通气功能障碍。

静息肺功能检查:

表 2-10-8　静息肺功能检查

部分肺功能数据			
测量项目	实测值	预计值	百分预计值
年龄(岁)	45		
性别	男		
身高(cm)	165		
体重(kg)	55		
VC(L)	2.27	3.97	57
FEV_1(L)	1.88	3.27	57
FEV_1/FVC(%)	82.86	83.77	99

[分析]

患者峰值摄氧量和峰值功率、无氧阈均降低,呼吸储备升高,VO_2 相对于工作速率的正常线性增加($\Delta VO_2/\Delta WR$)减少,导致运动后恢复 VO_2 的延迟,在无氧阈值点 CO_2 通气当量增高,VE/VCO_2 slop 亦增高,$P_{ET}CO_2$ 从静息至 AT 之间轨迹呈下降趋势,提示 VD/VT 增高,支持瓣膜病合并心功能不全导致的高 VA/Q 不匹配。氧脉搏轨迹在运动过程中无明显增长,均处于较低值,提示每搏输出量明显下降。肺功能提示中-重度限制性通气功能障碍,考虑与肺充血水肿有关。运动负荷终止1 min后心率无下降,是心力衰竭患者的预后不良的指标之一。

心肺运动试验部分数据:

表 2-10-9　心肺运动试验数据

测量项目	实测值	预计值	百分预计值
峰值 VO_2[ml/(min·kg)]	13.3	38.1	35
峰值负荷功率(W)	67	158	42
最大心率(bpm)	153	174	88
最大氧脉搏(ml/beat)	4.8	12	40
$\Delta VO_2/\Delta WR$[ml/(min·W)]	4.05		
AT[ml/(min·kg)]	10.5		28
呼吸储备(%)	36		
VE/VCO_2@AT	40.7		
VE/VCO_2 slop	45		
血压(mmHg)(静息,最大)	97/71 123/49		
血氧饱和度(%)(静息,最大运动)	99 97		

[结论]

该患者运动耐力严重受损,这是因为瓣膜性心脏病造成心排血量的运动反应增量不足引起,患者后续治疗:转科至心胸外科瓣膜置换术。

运动处方:

表 2-10-10　运动处方

项目	强度	时间(min)	频率(次/周)
热身		5～10	5～7
有氧训练	以 40% 的运动能力强度开始,用 HRR、VO_2R、VO_2 peak 表示,循序渐进,逐渐增加至 60% 的运动能力强度,RPE 分级 12～15 级	20～30	5～7
阻抗训练	40%～60% 1 RM,RPE 分级 12～15 级,8～10 个/组,1～3 组/(肌群·次)	10～15	2～3
柔韧性训练		5～10	5～7

注:有氧训练、阻抗训练、柔韧性训练的方式请参考第四章运动处方的制定。

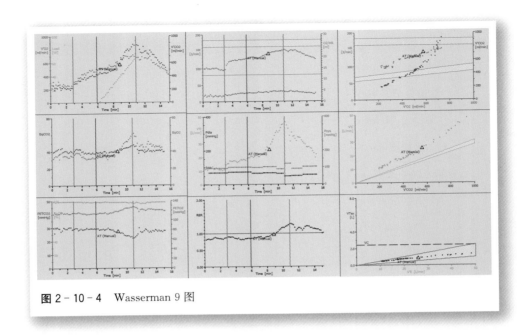

图 2-10-4　Wasserman 9 图

4. 先天性心脏病左向右分流患者心肺运动试验特征及运动处方

[临床表现]

男性,54 岁,职员。无烟酒嗜好。既往有 3 年高血压病史,平素血压较理想。主诉为反复劳力性气促 2 年余,无明显胸闷痛病史,无夜间阵发性呼吸困难及端坐呼吸病史,无发绀出现。心脏彩超提示先天性心脏病,室间隔膜部缺损(破口约 2.5 mm)。静息心电图为窦性心律,正常心电图。

运动表现:患者在功率踏车上完成运动试验,他以 60 rpm 的速度在无负荷状态下踏车 3 min,然后功率以 22 W/min 的速度递增,直至其症状限制的最大运动量,因腿酸、气促终止负荷。运动过程中未有胸闷痛,心电图未出现明显缺血改变。

[分析]

评注:呼吸功能检测结果提示肺通气功能正常。

静息肺功能检查:

表 2-10-11　静息肺功能检查

部分肺功能数据			
测量项目	实测值	预计值	百分预计值
年龄(岁)	54		
性别	男		
身高(cm)	169		
体重(kg)	70		
VC(L)	3.96	3.99	99

320

部分肺功能数据			
测量项目	实测值	预计值	百分预计值
$FEV_1(L)$	3.25	3.21	101
$FEV_1/FVC(\%)$	74.02	77.49	96

[分析]

患者峰值摄氧量和峰值功率、无氧阈均降低,呼吸储备升高,氧脉搏低于正常,心电图未出现缺血改变,但 VO_2 相对于工作速率的正常线性增加($\Delta VO_2/\Delta WR$)的下降,HR-VO_2 关系变陡,这些证实了该患者存在心功能不全。因患者缺口较小,故相比于其他室间隔缺损患者未出现艾森门格综合征。

心肺运动试验部分数据:

表 2-10-12 心肺运动试验数据

测量项目	实测值	预计值	百分预计值
峰值 $VO_2[ml/(min \cdot kg)]$	20.6	31.2	66
峰值负荷功率(W)	125	158	79
最大心率(bpm)	157	166	95
最大氧脉搏(ml/beat)	9.2	13.2	70
$\Delta VO_2/\Delta WR[ml/(min \cdot W)]$	8.53		
$AT[ml/(min \cdot kg)]$	11.3		36
呼吸储备(%)	43		
$VE/VCO_2@AT$	32.6		
$VE/VCO_2\,slop$	30.14		
血压(mmHg)(静息,最大)	149/83 231/79		
血氧饱和度(%)(静息,最大运动)	98 98		

[结论]

该患者通过未闭的室间隔出现少量左向右分流,故之前 50 年未出现明显症状。

运动处方:

表 2-10-13 运动处方

项目	强度	时间(min)	频率(次/周)
热身		5~10	5~7
有氧训练	以 40% 的运动能力强度开始,用 HRR、VO_2R、$VO_2\,peak$ 表示,循序渐进,逐渐增加至 60% 的运动能力强度,RPE 分级 12~16 级	30~40	5~7

续表

项目	强度	时间（min）	频率（次/周）
阻抗训练	40%～80% 1 RM,RPE 分级 12～16 级,8～15 个/组,1～3 组/(肌群·次)	15～20	2～3
柔韧性训练		5～10	5～7

注:有氧训练、阻抗训练、柔韧性训练的方式请参考第四章运动处方的制定。

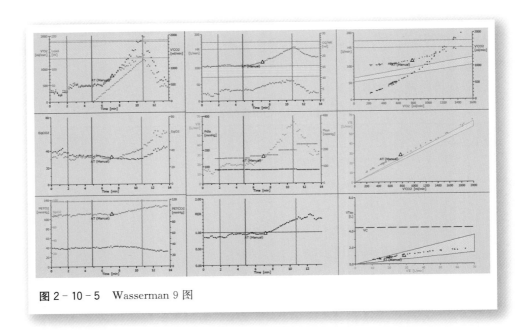

图 2-10-5　Wasserman 9 图

5. 先天性心脏病右向左分流患者心肺运动试验特征及运动处方

[临床表现]

男性,21 岁,无业人员。无烟酒嗜好。幼时诊断为动脉导管未闭,但没有进行手术修补。主诉为反复劳力性气喘、发绀 2 年余,慢步行走时即有气喘,快步行走或慢跑时气喘加重,并伴有手指、脚趾、嘴唇发绀。无明显胸闷痛病史。查体示体形消瘦,肌肉萎缩,呼吸音清,未闻及啰音,心脏查体 S_2 增强,胸骨左缘第 2 肋间闻及 Ⅲ 级连续性杂音伴有震颤。有发绀、杵状指、杵状趾。心脏彩超提示先天性心脏病,动脉导管未闭,右心房、右心室增大,肺动脉高压。静息心电图为窦性心动过速,电轴右偏,右室高电压。

运动表现:患者在功率踏车上完成运动试验,他以 60 rpm 的速度在无负荷状态下踏车 3 min,然后功率以 18 W/min 的速度递增,直至其症状限制的最大运动量,因腿酸、气喘终止负荷。运动过程中未有胸闷痛,心电图未出现明显缺血改变。

[分析]

评注:呼吸功能检测结果提示中度阻塞性通气功能障碍。

静息肺功能检查:

表 2-10-14 静息肺功能检查

部分肺功能数据			
测量项目	实测值	预计值	百分预计值
年龄(岁)	21		
性别	男		
身高(cm)	178		
体重(kg)	45		
VC(L)	4.37	5.26	83
FEV_1(L)	2.89	4.44	65
FEV_1/FVC(%)	66.02	83.24	79

[分析]

患者峰值摄氧量和峰值功率均明显下降,无氧阈无法确定,呼吸储备正常,相对于功率,VO_2 增加缓慢,随后在恢复期 VO_2 反跳并延迟降低,这提示氧运输至运动肌肉的能力严重受损。在最低点的 CO_2 通气当量极高,VE/VCO_2 slop 亦明显增高,运动中 VE/VCO_2 曲线无正常上升趋势,$P_{ET}CO_2$ 从热身至峰值运动之间呈下降趋势,支持异常肺循环异常的诊断。患者表现为过度通气伴非常高的 VE/VCO_2,这说明肺通气灌注不足。在开始无负荷运动状态下时突然出现:① 潮气末氧分压急剧增高;② 潮气末二氧化碳分压急剧下降;③呼吸交换率(RER)急剧增高;④ VE/VCO_2 急剧增高;⑤ VE/VO_2 急剧增高;支持运动中心内右向左分流气体交换证据,血氧饱和度无负荷运动时接触不良,与患者外周循环差接触不良有关,血氧饱和度全程低于正常,手指夹血氧饱和度只有 73%,运动负荷终止血氧饱和呈下降趋势,提示心内右向左分流。

心肺运动试验部分数据:

表 2-10-15 心肺运动试验数据

测量项目	实测值	预计值	百分预计值
峰值 VO_2[ml/(min·kg)]	11.4	59	19
峰值负荷功率(W)	59	218	27
最大心率(bpm)	162	198	82
最大氧脉搏(ml/beat)	3.2	13.4	24
$\Delta VO_2/\Delta WR$[ml/(min·W)]	3		
AT[ml/(min·kg)]	无法确定		
呼吸储备(%)	52		
VE/VCO_2 最低点	63		
VE/VCO_2 slop	86.6		
血压(mmHg)(静息,最大)	85/66 112/81		
血氧饱和度(%)(静息,最大运动)	73 73		

[结论]

该患者有严重运动功能受损，这是由于肺血管疾病所致心排血量减低，以及右向左分流所致动脉氧含量降低。

运动处方：

表 2-10-16　运动处方

项目	强度	时间（min）	频率（次/周）
热身		5～10	5～7
有氧训练	以 40% 的运动能力强度开始，用 HRR、VO₂R、VO₂peak 表示，循序渐进，逐渐增加至 60% 的运动能力强度，RPE 分级 12～14 级	20～30	5～7
阻抗训练	40%～60% 1 RM，RPE 分级 12～14 级，6～10 个/组，1～3 组/（肌群·次）	15～20	2～3
柔韧性训练		5～10	5～7

注：有氧训练、阻抗训练、柔韧性训练的方式请参考第四章运动处方的制定，运动过程中应吸氧，注意监测血氧饱和度。

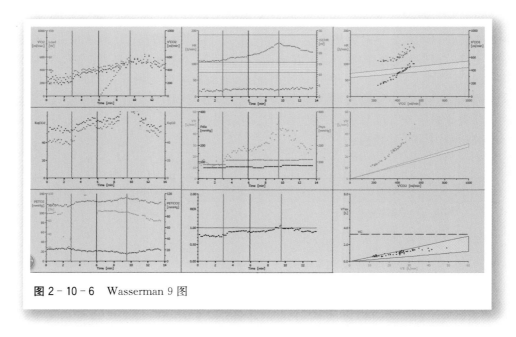

图 2-10-6　Wasserman 9 图

6. 慢性心力衰竭患者心肺运动试验特征及运动处方

[临床表现]

男性，64 岁，农民。无烟酒嗜好。主诉为反复胸闷、气促 10 年余，伴有心悸、乏力，曾经出现过夜间阵发性呼吸困难，无劳累性胸闷痛病史。心脏彩超提示风湿性心脏病二尖瓣重度狭窄并中度关闭不全，主动脉瓣中度关闭不全。静息心电图为窦性心律，Ⅰ度房室传导阻滞，左室高电压。

运动表现:患者在功率踏车上完成运动试验,他以 60 rpm 的速度在无负荷状态下踏车 3 min,然后功率以 16 W/min 的速度递增,直至其症状限制的最大运动量,因气喘、腿酸终止负荷。运动中心电图未见明显 ST 段改变,运动中见偶发房性期前收缩。

[分析]

评注:呼吸功能检测结果提示轻度限制性通气功能障碍。

静息肺功能检查:

表 2 - 10 - 17　静息肺功能检查

部分肺功能数据			
测量项目	实测值	预计值	百分预计值
年龄(岁)	64		
性别	男		
身高(cm)	174		
体重(kg)	59		
VC(L)	3.16	4.02	79
FEV_1(L)	2.42	3.14	77
FEV_1/FVC(%)	76.36	75.69	101

[分析]

患者峰值摄氧量和峰值功率、无氧阈均降低,呼吸储备升高,VO_2 相对于工作速率的正常线性增加($\triangle VO_2/\triangle WR$)的减少,导致运动后恢复 VO_2 的延迟,在无氧阈值点 CO_2 通气当量增高,VE/VCO_2 slop 亦增高,提示 VD/VT 增高,但患者运动过程中无明显血氧饱和度下降表现,提示慢性心功能不全导致的高 VA/Q 不匹配。心率储备增高与使用 β-受体阻滞有关,故导致氧脉搏接近正常值。运动中血压无明显上升,与患者瓣膜病造成的严重心脏功能受损有关。肺功能提示轻度限制性通气功能障碍,考虑与肺充血水肿有关。静息及热身阶段呼吸交换比大于 1,与患者紧张过度通气有关。

心肺运动试验部分数据:

表 2 - 10 - 18　心肺运动试验数据

测量项目	实测值	预计值	百分预计值
峰值 VO_2[ml/(min·kg)]	16	31	52
峰值负荷功率(W)	91	129	70
最大心率(bpm)	101	156	65
最大氧脉搏(ml/beat)	9.3	11.7	80
$\triangle VO_2/\triangle WR$[ml/(min·W)]	8.5		
AT[ml/(min·kg)]	9.5		31
呼吸储备(%)	47		
VE/VCO_2@AT	36.2		

续表

测量项目	实测值	预计值	百分预计值
VE/VCO₂ slop	36.5		
血压（mmHg）（静息，最大）	126/70 120/77		
血氧饱和度（%）（静息，最大运动）	99 98		

[结论]

该患者运动耐力严重受损，运动中血压亦无明显上升，这是因为瓣膜性心脏病造成心排血量的运动反应增量不足引起，后续治疗为心胸外科瓣膜置换术。

运动处方：

表 2 - 10 - 19　运动处方

项目	强度	时间（min）	频率（次/周）
热身		5～10	5～7
有氧训练	以 40% 的运动能力强度开始，用 HRR、VO₂R、VO₂ peak 表示，循序渐进，逐渐增加至 60% 的运动能力强度，RPE 分级 12～15 级	20～30	5～7
阻抗训练	40%～80% 1 RM，RPE 分级 12～15 级，8～12 个/组，1～3 组/（肌群·次）	15～20	2～3
柔韧性训练		5～10	5～7

注：有氧训练、阻抗训练、柔韧性训练的方式请参考第四章运动处方的制定。有氧训练也可以采取 HIIT 方案，详细制定方法请参考第四章运动处方的制定。

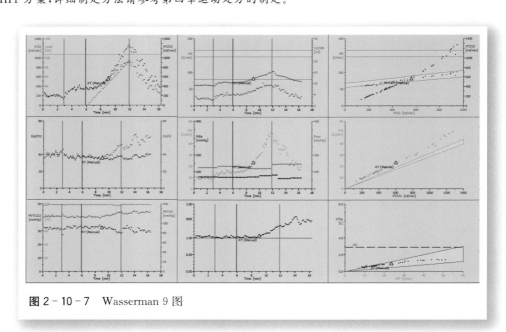

图 2 - 10 - 7　Wasserman 9 图

7. 急性心肌梗死合并缺血性心肌病患者心肺运动试验特征及运动处方

[临床表现]

男性,55岁,电工,有20余年吸烟史,平均10～20支/日。既往有多年高血压病史。主诉为胸闷胸痛6 h。入院诊断为冠状动脉粥样硬化性心脏病急性广泛前壁心肌梗死。入院后行急诊冠脉造影提示前降支近段完全闭塞伴血栓负荷,行血栓抽吸及支架植入治疗。术后患者胸闷痛缓解。心脏彩超提示左房增大,左室壁节段性运动减低,左室收缩功能减低(EF42%)。经治疗12天后行心肺运动试验检查。

运动表现:患者在功率踏车上完成运动试验,他以60 rpm的速度在无负荷状态下踏车3 min,然后功率以20 W/min的速度递增,直至其症状限制的最大运动量,因腿酸终止负荷,峰值运动时无胸闷痛发作。静息心电图提示广泛前壁心肌梗死,运动过程中无ST段动态改变,无心律失常出现。

[分析]

评注:呼吸功能检测结果提示轻度阻塞性通气功能障碍。

静息肺功能检查:

表 2－10－20 静息肺功能检查

部分肺功能数据			
测量项目	实测值	预计值	百分预计值
年龄(岁)	55		
性别	男		
身高(cm)	160		
体重(kg)	65		
VC(L)	3.21	3.42	94
FEV_1(L)	2.26	2.77	82
FEV_1/FVC(%)	70.40	83.98	84

[分析]

患者峰值摄氧量、峰值功率、氧脉搏、无氧阈均明显降低,呼吸储备正常,VO_2相对于工作速率的正常线性增加($\Delta VO_2/\Delta WR$)的减少,导致运动后恢复VO_2的延迟,氧脉搏早期出现平台,提示每搏心输出量下降,运动负荷终止后出现短暂性氧脉搏反跳,皆是左心功能障碍的表现。结合AT时二氧化碳通气当量增高,血氧饱和度正常,$P_{ET}CO_2$从静息至AT之间上升未超过3 mmHg,均支持急性心肌梗死后心力衰竭的诊断。

心肺运动试验部分数据:

表 2-10-21　心肺运动试验数据

测量项目	实测值	预计值	百分预计值
峰值 VO_2[ml/(min·kg)]	14.7	30	49
峰值负荷功率(W)	102	138	74
最大心率(bpm)	155	164	95
最大氧脉搏(ml/beat)	6.2	11.9	52
$\Delta VO_2/\Delta WR$[ml/(min·W)]	7.15		
AT[ml/(min·kg)]	8.4		28
呼吸储备(%)	32		
VE/VCO_2@AT	38		
VE/VCO_2 slop	38.51		
血压(mmHg)(静息,最大)	135/84 176/102		
血氧饱和度(%)(静息,最大运动)	97 98		

[结论]

该患者显示了急性广泛前壁心肌梗死并发缺血性心肌病的表现,与患者从发病到至医院就诊时间过长,导致血管开通时间超过 6 小时,广泛前壁心肌梗死后造成左心室功能障碍。

运动处方:

表 2-10-22　运动处方

项目	强度	时间(min)	频率(次/周)
热身		5~10	5~7
有氧训练	以 40% 的运动能力强度开始,用 HRR、VO_2R、VO_2peak 表示,循序渐进,逐渐增加至 60% 的运动能力强度,RPE 分级 12~15 级	20~30	5~7
阻抗训练	40%~60% 1 RM,RPE 分级 12~15 级,8~10 个/组,1~3 组/(肌群·次)	15~20	2~3
柔韧性训练		5~10	5~7

注:有氧训练、阻抗训练、柔韧性训练的方式请参考第四章运动处方的制定。

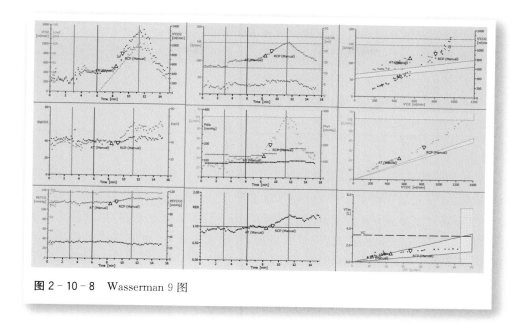

图 2 - 10 - 8　Wasserman 9 图

8. 房颤伴快速心室反应患者心肺运动试验特征及运动处方

[临床表现]

男性,56 岁,职员。无烟酒嗜好。既往有 10 年高血压病史,平素血压控制不理想。主诉为反复心悸 3 年余,无明显胸闷痛病史,无劳力性呼吸困难病史。心脏彩超提示左心房增大,左室舒张功能减低。静息心电图为异位心律,心房颤动。

运动表现:患者在功率踏车上完成运动试验,他以 60 rpm 的速度在无负荷状态下踏车 3 min,然后功率以 20 W/min 的速度递增,直至其症状限制的最大运动量,因心悸、腿酸终止负荷。随着功率的增加,心率进一步增高至 222 bpm,这远远高于该患者的最大心率预计值,运动中心电图未见明显 ST 段改变,运动中全程为异位心律、心房颤动,偶见室性期前收缩。

[分析]

评注:呼吸功能检测结果提示肺通气功能正常。

静息肺功能检查:

表 2 - 10 - 23　静息肺功能检查

部分肺功能数据			
测量项目	实测值	预计值	百分预计值
年龄(岁)	56		
性别	男		
身高(cm)	155		
体重(kg)	54		

续表

部分肺功能数据			
测量项目	实测值	预计值	百分预计值
VC(L)	2.54	3.11	82
FEV_1(L)	2.29	2.52	91
FEV_1/FVC(%)	90.06	84.19	107

[分析]

患者峰值功率正常,峰值摄氧量轻度下降,呼吸储备正常,VO_2 相对于工作速率的正常线性增加($\Delta VO_2/\Delta WR$)的下降,运动后恢复期 VO_2 的反跳,导致氧脉搏反跳,在无氧阈值点 CO_2 通气当量相对于预计值轻度增高,VE/VCO_2 slop 亦增高,加之正常血氧饱和度,提示慢性房颤引起慢性心力衰竭早期表现,表明肺部通气/血流比值出现异常。因为房颤导致其心率很不规则,心率相对于 VO_2 的增加模式显然很陡峭,因此氧脉搏很低,但在心房颤动伴快速心室反应的情况下,较低的氧脉搏和低的每搏输出量,可能是继发于快速心室率。

心肺运动试验部分数据:

表 2-10-24　心肺运动试验数据

测量项目	实测值	预计值	百分预计值
峰值 VO_2[ml/(min·kg)]	25.4	31.6	80
峰值负荷功率(W)	114	121	94
最大心率(bpm)	222	163	136
最大氧脉搏(ml/beat)	6.2	10.5	59
$\Delta VO_2/\Delta WR$[ml/(min·W)]	8.72		
AT[ml/(min·kg)]	17.6		56
呼吸储备(%)	21		
VE/VCO_2@AT	32.4		
VE/VCO_2 slop	34.03		
血压(mmHg)(静息,最大)	156/98 183/107		
血氧饱和度(%)(静息,最大运动)	99 98		

[结论]

该患者表明了在运动试验中,快速型心房颤动相关的每搏输出量减少,尽管静息心室率似乎得到合理的控制,但它却在运动中显著增快,导致气体交换出现异常,这与左心室功能衰竭一致。

运动处方:

表 2 - 10 - 25　运动处方

项目	强度	时间（min）	频率（次/周）
热身		5～10	5～7
有氧训练	以 40% 的运动能力强度开始，用 HRR、VO_2R、VO_2 peak 表示，循序渐进，逐渐增加至 60% 的运动能力强度，RPE 分级 13～16 级	20～40	5～7
阻抗训练	40%～80% 1 RM，RPE 分级 13～16 级，8～15 个/组，1～3 组/（肌群·次）	15～20	2～3
柔韧性训练		5～10	5～7

注:有氧训练、阻抗训练、柔韧性训练的方式请参考第四章运动处方的制定。

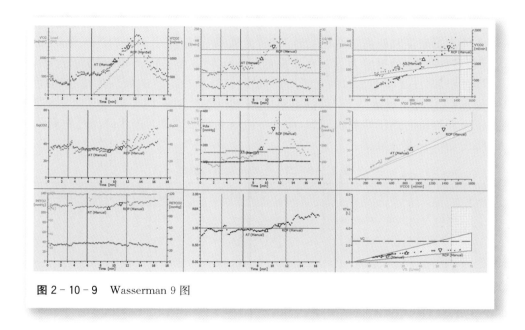

图 2 - 10 - 9　Wasserman 9 图

9. 外周动脉疾病患者心肺运动试验特征及运动处方

[临床表现]

男性,35 岁,自由职业者,有 18 年吸烟史,平均 40～50 支/日,有高血压病 5 年,平素血压控制不理想。主诉为活动后左下肢疼痛、麻木 1 个月,偶尔休息时也有疼痛。无胸痛、气喘表现。下肢血管彩超提示左胫前动脉闭塞,静息 12 导联心电图正常。

运动表现:患者在功率踏车上完成运动试验,他以 60 rpm 的速度在无负荷状态下踏车 3 min,然后功率以 22 W/min 的速度递增,直至其症状限制的最大运动量,因左下肢疼痛终止负荷。

[分析]

评注:呼吸功能检测结果提示轻度阻塞性肺通气功能障碍。

表 2 - 10 - 26　静息肺功能检查

部分肺功能数据			
测量项目	实测值	预计值	百分预计值
年龄(岁)	35		
性别	男		
身高(cm)	173		
体重(kg)	62		
VC(L)	4.71	4.69	100
FEV_1(L)	3.11	3.91	80
FEV_1/FVC(%)	66.09	83.4	79

[分析]

患者峰值摄氧量和峰值功率均明显下降,无氧阈下降,心率储备和呼吸储备高,与患者未达到心脏极限负荷便因为下肢疼痛提前终止运动试验一致。VO_2 相对于工作速率的正常线性增加($\Delta VO_2/\Delta WR$)的变缓,表明患者自身存在广泛的氧气运输和利用障碍。无氧阈值点 CO_2 通气当量、VE/VCO_2 slop、VD/VT 是正常的,这可以与其他心血管病相区别。该患者测试时血压控制较理想,运动中血压无异常增高与服用降压药物有关。

心肺运动试验部分数据:

表 2 - 10 - 27　心肺运动试验数据

测量项目	实测值	预计值	百分预计值
峰值 VO_2[ml/(min·kg)]	30.7	41.5	74
峰值负荷功率(W)	178	200	89
最大心率(bpm)	146	184	79
最大氧脉搏(ml/beat)	13	14	93
$\Delta VO_2/\Delta WR$[ml/(min·W)]	8.37		
AT[ml/(min·kg)]	15.9		38
呼吸储备(%)	34		
VE/VCO_2@AT	28.3		
VE/VCO_2 slop	26.53		
血压(mmHg)(静息,最大)	119/62 187/60		
血氧饱和度(%)(静息,最大运动)	100 100		

[结论]

本病例显示的是外周动脉疾病引起的运动耐量异常。

运动处方:

表 2 – 10 – 28　运动处方

项目	强度	时间（min）	频率（次/周）
热身		5～10	5～7
有氧训练	以 40% 的运动能力强度开始，用 HRR、VO_2R、VO_2peak 表示，循序渐进，逐渐增加至 60% 的运动能力强度，RPE 分级 13～16 级	20～40	5～7
阻抗训练	60%～80% 1 RM，RPE 分级 13～16 级，8～15 个/组，1～3 组/（肌群·次）	15～20	2～3
柔韧性训练		5～10	5～7

注：有氧训练方式推荐步行或跑步（推荐间歇负重运动模式），运动感觉达到中等疼痛程度时立即静坐休息，待疼痛完全缓解后继续运动，阻抗训练、柔韧性训练的方式请参考第四章运动处方的制定。

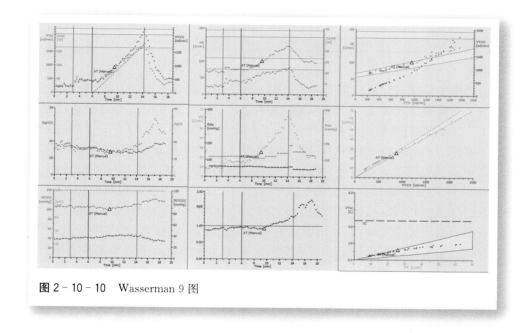

图 2 – 10 – 10　Wasserman 9 图

10. 阻塞性肺疾病患者心肺运动试验特征及运动处方

［临床表现］

男性，63 岁，退休工人，有 30 余年吸烟史，平均 20～30 支/日。主诉为活动后气喘、乏力 4 年余，偶有咳嗽、咳白痰。临床诊断为慢性阻塞性肺疾病。长距离活动或快步行走时发作气喘，伴喉间哮鸣，休息或吸入 β-受体激动剂后可缓解。

运动表现：患者在功率踏车上完成运动试验，他以 60 rpm 的速度在无负荷状态下踏车 3 min，然后功率以 20 W 起步，12 W/min 的速度递增，直至其症状限制的最大运动量，因气喘终止负荷，峰值运动时气喘严重，伴有喉间哮鸣。运动终止 1 min 时患者仍气喘明显，予摘除面罩鼻导管吸氧，约 3 min 后气喘缓解。在运动过程中和运动后，均否认胸痛。

运动心电图出现频发房性期前收缩、偶发室性期前收缩，恢复期出现房性心动过速。

［分析］

评注：呼吸功能检测结果提示极重度混合性通气功能障碍。

静息肺功能检查：

表 2 - 10 - 29　静息肺功能检查

部分肺功能数据			
测量项目	实测值	预计值	百分预计值
年龄（岁）	63		
性别	男		
身高（cm）	161		
体重（kg）	60		
VC(L)	1.62	3.30	49
$FEV_1(L)$	0.74	2.61	29
$FEV_1/FVC(\%)$	45.8	83.94	55

［分析］

患者峰值摄氧量和峰值功率均明显下降，呼吸储备明显下降，与肺疾病运动受限一致。通气当量显著增加而 R 不增加，表明急性过度通气，高度提示无效腔通气量增加。在 CO_2 通气当量最低点数值增高，VE/VCO_2 slop 亦增高，提示 VD/VT 增高，引起的高 VA/Q 不匹配。患者运动过程中血氧饱和度下降 7%，心率储备增加，也与达到最大心血管应激之前通气限制运动的结论一致。正常人吸气时间/一次呼吸总时间（ti/tot）从静息的 0.35～0.40 增加到运动高峰中的 0.50～0.55，该患者因为慢性阻塞性肺疾病呼出功能障碍，故呼气时间延长，在运动过程中 ti/tot 无明显增长。运动终止后只显示 1 min 气体代谢数据是因为患者气喘明显，予摘除面罩鼻导管吸氧以缓解患者气喘症状。恢复期因出现房性心动过速故心率比运动高峰期明显升高，持续 2 min 后转为窦性心律。

心肺运动试验部分数据：

表 2 - 10 - 30　心肺运动试验数据

测量项目	实测值	预计值	百分预计值
峰值 $VO_2[ml/(min \cdot kg)]$	15.5	28.8	54
峰值负荷功率（W）	64	119	54
最大心率（bpm）	120	157	76
最大氧脉搏（ml/beat）	7.8	11	71
$\Delta VO_2/\Delta WR[ml/(min \cdot W)]$	9.78		
$AT[ml/(min \cdot kg)]$	无法确定		
呼吸储备（%）	—		
VE/VCO_2 最低点	34.3		

测量项目	实测值	预计值	百分预计值
VE/VCO$_2$ slop	34.31		
血压(mmHg)(静息,最大)	145/94 198/93		
血氧饱和度(%)(静息,最大运动)	99 92		
ti/tot(静息,最大运动)	39 38		

[结论]

本病例以严重阻塞性肺疾病患者为例,阐明了通气功能受限。心率储备增高,呼吸储备用尽,运动时出现气喘并导致运动终止,经休息和吸氧可以缓解。

运动处方:

表 2 - 10 - 31　运动处方

项目	强度	时间(min)	频率(次/周)
热身		5~10	5~7
有氧训练	以 40% 的运动能力强度开始,用 HRR、VO$_2$R、VO$_2$peak 表示,循序渐进,逐渐增加至 60% 的运动能力强度,RPE 分级 12~14 级	20~40	5~7
阻抗训练	40%~60% 1 RM,RPE 分级 12~14 级,6~10 个/组,1~3 组/(肌群·次)	15~20	2~3
柔韧性训练		5~10	5~7

注:有氧训练、阻抗训练、柔韧性训练的方式请参考第四章运动处方的制定,运动康复应配合呼吸训练,详细见第五章第二节辅助训练技术。运动中注意监测血氧饱和度,如有下降明显应予吸氧,保持血氧饱和度>88%。

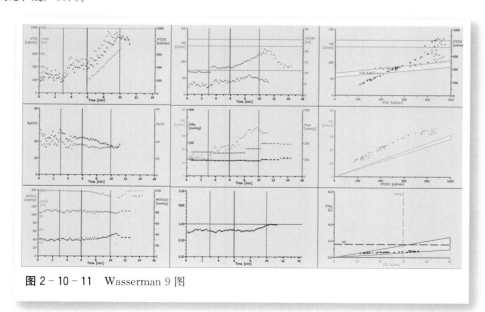

图 2 - 10 - 11　Wasserman 9 图

11. 肺栓塞患者心肺运动试验特征及运动处方

[临床表现]

女性,65 岁,退休工人,无烟酒嗜好。既往无慢性病史,无慢性药物服用史。主诉为气喘 3 天,活动后明显,休息可缓解,无胸闷痛、咯血病史。体检无明显下肢肿胀。心脏彩超提示右心增大,左室肥厚,三尖瓣轻度反流,左室收缩功能正常,肺动脉高压(轻度)。肺动脉 CT 血管成像提示肺动脉多发栓塞。双下肢血管彩超提示左侧小腿肌间静脉血栓形成。

运动表现:患者在功率踏车上完成运动试验,他以 60 rpm 的速度在无负荷状态下踏车 3 min,然后功率以 15 W/min 的速度递增,直至其症状限制的最大运动量,因双下肢疲劳终止负荷,峰值运动时伴有气喘,无胸闷痛表现。

[分析]

评注:呼吸功能检测结果提示轻度阻塞性肺通气功能障碍。

静息肺功能检查:

表 2‐10‐32 静息肺功能检查

部分肺功能数据			
测量项目	实测值	预计值	百分预计值
年龄(岁)	65		
性别	女		
身高(cm)	164		
体重(kg)	71		
VC(L)	3.29	2.69	122
FEV_1(L)	2.29	2.25	102
FEV_1/FVC(%)	69.76	83.81	83

[分析]

患者峰值摄氧量下降,无氧阈水平正常,在无氧阈值点 CO_2 通气当量(50)明显增高,VE/VCO_2 slop 亦明显增高,$P_{ET}CO_2$ 从热身至 AT 之间呈下降趋势,支持异常肺循环异常的诊断。患者表现为过度通气伴非常高的 VE/VCO_2,这说明肺通气灌注不足,气体交换有效性下降,心率储备明显升高,与患者使用美托洛尔有关。运动时血氧饱和度无明显降低,说明该患者肺动脉高压处于轻度阶段,目前运动中无明显右向左分流表现。

心肺运动试验部分数据:

表 2‐10‐33 心肺运动试验数据

测量项目	实测值	预计值	百分预计值
峰值 VO_2[ml/(min·kg)]	11.6	18.3	63
峰值负荷功率(W)	76	71	107
最大心率(bpm)	116	155	75
最大氧脉搏(ml/beat)	7.1	8.4	85

测量项目	实测值	预计值	百分预计值
$\Delta VO_2/\Delta WR[ml/(min \cdot W)]$	6.27		
$AT[ml/(min \cdot kg)]$	9.1		50
呼吸储备(%)	40		
$VE/VCO_2@AT$	50		
$VE/VCO_2\ slop$	52.51		
血压(mmHg)(静息,最大)	143/86 191/90		
血氧饱和度(%)(静息,最大运动)	99 99		

[结论]

本病例显示肺栓塞患者肺血流异常的表现,此类患者二氧化碳通气当量比心力衰竭患者增高更明显,目前尚无严重的肺动脉高压引起的右向左分流表现。

运动处方:

表 2 - 10 - 34　运动处方

项目	强度	时间(min)	频率(次/周)
热身		5~10	5~7
有氧训练	以 40% 的运动能力强度开始,用 HRR、$VO_2 R$、$VO_2\ peak$ 表示,循序渐进,逐渐增加至 60% 的运动能力强度,RPE 分级 12~14 级	20~30	5~7
阻抗训练	50%~70% 1 RM,RPE 分级 12~14 级,8~10 个/组,1~3 组/(肌群·次)	15~20	2~3
柔韧性训练		5~10	5~7

注:有氧训练、阻抗训练、柔韧性训练的方式请参考第四章运动处方的制定。

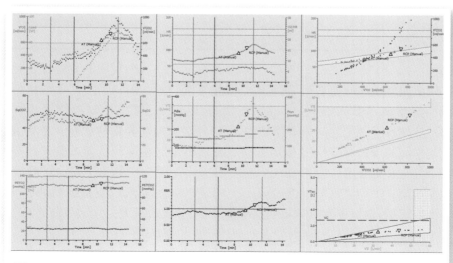

图 2 - 10 - 12　Wasserman 9 图

12. 肺动脉高压患者心肺运动试验特征及运动处方

[临床表现]

男性,48岁,文员,无烟酒嗜好。12年前曾有病毒性心肌炎病史。主诉为反复活动后气喘、乏力5年余。无慢性咳嗽及慢性胸闷痛病史。心脏彩超提示全心增大,以左心室扩大为主,静息状态下室壁整体运动减弱,二尖瓣、三尖瓣轻度关闭不全,卵圆孔未闭或重开可能,房水平极少量左向右分流,肺动脉压升高(收缩压55 mmHg),EF值减弱(EF:18%)。近5年一直服用利尿剂、洋地黄类药物、ACEI、β-受体阻滞剂、曲美他嗪等抗心力衰竭药物。静息心电图为窦性心律,一度房室传导阻滞,完全性右束支传导阻滞。

运动表现:患者在功率踏车上完成运动试验,他以60 rpm的速度在无负荷状态下踏车3 min,然后功率以然后功率以20 W起步,15 W/min的速度递增,直至其症状限制的最大运动量,因双下肢疲劳终止负荷,峰值运动时伴有气喘,运动过程中心电图无ST段动态改变,无其他类型心律失常表现。

[分析]

评注:呼吸功能检测结果提示轻度阻塞性肺通气功能障碍。

静息肺功能检查:

表 2-10-35 静息肺功能检查

部分肺功能数据			
测量项目	实测值	预计值	百分预计值
年龄(岁)	48		
性别	男		
身高(cm)	170		
体重(kg)	63.2		
VC(L)	3.37	4.2	80
FEV_1(L)	2.54	3.43	74
FEV_1/FVC(%)	75.3	83.57	90

[分析]

患者峰值摄氧量和峰值功率、无氧阈均明显下降,呼吸储备正常,在无氧阈值点 CO_2 通气当量明显增高,VE/VCO_2 slop 亦明显增高,运动中 VE/VCO_2 曲线无正常上升趋势,$P_{ET}CO_2$ 从热身至 AT 之间呈下降趋势,支持异常肺循环异常的诊断。患者表现为过度通气伴非常高的 VE/VCO_2,这说明肺通气灌注不足。在运动负荷试验开始递增时突然出现:① 潮气末氧分压急剧增高;② 潮气末二氧化碳分压急剧下降;③ 呼吸交换率(RER)急剧增高;④ VE/VCO_2 急剧增高;⑤ VE/VO_2 急剧增高;支持运动中心内右向左分流气体交换证据,血氧饱和度未见明显下降,说明分流量不大。运动负荷终止1 min后心率恢复小于12 bpm,是心力衰竭患者的预后不良的指标之一。

此患者是因严重扩张型心肌病继发肺动脉高压,在 Wasserman 9 图中,患者在静息及运动早期出现明显的振荡呼吸模式。这种振荡周期两次峰值之间的距离多在 1 min，在静息和轻度运动时振荡最明显，VO_2 的振荡是因为 VE 的振荡引起，这是运动中肺血流受损的表现，是疾病死亡率增高的预测指标之一。

心肺运动试验部分数据：

表 2-10-36 心肺运动试验数据

测量项目	实测值	预计值	百分预计值
峰值 VO_2 [ml/(min·kg)]	11.7	35.6	33
峰值负荷功率(W)	69	168	41
最大心率(bpm)	131	171	76
最大氧脉搏(ml/beat)	5.7	13.1	43
$\Delta VO_2/\Delta WR$ [ml/(min·W)]	6.68		
AT[ml/(min·kg)]	7.4		21
呼吸储备(%)	36		
VE/VCO_2@AT	48		
VE/VCO_2 slop	61.7		
血压(mmHg)(静息，最大)	87/66 104/75		
血氧饱和度(%)(静息，最大运动)	99 99		

[结论]

该病例显示了重度左心室功能不全继发肺动脉高压的表现，运动中出现右向左分流，心肺功能严重下降，属于等待心脏移植名单患者。

运动处方：

表 2-10-37 运动处方

项目	强度	时间(min)	频率(次/周)
热身		5~10	5~7
有氧训练	以 40% 的运动能力强度开始，用 HRR、VO_2R、VO_2 peak 表示，循序渐进，逐渐增加至 60% 的运动能力强度，RPE 分级 12~15 级	20~30	5~7
阻抗训练	40%~60% 1 RM，RPE 分级 12~15 级，8~10 个/组，1~3 组/(肌群·次)	10~20	2~3
柔韧性训练		5~10	5~7

注：有氧训练、阻抗训练、柔韧性训练的方式请参考第四章运动处方的制定。有氧训练也可以采取 HIIT 方案，详细制定方法请参考第四章运动处方的制定，运动中如有血氧饱和度下降应予吸氧，维持运动中血氧饱和度≥90%。

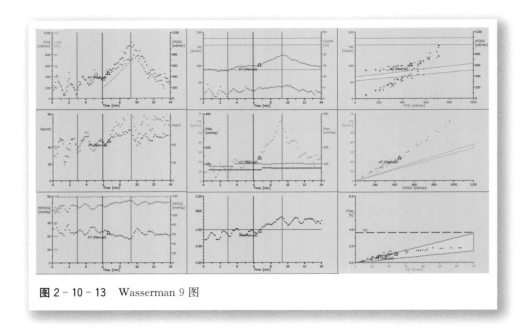

图 2 - 10 - 13　Wasserman 9 图

13. 贫血患者心肺运动试验特征及运动处方

[临床表现]

男性,35 岁,文员,因"乏力、气促 10 年"就诊。近 10 年来反复出现乏力、气促,活动后明显,无胸闷痛,既往诊断为地中海贫血。血常规检查提示 RBC $3.2 \times 10^{12}/L$,Hb 86 g/L。无运动习惯。查体:胸片、心脏彩超检查均正常,患者多年静息心电图均表现为窦性心律,完全性右束支传导阻滞。

运动表现:

患者在功率车上完成运动试验,他以 60 rpm 的速度在无负荷状态下踏车 2 min,然后功率以 22 W/min 的速度递增,直至其症状限制的最大运动量,因气喘、双下肢疲劳终止负荷,患者没有胸闷痛发作,没有出现其他类型心律失常及心肌缺血表现。

[分析]

评注:呼吸功能检测结果在正常范围内。

静息肺功能检查:

表 2 - 10 - 38　静息肺功能检查

部分肺功能数据			
测量项目	实测值	预计值	百分预计值
年龄(岁)	35		
性别	男		
身高(cm)	173		
体重(kg)	51		

部分肺功能数据			
测量项目	实测值	预计值	百分预计值
VC(L)	3.92	4.71	83
FEV_1(L)	3.64	3.93	93
FEV_1/FVC(%)	92.92	83.44	111

[分析]

这个患者峰值摄氧量、峰值最大负荷功率均明显下降，$HR-VO_2$ 曲线斜率变大，呈低氧耗-高心率表现，氧脉搏低于正常值，呼吸储备充足，没有明显的血氧饱和度下降，在无氧阈值点 CO_2 通气当量值正常，VE/VCO_2 slop 处于正常值，提示 VD/VT 正常，$\Delta VO_2/\Delta WR$ 斜率变小，支持贫血引起携氧能力和输送氧气至线粒体的能力降低。

心肺运动试验部分数据：

表 2 - 10 - 39　心肺运动试验数据

测量项目	实测值	预计值	百分预计值
峰值 VO_2[ml/(min·kg)]	29.4	46.9	63
峰值负荷功率(W)	125	189	66
最大心率(bpm)	166	185	90
最大氧脉搏(ml/beat)	9.0	12.9	70
$\Delta VO_2/\Delta WR$[ml/(min·W)]	9		
AT[ml/(min·kg)]	20.3		43
呼吸储备(%)	66		
VE/VCO_2@AT	27.5		
VE/VCO_2 slop	24.43		
血压(mmHg)(静息,最大)	125/82 149/88		
血氧饱和度(%)(静息,最大运动)	99 97		

[结论]

该患者的运动能力反映了贫血对携氧能力和输送氧气至线粒体的能力下降的表现。

运动处方：

表 2-10-40　运动处方

项目	强度	时间（min）	频率（次/周）
热身		5～10	5～7
有氧训练	以 40% 的运动能力强度开始，用 HRR、VO_2R、VO_2 peak 表示，循序渐进，逐渐增加至 60% 的运动能力强度，RPE 分级 13～15 级	20～30	5～7
阻抗训练	60%～80% 1 RM，RPE 分级 13～15 级，8～12 个/组，1～3 组/（肌群·次）	15～20	2～3
柔韧性训练		5～10	5～7

注：有氧训练、阻抗训练、柔韧性训练的方式请参考第四章运动处方的制定。

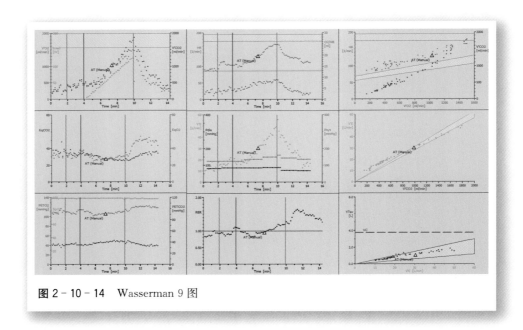

图 2-10-14　Wasserman 9 图

14. 糖尿病患者心肺运动试验特征及运动处方

［临床表现］

男性，24 岁，在英国留学的大学生，无烟酒史，平时以久坐为主，爱好甜食和煎炸食品，很少参加体育锻炼。主诉为体检发现血糖升高 1 个月，并有高脂血症、脂肪肝。既往无胸闷、胸痛发作病史。静息心电图为正常心电图。

运动表现：患者在功率踏车上完成运动试验，他以 60 rpm 的速度在无负荷状态下踏车 3 min，然后功率以 22 W/min 的速度递增，直至其症状限制的最大运动量，因腿酸终止负荷。运动中未有胸闷痛出现，运动中心电图未见明显 ST 段改变，未见心律失常。

［分析］

评注：呼吸功能检测结果提示肺通气功能正常。

静息肺功能检查：

表 2 - 10 - 41　静息肺功能检查

部分肺功能数据			
测量项目	实测值	预计值	百分预计值
年龄（岁）	24		
性别	男		
身高（cm）	175		
体重（kg）	96		
VC(L)	4.19	5.09	82
FEV_1(L)	3.75	4.31	87
FEV_1/FVC(%)	89.63	83.36	108

［分析］

患者峰值呼吸交换比 1.25 提示心肺运动负荷测试已达患者体能极限，峰值摄氧量和峰值功率、无氧阈、氧脉搏均降低，呼吸储备升高，$\Delta VO_2/\Delta WR$ 下降，以 AT 之后明显，氧脉搏的轨迹在运动中上升不良，且始终未达到正常值，在无氧阈值点 CO_2 通气当量正常，运动中心电图虽无明显 ST 段下移表现，仍提示糖尿病并发早期心肌缺血可能。

心肺运动试验部分数据：

表 2 - 10 - 42　心肺运动试验数据

测量项目	实测值	预计值	百分预计值
峰值 VO_2[ml/(min·kg)]	17.7	34.6	51
峰值负荷功率(W)	140	254	55
最大心率(bpm)	184	195	94
最大氧脉搏(ml/beat)	9.2	17	54
$\Delta VO_2/\Delta WR$[ml/(min·W)]	8.13		
AT[ml/(min·kg)]	10.8		31
呼吸储备(%)	57		
VE/VCO_2@AT	26.9		
VE/VCO_2 slop	28		
血压(mmHg)(静息,最大)	136/93 190/83		
血氧饱和度(%)(静息,最大运动)	99 98		

［结论］

该患者为年轻久坐不动个体，运动耐力严重受损与患者平时久坐不活动、糖尿病并发早期心肌缺血综合征相关。

运动处方：

表 2 - 10 - 43　运动处方

项目	强度	时间（min）	频率（次/周）
热身		5～10	5～7
有氧训练	以 40% 的运动能力强度开始，用 HRR、VO_2R、VO_2peak 表示，循序渐进，逐渐增加至 60% 的运动能力强度，RPE 分级 13～16 级	30～40	5～7
阻抗训练	60%～80% 1 RM，RPE 分级 13～16 级，8～15 个/组，1～3 组/（肌群·次）	15～20	2～3
柔韧性训练		5～10	5～7

注：有氧训练、阻抗训练、柔韧性训练的方式请参考第四章运动处方的制定。

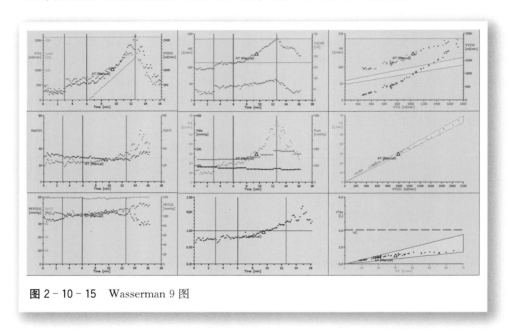

图 2 - 10 - 15　Wasserman 9 图

15. 肥胖患者心肺运动试验特征及运动处方

[临床表现]

男性，30 岁，BMI 41，自由职业者，有长期饮酒史 6 余年，约饮 8°啤酒每日 3 000 ml，无吸烟史。平时较少参加体育锻炼。主诉为体检发现脂肪肝 10 余年。既往无胸闷、胸痛发作病史。

运动表现：患者在功率踏车上完成运动试验，他以 60 rpm 的速度在无负荷状态下踏车 3 min，然后功率以 25 W/min 的速度递增，直至其症状限制的最大运动量，因腿酸终止负荷。运动中心电图未见明显 ST 段改变，运动中未见心律失常。

[分析]

评注：呼吸功能检测结果提示肺通气功能正常。

静息肺功能检查：

表 2 - 10 - 44　静息肺功能检查

部分肺功能数据			
测量项目	实测值	预计值	百分预计值
年龄（岁）	30		
性别	男		
身高（cm）	171		
体重（kg）	120		
VC(L)	3.86	4.7	82
FEV_1(L)	3.34	3.96	84
FEV_1/FVC(%)	86.49	83.52	104

[分析]

患者峰值摄氧量和峰值功率接近正常值低限，与患者平素参加体力活动少相关。无氧阈、氧脉搏均正常，呼吸储备升高，提示目前无循环系统并发症。静息摄氧量在 500 ml/(min·kg)左右，无功率热身时摄氧量在 900 ml/(min·kg)，ΔVO_2-功率曲线上移，但斜率不变，是因为挪动庞大的身体，额外的负担需要额外的能量，提示肥胖。

心肺运动试验部分数据：

表 2 - 10 - 45　心肺运动试验数据

测量项目	实测值	预计值	百分预计值
峰值 VO_2[ml/(min·kg)]	21.5	26.6	81
峰值负荷功率(W)	180	227	79
最大心率(bpm)	164	189	87
最大氧脉搏(ml/beat)	15.8	16.9	93
ΔVO_2/ΔWR[ml/(min·W)]	10.44		
AT[ml/(min·kg)]	13		49
呼吸储备(%)	32		
VE/VCO_2@AT	28.7		
VE/VCO_2 slop	31.1		
血压(mmHg)(静息，最大)	121/77 204/74		
血氧饱和度(%)(静息，最大运动)	98 96		

[结论]

该病例显示了肥胖患者运动中因挪动躯干消耗额外能量的表现,运动耐力轻度受损,与患者久坐不动有关。

运动处方:

表 2 - 10 - 46　运动处方

项目	强度	时间(min)	频率(次/周)
热身		5～10	5～7
有氧训练	以 40% 的运动能力强度开始,用 HRR、VO_2R、VO_2 peak 表示,循序渐进,逐渐增加至 60% 的运动能力强度,RPE 分级 14～16 级	20～40	5～7
阻抗训练	60%～80% 1 RM,RPE 分级 14～16 级,8～15 个/组,1～3 组/(肌群·次)	15～20	2～3
柔韧性训练		5～10	5～7

注:有氧训练、阻抗训练、柔韧性训练的方式请参考第四章运动处方的制定。

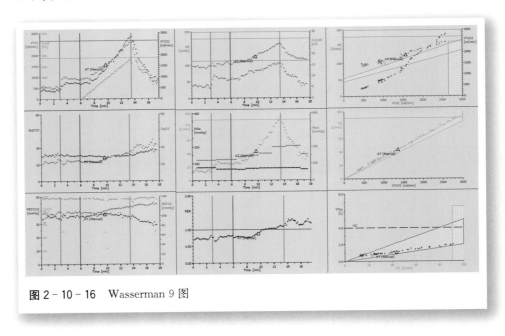

图 2 - 10 - 16　Wasserman 9 图

16. 用力不足患者心肺运动试验特征及运动处方

[临床表现]

男性,24 岁,职员,属久坐人群,平素不参加体育锻炼。既往体健,无烟酒嗜好。自觉乏力、偶有胸闷就诊。静息心电图、胸部正侧位片未见异常。

运动表现:

患者在功率踏车上完成运动试验,他以 60 rpm 的速度在无负荷状态下踏车 3 min,

然后功率以 25 W/min 的速度递增,因患者要求终止运动负荷,运动过程中无胸闷痛。没有出现心律失常,ECG 维持正常。

[分析]

评注:呼吸功能检测结果在正常范围内。

表 2-10-47 静息肺功能检查

部分肺功能数据			
测量项目	实测值	预计值	百分预计值
年龄(岁)	24		
性别	男		
身高(cm)	181		
体重(kg)	70		
VC(L)	5.21	5.44	96
FEV_1(L)	4.93	4.57	108
FEV_1/FVC(%)	94.62	83.11	114

[分析]

这个测试者在运动试验中,实测峰值摄氧量低于正常值,AT 正常,心率储备和呼吸储备均增高,没有出现 RCP,峰值 RER 未超过 1.1 提示未用尽力。正常情况下通气、潮气量和呼吸频率升高均有鲜明的模式,该患者杂乱的呼吸模式支持运动试验有操纵现象(即为伪装病)。

心肺运动试验部分数据:

表 2-10-48 心肺运动试验数据

测量项目	实测值	预计值	百分预计值(%)
峰值 VO_2[ml/(min·kg)]	19.8	45.5	44
峰值负荷功率(W)	127	255	50
运动峰值(RER)	1.1		
最大心率(bpm)	133	196	68
最大氧脉搏(ml/beat)	10.4	16.2	64
$\Delta VO_2/\Delta WR$[ml/(min·W)]	8.8		
AT[ml/(min·kg)]	19.1		42
呼吸储备(%)	74		
VE/VCO_2@AT	26.1		
VE/VCO_2 slop	25.44		
血压(mmHg)(静息,最大)	126/85 154/69		
血氧饱和度(%)(静息,最大运动)	97 98		

［结论］

这是一个测试用力不足的受试者。

运动处方：

表 2-10-49　运动处方

项目	强度	时间（min）	频率（次/周）
热身		5～10	5～7
有氧训练	以 AT 强度 90 W 开始，循序渐进，逐渐增加至 80%～85% 预计最大峰值心率，RPE 分级 13～16 级	30～40	5～7
阻抗训练	60%～80% 1 RM，RPE 分级 13～16 级，8～15 个/组，1～3 组/（肌群·次）	15～20	2～3
柔韧性训练		5～10	5～7

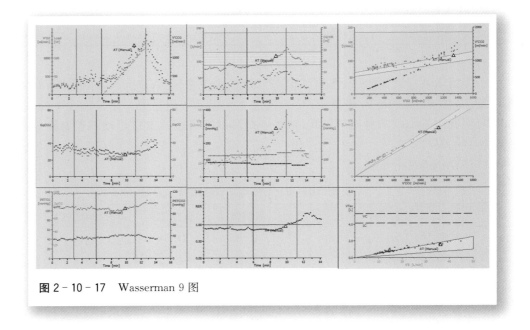

图 2-10-17　Wasserman 9 图

17. 正常人心肺运动试验特征及运动处方

［临床表现］

男性，27 岁，公务员，正常体检。既往体健，无吸烟史，无长期服用药物史。有运动习惯，每周跑步 3～5 次，每次 8 km，自行在家间断力量训练，运动过程中无明显不适。

体格检查、胸部 X 线和静息心电图均正常。

运动表现：

患者在功率踏车上完成运动试验，他以 60 rpm 的速度在无负荷状态下踏车 3 min，然后功率以 30 W/min 的速度递增，直至其症状限制的最大运动量，因双下肢疲劳终止负荷，运动过程中心电图没有出现心律失常和 ST 段改变。

[分析]

评注:呼吸功能检测结果在正常范围内。

表 2-10-50　静息肺功能检查

部分肺功能数据			
测量项目	实测值	预计值	百分预计值
年龄(岁)	27		
性别	男		
身高(cm)	170		
体重(kg)	77		
VC(L)	4.77	4.70	102
FEV_1(L)	3.83	3.98	96
FEV_1/FVC(%)	80.33	83.57	96
MVV(L/min)	190.02	141.2	135

[分析]

患者峰值摄氧量和无氧阈均是正常的,在运动过程中心电图是正常的,最大功率时氧脉搏是正常的。心率储备几乎用尽,呼吸储备正常,符合非运动员型正常人的特点。因为血氧饱和度测试为手指测试,运动高峰时血氧饱和度轻微下降与最大运动时手指用力握踏车扶手有关。

心肺运动试验部分数据:

表 2-10-51　心肺运动试验数据

测量项目	实测值	预计值	百分预计值
峰值 VO_2[ml/(min·kg)]	40.6	38.4	106
峰值负荷功率(W)	246	229	107
最大心率(bpm)	187	191	98
最大氧脉搏(ml/beat)	16.7	15.5	108
$\Delta VO_2/\Delta WR$[ml/(min·W)]	11.6		
AT[ml/(min·kg)]	26.9		70
呼吸储备(%)	25		
VE/VCO_2@AT	24.2		
VE/VCO_2 slop	26.09		
血压(mmHg)(静息,最大)	138/75 196/95		
血氧饱和度(%)(静息,最大运动)	99 95		

［结论］

这是一个有着健康运动习惯的正常人。

运动处方：

表 2 - 10 - 52　运动处方

项目	强度	时间（min）	频率（次/周）
热身		5	5～7
有氧训练	以 80% 的运动能力强度开始，用 HRR、VO_2R、VO_2peak 表示，RPE 分级 14～16 级	30～40	5～7
阻抗训练	60%～80% 1 RM，RPE 分级 14～16 级，8～15 个/组，1～3 组/（肌群·次）	15～20	2～3
柔韧性训练		5～10	5～7

注：有氧训练、阻抗训练、柔韧性训练的方式请参考第四章运动处方的制定。

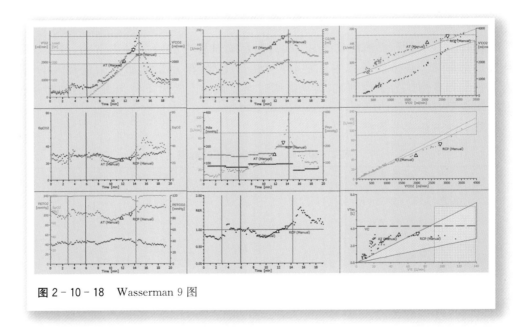

图 2 - 10 - 18　Wasserman 9 图

18. 正常运动员心肺运动试验特征及运动处方

［临床表现］

男性，30 岁，马拉松教练，经常进行长跑，每周训练 4～5 次，既往体健。无烟酒嗜好。

运动表现：

患者在功率踏车上完成运动试验，他以 60 rpm 的速度在无负荷状态下踏车 3 min，然后功率以 30 W/min 的速度递增，直至其症状限制的最大运动量，因双下肢疲劳终止负荷，运动过程中无胸闷痛。没有出现心律失常，ECG 维持正常。

[分析]

评注:呼吸功能检测结果在正常范围内。

表 2-10-53　静息肺功能检查

部分肺功能数据			
测量项目	实测值	预计值	百分预计值
年龄(岁)	30		
性别	男		
身高(cm)	169		
体重(kg)	55		
VC(L)	5.56	4.59	121
FEV_1(L)	4.25	3.88	110
FEV_1/FVC(%)	76.34	83.61	92
MVV(L/min)	191	138.4	138

[分析]

这个测试者显示了经常参加专业体育运动的个体与久坐不动的个体对心血管健康的不同影响。受试者峰值摄氧量和无氧阈均明显高于预计值,最大功率时氧脉搏极高,反映了该受试者的每搏输出量很高。最大运动通气量接近最大自主通气量(MVV),这是因为具有高心血管容量的耐力型运动员比身体不太健康的人能更多地利用自己的肺活量,并且在运动高峰时可能达到通气极限,因此,他的呼吸储备只有 7%,这是非常健康人群的共同表现。$\Delta VO_2/\Delta WR$ 接近 11,这可能是与非运动员相比,他们在运动中可能有更多的手臂、胸背部肌肉参与运动相关。

心肺运动试验部分数据:

表 2-10-54　心肺运动试验数据

测量项目	实测值	预计值	百分预计值
峰值 VO_2[ml/(min·kg)]	71	45.5	156
峰值负荷功率(W)	306	198	155
最大心率(bpm)	184	189	97
最大氧脉搏(ml/beat)	21.2	13.3	160
$\Delta VO_2/\Delta WR$[ml/(min·W)]	10.9		
AT[ml/(min·kg)]	47.8		105
呼吸储备(%)	7		
VE/VCO_2@AT	23.7		
VE/VCO_2 slop	24.7		
血压(mmHg)(静息,最大)	132/60 207/73		

[结论]

这是一个非常健康的正常受试者。

运动处方：

表 2-10-55 运动处方

项目	强度	时间（min）	频率（次/周）
热身		5	5～7
有氧训练	以 80％ 的运动能力强度开始，用 HRR、VO_2R、VO_2 peak 表示，RPE 分级 14～16 级	30～40	5～7
阻抗训练	70％～80％ 1 RM，RPE 分级 14～16 级，8～15 个/组，1～3 组/（肌群·次）	15～20	2～3
柔韧性训练		5～10	5～7

注：有氧训练、阻抗训练、柔韧性训练的方式请参考第四章运动处方的制定，对于马拉松运动员推荐跑步运动，对于心肺功能较强的运动员，如需提高最大摄氧量，可配合 HIIT 训练。

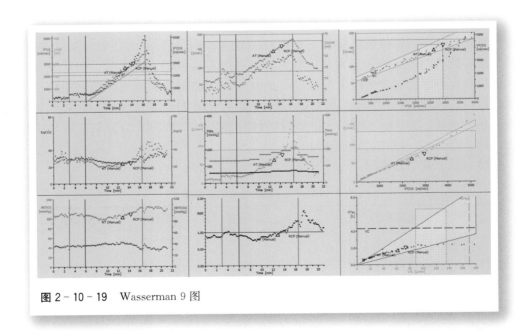

图 2-10-19 Wasserman 9 图

第十一章

立足心脏康复　践行健康中国

心脏康复作为改善心血管疾病患者预后与生活质量、降低医疗费用的重要手段,已日益受到卫生管理部门、学术界与公众的关注,并于近年来获得了长足的发展。自 2017 年初我国依据《"健康中国 2030"规划纲要》颁布《中国防治慢性病中长期规划(2017—2025 年)》以来,心脏康复更迎来崭新发展契机。放眼未来,心血管疾病的预防与康复在多学科协作诊疗、运动风险预警与控制,以及心脏康复机制研究等方面值得更为深入地思考与探索。

一、心脏康复的多学科协作诊疗

心血管疾病患者不仅广泛存在运动不足或过量、对运动处方依从性差等运动干预的困境,也在运动营养、药物对运动耐量影响等方面存在诸多临床需求,同时,心血管疾病合并内分泌代谢系统异常、合并焦虑抑郁等心理疾患的发生日益增多,尤其运动训练中对上述内容的监测与干预也亟待解决。因此,综合的心脏康复不仅需包括药物治疗与运动干预,更涵盖营养、心理及行为干预等综合内容,近年多部国内外相关临床指南亦提出心脏康复团队应由多学科共同组成,以更好地为患者服务。因此,多学科的紧密协作,将各自优势的评估与干预方法结合使用,能为各种心血管疾病、各种动脉粥样硬化性疾病危险因素人群和有运动需求的人群提供一站式运动康复评估与干预方案,对其慢性疾病的长期控制与改善预后起到至关重要的作用。

这就需要我们尽快建立完善的多学科协作机制,整合各学科的技术优势,搭建起数据平台、评估平台、干预平台,在临床方面建立患者评估、个体化干预和长期随访的系统架构,为心血管疾病有运动需求的患者提供一个高效便捷的、综合诊治的就医渠道,患者可以得到个体化的、全面的治疗方案,极大地提高疗效,改善患者的生活质量,促进患者更好地回归家庭与社会,并大幅提高我国综合心脏康复评估与干预水平。

二、运动心血管风险预警与控制

运动心血管风险既包括心血管疾病患者、一般人群或运动员在运动测试或训练中出现的严重心血管事件,也涵盖了长期不恰当运动训练所带给机体的心血管系统损伤,均应引起广泛关注,并应尽快探索出有效的防控手段,以最大限度降低运动风险,保障运动获益。

以运动训练为核心的心脏康复可显著降低心血管疾病患者的死亡率、再住院率和再次血运重建率,提高生活质量。但目前我国心脏运动康复仍处在发展阶段,存在运动不足或运动不当的现状,运动不足影响患者心血管获益,运动不当则可能伴随运动心血管风险的增加。国内外指南均建议心血管疾病患者在进行运动康复前应首先接受运动风险评估,遵循规范、安全的个体化运动处方。

心肺运动试验(cardio pulmonary exercise testing,CPET)将运动心电指标及气体代谢指标相结合,在评估心肺耐力、心血管疾病危险分层及预后评估等方面具有重要的临床意义,是患者进行运动康复前最重要的评估手段之一。通过 CPET 对患者进行有氧运动能力评估及运动心血管风险评估,有利于了解运动对心脏负荷和心电活动的影响,以及冠心病患者无氧阈和运动峰值摄氧量的准确时间点来设计运动方案。随着 CPET 的推广普及,利用 CPET 为核心的多维度临床信息预测患者运动心血管风险及远期预后,具有重要的研究价值。运动风险评估有利于尽早识别和规避运动测试及运动训练中的心血管事件,为患者制定安全有效的运动处方,在保证患者运动安全的前提下,最大限度提高心血管获益。

长期大强度运动训练对心血管系统的影响同样值得关注。已有研究表明,长期大强度耐力运动常伴有心脏结构、功能和电生理的变化,其心肌重塑和高水平的心输出量互为因果,最终使心脏腔室容积增大,心室壁增厚,心室质量增加。而这些结构重塑可能会导致运动员发生心律失常和心脏功能障碍,甚至诱发心源性猝死。今后的研究一方面要通过实验得出最大的安全运动量,以期得到最佳运动效果;另一方面,要进一步探究长期大强度耐力运动对心脏造成诸多不利影响的可能机制,以期将不利影响降到最低,尤其是长期大强度耐力运动引起的心肌纤维化,因为心肌纤维化可进一步引起其他心血管疾病,包括心脏舒张功能障碍、心律失常、心力衰竭等,急需深入研究。

三、心脏运动康复机制研究

运动训练对心血管疾病的临床获益已得到越来越多的研究证实,但在机制方面仍需进一步深入探索。现有证据表明,炎症因子 TNFα、IL-1β、IL-6、IL-18、IL-10,促纤维化因子 TGF-β、CTGF,血管生长因子 VEGF 在心血管疾病的发生发展中均发挥着重要作用。适宜的运动训练或许是通过调控上述因子的表达,抑制心脏炎症、纤维化,促进血管生成,发挥心脏和血管保护作用。同时运动还可增加骨骼肌线粒体和毛细血管密度,提高骨骼肌氧化酶活性,抑制血小板聚集,改善代谢与自主神经张力。近年来,蛋白质组学、代谢组学、转录组学等开创性的研究方法为运动康复机制研究提供了新的方法与思路,高强度间歇运动、循环抗阻训练、呼吸训练等崭新的训练形式也亟须在机制方面获得认可与突破。建立和完善中国的康复大数据,如正常值、参考值,改善对中国人群的评估和应用。

总之,心脏康复作为一项较为新兴的交叉学科,正在迎来前所未有的发展契机,各相关专业的有识之士应该携起手来,共同努力,共创辉煌。

附表 1　协调功能评估

序号	名称	操作要点	评分
1	指—指试验	患者与检查者面对面,检查者将食指举在患者面前,让患者用自己的食指指尖触检查者的食指指尖。检查者可以变换其食指的位置,以评估距离、方向改变时患者的应变能力	
2	对指试验	让患者将拇指依次与其他各指尖相对,并逐渐加快	
3	握拳试验	交替地用力握拳和充分伸张各指,并逐渐加快	
4	拍地试验	患者坐位,足触地,用脚尖拍地。膝不能抬起,足跟不离地	
5	轮替试验	患者屈肘 90°,双手张开,一手向上,一手向下,交替变换,并逐渐加快	

评分标准

5 分—正常。

4 分—轻度障碍,能完成,但速度和熟练程度比正常稍差。

3 分—中度障碍,能完成,但协调缺陷明显,动作慢,不稳定。

2 分—重度障碍,只能开始动作而不能完成。

1 分—不能开始动作。

各试验分别评分并记录。有异常,提示协调功能障碍。

附表 2　Berg 平衡量表

序号	动作	评分
1	从坐位站起	
2	无支持站立	
3	无支持坐位	
4	从站立位坐下	
5	转移	
6	闭目站立	
7	双脚并拢站立	
8	上肢向前伸展并向前移动	
9	从地面拾起物品	
10	转身向后看	
11	转身 360°	
12	将一只脚放在凳子上	
13	两脚一前一后站立	
14	单腿站立	

评分标准:每个项目均分为 0~4 分五个等级。4 分表示能够正常完成所检查的动作,0 分表示不能完成或需要中等或大量帮助才能完成。

0~20 分:提示平衡功能差,患者需坐轮椅。

21~40 分:提示有一定的平衡能力,患者可在辅助下步行。

41~56 分:平衡功能较好,患者可独立步行。

<40 分:提示有跌倒的危险。

	分数	最高分
定向力		
现在是星期几？几号？几月？什么季节？哪一年？	（　　）	5
我们现在在哪里:省？市？医院？科室？第几层楼？	（　　）	5
记忆力	（　　）	3
现在我要说三样东西的名称,在我讲完后,请您重复一遍。请您记住这三样东西,因为几分钟后要再问您的。(请仔细说清楚,每一样东西 1 s)。		
"皮球""国旗""树木"		
请您把三样东西说一遍(以第一次答案记分)		
注意力和计算力	（　　）	5
请您算一算 100 减去 7,然后从所得数目中再减去 7,如此一直计算下去,请您将每减一个 7 后答案告诉我,直到我说"停止"为止。(若错了,但下一个答案是对的,那么只记一次错误)。		
93　　　　86　　　79　　　72　　　65		
回忆能力	（　　）	3
现在请您说出刚才我让您记住的那三样东西:"皮球""国旗""树木"		
语言能力		
(出示手表)这个东西叫什么？	（　　）	1
(出示钢笔)这个东西叫什么？	（　　）	1
现在我要说一句话,请您跟着我清楚地重复一遍:		
"四十四只石狮子"	（　　）	1
我给您一张纸请您按我说的去做,现在开始:"用右手拿着这张纸,用两只手将它对折起来,放在您的大腿上"。(不要重复说明,也不要示范)		
请您念一念这句话,并且按它的意思去做。(见背面)	（　　）	3
您给我写一句完整的句子。(句子必须有主语、谓语、宾语)	（　　）	1
记下所叙述句子的全文。	（　　）	1
这是一张图,请您在同一张纸上照样画出来	（　　）	1

(对:两个五边形的图案,交叉处有一个四边形)

评分标准:30 分为满分,23 分以下可以判定认知功能有问题。

附表 4　蒙特利尔认知评估（MoCA）

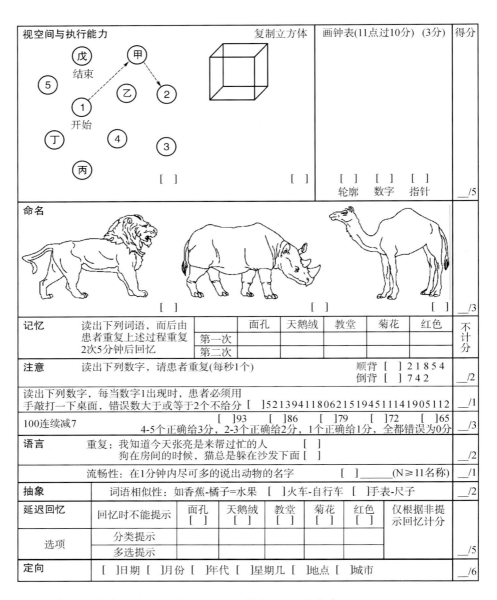

视空间与执行能力						复制立方体	画钟表(11点过10分)　(3分)			得分

（视空间区：戊 结束、甲、5、乙、2、1 开始、丁、4、3、丙）

[　]　　　　　　　　[　]　　　　　[　]　[　]　[　]　__/5
　　　　　　　　　　　　　　　　　　　　　　　轮廓　数字　指针

命名

[　]　　　　　　　　　　　[　]　　　　　　　　　　[　]　__/3

记忆	读出下列词语，而后由患者重复上述过程重复2次5分钟后回忆		面孔	天鹅绒	教堂	菊花	红色	不计分
		第一次						
		第二次						

注意	读出下列数字，请患者重复(每秒1个)	顺背　[　]　2 1 8 5 4 倒背　[　]　7 4 2	__/2

读出下列数字，每当数字1出现时，患者必须用
手敲打一下桌面，错误数大于或等于2个不给分　[　]5 2 1 3 9 4 1 1 8 0 6 2 1 5 1 9 4 5 1 1 1 4 1 9 0 5 1 1 2　__/1

100连续减7	[　]93　　[　]86　　[　]79　　[　]72　　[　]65 4-5个正确给3分，2-3个正确给2分，1个正确给1分，全都错误为0分	__/3

语言	重复：我知道今天张亮是来帮过忙的人　　　　　[　] 　　　狗在房间的时候，猫总是躲在沙发下面　[　]	__/2
	流畅性：在1分钟内尽可多的说出动物的名字　　　[　]_____(N≥11名称)	__/1

抽象	词语相似性：如香蕉-橘子=水果　[　]火车-自行车　[　]手表-尺子	__/2

延迟回忆	回忆时不能提示	面孔 [　]	天鹅绒	教堂 [　]	菊花	红色 [　]	仅根据非提示回忆计分	
选项	分类提示							__/5
	多选提示							

定向	[　]日期　[　]月份　[　]年代　[　]星期几　[　]地点　[　]城市	__/6

评分标准：30分为满分，23分以下可以判定认知功能有问题。

附表5 简明健康状况调查表(SF-36)

说明:这项调查是询问您对自己健康状况的了解。此项数据记录您的感觉和日常生活的情况。

请您按照说明回答下列问题。如果您对某一个问题不能做出肯定的回答,请按照您的理解选择最合适的答案。

1. 总括来说,您认为您的健康状况是:(只圈出一个答案)

极好 ·· 1

很好 ·· 2

好 ·· 3

一般 ·· 4

差 ·· 5

2. 和一年前相比较,您认为您目前全面的健康状况如何?(只圈出一个答案)

比一年前好多了 ······································ 1

比一年前好一些 ······································ 2

和一年前差不多 ······································ 3

比一年前差一些 ······································ 4

比一年前差多了 ······································ 5

3. 下列各项是您日常生活中可能进行的活动,以您目前的健康状况,您在进行这些活动时,有没有受到限制? 如果有的话,程度如何?(每项只圈出一个答案)

活动	有很大限制	有一点限制	没有任何限制
a. 剧烈活动,比如跑步,搬重物,或参加剧烈的体育活动	1	2	3
b. 中等强度的活动,比如搬桌子,使用吸尘器清洁地面,玩保龄球或打太极拳	1	2	3
c. 提起或携带蔬菜,食品或杂货	1	2	3
d. 上三四层楼梯	1	2	3
e. 上一层楼梯	1	2	3
f. 弯腰、跪下,或俯身	1	2	3
g. 步行十条街以上(1 000 m)	1	2	3
h. 步行几条街(几百米)	1	2	3
i. 步行一条街(100 m)	1	2	3
j. 自己洗澡或穿衣服	1	2	3

4. 在过去四个星期里，您在工作或其他日常活动中，会不会因为身体健康的原因而遇到下列的问题？（每项只圈出一个答案）

	会	不会
a. 减少了工作或其他活动的时间	1	2
b. 实际做完的比想做的要少	1	2
c. 工作或其他活动的种类受到限制	1	2
d. 进行工作或其他活动时有困难（比如觉得更为吃力）	1	2

5. 在过去的四个星期里，您在工作或其他日常活动中，会不会由于情绪方面的原因（比如感到沮丧或焦虑）遇到下的问题？

	会	不会
a. 减少了工作或其他日常活动的时间	1	2
b. 实际做完的比想做的要少	1	2
c. 工作时或从事其他活动时不如往常细心了	1	2

6. 在过去四个星期里，您的身体健康或情绪问题在多大程度上妨碍了您与家人朋友、邻居或社团日常社交活动？（只圈出一个答案）
毫无妨碍 ·· 1
有很少妨碍 ·· 2
有一些妨碍 ·· 3
有较大妨碍 ·· 4
有极大妨碍 ·· 5

7. 在过去四个星期里，您的身体有没有疼痛？ 如果有的话，疼痛到什么程度？（只圈出一个答案）
完全没有 ·· 1
很轻微 ··· 2
轻微 ··· 3
有一些 ··· 4
剧烈 ··· 5
非常剧烈 ·· 6

8. 在过去四个星期里，您身体上的疼痛对您的日常工作（包括上班和家务）有多大影响？（只圈出一个答案）
毫无影响 ·· 1

有很少影响 …………………………………………………	2
有一些影响 …………………………………………………	3
有较大影响 …………………………………………………	4
有极大影响 …………………………………………………	5

9. 下列问题是有关您在过去四个星期里您觉得怎样和您其他的情况,针对每一个问题,请选择一个最接近您的感觉的答案。

在过去四个星期里有多少时间:(每项只圈出一个答案)

	常常如此	大部分时间	相当多时间	有时	偶尔	从来没有
您觉得生活充实?	1	2	3	4	5	6
您觉得精神非常紧张	1	2	3	4	5	6
您觉得情绪低落,以至于没有任何事能使您高兴起来?	1	2	3	4	5	6
您感到心平气和?	1	2	3	4	5	6
您感到精力充足?	1	2	3	4	5	6
您觉得心情不好,闷闷不乐?	1	2	3	4	5	6
您感到筋疲力尽?	1	2	3	4	5	6
您是个快乐的人?	1	2	3	4	5	6
您觉得疲倦?	1	2	3	4	5	6

10. 在过去四个星期里,有多少时间由于您的身体健康或情绪问题妨碍了您的社交活动(比如探亲、访友等)?（只圈出一个答案）

常常妨碍…………………………………………………… 1
大部分时间妨碍…………………………………………… 2
有时有妨碍………………………………………………… 3
偶尔有妨碍………………………………………………… 4
完全没有妨碍……………………………………………… 5

11. 如果用下列的句子来形容您,您认为有多正确?（每项只圈出一个答案）

	肯定对	大致对	不知道	大致不对	肯定不对
您好像比别人更容易生病	1	2	3	4	5
您好像和所有您认识的人一样健康	1	2	3	4	5
您觉得自己的身体状况会变坏	1	2	3	4	5
您的健康极好	1	2	3	4	5

生理功能(PF,Physical Functioning:测量健康状况是否妨碍了正常的生理活动)

$$= (问题条目\ 3 - 10)/20 \times 100\%$$

生理职能(RP,Role Physical:测量由于生理健康问题所造成的职能限制)

$$= (问题条目\ 4 - 4)/4 \times 100\%$$

躯体疼痛(BP,Bodily Pain:测量疼痛程度以及疼痛对日常活动的影响)

$$= (问题条目\ 7 + 问题条目\ 8 - 2)/10 \times 100\%$$

一般健康状况(GH,General Health:测量个体对自身健康状况及其发展趋势的评价)

$$= (问题条目\ 1 + 问题条目\ 11 - 5)/20 \times 100\%$$

精力(VT,Vitality:测量个体对自身精力和疲劳程度的主观感受)

$$= (问题条目\ 9a + 问题条目\ 9e + 问题条目\ 9g + 问题条目\ 9i - 4)/20 \times 100\%$$

社会功能(SF,Social Functioning:测量生理和心理问题对社会活动的数量和质量所造成的影响,用于评价健康对社会活动的效应)

$$= (问题条目\ 6 + 问题条目\ 10 - 2)/8 \times 100\%$$

情感职能(RE,Role Emotional:测量由于情感问题所造成的职能限制)

$$= (问题条目\ 5 \times 3)/3 \times 100\%$$

精神健康(MH,Mental Health:测量四类精神健康项目,包括激励、压抑、行为或情感失控、心理主观感受)

$$= (问题条目\ 9b + 问题条目\ 9c + 问题条目\ 9d + 问题条目\ 9f + 问题条目\ 9h - 5)/25 \times 100\%$$

健康变化(HT,Reported Health Transition:用于评价过去一年内健康状况的总体变化情况)

$$= (问题条目\ 2 - 1)/4 \times 100\%$$

评分标准:得分越高,健康状况越好

附表 6　显性焦虑量表（MAS）

测验说明：

请仔细阅读每一道题，根据自己的实际情况进行作答：（每一道题有 2 个选项即 A. 符合　B. 不符合）请从两个选项中选择一个更适合你的答案。在答题过程中不要漏题，同时在同一题上不要斟酌浪费太多时间，根据自己看完题后第一反应进行回答。建议施测时间：20～30 min。

试题题目：

序号	题目	选项	
1	手脚总是不太冷也不太热。	A. 符合	B. 不符合
2	工作的时候干得很紧张。	A. 符合	B. 不符合
3	比赛中总想赢不想输。	A. 符合	B. 不符合
4	每个月常有几次腹泻。	A. 符合	B. 不符合
5	不常发生因为便秘而伤脑筋的事。	A. 符合	B. 不符合
6	突然情绪变坏就会呕吐，很伤脑筋。	A. 符合	B. 不符合
7	选举时，你经常投不熟悉者的票。	A. 符合	B. 不符合
8	两三天一次被噩梦魇住。	A. 符合	B. 不符合
9	很难专心致志于一项工作。	A. 符合	B. 不符合
10	有时我想过不可告人的坏事。	A. 符合	B. 不符合
11	睡眠中断，常常不能入睡。	A. 符合	B. 不符合
12	自己也想，像别人那样幸福该多好。	A. 符合	B. 不符合
13	有时情绪不好就爱挑剔。	A. 符合	B. 不符合
14	害羞时几乎不红脸。	A. 符合	B. 不符合
15	我的确有信心。	A. 符合	B. 不符合
16	我经常是幸福的。	A. 符合	B. 不符合
17	胃不好。	A. 符合	B. 不符合
18	不买票进电影院而担心被人发现的话，恐怕我会这样做的。	A. 符合	B. 不符合

序号	题目	选项	
19	有时认为自己是没有用的人。	A. 符合	B. 不符合
20	我是好哭的人。	A. 符合	B. 不符合
21	有时很想臭骂一通。	A. 符合	B. 不符合
22	不容易疲劳。	A. 符合	B. 不符合
23	干事情的时候,手容易发抖。	A. 符合	B. 不符合
24	不经常头痛。	A. 符合	B. 不符合
25	在尴尬时,非常爱出汗,虚弱无力。	A. 符合	B. 不符合
26	我所熟悉的人,不一定都是我所喜欢的。	A. 符合	B. 不符合
27	不知为什么经常担心。	A. 符合	B. 不符合
28	几乎没有发生过心慌、气喘的情况。	A. 符合	B. 不符合
29	不能安稳地坐着,精神不安。	A. 符合	B. 不符合
30	自己认为同别人相比还不是神经质。	A. 符合	B. 不符合
31	有时议论别人。	A. 符合	B. 不符合
32	即便是凉爽天气也容易出汗。	A. 符合	B. 不符合
33	我充满了自信心。	A. 符合	B. 不符合
34	与朋友比,我是大胆的人。	A. 符合	B. 不符合
35	我不一定什么时候都说实话。	A. 符合	B. 不符合
36	一碰到危险和困难就退缩。	A. 符合	B. 不符合
37	我总是紧张地生活着。	A. 符合	B. 不符合
38	有时听到下流的玩笑,我也笑。	A. 符合	B. 不符合
39	我比普通人多愁善感。	A. 符合	B. 不符合
40	即便做点小事也张皇失措。	A. 符合	B. 不符合
41	为钱和工作的事发愁。	A. 符合	B. 不符合
42	与人相比,我不害羞。	A. 符合	B. 不符合
43	对很多的事和人都会忧愁担心。	A. 符合	B. 不符合

序号	题目	选项	
44	我想与伟大的人结识，这样自己也感觉伟大。	A. 符合	B. 不符合
45	有时兴奋得不能睡觉。	A. 符合	B. 不符合
46	就算知道物或人对自己没有伤害，但还是感到害怕。	A. 符合	B. 不符合
47	每天报纸社论不一定全读。	A. 符合	B. 不符合
48	曾多次因为认为自己能力不足，所以把工作放弃不做。	A. 符合	B. 不符合
49	我总把事情考虑得过难。	A. 符合	B. 不符合
50	在生人面前一般不会很腼腆。	A. 符合	B. 不符合
51	时常认为很多的工作不能胜任，困难的事情很多。	A. 符合	B. 不符合
52	通常总是精神安定，不慌张。	A. 符合	B. 不符合
53	有时认为自己非常不好。	A. 符合	B. 不符合
54	有时把当天的工作推迟到第二天。	A. 符合	B. 不符合
55	经常有腹空的感觉。	A. 符合	B. 不符合
56	我经常做梦。	A. 符合	B. 不符合
57	有时担心是不是发生了不幸的事。	A. 符合	B. 不符合
58	在家中吃饭不像在众人面前吃饭那样，常常没有礼节。	A. 符合	B. 不符合
59	一等人，我就着急。	A. 符合	B. 不符合
60	有时因忧虑而失眠。	A. 符合	B. 不符合
61	我常常想自己的身体是否快要散架了。	A. 符合	B. 不符合
62	我常常发怒。	A. 符合	B. 不符合
63	我常过分担心实际上没有什么大不了的事情。	A. 符合	B. 不符合
64	我特别容易兴奋。	A. 符合	B. 不符合
65	我经常担心是否脸红。	A. 符合	B. 不符合

附表 7 状态/特质焦虑量表（STAI）

指导语：下面列出的是一些人们常常用来描述他们自己的陈述，请阅读每一个陈述，然后在右边适当的圈上打钩来表示你现在最恰当的感觉，也就是你此时此刻最恰当的感觉。没有对或错的回答，不要对任何一个陈述花太多的时间去考虑，但所给的回答应该是你现在最恰当的感觉。

你是否觉得：	完全没有	有些	中等程度	非常明显
1. 我感到心情平静	4	3	2	1
2. 我感到安全	4	3	2	1
3. 我是紧张的	1	2	3	4
4. 我感到紧张束缚	1	2	3	4
5. 我感到安逸	4	3	2	1
6. 我感到烦乱	1	2	3	4
7. 我现在正烦恼，感到这种烦恼超过了可能的不幸	1	2	3	4
8. 我感到满意	4	3	2	1
9. 我感到害怕	1	2	3	4
10. 我感到舒适	4	3	2	1
11. 我有自信心	4	3	2	1
12. 我觉得神经过敏	1	2	3	4
13. 我极度紧张不安	1	2	3	4
14. 我优柔寡断	1	2	3	4
15. 我是轻松的	1	2	3	4
16. 我感到心满意足	4	3	2	1
17. 我是烦恼的	1	2	3	4
18. 我感到慌乱	1	2	3	4
19. 我感觉镇定	4	3	2	1
20. 我感到愉快	4	3	2	1

你是否觉得：	几乎没有	有些	经常	总是如此
21. 我感到愉快	4	3	2	1
22. 我感到神经过敏和不安	1	2	3	4
23. 我感到自我满足	4	3	2	1
24. 我希望能像别人那样高兴	4	3	2	1
25. 我感到我像衰竭一样	1	2	3	4
26. 我感到很宁静	4	3	2	1
27. 我是平静的、冷静的和泰然自若的	4	3	2	1
28. 我感到困难一一堆集起来,因此无法克服	1	2	3	4
29. 我过分忧虑一些事,实际这些事无关紧要	1	2	3	4
30. 我是高兴的	4	3	2	1
31. 我的思想处于混乱状态	1	2	3	4
32. 我缺乏自信心	1	2	3	4
33. 我感到安全	4	3	2	1
34. 我容易做出决断	4	3	2	1
35. 我感到不合适	1	2	3	4
36. 我是满足的	4	3	2	1
37. 一些不重要的思想总缠绕着我,并打扰我	1	2	3	4
38. 我产生的沮丧是如此强烈,以致我不能从思想中排除它们	1	2	3	4
39. 我是一个镇定的人	4	3	2	1
40. 当我考虑我目前的事情和利益时,我就陷入紧张状态	1	2	3	4

附表 8　ZUNG 氏焦虑自评量表(SAS)

最近一周来,你是否觉得:	没有/偶尔	有时	经常	总是
1. 我觉得比平时容易紧张或着急	1	2	3	4
2. 我无缘无故地感到害怕	1	2	3	4
3. 我容易心里烦乱或觉得惊恐	1	2	3	4
4. 我觉得我可能将要发疯	1	2	3	4
5. 我觉得一切都很好,也不会发生什么不幸	4	3	2	1
6. 我手脚发抖打战	1	2	3	4
7. 我因为头痛、颈痛和背痛而苦恼	1	2	3	4
8. 我感觉容易衰弱和疲乏	1	2	3	4
9. 我觉得心平气和,并且容易安静坐着	4	3	2	1
最近一周来,你是否觉得:	没有/偶尔	有时	经常	总是
10. 我觉得心跳得很快	1	2	3	4
11. 我因为一阵阵头晕而苦恼	1	2	3	4
12. 我有晕倒发作,或觉得要晕倒似的	1	2	3	4
13. 我呼气吸气都感到容易	4	3	2	1
14. 我的手脚麻木和刺痛	1	2	3	4
15. 我因为胃痛和消化不良而苦恼	1	2	3	4
16. 我常常要小便	1	2	3	4
17. 我的手脚常常是干燥温暖的	4	3	2	1
18. 我脸红发热	1	2	3	4
19. 我容易入睡且一夜睡得很好	4	3	2	1
20. 我做噩梦	1	2	3	4

总分:

标准分(总分 ＊ 1.25):

评分标准:SAS 标准分的分界值为 50 分,其中 50～59 分为轻度焦虑,60～69 分为中度焦虑,70 分以上为重度焦虑。

附表9　广泛性焦虑自评量表(GAD-7)

过去的2周内,您是否	选项			
	0	1	2	3
1. 感觉紧张、焦虑或急切	完全不会	好几天	一半以上的日子	几乎每天
2. 不能够停止或控制担忧	完全不会	好几天	一半以上的日子	几乎每天
3. 对各种各样的事情担忧太多	完全不会	好几天	一半以上的日子	几乎每天
4. 很难放松下来	完全不会	好几天	一半以上的日子	几乎每天
5. 由于不安而无法静坐	完全不会	好几天	一半以上的日子	几乎每天
6. 变得容易烦恼或急躁	完全不会	好几天	一半以上的日子	几乎每天
7. 感到似乎将有可怕的事情发生而害怕	完全不会	好几天	一半以上的日子	几乎每天

评分标准:总分为1到7题所选答案对应数字的总和。

0～4分:没有焦虑症;

5～9分:可能有轻微焦虑症;

10～13分:可能有重度焦虑症;

14～18分:可能有中重度焦虑症;

19～21分:可能有重度焦虑症。

附表 10　汉密尔顿焦虑量表(HAMA)

您是否感觉:	选项				
	无症状	轻	中等	重	极重
1. 焦虑心境:担心、担忧,感到有最坏的事将要发生,容易激惹。	0	1	2	3	4
2. 紧张:紧张感、易疲劳、不能放松、情绪反应,易哭、颤抖、感到不安。	0	1	2	3	4
3. 害怕:害怕黑暗、陌生人、一人独处、动物、乘车或旅行及人多的场合。	0	1	2	3	4
4. 失眠:难以入睡、易醒、睡得不深、多梦、夜惊、醒后感疲倦。	0	1	2	3	4
5. 认知功能:或称记忆、注意障碍,注意力不能集中,记忆力差。	0	1	2	3	4
6. 抑郁心境:丧失兴趣、对以往爱好缺乏快感、抑郁、早醒、昼重夜轻。	0	1	2	3	4
7. 躯体性焦虑:肌肉系统:肌肉酸痛、活动不灵活、肌肉抽动、肢体抽动、牙齿打战、声音发抖。	0	1	2	3	4
8. 躯体性焦虑:感觉系统:视物模糊、发冷发热、软弱无力感、浑身刺痛。	0	1	2	3	4
9. 心血管系统症状:心动过速、心悸、胸痛、心脏跳动感、昏倒感、心搏脱漏。	0	1	2	3	4
10. 呼吸系统症状:胸闷、窒息感、叹息、呼吸困难。	0	1	2	3	4
11. 胃肠道症状:吞咽困难、嗳气、消化不良(进食后腹痛、腹胀、恶心、胃部饱感)、肠动感、肠鸣、腹泻、体重减轻、便秘。	0	1	2	3	4
12. 生殖泌尿神经系统症状:尿意频数、尿急、停经、性冷淡、早泄、阳痿。	0	1	2	3	4
13. 自主神经系统症状:口干、潮红、苍白、易出汗、起鸡皮疙瘩、紧张性头痛、毛发竖起。	0	1	2	3	4

您是否感觉：	选项				
	无症状	轻	中等	重	极重
14. 会谈时行为表现：(1) 一般表现：紧张、不能松弛、忐忑不安，咬手指、紧紧握拳、摸弄手帕，面肌抽动、不宁顿足、手发抖、皱眉、表情僵硬、肌张力高，叹气样呼吸、面色苍白。(2) 生理表现：吞咽、打呃、安静时心率快、呼吸快(20 次/分以上)、腱反射亢进、震颤、瞳孔放大、眼睑跳动、易出汗、眼球突出.	0	1	2	3	4

评分标准：本量表的分界值为 14 分

≥29 分，可能为严重焦虑；

≥21 分，肯定有明显焦虑；

≥14 分，肯定有焦虑；

≥7 分，可能有焦虑；

<7 分，没有焦虑症状。

附表 11 ZUNG 氏抑郁自评量表(SDS)

最近一周来,你是否觉得:	没有/偶尔	有时	经常	总是
1. 我觉得闷闷不乐,情绪低沉	1	2	3	4
2. 我觉得一天中早晨最好	4	3	2	1
3. 我要哭或想哭	1	2	3	4
4. 我夜间睡眠不好	1	2	3	4
5. 我吃饭像平时一样多	4	3	2	1
6. 我与异性接触时和以往一样感到愉快	4	3	2	1
7. 我感到体重减轻	1	2	3	4
8. 我为便秘烦恼	1	2	3	4
9. 我心跳比平常快	1	2	3	4
10. 我无缘无故感到疲乏	1	2	3	4
11. 我的头脑跟往常一样清楚	4	3	2	1
12. 我做事像平常一样不感到困难	4	3	2	1
13. 我觉得不安而平静不下来	1	2	3	4
14. 我对未来抱有希望	4	3	2	1
15. 我比平常更容易生气激动	1	2	3	4
16. 我觉得决定什么事很容易	4	3	2	1
17. 我觉得自己是个有用的人,有人需要我	4	3	2	1
18. 我的生活过的很有意思	4	3	2	1
19. 我认为如果我死了,别人会生活得好些	1	2	3	4
20. 我仍旧喜爱自己平时喜爱的东西	4	3	2	1

总分:

标准分(总分 ∗ 1.25):

评分标准:SDS 标准分的分界值为 50 分,其中 50~59 分为轻度抑郁,60~69 分为中度抑郁,70 分以上为重度抑郁。

附表 12 9 项患者健康问卷(PHQ - 9)

过去 2 周内,您是否	选项			
	0	**1**	**2**	**3**
1. 做事时提不起劲或没有兴趣	完全不会	好几天	一半以上的日子	几乎每天
2. 感到心情低落、沮丧或绝望	完全不会	好几天	一半以上的日子	几乎每天
3. 入睡困难、睡不安稳或睡眠过多	完全不会	好几天	一半以上的日子	几乎每天
4. 感觉疲倦或没有活力	完全不会	好几天	一半以上的日子	几乎每天
5. 食欲不振或吃太多	完全不会	好几天	一半以上的日子	几乎每天
6. 觉得自己很糟糕或觉得自己很失败(或让自己或让家人失望)	完全不会	好几天	一半以上的日子	几乎每天
7. 对事物专注有困难,例如阅读报纸或看电视时	完全不会	好几天	一半以上的日子	几乎每天
8. 动作或说话速度缓慢到别人已经觉察或正好相反(烦躁或坐立不安、动来动去的情况更胜于平常)	完全不会	好几天	一半以上的日子	几乎每天
9. 有不如死掉或用某种方式伤害自己的念头	完全不会	好几天	一半以上的日子	几乎每天

评分标准:

0~4 分:没有抑郁

5~9 分:轻度抑郁

10~14 分:中度抑郁

15~19 分:中重度抑郁

20~27 分:重度抑郁

附表 13　汉密尔顿抑郁量表(HAMD)

项目	分值
1. 抑郁情绪: 0　没有; 1　只在问到时才诉述; 2　在访谈中自发地表达; 3　不用言语也可以从表情—姿势—声音或欲哭中流露出这种情绪; 4　病人的自发言语和非语言表达几乎完全表现为这种情绪。	_____
2. 有罪感: 0　没有; 1　责备自己,感到自己已连累他人; 2　认为自己犯了罪,或反复思考以往的过失和错误; 3　认为目前的疾病,是对自己错误的惩罚,或有罪恶妄想; 4　罪恶妄想伴有指责或威胁性幻觉。	_____
3. 自杀: 0　没有; 1　觉得活着没有意义; 2　希望自己已经死去,或常想到与死有关的事; 3　消极观念自杀念头; 4　有严重自杀行为。	_____
4. 入睡困难(初段失眠): 0　没有; 1　主诉有入睡困难,上床半小时后仍不能入睡(要注意平时病人入睡的时间); 2　主诉每晚均有入睡困难。	_____
5. 睡眠不深(中段失眠): 0　没有; 1　睡眠浅,多噩梦; 2　半夜(晚 12 点以前)曾醒来(不包括上厕所)。	_____
6. 早醒(末段失眠): 0　没有; 1　有早醒,比平时早醒 1 小时,但能重新入睡,应排除平时习惯; 2　早醒后无法重新入睡。	_____
7. 工作和兴趣: 0　没有; 1　提问时才诉述; 2　自发地直接或间接表达对活动—工作或学习失去兴趣,如感到没精打采—犹豫不决—不能坚持或需强迫自己去工作或活动; 3　活动时间减少或成效下降,住院病人每天参加病房劳动或娱乐不满 3 小时; 4　因目前的疾病而停止工作,住院者不参加任何活动或者没有他人帮助便不能完成病室日常事务—注意不能凡住院就打 4 分。	

项目	分值

8. 阻滞（指思维和言语缓慢，注意力难以集中，主动性减退）：

0　没有；
1　精神检查中发现轻度阻滞；
2　精神检查中发现明显阻滞；
3　精神检查进行困难；
4　完全不能回答问题木僵。

9. 激越：

0　没有；
1　检查时有些心神不定；
2　明显心神不定或小动作多；
3　不能静坐，检查中曾起立；
4　搓手、咬手指、扯头发、咬嘴唇。

10. 精神性焦虑：

0　没有；
1　问及时诉说；
2　自发地表达；
3　表情和言谈流露出明显忧虑；
4　明显惊恐。

11. 躯体性焦虑（指焦虑的生理症状，包括：口干、腹胀、腹泻、打呃、腹绞痛、心悸、头痛、过度换气和叹气，以及尿频和出汗）：

0　没有；
1　轻度；
2　中度，有肯定的上述症状；
3　重度，上述症状严重，影响生活或需要处理；
4　严重影响生活和活动。

12. 胃肠道症状：

0　没有；
1　食欲减退，但不需他人鼓励便自行进食；
2　进食需他人催促或请求和需要应用泻药或助消化药。

13. 全身症状：

0　没有；
1　四肢，背部或颈部沉重感，背痛、头痛、肌肉疼痛、全身乏力或疲倦；
2　症状明显。

14. 性症状（指性欲减退，月经紊乱等）：

0　没有；
1　轻度；
2　重度；
3　不能肯定，或该项对被评者不适合。（不计入总分）。

项目	分值

15. 疑病：
0　没有；
1　对身体过分关注；
2　反复考虑健康问题；
3　有疑病妄想；
4　伴幻觉的疑病妄想。

16. 体重减轻：按病史评定：
0　没有；
1　患者诉说可能有体重减轻；
2　肯定体重减轻。
按体重记录评定：
1　一周内体重减轻超过 0.5 kg；
2　一周内体重减轻超过 1 kg。

17. 自知力：
0　知道自己有病，表现为抑郁；
1　知道自己有病，但归咎伙食太差，环境问题，工作过忙，病毒感染或需要休息；
2　完全否认有病。

18. 日夜变化（如果症状在早晨或傍晚加重，先指出哪一种，然后按其变化程度评分）：
0　早晚情绪无区别
1　早晨或傍晚轻度加重；
2　早晨或傍晚严重。

19. 人格解体或现实解体（指非真实感或虚无妄想）：
0　没有；
1　问及时才诉说；
2　自然诉说；
3　有虚无妄想；
4　伴幻觉的虚无妄想。

20. 偏执症状：
0　没有；
1　有猜疑；
2　有牵连观念；
3　有关系妄想或被害妄想；
4　伴有幻觉的关系妄想或被害妄想。

21. 强迫症状（指强迫思维和强迫行为）：
0　没有；
1　问及时才诉说；
2　自发诉说。

项目	分值

22. 能力减退感：

0　没有；

1　仅于提问时方引出主观体验；

2　病人主动表示有能力减退感；　　　　　　　　　—————

3　需鼓励—指导和安慰才能完成病室日常事务或个人卫生；

4　穿衣、梳洗、进食、铺床或个人卫生均需他人协助。

23. 绝望感：

0　没有；

1　有时怀疑情况是否会好转，但解释后能接受；

2　持续感到没有希望，但解释后能接受；　　　　　—————

3　对未来感到灰心—悲观和失望，解释后不能解除；

4　自动地反复诉说"我的病好不了啦"或诸如此类的情况。

24. 自卑感：

0　没有；

1　仅在询问时诉说有自卑感不如他人；

2　自动地述说有自卑感；　　　　　　　　　　　—————

3　病人主动诉说自己一无是处或低人一等；

4　自卑感达妄想的程度，如"我是废物"等类似情况。

评分标准：总分>35分：可能为严重抑郁；

总分>20分，可能是轻或中等度的抑郁；

如总分<8分，病人就没有抑郁症状。